AF370769

HISTOIRE NATURELLE

DE

LA SANTÉ ET DE LA MALADIE.

Paris. — Typographie Schneider et Comp., rue d'Erfurth, 1.

HISTOIRE NATURELLE

DE LA

SANTÉ ET DE LA MALADIE

CHEZ LES VÉGÉTAUX

ET CHEZ LES ANIMAUX EN GÉNÉRAL,

ET EN PARTICULIER

CHEZ L'HOMME;

Suivie

DU FORMULAIRE POUR UNE NOUVELLE MÉTHODE DE TRAITEMENT HYGIÉNIQUE ET CURATIF ;

PAR

F.-V. RASPAIL.

Avec des figures sur bois dans le texte et dix-huit planches gravées sur acier, d'après les dessins originaux et les premières gravures de son fils, **F.-BENJ. RASPAIL.**

Scatuit caro mea vermibus et furfu-
ribus scabiei.
Job, 7, v. 5, version de Watable.

Un grain de sable aurait pu arrêter
toutes les conquêtes d'Alexandre.
Pascal.

DEUXIÈME ÉDITION CONSIDÉRABLEMENT AUGMENTÉE.

TOME SECOND.

PARIS,

CHEZ L'ÉDITEUR, RUE DES FRANCS-BOURGEOIS-SAINT-MICHEL, 5,

DERRIÈRE L'ODÉON ; AU PREMIER. AU FOND DE LA COUR , A DROITE.

1846.

TABLE

PAR ORDRE DE CHAPITRES

DES MATIÈRES

CONTENUES DANS LE SECOND VOLUME.

FIN DE LA TABLE DU SECOND VOLUME.

HISTOIRE NATURELLE

DE

LA SANTÉ ET DE LA MALADIE

CHEZ LES VÉGÉTAUX

ET CHEZ LES ANIMAUX EN GÉNÉRAL,

ET EN PARTICULIER

CHEZ L'HOMME.

SEPTIÈME CLASSE DE CAUSES MORBIPARES ANIMÉES.

DEUXIÈME ORDRE. — Acaridiens.

558. Les naturalistes classificateurs ont tous très-peu étudié par eux-mêmes ce groupe si riche en particularités. Le classificateur a besoin d'avoir sous les yeux les insectes qu'il classe, afin de mieux saisir leurs ressemblances et leurs différences ; or, quand ces êtres sont trop petits pour s'adapter à la vue simple, il se contente des figures qu'en ont données les micrographes ; et malheureusement encore sur ce point, les micrographes ayant moins eu en vue de composer une monographie complète que de dessiner ces petits insectes, à mesure que le hasard les offrait à leur observation, il en est résulté qu'ils ont attaché plus d'importance aux dimensions et à des formes accidentelles ou passagères et fugitives, qu'à l'étude approfondie et comparative des caractères anatomiques et différentiels. De là sont venues des coupes génériques, fondées sur des hypothèses, et sur des caractères qu'on ne retrouve jamais. Linné, Fabricius, Hermann, Latreille et Lamarck, etc., n'ont pas procédé autrement ; j'ai la conviction que Fabricius (*) et Latreille n'ont jamais étudié un seul acarus de leurs

---

(*) Fabricius en fait lui-même l'aveu en ces termes : *Insecta multa minutissima vix nulo*

propres yeux, et qu'ils n'ont composé leur classification que sur les figures des auteurs qu'ils citent dans leur synonymie ; et comme ils n'avaient ainsi à leur disposition que des figures grossières, et souvent informes, il leur était impossible d'éviter de tomber dans des méprises de tout genre et dans une foule de doubles emplois. Aussi tout le monde reconnaissait la nécessité de reprendre ce sujet, pour le mettre au niveau des autres parties de la science(*) ; mais personne n'en avait le courage ou n'en trouvait le temps.

559. Comme les acaridiens occupent une large place dans les insectes morbipares, nous avons pris à tâche de les observer avec le plus grand soin ; et nous nous sommes livré à leur étude anatomique, avec la patience et l'exactitude qu'on apporte à la dissection des êtres d'un plus grand calibre ; ce qui nous a mis à même de rectifier la synonymie et de la débrouiller de ses doubles emplois, mais surtout de nous faire une idée juste des organes de ces insectes, et des petits appareils avec lesquels ils parviennent à nous causer de si grands maux. Le rôle que jouent en nosologie ces infiniment petits nous impose l'obligation de les décrire avec la plus rigoureuse exactitude.

§ 1ᵉʳ. *Caractères anatomiques des acaridiens.*

560. Les acaridiens sont, comme les crustacés, araignées et scorpionides, etc., des insectes qui sortent complets de leur œuf, et ne subissent plus après aucune métamorphose ; seulement leurs divers organes prennent du développement, et leur forme générale se modifie avec l'âge. La quatrième paire de pattes reste même si courte,

oculo cognoscenda, characteres genericos vix extricabiles gerunt ; et INGENUE fateor, me insecta haud pauca vidisse, quæ oculo quidem et haud differentiâ distinguere potui (Spec. insector., præf., pag. 5) ; et c'est surtout à l'égard des acaridiens que Fabricius était en droit de faire cet aveu : car il est évident, par le désordre de sa classification, qu'il s'est contenté de copier Linné, lequel avait, à son tour, calqué ses descriptions sur les plus mauvaises figures. Quoi qu'il en soit, il faut rendre justice à Fabricius ; Latreille n'a jamais été aussi franc que lui.

(*) *Multa in his restant,* s'écriait, dès 1770, Pallas, qui, de son côté, a donné de fort mauvaises figures de quelques espèces d'acarus : *multa in his restant posteris celebranda ; et optandum est ut aliquis, Clerkii in araneis europæis laborem secutus, acarorum invisibilem pœnè gentem iconibus illustraret, simulque Redii in pediculis laborem nitidiore iconographiâ retractaret et augeret. Ludimus in papilionibus, quorum venusta turba parùm ad nos pertinet ; et aptera insecta, quæ cognitione eò magis digna sunt quò magis nobis et animalibus damnifica, negligimus.* (Spicilegium zoolog., fasc. 8ᵉ, pag. 20.)

pendant les premiers jours de leur existence, qu'on dirait alors qu'ils n'en ont que trois paires. Nous allons prendre l'insecte parfait pour sujet de cette étude anatomique.

561. ACARUS A L'ÉTAT PARFAIT. Soit l'*acarus*, fig. 2, pl. 3, que nous avons dessiné au microscope simple, à un grossissement de quatre-vingts fois environ ; la fig. 6 le représente vu par l'abdomen et dessiné à la loupe seulement. On y remarque tout d'abord huit pattes *p'p*, qui vont en diminuant de longueur, d'arrière en avant ; en sorte que la cinquième paire, qui est la plus antérieure *pl*, *pl*, ne fait plus que l'office d'une paire de palpes ou organes du toucher. Ces palpes, avec le progrès de l'âge, perdent leurs deux articulations supérieures, et en sont alors réduites à une seule grande articulation qui s'élargit et s'arque en dehors comme un manche de couteau, pl. 6, fig. 12, *pl*, *pl*. Sur les organes appendiculaires des crustacés, on observe quelque chose de ce genre. Entre ces deux palpes se voit le bec, pl. 3, fig. 2, qui se confond avec la tête, sur laquelle on distingue facilement six yeux sur deux rangs, le rang postérieur n'en ayant que deux. La tête tient immédiatement à la carapace cornée et réticu-lée *cr*, qui, à cet âge et dans cette situation, semble former la totalité du corps de l'animal.

562. Quand on l'observe par l'abdomen, pl. 3, fig. 1, on y distingue un plastron corné *ps*, *ps*, que déborde la carapace *cr*, et que nous divi-serons en plusieurs régions marquées par tout autant de pièces diffé-rentes : la postérieure ou pièce abdominale *ab*, qui couvre la région de l'abdomen ; la médiane ou pièce stomacale *st*, qui recouvre la ré-gion intermédiaire du corps ; et l'antérieure ou pièce thoracique, qui recouvre la région du thorax, et autour de laquelle s'implantent, dans tout autant d'échancrures cotylédoïdes *ct*, les huit pattes *pp* et les deux palpes *pl*.

563. Entre la pièce thoracique et la pièce stomacale, on remarque deux points symétriques, qui indiquent évidemment les deux ouver-tures des sacs branchiaux ou organes respiratoires qui sont particu-liers à la tribu des arachnides.

564. Nous venons d'étudier les diverses pièces du plastron *ps*, sur la fig. 1, pl. 3, où l'animal est vu par transparence, et par transmission des rayons lumineux. Si on l'observe, au contraire, par réflexion, et par conséquent à un grossissement moindre, avec lequel sa partie postérieure a été dessinée fig. 7, pl. 3, ces diverses pièces, qui sont

internes, disparaissent derrière leur enveloppe externe, laquelle est la seule visible, puisqu'elle seule réfléchit les rayons lumineux ; on voit alors que ce plastron *ps* est orné de bandes en relief, qui dessinent la place de la pièce stomacale *st*, et divisent la région abdominale en six segments comme articulés et concentriques à la région de l'anus *an*. La carapace *cr* conserve, en débordant le plastron *ps*, toute sa transparence habituelle. Nous nous sommes contenté d'indiquer, sur la fig. 7, l'échancrure cotylédoïde *ct*, et le fémur *f* de la paire postérieure de pattes.

565. Quand l'animal est petit ou qu'il a longtemps jeûné, tout son corps se réduit à ce plastron et à cette carapace. Mais en grandissant et faisant bonne chère, il acquiert peu à peu une obésité qui fait que ce que nous venons de décrire de son corps finit par n'en plus former que l'accessoire ; et que ses pattes, si longues dans le jeune âge, semblent se raccourcir, par le seul fait de l'accroissement de l'abdomen. La carapace *cr* et le plastron *ps* ne sont plus alors qu'un appendice peu appréciable de la tête, qu'un faible et étroit corselet, qui disparaît souvent aux regards, selon la position de l'insecte ; on le dirait alors sans tête et sans pattes, traînant son lourd et immense abdomen, à la manière des vers apodes : sa tête et ses pattes sont cachées sous son ventre, où elles le dépassent à peine. Chez l'insecte de la fig. 1, pl. 4, on voit l'abdomen *ab* commencer déjà à faire saillie au dehors, et à se couvrir de petites bulles terminées par un poil.

566. Les PATTES se composent : 1° d'une première pièce écailleuse *f*, fig. 1, pl. 5, qui varie quelquefois de forme, et que nous nommons la cuisse ou *fémur* : 2° d'un certain nombre d'articulations qui se prêtent à tous les mouvements de progression, et dont le nombre paraît augmenter avec l'âge, parce qu'elles se dessinent mieux par transparence en vieillissant : j'en ai compté jusqu'à douze sur cette espèce ; sur d'autres, on n'en distingue que six à huit, les six dernières se confondant en une seule ; 3° d'un appareil extrême, mobile, souvent articulé, *am*, fig. 2, et qui n'est autre qu'un organe susceptible de s'appliquer, en faisant le vide, et à la manière des ventouses, contre les divers plans, soit horizontaux, soit verticaux, sur lesquels rampe l'*acarus*. Cet organe, dont on voit la cupule grossie, fig. 9, pl. 5, et que nous nommons *ambulacre*, est l'analogue des pelotes visqueuses qui terminent les pattes des rainettes, l'ana-

logue des cupules d'appréhension qui bordent les bras tentaculaires des céphalopodes, de la sèche et du calmar; en un mot, et par une analogie moins saillante et plus éloignée, mais tout aussi exacte, l'analogue des petites cupules d'appréhension qui guillochent nos surfaces palmaires et plantaires (*). Sans avoir recours à une analogie même rapprochée, ces ambulacres se retrouvent, avec des différences de forme et de position, au bout des tarses de la plupart des diptères, ou mouches à deux ailes; la fig. 10, pl. 5, représente l'extrémité d'un tarse du diptère connu dans nos catalogues sous le nom de *Bibio hortulana* (mouche de Saint-Marc), avec les trois pelotes qui forment son ambulacre; on voit ici que ces trois pelotes, en forme de trois palettes blanches et charnues, sont insérées entre la commissure de deux crochets divergents, qui ajoutent encore, en s'implantant dans les aspérités des plans de position, à la force d'adhésion de l'ambulacre. L'ambulacre des acares ne s'offre pas toujours au microscope avec le développement de la fig. 9, pl. 5; la fig. 8, pl. 4, représente l'ambulacre articulé, que j'ai vu se couder ainsi et se redresser alternativement au bout des pattes antérieures de l'acare, fig. 1 de cette pl. 4. Chez un autre acare, fig. 4, pl. 5, l'ambulacre affectait la forme en massue, de la fig. 8, *a*, pendant l'inaction; et, quand l'insecte voulait l'appliquer contre le sol, on voyait sortir à l'extrémité sa ventouse *b*, fig. 7, qui prenait la forme d'un quadrilatère à bord antérieur sinueux, dès qu'elle s'étirait en s'appliquant sur le plan de progression.

Par transparence, on découvre un canal longitudinal et vasculaire, dans le centre de chaque patte; et ce canal *ca* s'étend de la base au sommet, fig. 7, pl. 4.

567. Étudions maintenant, avec plus de soin qu'on ne l'avait fait jusqu'à nous, les divers appareils de la tête. Sur la fig. 2, pl. 5, on n'aperçoit qu'un bec triangulaire *r*, divisé longitudinalement en deux parties égales, en deux autres angles aigus, et portant à la base les deux rangs d'yeux dont nous avons parlé plus haut (561), comme si chacun de ces deux triangles en avait deux rangs pour sa part; c'est là le rostre *r*, avec lequel l'animal donne, dans la peau, comme un coup de lancette, pour procéder à son œuvre de nutrition. Ce rostre ne paraît double qu'à cause de sa grande transparence, qui

(*) Voyez *Nouv. Syst. de chim. organ.*, tome 2, § 1655, éd. de 1838.

permet de voir au travers un double appareil, dont nous allons nous occuper. Ce double appareil se distingue déjà, quoique d'une manière fort vague, caché sous ce rostre ou chaperon *r*, quand on observe l'insecte en dessous, fig. 1, pl. 3 ; mais à un grossissement plus fort, et surtout quand on a soin de recouvrir d'une lame de verre la nappe d'eau, dans laquelle on tient l'*acarus* plongé, on voit bientôt s'élancer en avant, de dessous le chaperon *r*, deux lames que nous allons décrire plus en détail. La fig. 3, pl. 3, représente ces deux lames *mm* tout à fait sorties de leur gaîne *m'm'*, qui se dessine encore bien à travers jour. On distingue clairement, sur cette figure, obtenue à l'aide du procédé d'observation ci-dessus, les six yeux *oc*, qui occupent la base du rostre, dont l'unité ne saurait être contestée. Les deux palpes, ou pattes rudimentaires *pl*, sont insérées sur le devant de la tête, et à la base du *rostrum* proprement dit ; elles sont munies à leur extrémité d'une pièce mobile ou onglet, qui n'est qu'un ambulacre dégénéré. En observant l'insecte, fig. 4, pl. 5, j'ai vu s'étaler, au bout de chaque palpe, une petite houppe ramifiée, fig. 5 *a*, et dont les rameaux terminés en boutons lui donnaient l'aspect des ramifications du lichen nommé *Cladonia rangiferina* (ou lichen des rennes). Était-ce là l'analogue dégénéré de l'ambulacre, ou une éjaculation de l'extrémité du palpe ? Je serais porté à embrasser ce dernier avis. La première paire de pattes *pp*, fig. 3. pl. 3, ne semble être sur cet individu qu'une paire de palpes dissimulées et un peu plus longues ; car elles sont dénuées entièrement d'*ambulacrum*. On voit les deux pièces *mm*, que nous appellerons *mandibules*, sortir et rentrer dans leur fourreau *m'm'*, comme le feraient deux lames de canif à coulisse. Quand elles sont tout à fait logées dans leur coulisse, le rostre paraît alors divisé, ainsi que nous l'avons dit. en deux portions égales, par une ligne droite qui la couperait dans toute sa longueur. On observe que chacune de ces pièces est terminée par une pointe plus opaque et partant plus cornée ; et l'on voit déjà sur la fig. 3, pl. 4, que la forme en est triquètre, avec des stries transversales, en sorte que, quand ces deux mandibules *mm* se rapprochent par leur face interne, elles forment entre elles un prisme à quatre pans, terminé par une pyramide à quatre faces par décroissement sur les faces. Mais si l'on continue à observer les divers mouvements de cet organe, on ne tarde pas à apercevoir, vers le sommet de la mandibule *m*, un petit onglet *on*, fig. 4, 5, pl. 4, qui s'écarte et se rapproche d'une rainure *ra*, fig. 6, dans laquelle il se loge, et à la base de laquelle il s'insère et s'articule dans une cavité cotyloïde *b*. fig. 6. Cet onglet, jusqu'à ce jour, passé inaperçu, rappelle l'onglet mobile des mandibules des araignées (545) ; avec la différence que, chez les araignées, il est articulé sur la face antérieure de la mandibule, qu'il joue horizontalement, ou du haut en bas, et qu'au contraire, chez les *acarus*, il s'insère sur la portion dorsale de l'extrémité de la mandibule, et qu'il joue de bas en haut. On remarque en outre que, par leur surface interne, chacune de ces deux mandibules est creusée d'une rigole, d'où résulte un canal longitudinal *ca*, quand les deux mandibules sont appliquées l'une contre l'autre : l'une des deux figures 4, pl. 4, représente la coupe transversale de ce prisme à quatre pans, avec son canal central *ca*. Ce prisme, on le voit, est corné, opaque, dans son dernier tiers ; il est transparent dans ses deux autres tiers inférieurs, et laisse voir dans son intérieur le réseau d'un vrai tissu cellulaire. Du reste, les trois tiers sont séparés par deux lignes de démarcation transversales bien distinctes, qui indiquent tout autant d'entre-nœuds (*).

Lorsqu'on examine par transparence, au microscope, les mandibules des jeunes acares, pl. 4, fig. 5, *mm*, on les voit sillonnées de stries transversales, dont les bords font jouer la lumière, ainsi que le fait une petite crémaillère vue de loin par une vive lumière. C'est l'effet de dents en scie, encore trop fines pour être distinguées, mais qui, avec l'âge, acquerront les proportions et la forme que représente la fig. 12 de la pl. 6, *mm*. Chaque dent réfléchissant un rayon en haut et un rayon en bas, c'est-à-dire, par l'une et l'autre de ses deux surfaces opposées, il se forme ainsi un entre-croisement de rayons lumineux d'une grande régularité. On voit, à un fort grossissement, sur cette figure, les mandibules dentées de l'acare ricin, *ibid.*, fig. 13. Ces mandibules cornées sont, comme on le conçoit, organisées de manière qu'elles ne sauraient sortir de la chair dans laquelle elles ont été implantées, qu'à la suite de la décomposition et de la résolution même de cette chair. Ce qui fait qu'en tentant d'arracher l'acare de sa proie, on ne peut qu'en laisser le dard dans la

---

(*) On peut déduire de ces considérations, que la distinction des acarides et des phalangides de Lamarck est nulle, puisque les acarides ont des mandibules didactyles ou en pince, tout aussi bien que les phalangides.

plaie même, et que, par ce moyen, on envenime la plaie avant de la guérir.

568. Quelle est la destination et le mécanisme de cet appareil mandibulaire, et surtout des deux crochets *on*, fig. 4, pl. 4? Lorsque l'insecte a pratiqué, dans la peau de sa proie, une incision, avec la pointe de ce rostre qui lui sert de lancette, *r*, fig. 2, pl. 5, il darde par cette ouverture, dans les chairs, son double appareil mandibulaire. fig. 4, pl. 4, prismatiquement assemblé, et les crochets *on* étroitement appliqués dans la rainure *ra*, fig. 6, pl. 4. Avec cette espèce de trocart, il perfore les vaisseaux sanguins ou lymphatiques, dont il n'a, pour sucer le liquide, qu'à faire le vide dans le canal médian *ra* de cet appareil; les deux mandibules réunies font ainsi l'office d'un suçoir et d'une trompe. Mais dès que la veine de nutrition s'appauvrit, il n'a qu'à écarter, de droite et de gauche, ses deux crochets mobiles *on*, pour faire affluer le liquide dans la plaie dont il vit. en imprimant aux tissus ambiants qui l'enveloppent un mouvement de systole et de diastole, un jeu de soufflet enfin, et de pompe aspirante et foulante. Si un obstacle se présente. la pointe de l'onglet se met en train de le vaincre, en déchirant les tissus qui le forment. Pour bien observer le jeu régulier de ces deux crochets, on n'a qu'à tenir l'insecte plongé dans une nappe d'eau, et à le recouvrir d'une lame de verre; on voit alors ces petits onglets lutter contre l'obstacle, et chercher à écarter les ondes de ce milieu qui l'étouffe, l'asphyxie et l'oppresse. Les mandibules sont susceptibles de s'éloigner l'une de l'autre, comme les deux crochets; nos trois premières planches en donnent des exemples.

569. Mais l'analogie de ce crochet avec celui des mandibules des araignées nous indique déjà qu'il doit être perforé au sommet, et qu'il doit servir de véhicule au venin destiné à empoisonner la plaie, et à neutraliser les effets nerveux qui seraient dans le cas de provoquer la résistance, en avertissant la victime du danger qui la menace, et qu'elle porte attaché à ses flancs. Or j'ai vu nettement le liquide sortir, en deux longues trainées *fl*, des deux mandibules *m*, chez l'acare. fig. 4, pl. 5, que j'avais déposé dans une nappe d'albumine liquide. et recouvert d'une lame de verre, pour le conserver dans ma collection; la différence de densité de ces deux trainées de liquide éjaculé, et du liquide ambiant, permettait de les distinguer parfaitement l'un de l'autre.

570. On concevra maintenant combien il est facile de se méprendre sur les caractères anatomiques de ces petits atomes animés, selon que le hasard les offrira à l'observation à un âge plus ou moins avancé, dans un état de jeûne ou de réplétion, de repos ou d'action, etc., par transparence enfin ou par réflexion des rayons lumineux, plongé dans un milieu liquide ou agissant librement dans l'air atmosphérique ; et que de genres et même de familles on sera exposé à introduire dans la nomenclature systématique, quand on se contentera de procéder à la classification à l'aide des figures publiées par divers auteurs, et de quelques observations que l'on fait à la hâte et sans avoir préalablement fixé les généralités par une étude patiente et consciencieuse. Si l'on prend la figure de l'acare à son plus grand état de réplétion, et à ce moment où le corps, débordant de toutes parts, ramène la carapace en dessous, et le *rostrum* sous le ventre, où il reste caché et débordé par les tissus circonvoisins, on sera tenté d'en faire un genre curieux, à bouche pectorale, à six pattes courtes, à bec et appareil de la bouche non apparents ; Latreille n'a pas manqué le piége, et de la mite parasite de de Geer, il a créé le genre *astoma* (mite sans bouche), c'est-à-dire, mite dont on ne peut voir, sur les figures de de Geer, tome 7, pl. 7, fig. 8, les appareils mandibulaires. Ce genre n'a qu'une seule espèce (car Latreille n'a composé ce genre que sur ladite figure).

571. Que si l'acare est au repos ; que ses deux mandibules rétractiles *mm* soient rentrées dans le fourreau ; que le rostrum *r* seul soit apparent, et qu'observé par réflexion de la lumière, on n'aperçoive pas, au travers du rostrum *r*, la ligne de séparation des deux mandibules que ce rostrum recouvre ; qu'on ait enfin l'insecte dans la position de la fig. 2, pl. 5, le classificateur qui rédigera son genre sur la figure gravée, lui donnera pour caractère un suçoir à découvert (*haustellum distinctum*) caractère du genre *argas* de Latreille, adopté par Lamarck ; un bec avancé, cylindrique, plus grêle vers son sommet (*rostrum porrectum, cylindricum, versùs apicem gracilius*), caractère du genre *smaris* de Latreille et Lamarck ; une bouche ayant un bec avancé antérieurement (*os rostro anticè porrecto*), caractère du genre *leptus* des mêmes, fondé en outre sur l'absence de la quatrième paire de pattes, les deux pattes antérieures et sans pelotes passant, aux yeux du classificateur, pour une seconde paire de palpes ; en sorte que l'acare fig. 2 et 6, pl. 5, serait tout

aussitôt rangé dans le genre *leptus*, sous le nom de *Leptus insecto-rum*.

572. Que si les deux mandibules se dessinent par transparence sous le bec, et que celui-ci paraisse sous la forme d'un triangle iso-cèle divisé en deux angles droits, fig. 2, pl. 5, l'acare aura un bec conique avancé, formé de deux mâchoires réunies (*os rostro conico, porrecto, è maxillis duabus coalitis composito*), caractère du genre *caris* de Latreille.

573. Que si, au contraire, les deux mandibules *mm* sont sorties de leur fourreau, et que le bec *r* échappe à la vue, l'acare sera décrit avec deux mandibules en pince (*mandibulæ duæ chelatæ*), et bouche terminale, caractère du genre *gamasus* de Latreille et Lamarck, du genre *oribates* des mêmes.

574. Si, au contraire, les deux mandibules *mm* ne sont qu'à demi sorties du fourreau, et que leur extrémité reste à la hauteur du bout du bec *r*, alors le genre sera caractérisé par ces mots : bouche ayant un bec terminal avancé, subulé, composé de trois lames (*os rostro terminali, porrecto, subulato, trilamellato*), caractère du genre *bdella* de Latreille et Lamarck.

575. En un mot, la même espèce pourra passer d'un genre dans un autre, à la faveur d'un simple changement d'âge, de position et d'action, et selon que le dessinateur l'aura surprise dans l'une ou dans l'autre de ces circonstances : et c'est précisément ce qui est arrivé, à l'époque où l'on cherchait à imiter Linné le créateur des genres, plutôt que Linné le réformateur de la philosophie de l'histoire natu-relle ; dans tout ce commencement du dix-neuvième siècle, qui n'a été, sous le rapport de la science comme sous le rapport littéraire, que la mauvaise queue du siècle des Tournefort, des Linné, des Adanson, des Buffon, des Jean-Jacques et des Voltaire. Cette mau-vaise queue n'est pas encore coupée, seulement elle se redresse un peu moins. Fabricius a multiplié les espèces et confondu les plus disparates, pour séparer les plus identiques, le tout sans jamais peut-être avoir eu l'occasion ou le courage d'en observer une seule de ses propres yeux. Latreille alla plus loin : il multiplia les genres, et érigea les anciens genres en familles : c'était, à son époque, acquérir par là des droits au fauteuil académique : c'était là le cachet de ce temps. *Aliquid posteris relinquendum*, disait souvent Fabricius dans ses embarras de détermination : il faut bien laisser quelque chose à

faire à ceux qui viendront après nous ; mais il nous a plus laissé encore à défaire qu'à faire, il nous a laissé tout à refaire et à remanier.

576. COPULATION DES ACARES. Le mâle, toujours plus grêle que la femelle, et souvent d'une forme toute différente, s'accouple avec elle à la mode des autres insectes, avec la particularité qu'il lui reste assez longtemps attaché, anus contre anus, rampant avec elle, entrainé ou entrainant, à la manière des chiens, et faisant tellement corps l'un avec l'autre, que l'on prendrait ce couple pour un animal rétrograde armé de huit pattes antérieures et de huit pattes postérieures. Nous les avons figurés dans cette attitude dans le *Nouveau Système de chimie organique* (*) ; et en cet état on pourrait s'y méprendre, et faire de deux individus une espèce nouvelle (**).   -

577. PONTE DES ŒUFS. Chaque espèce d'acare affecte des surfaces de prédilection, pour y déposer sa ponte : et j'ai découvert que ce n'est pas seulement en vue d'un abri ou du voisinage des aliments que recherchera le petit acare, que sa mère choisit les endroits où elle dépose ses œufs ; c'est une espèce d'incubation artificielle qu'elle leur ménage. Ces œufs séjournent sur les surfaces en parasites : ils y prennent même un certain développement en s'y nourrissant comme par aspiration de leurs sucs. Le papillon, qui dispose ses œufs en larges anneaux autour des branches des amygdalacées, a grand soin de choisir les rameaux encore verts et feuillus. Le papillon du ver à soie ne pond que sur des tissus plongés dans l'obscurité, sur du papier, du drap, etc., espèces d'éponges qui, s'imprégnant de l'humidité de l'air, fournissent constamment à l'incubation spontanée de ces œufs les molécules aqueuses qu'ils réclament. De même on voit les *acarus* carnivores venir déposer leur œuf (car ils n'en pondent tous qu'un à la fois) dans la vésicule épidermique que leur piqûre détermine ; l'*Acarus telarius* ou *socius* (grisette), pl. 5, fig. 9, 11 et 12, a soin de déposer son œuf, pl. 5, fig. 10, sur la page inférieure d'une feuille verte, sur la tige herbacée d'un jeune

(*) Pl. 15. fig. 10.

(**) Dans sa thèse inaugurale, 1855, S.-F. Renucci a ajouté, aux nombreuses figures qu'il a calquées sur nos planches, deux figures dont le fils de Bosc lui a transmis les dessins trouvés dans les cartons de son père. Ce sont évidemment des figures d'accouplement prises pour celles d'individus. La fig. 8, d'après lui, serait celle de l'acare du chat ; la fig. 2, celle du cheval. Outre qu'elles sont d'une défectuosité notable, il est évident que chacune d'elles représente le mâle et la femelle accouplés. Les travaux de simple compilation sont toujours exposés à de pareilles méprises.

cep de vigne placé dans l'ombre, où l'œuf s'applique, comme par une surface placentaire, et mûrit en aspirant les sucs herbacés.

578. Sur certaines surfaces, ces œufs sont susceptibles de prendre un tel développement, qu'ils vont nous fournir une occasion et une veine de recherches fort intéressantes. L'*Acarus insectorum* femelle (*Leptus insectorum*, Lamk.) s'attache aux insectes, non-seulement pour vivre à leurs dépens, mais encore pour souder ses œufs à leurs diverses jointures. J'ai rencontré souvent dans le crottin de mon jardin, à Montrouge, en mai 1840, des escarbots unicolores (*), pl. 5. fig. 4, dont les jointures étaient couvertes de petits boutons rouges *ac.* qui sont les œufs, ayant à peine un dixième de millimètre, puis d'insectes parfaits et d'autres à tous les âges, les plus petits dépassant à peine en grosseur un tiers de millimètre (l'animal adulte atteint un millimètre). Mais ces petits boutons ne restent pas toujours sessiles, pendant toute la durée de l'incubation ; au contraire, on les voit croître chaque jour au bout d'un long pédicule, qui finirait, sans leur couleur rouge de brique, par les faire prendre pour des œufs pédiculés du lion des pucerons (*Hemerobius perla* Lin.) ; on les voit dans deux états différents de ce développement en *ac'*, *ac'*, fig. 4, pl. 5. A une certaine phase de l'incubation, l'œuf se fend circulairement, et par ses bords, en deux valves adhérentes, mais qui, de temps à autre, laissent passer les six pattes du *vitellus*, lesquelles semblent se jouer de l'observateur et lui faire la nique, comme le font ces arlequins de carton dont on met en mouvement les bras et les jambes en tirant une ficelle ; sur la fig. 8, pl. 5, le pédicule *pd* ressemble à cette ficelle ; on distingue dans son intérieur les tours de spire, comme tout autant de stries transversales (19) ; et l'on voit les six pattes *p* jouer de la sorte à travers la commissure des deux valves *vl.* A cet âge, l'œuf, sans son pédicule, et par son diamètre, est, à l'insecte parfait, dans le rapport de 4 à 10. Si on l'observe, par réfraction, à un grossissement assez fort, on distingue, à travers les deux valves de sa coquille *co*, l'insecte *ac* complet, avec ses pattes repliées contre l'abdomen, et tel que le représente la fig. 5, pl. 5. Cet insecte tient donc alors, par une espèce de cordon ombilical, à

(*) *Scarabæus capitatus* de Geer, 4, pl. 10, fig. 6 : *Scarabæus rufipes* L. ; *Scarabæus totus niger* Geoffr. ; *Hister unicolor* Lamk. Sur notre figure, les pattes sont à peine teintées, afin de donner un peu plus d'apparence aux petits œufs qui les avoisinent.

la paroi interne de sa coquille, comme nous l'avons dit des *cypris*, des *daphnies*, etc. (515). C'est sous cette forme et à cette phase d'incubation, que de Geer en a fait une espèce distincte, sous le nom de *mite végétative* (*) (*Acarus vegetans* de Geer, t. 7, pl. 7. fig. 15), espèce que Latreille et, après lui, Lamarck n'ont pas dû hésiter, à cause de cette singularité, à ériger en genre, sous le nom d'*Uropoda vegetans*. Singulière espèce qui, d'après Lamarck, se fixerait sur le corps des coléoptères par son filet caudiforme, et chez laquelle Latreille présumait qu'il existe des *mandibules, quoique non aperçues; la bouche,* disent-ils, *s'ouvre* sous le bord *antérieur du corps,* DANS LE MILIEU; *le suçoir et les pattes n'étant point apparents; point d'yeux distincts!!!* Voilà bien comment on bâcle un genre! L'œuf dans un genre, et l'insecte adulte dans un autre! Or, nous. qui avons suivi le développement de cet œuf jusqu'au bout sur nos escarbots pilulaires, nous avons vu cet uropode se détacher peu à peu de sa coquille, qui semble lui peser et le brûler comme le manteau de Déjanire (tant il montre d'impatience à s'en débarrasser, par ses mouvements brusques et saccadés); et puis s'échapper sur le

(*) De Geer a aussi observé que les œufs de la mite aquatique, tom. 3, pl. 18, fig. 14 et 15, tiennent par un pédicule au corps de la punaise d'eau, fig. 15. Mais, dans le tome 7. pag. 145, de Geer, revenant sur ce sujet, émet des réflexions pleines de sens, et qui auraient dû expliquer à ses yeux l'histoire de sa mite végétative, comme nous venons de l'expliquer en vertu de nos propres observations : « Les mites aquatiques (*Acarus aquaticus ruber*, pl. 9, fig. 7 et 8, et pl. 18, fig. 14-15, tom. 3) rouges, à corps sphérique, dit de « Geer, pondent donc et attachent leurs œufs aux corps et aux pattes des autres insectes « aquatiques plus grands (*dytiques* et *punaises d'eau*, fig. 15, pl. 18, tom. 3), auxquels ces « œufs restent attachés jusqu'à ce que les petits en éclosent; et, puisqu'on trouve de ces « œufs de plusieurs grandeurs différentes, il est certain qu'ils croissent et augmentent « en volume, sans doute par un certain suc nourricier qui passe du corps de l'insecte dans « l'œuf; et c'est pourquoi j'ai vu aussi que les punaises d'eau, très-chargées de ces œufs. « étaient faibles languissantes, parce qu'elles se trouvaient obligées, malgré elles, à leur « fournir de la nourriture aux dépens de leur propre substance... Il est bien singulier de « voir des œufs croître et pomper encore du suc nourricier du corps d'un autre animal « vivant. C'est encore à peu près de la même manière que les œufs des mouches à scie « croissent et tirent de la nourriture des branches d'arbres où ils ont été déposés, comme « M. de Réaumur l'a découvert et démontré. »

Les œufs de la punaise grise (*Nepa cinerea* L.), qui vit dans l'eau, présentent une particularité qui me semble avoir, avec la précédente, une certaine analogie. Ils ne sont pas pédiculés, mais munis, à l'un des bouts, de cinq petits filaments de leur longueur, et qui sont, sans doute, sur l'ovule non fécondé, des stigmates conducteurs de la fécondation, et, sur l'œuf fécondé et pondu, des branchies d'incubation, des conducteurs de respiration et de nutrition. *Voyez* de Geer. tom. 3, pl. 18. fig. 11, pag. 567: et Swammerdam, *Biblia nat.,* tom. 1. pl. 3, fig. 7-9. pag. 252.

corps du pauvre escarbot, pour s'y attacher, non plus par son placenta pédiculé, dont il est enfin débarrassé, mais par l'appareil mandibulaire dont nous nous sommes assez longuement occupé plus haut (567). L'acare dégagé de ses enveloppes a alors, ou bien la forme de la fig. 1, pl. 4, qui me semble le mâle, ou bien la forme de la fig. 2, pl. 5, qui me semble la femelle; il a la carapace et le plastron d'un jaune rougeâtre, dont la nuance varie avec l'âge : c'est, dans le premier cas, la mite faucheur de de Geer, t. 7, pl. 8, fig. 7–8 (*Erythræus phalangioides* Lamarck ; *Acarus coleoptratorum* Rœsel, tome 4, pl. 1, fig. 10, 11) (*) ; dans le second cas, c'est le *Leptus insectorum* Lamarck, ou l'*Acarus aphidis*, mite des pucerons de de Geer, t. 7, pl. 7, fig. 14 ; trois genres au moins sur trois états différents de la même espèce. Car, ainsi que nous l'avons dit depuis longtemps, une étude imparfaite multiplie les genres et les espèces ; une étude approfondie les réduit.

Ces résultats anatomiques nous permettent de tracer, de la manière suivante, les caractères génériques des *acaridiens*.

§ 2. ACARUS Nob. (Comprenant, comme des doubles emplois fondés sur des erreurs d'observation, les genres : *Astoma, Leptus, Caris, Ixodes, Argas, Uropoda, Smaris, Bdella, Gamasus, Erythræus, Trombidion, Hydrachne, Elais, Limnocharis* de Latreille et de Lamarck.)

579. Insecte respirant, comme les araignées, par deux poches branchiales internes qui communiquent avec l'air extérieur par deux ouvertures placées au-dessous de la pièce thoracique du plastron ; ayant six yeux symétriques sur la partie supérieure d'une tête qui se termine en un chaperon rostriforme, au-dessous duquel se logent en coulisse deux mandibules exsertiles, triquètres, terminées en pointe, et portant, vers l'extrémité, un onglet mobile inséré sur leur portion dorsale (mandibules chélifères) ; l'onglet est canaliculé et perforé au sommet, comme celui des araignées ;

Deux palpes quadriarticulés ;

Huit pattes symétriques, armées, à l'extrémité de leur série variable d'articulations, d'une pelote ou ventouse, organe de progression, qui manque quelquefois à la première paire de pattes ; ce qui donne à celles-ci l'aspect de simples palpes. Corps composé d'abord

(*) Rœsel l'a trouvé sur un *Sylpha vespillo.*

en apparence d'une carapace dorsale, et d'un plastron ventral divisé
en trois pièces principales : laquelle carapace et lequel plastron finissent par ne plus jouer que le rôle d'un corselet, souvent peu visible,
à cause du développement excessif de l'abdomen distendu par l'âge
et par l'excès de nutrition. Sous une aussi lourde masse, les pattes
et les palpes semblent se raccourcir, et les appareils de la tête et de
la bouche, débordés par cet énorme embonpoint, cessent de faire
saillie au dehors ;

Anus terminal, et point d'appendice caudal ;

Insectes parasites de la surface cutanée des plantes et des animaux de toutes les classes, et qui comprennent par conséquent des
espèces terrestres et des espèces aquatiques ; ils ne subissent aucune
métamorphose, après être sortis de leur œuf ;

Œuf parasite, comme l'insecte parfait, et se développant par sa
propre incubation.

Ils diffèrent des scorpionides, par l'absence de leur queue ; des
crustacés, par la position et la nature de leurs branchies, et le nombre de leurs yeux ; des araignées, par la direction et la structure de
leurs mandibules, qui jouent, *par opposition* et latéralement chez les
araignées, *en coulisse* et d'arrière en avant chez les acaridiens. Les
acaridiens sont toujours de très-petite taille : l'*Acarus holosericeus*
(*Trombidium holosericeum* Fabric.), acare à livrée de velours rouge
en est le géant, il atteint jusqu'à trois millimètres : l'acare de la gale
en est le pygmée, il ne dépasse pas un demi-millimètre. On étudie
le premier à l'œil nu et à l'aide d'une simple loupe ; l'étude du second réclame le concours du microscope et d'un assez fort grossissement.

580. Les acares sont essentiellement morbipares, en raison de
leur parasitisme ; car ils ne piquent pas seulement pour se venger
ou se défendre, mais pour vivre et se développer ; et puisqu'ils ne
vivent qu'aux dépens des autres êtres, ils sont dans le cas, par la
durée de leur développement et par la multiplication de leur lignée,
de causer à leur proie les souffrances les plus graves et les plus diverses. Leurs espèces sont ou herbivores et parasites uniquement
des plantes, ou carnivores et parasites des animaux ; et celles-ci
sont ou aquatiques ou terrestres. Nous allons les décrire dans cet
ordre, celui qui s'adapte le mieux à la nature de notre sujet, en nous
permettant mieux d'expliquer les faits morbides compliqués, par

les faits les plus simples, et les circonstances qui se dérobent à nos regards, par l'analogie de celles qui sont plus accessibles à la vue. Nous essayerons de donner la classification et la synonymie, après avoir épuisé cette série d'études descriptives, sur l'organisation de chacune de ces causes morbipares, et sur la nature morbide de leurs effets.

Spec. 1. *Acarus foliorum* Nob. Pl. 5, fig. 6, 9, 10, 11, 12. (Acare des feuilles.)

Syn. *Acarus telarius* Lin.; *Trombidium cornutum, tiliarum, socium, celer, telarium* Hermann (*), *Mém. aptérol.*, pl. 2, fig. 11-15 (variæ ejusdem speciei ætates); *Gamasus telarius* Latreille et Lamarck ; le tisserand d'automne, Geoffroi ; la grise de nos jardiniers.

Habitat sub paginâ inferiori foliorum plantarum, præ siccitate aut umbrâ nimiâ, languescentium.

1. HISTOIRE ET DESCRIPTION.

581. Sur la page inférieure des feuilles d'automne, chez les framboisiers, les rosiers, les tilleuls, ormes, etc., et en toute saison chez les plantes herbacées qui languissent faute d'arrosage, et par conséquent pour lesquelles l'automne est précoce et arrive au printemps (*haricots, dahlia, volubilis*, etc.), on rencontre à la loupe des troupeaux de petits points mouvants et pédiculés, qui paissent là, pêle-mêle avec les pucerons, et parmi des points immobiles et sphériques, lesquels ressemblent à des perles nacrées ou colorées en rouge ; ce sont là nos *petites grises* (*Acarus foliorum*) de tous les âges, avec leurs œufs à toutes les phases de leur incubation.

582. La fig. 10, pl. 5, représente un de ces œufs attaché par une portion de sa surface, qui devient ainsi surface placentaire, à l'épiderme d'une feuille de *dahlia*, laquelle fait pour lui l'office de surface utérine. Cet œuf atteint un cinquième de millimètre en diamètre : sa coquille imite la nacre de perle, l'intérieur en est d'une grande transparence. On en voit beaucoup d'autres bien plus petits

---

(*) Le manuscrit du *Mémoire aptérologique* d'Hermann fils a été remanié par Hermann père, et publié par le gendre Hammer. Strasbourg, an 12 (1804).

encore, et d'une nuance rouge. Je crois que ceux-ci sont les œufs fraîchement pondus, et que les premiers sont les œufs arrivés bien près de l'éclosion ; on en rencontre, en effet, beaucoup dont il ne reste plus que la coquille, et qui ne dépassent pas les dimensions de l'œuf en nacre de perle de la fig. 10. Ainsi que nous l'avons fait remarquer, ces œufs végètent et grossissent pendant leur incubation (578). Quoique ces œufs se rencontrent plus habituellement sur la page inférieure des feuilles, cependant on ne laisse pas que d'en apercevoir sur la portion des tiges herbacées et succulentes, qui n'est pas exposée au soleil, surtout dans les endroits frais et humides.

583. A côté de ces œufs, sont des petits qui n'ont encore que six pattes. pl. 5, fig. 12, et dont le corps ne dépasse presque pas en dimension celles de l'œuf. J'en ai souvent trouvé, à l'ombre, de fort jeunes, quoique ayant huit pattes, aussi peu velus et aussi incolores qu'on les voit à deux âges différents, fig. 9 et 10, pl. 4. Ils présentent déjà une série de quatre lignes rouges parallèles, de chaque côté de leur surface dorsale, et qui semblent marquer la place de tout autant d'anneaux. A mesure qu'ils grandissent, leur coloration rouge s'étend de proche en proche ; et à un certain âge ces quatre lignes se confondent de chaque côté en une tache marbrée de jaune, et surtout de rouge, qui devient même la couleur dominante ; en même temps une nouvelle série de stries rougeâtres se forme derrière chacune de ces deux taches, pour composer plus tard une tache à leur tour ; tout le corps est hérissé de longs poils ; l'insecte est alors arrivé à la forme que représente la fig. 11, pl. 5. On le voit appliqué et immobile contre la surface inférieure d'une feuille de dahlia, dont la figure 11 ne représente qu'un fragment, les deux palpes recourbés en crochet, et le *rostrum* baissé perpendiculairement contre la feuille ; il y reste immobile, je crois, pendant la journée entière, et vous laisse tout le temps de le dessiner. Insecte essentiellement nocturne, il dort le jour, et ne commence à se mettre en mouvement et à changer de place que lorsque le soleil ne donne plus en plein sur la page supérieure de la feuille qui lui sert de pâturage et d'abri.

584. Cet insecte est si transparent, qu'on ne distingue ni sa carapace, ni son plastron, du reste de l'abdomen. La fig. 9, pl. 5, le représente vu par le plastron, pour montrer l'insertion des jambes, et

l'espace qui sépare les deux dernières paires des deux premières. On distingue très-bien les échancrures cotyloïdes du thorax (562), à la base des quatre pattes *pp* antérieures. Chacune de ces pattes est terminée par un ambulacre *am*, fig. 6. Cet acare a les pattes transparentes, mais lavées d'une teinte purpurine, ainsi que les palpes et le museau.

585. Cet acare s'arrête-t-il à ce dernier état de développement que représente la fig. 11 de la pl. 5? Sur les feuilles on n'en trouve pas d'autre pendant l'été et l'automne ; et cet état est du moins le *summum* de développement qu'ils peuvent atteindre la première année, dans le cas où ils vivraient plus longtemps. Il faudrait supposer alors que, pendant la mauvaise saison, ils hibernent engourdis dans quelque repaire où ils se retireraient à la fin de l'automne. Mais si nous admettons cette hypothèse, et que nous leur supposions une vie plus longue que la vie annuelle : si, d'un autre côté, leur livrée passe de plus en plus, comme nous l'avons déjà fait observer, du gris au jaune, du jaune au rouge de plus en plus foncé, et que le nombre des poils se multiplie dans la même progression que suit la coloration cutanée, où arrivera la forme de la *grise* par le progrès de l'âge, si ce n'est à celle de l'*Acarus holosericeus* Lin. (*Trombidium holosericeum* Fabr.), dont nos fig. 13 et 14, pl. 5, représentent un individu adulte, vu par la surface dorsale et par la surface abdominale? Cette hypothèse me paraît réunir en sa faveur une grande masse de probabilités, et il n'y a rien d'impossible que nos grises soient le jeune âge, l'âge de la première année des trombidions. Quoi qu'il en soit, cette époque ne laisse pas, par la variation progressive de ses formes, que d'avoir donné lieu à la création de cinq espèces, au moins, dans le *Mémoire aptérologique* d'Hermann (*), qui a pris les divers âges de l'insecte pour tout autant d'espèces distinctes, en sorte que, d'après

---

(*) Le jeune Hermann écrivit son ébauche dans un temps et pour une société savante où un travail n'était apprécié que par le nombre d'espèces nouvelles qui s'y trouvaient décrites et figurées. Les juges d'alors, qui étaient en même temps parties, n'avaient par devers eux aucune règle, aucun signalement pour constater l'identité. Nous en étions alors au temps des conquêtes ; nous en sommes aujourd'hui au temps des réformes, qui sont des conquêtes aussi ; car la méthode, pour déterminer la différence des espèces, s'est fondée longtemps sur la distinction des contours, de la coloration et des dimensions ; et quand à cette différence venait encore se joindre une différence dans le nombre de pattes, qui aurait pu douter de la réalité spécifique? Quel plus beau titre à un rapport favorable, pour qui le sollicitait, une telle découverte à la main?

cette méthode d'observation, la fig. 12 formerait une espèce distincte de la fig. 11, pl. 5, quoique l'une ne soit que le jeune âge de l'autre.

586. Ces petits acares, quoique mêlés et confondus avec les pucerons, pl. 11, fig. 14, qui paissent sur la feuille de compagnie, et côte à côte, paraissent vivre avec eux dans la meilleure intelligence ; tandis que certaines autres espèces d'*acarus* et de larves sont si friandes d'un pareil gibier, toujours la proie du plus fort et la propriété du premier occupant. On rencontre bien çà et là quelques peaux desséchées de pucerons ; mais ce sont là des résultats de la mue, plutôt que des pièces de conviction d'un assassinat. Ces acares sont les concitoyens paisibles, et non les ennemis acharnés des pucerons : ils vivent avec eux en communauté de biens.

587. La nourriture exerce une influence toute-puissante sur le physique et sur le moral des individus ; de même qu'en se nourrissant exclusivement du suc des végétaux, ces acares des feuilles ont dépouillé entièrement le caractère féroce des espèces carnassières de leur genre, de même leurs tissus, moins phosphatés (25) que ceux des espèces qui vivent de chair, conservent à tous les âges une mollesse d'organisation qui, les maintenant dans un état de grande transparence, fait qu'à toutes les époques de leur existence, les diverses régions cutanées, que nous avons décrites avec quelque soin plus haut, se confondent, à l'œil qui les observe, dans une surface commune, et ne permettent plus au crayon d'en tracer les limites et les contours. Il y a plus, c'est que leur corps, toujours mou, se divise en anneaux, comme celui des larves d'insectes à métamorphoses. Si donc il arrivait, comme nous le soupçonnons, que ces acares, pl. 5, fig. 11, 12, ne soient que le jeune âge des trombidions, fig. 13 et 14, ce passage d'un aspect à l'autre ne supposerait pas un changement d'habitudes ; car les trombidions sont aussi des *acares* mous, et comme divisés en segments annulaires.

588. Sur la fin de l'automne, il paraît que nos acares ont la propriété de garnir le dessous des feuilles, d'une toile soyeuse, analogue aux toiles d'araignée ; c'est peut-être un acte de prévoyance, pour qu'à l'époque de la chute des feuilles, dont ils pourraient bien avoir le pressentiment, ils soient à l'abri, sous cette toile, de tous les accidents de l'intempérie à laquelle ils vont être exposés pendant l'hiver. C'est de cette circonstance de leur vie, que leur vient l'épi-

thète de *telarius* que leur a imposée Linné. Quand on les a observés au printemps et en été, on en a fait une espèce distincte, parce qu'on les a observés sans toile.

2. EFFETS MORBIDES DU PARASITISME DE CES ACARES.

589. Nous avons dit que l'acare des feuilles reste appliqué contre l'épiderme de la page inférieure, fort longtemps et sans bouger de place, le museau baissé, et partant l'appareil mandibulaire, qui perfore et lui sert en même temps de ventouse et de suçoir, plongé dans la substance du tissu cellulaire de la feuille. J'ai cru observer que l'insecte se tient plutôt contre les nervures de second ou de troisième ordre, et que c'est là principalement qu'il implante sa tarière mandibulaire. Or une pareille succion exercée pendant si longtemps, au moyen d'un pareil coup de lancette, doit produire un effet morbide qu'il s'agit d'évaluer. Nous avons prouvé, dans le *Nouveau Système de physiologie végétale*, que la circulation a lieu, chez les végétaux, comme chez les animaux, par le réseau des interstices cellulaires, et non par les prétendus vaisseaux, qui, en se soudant bout à bout, forment la charpente des nervures: ces vaisseaux apparents ne sont que des cellules allongées qui ont bien dans leur intérieur une circulation de liquides: mais c'est une circulation intime, résultant de l'élaboration des liquides qu'elles renferment, et qui n'est point en communication immédiate avec la circulation proprement dite, la circulation intercellulaire dont nous venons de parler. Quand donc l'insecte plongera sa tarière dans la substance de la feuille, tarière si grêle, que tout notre art, armé du microscope, ne parviendrait jamais à fabriquer rien de ce calibre-là, la blessure qui résultera de cette piqûre sera, par elle-même, aussi peu apparente et aussi peu inoffensive que celle que nous produisons avec la plus fine aiguille dans nos chairs: en sorte que, si l'insecte retire aussitôt sa tarière, dans le premier moment, il n'en restera pas plus de traces apparentes que si l'insecte n'y avait pas touché. Cependant nulle cause ne reste sans effet; nulle solution de continuité n'est jamais sans conséquence; un instrument perforant, déchirant et épuisant, ne passe pas à travers les tissus, comme les esprits follets à travers les trous de la serrure. Ici cette tarière a percé des parois, éventré des cellules, et appelé de toutes parts, vers ce point, comme

vers un centre d'attraction, tous les liquides circulatoires du réseau
ambiant. Il y a donc eu, sur ce point, extravasation, afflux de liquide, par conséquent enflure et soulèvement de la membrane épidermique, révolution enfin dans l'élaboration des tissus sous-cutanés
correspondant à ce point. S'il n'en était point ainsi, nous aurions là
un phénomène inexplicable. Ce n'est certainement pas sur le moment qu'il faut s'attendre à surprendre les traces visibles de la piqûre et de la succion de ces acares : car la somme des effets ne devient appréciable, à nos moyens grossiers d'observation, qu'avec le
temps. Mais quand l'insecte quitte la place, après avoir épuisé tout ce
qu'il y recherchait, c'est alors que l'on retrouve l'empreinte de son
parasitisme. Que l'on regarde à travers jour les feuilles de dahlia,
sur la page inférieure desquelles ont séjourné nos acares, on observe
çà et là comme de petites ampoules ayant un diamètre cent fois plus
grand que les petites cellules élémentaires du parenchyme ; ces ampoules n'ont rien de commun ni par la forme ni par les dimensions,
avec l'économie du reste du tissu ; ce sont des vésicules d'une grande
transparence et d'une grande homogénéité ; la fig. 10, pl. 10, en représente une prise comme centre de cette lame de tissu ambiant.
Évidemment c'est là le résultat, prévu par la théorie, de la succion
de nos *acarus*. Il doit paraître tout aussi évident qu'un tel résultat
placé au milieu d'un tissu qui vit, élabore et se développe, ne doit
pas plus rester stationnaire que tout ce qui vit autour de lui ; cette
ampoule doit avoir aussi son développement vital ; car elle porte en
tout l'empreinte de la force vitale et les signes ordinaires de la végétation ; elle doit avoir ses phases de développement et de maturation. Malheureusement pour cette observation si bien commencée,
les tiges de dahlia, dans nos climats, sont surprises par le froid avant
leur complet développement, et rien ne mûrit presque chez nous sur
cette plante, ni tige, ni feuille, ni fruit ; il faut donc avoir recours à
des plantes indigènes, pour pouvoir suivre dans toutes ses phases le
développement de ces tissus artificiels. Or on trouve au printemps,
sur la page inférieure des feuilles de plantes de tout genre, des vésicules semblables, qui ont la même transparence et le même aspect.
Prenons pour exemple les feuilles de la menthe des jardins, ou menthe poivrée, pl. 10, fig. 9. La vésicule commence, comme chez les
dahlias, par être transparente *b* ; vers le milieu de l'été, elle devient
opaque ; puis elle se fend et laisse apercevoir, dans le sein de son

enveloppe blanche, une poussière noire, qui l'encombre et la distend *c* ; puis enfin, et surtout aux approches de l'automne, la vésicule crève tout à fait, et ses bords s'étalent et disparaissent sous l'effort de son noir contenu *d* ; à la vue simple, la feuille *a* paraît en dessous, piquetée de points noirs et fuligineux, que nous venons d'étudier à la loupe en *b, c, d*. Cette poussière noire et charbonnée n'est rien moins qu'une poudre inerte et inorganisée, comme le serait le noir à fumée ; chaque molécule, au contraire, si on l'étudie à un grossissement supérieur, est un organe qui s'implantait sur la surface interne de la vésicule *b*, par un petit pédicule, que nous avons l'habitude de désigner sous le nom de *hile des cellules*, et chacun de ces organes offre deux cellules dans son sein ; on les voit, sous divers aspects, en *f*, fig. 9, pl. 10. Ainsi donc que nous l'avons démontré ailleurs (*), à l'égard de toutes les espèces d'organes, la vésicule artificielle, fig. 10, et *b* fig. 9, n'était autre qu'un organe cellulaire, dans le sein et sur les parois duquel se sont développés d'autres organes cellulaires en nombre indéfini, et dans l'intérieur desquels se sont développés d'autres organes d'un ordre tertiaire, portant chacun dans leur sein d'autres organes d'un ordre quaternaire, et qui ont été surpris par la maturité au nombre de deux, et sans avoir poussé plus loin leur développement.

590. Sous cette forme, et quand tout est parvenu à maturité, les botanistes ont inscrit ces taches noires, au catalogue, sous le nom d'*Uredo labiatarum*, charbon des labiées, et ils ont classé au rang des champignons ces produits artificiels de la succion d'un insecte ; leur poussière leur a paru un agrégat de sporules. Après avoir érigé de la sorte ces accidents en genre, ils ont été plus loin ; il les ont subdivisés en espèces, d'après l'ordre que ces taches suivent en s'éparpillant sur les feuilles, et la couleur qu'elles affectent, c'est-à-dire qu'ils ne les ont classées définitivement que d'après la configuration du réseau des nervures et la nature du végétal sur les feuilles duquel il a plu à l'insecte créateur, à force d'être morbipare, de fixer son lieu d'élection. Il est évident, en effet, que ces prétendues sporules varieront de coloration, dans les mêmes limites que les cellules des pétales, et que cet effet identique de la succion d'un insecte changera de couleur, selon la différence des végétaux ; véritables pustules

(*) *Nouv. Syst. de physiol. végét.*, et *Nouv. Syst. de chim. organ.*, 3e partie, éd. de 1838.

végétales qui, de même que les pustules épidermiques des animaux,
changent de forme et de coloration, selon la nature des tissus qui
leur donnent naissance. Ce sont, enfin, des pustules qui se résolvent
en un pus sec et pulvérulent, en une gangrène sèche. Nous aurons
plus d'une fois, dans le cours de cet ouvrage, l'occasion d'observer
les résultats de cette influence sur la coloration même des animaux.
Mais comme ces *uredo* ne sont pas l'effet exclusif du parasitisme des
acares, et que ces insectes ont bien d'autres complices, dans ce genre
de déviations artificielles, nous reviendrons sur leur classification,
en nous occupant des *thrips* et des *aphis* ou pucerons.

591. Les acares des feuilles ne produisent pas toujours des *uredo*;
lorsque vous voyez les feuilles des *volubilis* et des haricots languir et
se marbrer de taches jaunes et rouges qui font saillie sur un fond
terne et poudreux, comme les représente, par leur page supérieure,
la fig. 14, pl. 10, examinez-les en dessous, et vous trouverez, sous
chaque bosselure jaune, un ou plusieurs *Acarus foliorum* qui y paissent, et font gaufrer la feuille par l'effet de leur succion. La vie éphémère du haricot ne permet pas à chaque piqûre de déterminer un
développement du calibre de celui que nous venons d'étudier. Mais
si nos instruments grossissants étaient assez puissants pour nous
permettre d'aborder la forme de ces effets, nous reconnaîtrions certainement, qu'à part le calibre et les dimensions, ces effets sont identiques, et que chaque petit compartiment de ces gaufrures est rempli d'organes semblables aux organes *f* de la fig. 9, pl. 10.

592. Mais ce qui nous échappe sur les feuilles, pour ainsi dire,
exotiques des haricots, nous le retrouvons sur les feuilles indigènes
des rosiers et des framboisiers, sous la page inférieure desquelles
paissent au printemps nos acares. Sous les feuilles de rosier principalement, on rencontre, en automne, des taches noires de plus
gros calibre, et qui paraissent comme des houppes de petits filaments noirs. Observés au microscope, ces fils sont de petites ampoules ovoïdes marquées transversalement de cinq à six articulations,
et qui tiennent à la surface épidermique de la feuille, par un pédicule
blanc, grêle et transparent, environ aussi long que l'ampoule. Ces
organes pédiculés, d'une forme analogue aux fig. 15 et 16 de la
pl. 11, avec la différence que leur pédicule basilaire est plus long,
ces organes, dis-je, ne diffèrent des prétendues sporules des *uredo*,
fig. 9, *f*, pl. 10, que par leur taille relativement gigantesque, par la lon-

gueur proportionnelle de leur pédicule, et par le nombre des organes
cellulaires de quatrième ordre que l'ampoule renferme, et qui la
divisent en tout autant de concamérations. Si l'ampoule n'avait que
deux cellules internes, et que son calibre ne fût pas abordable à une
simple loupe, les deux organes ne différeraient plus en rien. Or le
calibre d'un développement artificiel dépend de la puissance d'action
du sujet et de la durée de l'influence ; tout développement, en effet,
est indéfini ; et l'instant où l'observation le surprend n'est qu'une
phase de sa vie végétative. Le botaniste, qui ignorait la cause animée de ces taches, était loin de soupçonner l'analogie de ses effets,
et après avoir fait un genre de champignons des effets microscopiques, sous le nom d'*uredo*, il en fit un autre de ses effets comparativement gigantesques, sous le nom de *puccinies* (*puccinia*); genre
caractérisé principalement par l'absence de la vésicule qui crève
pour laisser passer les poussières des *uredo*, c'est-à-dire, caractérisé
par ce que le botaniste n'a pas pu voir, puisque cette vésicule a dû
se désorganiser et disparaître à l'époque où les puccinies se montrent dans tout leur développement ; le botaniste a agi en cela à peu
près comme celui qui ne classerait nos arbres à fruit qu'à l'époque où
le fruit mûr ne porte pas la plus légère trace du calice et de la co-
rolle dans le sein de laquelle il a commencé par se former. Nous
reviendrons en son lieu sur ce sujet.

595. Nous venons de décrire les caractères physiques de la maladie causée sur le végétal par le parasitisme des acares et autres insectes suceurs, effets qui vont quelquefois jusqu'à arrêter le développement normal des feuilles, de la tige, des fleurs et des fruits, et
qui déforment souvent la plante de telle manière, qu'il est arrivé
qu'on l'a prise, malade, pour une espèce distincte de la même, à l'état
sain. Il nous reste à dire un mot des effets pathologiques de ce parasitisme. Il faut bien, en effet, que la plante souffre d'une révolution
semblable, qui détourne au profit d'un parasite les sucs qui lui arri-
vaient auparavant à son profit exclusif et pour sa propre élaboration.
Mais cette souffrance, ce désordre dans la circulation, cette fièvre,
enfin, a ses intermittences ; car l'acare, redoutant la chaleur et la
lumière, doit perdre de son activité et de sa voracité, pendant tout
le temps que le soleil darde sur la feuille qui l'abrite : il doit dormir
alors de fatigue, se reposer d'épuisement, pour reprendre sa succion
au premier changement atmosphérique qui lui ramènera l'ombre et

le crépuscule. Qu'on me passe l'emprunt que je fais au langage de l'école, notre plante, si elle avait la faculté d'exprimer ses souffrances par des signes pathognomoniques, nous paraîtrait certainement, dans ce cas, affectée de fièvres intermittentes quotidiennes ; elle aurait des accès périodiques à intervalles très-rapprochés ; et son infirmité aurait été classée par les nosologistes dans les fièvres éruptives, dans les maladies de la peau. Cette analogie ne serait ridicule et puérile qu'en la traitant comme une similitude, et qu'en ne faisant pas la part des différences de la vie et de l'organisation des deux règnes.

594. Quoi qu'il en soit, nous venons de voir comment la simple piqûre d'un insecte peut donner lieu à un produit nouveau, à un tissu parasite, à une végétation nouvelle, qui n'est morbide que pour le sujet sur lequel elle est implantée. Ce phénomène se représentera souvent encore dans le cours de cet ouvrage ; nous prendrons soin à chaque fois d'en reproduire et d'en rappeler l'explication physiologique. La piqûre de tels insectes n'opère pas une perforation qui reste béante à l'air : les bords de la petite plaie se rapprochent et se ressoudent d'eux-mêmes, dès que la tarière, en se retirant, les laisse libres de le faire. Mais la tarière, en opérant dans l'intérieur de ces tissus, y a produit des solutions de continuité de plus d'un genre, qui n'auront pas manqué, à chaque fois, de mettre en communication les spires génératrices (19) incluses dans diverses cellules ambiantes. Nous aurons donc, dans le sein de cette cavité artificielle, tous les éléments nécessaires pour en faire une cellule élaborante : une paroi externe imperforée, avec la membrane verte qui la tapisse et qui est l'âme de son activité vitale. Mais cette cellule sera organisée, à l'intérieur, sur un type bien différent du type normal ; car, dans son sein, viendront se réunir et s'accoupler les diverses paires de spire des cellules entamées par la tarière ; accouplements adultères, qui ne sauraient donner lieu qu'à des produits adultérins, et à de nouvelles races, variables selon la profondeur à laquelle pénétrera la tarière, selon la durée et la portée de son action ; produits métis et inféconds d'un croisement hétérogène, qui s'arrêteront à une première génération, et resteront isolés, faute de penchant et d'aptitude à s'associer, à se mêler et à s'unir ensemble. La cellule artificielle sera alors comme une anthère végétale dont toutes ces cellules isolées seraient comme les grains de pollen, et finiraient par s'éparpiller dans les airs, sous forme de poussière pollinique.

Or la coloration de cette poussière et la forme de cette anthère artificielle varieront, selon la nature des feuilles, et les modifications que la sécheresse ou l'humidité seront dans le cas d'imprimer à ses sucs.

595. La présence de la grise (*Acarus foliorum*) détermine, sur les feuilles de la vigne, de concert avec les pucerons (*aphis*), des produits analogues à ceux que nous avons étudiés plus haut sur les haricots. Attachés sous la page inférieure des feuilles de vigne, à l'époque où le réseau des nervures a acquis une assez grande consistance, et forçant par leurs piqûres le tissu parenchymateux, qui est borné par chaque maille de ce réseau, à prendre un développement insolite et nouveau, la feuille se gaufre en dessus, parce qu'elle reçoit là l'impulsion de dessous; elle prend, sur chaque gaufrure, une coloration plus sombre, une coloration différente : chaque piqûre détermine un développement externe au lieu d'un développement interne ; et la surface inférieure de chaque gaufrure se couvre de pilosités végétales qui se recroquevillent, comme la laine, et se feutrent entre elles ; car elles n'ont qu'une spire dans l'intérieur de leur tube, et elles doivent, en conséquence, se tordre en spirale, faute d'antagonisme, au lieu de s'élancer droites et perpendiculairement au plan de position. On voit une de ces pilosités, pl. 10, fig. 12, *i*, avec les traces de sa spire unique, qui se dessinent transversalement par transparence. Le botaniste, ne s'occupant que de classer les effets, au lieu de remonter à la cause, a mis, au nombre des moisissures, chacune de ces plaques de pilosités, et il les a dénommées *Erineum vitis* (érinéum de la vigne).

596. La grise ne s'attaque pas aux plantes vigoureuses, qui poussent hardiment, riches de chaleur et d'arrosage, qui élaborent de la sorte la matière verte, dans toute la vivacité de sa teinte printanière, et dans toute l'amertume de son goût ; elle s'attache aux plantes, quand elles commencent à languir de famine et de jeûne, que la matière verte commence à prendre la saveur des sucs de la maturité, et la teinte dorée de l'automne. C'est alors que ces sucs conviennent à son parasitisme : c'est alors qu'elle détermine, sur la surface inférieure de la feuille, des pustules, traces saillantes et végétatives de sa succion. La maladie pustuleuse qu'elle engendre n'est donc que la complication du marasme de la plante, complication qui rend le marasme incurable ; car la feuille attaquée ne rajeunit plus.

597. En examinant, en août 1840, des feuilles de mauve crépue (*Malva crispa*), dont le vert luisant était jaspé de jaune, en taches pinnatifides partant de chaque nervure, je découvris que chacune de ces taches correspondait à la position d'un *acarus* placé au-dessous. Ces nervures étaient accompagnées, de chaque côté, par une rangée de points jaunes et épuisés de suc, dont chacun était évidemment l'œuvre d'une piqûre.

598. J'ai rencontré sur les feuilles du *Prunus insititia* L., prunier sauvage des hauteurs de Cachant, au-dessus d'Arcueil, un produit morbide qui, par analogie, pourrait bien être celui de la piqûre des pucerons, mais que je suis tenté d'attribuer à la piqûre de l'*acarus*, pl. 4, fig. 12, que j'y ai rencontré en abondance, en l'absence de toute espèce de puceron. On observait, sur le limbe des feuilles, des coussinets d'un vert pâle, hérissés de petits poils, pl. 11, fig. 12, et qui, sous la page inférieure, présentaient une cavité oblongue *b*, fig. 13, pl. 11, hérissée en dedans d'un duvet rougeâtre, et entourée d'un bourrelet *a* verdâtre, et bosselé comme le coussinet, fig. 12, qui est la saillie de cette cavité, du côté de la page supérieure. Cette fig. 13, *c*, présente, sur un fragment de feuille, la disposition des nervures par rapport à ces bourrelets. Les fig. 15 et 16 sont les filaments qui hérissent la surface de la cavité *b* : ce seraient, d'après la nomenclature botanique, des *puccinies*, auxquelles peut-être personne n'aura fait attention, et qu'on aura mises sur le compte des insectes, tant ce produit est herbacé et peu analogue aux productions cryptogamiques. Quant à l'acarus, il est d'une couleur purpurine, comme ses produits pileux ; il offre sur le dos, ou plutôt sur la carapace, trois taches transversales semi-linéaires plus foncées que le reste du corps, et dont la convexité est tournée en arrière. Cet acarus m'a l'air de n'être là que d'une manière provisoire, et jusqu'au moment où il pourra s'attacher à un animal, pour faire meilleure chère. C'est peut-être le jeune âge de la *tique* ou de l'*acarus* de la taupe, pl. 4, fig. 11, qui est figuré à côté de lui.

Spec. 2. *Acarus holosericeus* Lin. (*Trombidium holosericeum* Fabric)

599. L'espèce a été créée sur la description et les figures des plus gros individus, à l'âge où ils ont atteint jusqu'à trois millimètres de long, et avec la forme que représentent les fig. 13 et 14, pl. 5, qui

ont été dessinées à la loupe ; à cet âge et avec de telles dimensions, on peut en faire l'anatomie presque au scalpel, mais au moins à la pointe de l'aiguille : on a donc eu ainsi la facilité de noter des caractères qui auraient passé inaperçus si l'insecte n'avait pu être observé qu'au microscope. Après avoir créé l'espèce, nul ne s'est demandé ensuite par quelle série de modifications de forme l'insecte a dû passer avant d'arriver jusqu'à cette forme finale, par quels intermédiaires, en un mot, il est parvenu de son œuf à cet âge adulte. Faute de cette considération, on a dû s'exposer à prendre les formes intermédiaires pour des espèces nouvelles et distinctes, parce qu'on les observait à leur tour isolément, et sans remonter et redescendre vers leur histoire : et c'est précisément ce qui est arrivé. Tous les changements de forme extérieure, qui ne sont que l'expression de l'âge, ont pris tout autant de noms distincts ; et la forme la plus petite, celle partant qui se prête le moins aux observations anatomiques, et qui est la plus propre à soustraire les détails d'organes à une rigoureuse détermination, celle-là a été érigée en genre. Les Hermann ont donné près de douze figures de ces différents âges (*), et presque tout autant de noms spécifiques à toutes ces figures : les *Trombidium lapidum, fuliginosum, bicolor, assimile, curtipes,* etc., ne sont que des créations de cette force, et dues à ce genre de méprise : l'une a une teinte moins foncée que l'autre, parce qu'elle vit plus à l'ombre et sous les pierres ; l'autre a les jambes plus courtes, parce qu'elle est plus jeune que l'autre ; celle-ci n'a pas encore le corselet aussi ventru, aussi obèse. Toutes ces créations nominales auraient disparu devant l'histoire, elles persistent devant la nomenclature et la classification. La faute d'un inventeur entraîne toujours le copiste dans une plus grave ; les Hermann avaient fait des doubles emplois spécifiques ; Latreille, qui classait sur les figures d'Hermann, ayant vu que les palpes du *Trombidium holosericeum* de Fabricius offraient, sur les figures d'Hermann, une pièce mobile, qu'on n'observait pas sur les *Trombidium miniatum, papillosum, squammatum,* etc., du même auteur, par une bonne raison, qui est que ces individus sont trop petits pour qu'à cette époque on ait pris la peine de les disséquer et de les mettre en évidence ; Latreille les a séparés du genre *Trombidium,* pour les ériger en genre, sous le nom de *smaris.* Les

(*) *Mém. aptérol.,* pl. 1, fig. 2, 3, 4, 5, 6, 7, 8, 9 ; pl. 2, fig. 2, 3, 4, 5, 6, 7 et 8.

trombidium ci-dessus sont donc devenus les *Smaris miniatus, papillosus, squammatus*, etc., de Latreille. Quelle calamité pour la science, qu'un chef de file qui donne de telles directions aux études !

Avoir fait tant de frais de descriptions génériques et spécifiques, avant d'avoir pensé à celle de l'œuf, c'est vraiment commencer l'ouvrage par la fin !

600. En été, presque tous les trombidions que l'on rencontre errants sur la terre appartiennent à l'espèce typique *Trombidium holosericeum*, pl. 5, fig. 13, 14; au printemps, on leur trouve une forme moins conforme à ce type, moins en cœur, et une taille moins forte. Si l'on s'amuse en hiver à fendre les entre-nœuds des tiges articulées qui sèchent sur le sol, brins de paille, tiges de houblon, d'œillet, etc., on ne manque pas de surprendre, tapis dans leur intérieur, de petits trombidions visibles seulement à la loupe, et qui y sont engourdis par le froid. Au premier rayon de beau temps, ils sortent de leur tanière et se répandent aux alentours (*) : c'est là l'espèce que les Hermann désignaient sous le nom de *Trombidium lapidum*. Mais si nous cherchons à redescendre, par la pensée, de l'hiver en automne, et qu'on se demande où est l'enfance de la jeunesse précédente, on ne la retrouve dans la nature nulle part, si ce n'est dans notre *Acarus foliorum*, pl. 5, fig. 9, 11, 12. Or je n'ai jamais surpris le *Trombidium holosericeum*, fig. 13, 14, grand-père présumé de cette jeune race, attaché, en qualité de parasite, à aucune autre espèce d'animal, et tout me porte à croire que, dans son état ordinaire, et quand tout est normal autour de lui, cet insecte est à tous les âges *phyllophage*. Cependant à l'âge adulte il reste moins stationnaire ; il est plus alerte, plus vagabond, au moins pendant le jour, se fixant sans doute, pendant la nuit, pour pourvoir à sa nutri-

---

(*) Serait-ce cette circonstance des mœurs des trombidions qui aurait donné lieu aux deux passages suivants d'Aristote et de Pline, relatifs à la coloration rouge que prend quelquefois la neige :

In his qui putredinem nullam recipere posse existimantur, nasci animalia novimus, ut vermes, in nive vetustiore, qui hirti sunt pilis, et rubidi, quapropter et ipsa nix vetustate rubescit. (Aristot., lib. 5, cap. 19.)

Pline copie ainsi ce passage : *In nive candida reperiuntur et vetustiore vermiculi, in media quidem altitudine, rutili (nam et ipsa nix vetustate rubescit) hirti pilis, grandiores torpentesque.* (Plin., lib. 11, cap. 35). Nous savons, d'un autre côté, que le pollen des conifères rougit quelquefois les neiges du Nord sur la surface desquelles la tempête les éparpille.

tion. C'est à cet âge que l'espèce doit pondre ces œufs, pl. 5, fig. 10, que nous avons décrits sur la page inférieure des feuilles, et qui donnent naissance aux *Acarus foliorum* (581).

601. C'est cette espèce adulte qui a résisté si longtemps à l'influence du vide, et sans avoir l'air de s'en soucier beaucoup, dans l'expérience dont nous avons parlé plus haut (502).

602. Elle est très-reconnaissable à la forme étranglée et en cœur de son abdomen, au velours écarlate qui recouvre toutes ses surfaces, à sa taille enfin qui permet souvent de l'étudier à l'œil nu. Ses deux premières pattes sont en général plus longues que toutes les autres ; le dos offre des rides profondes longitudinales, circonscrites par un enfoncement concentrique au bord du corps ; la fig. 14 le représente vu par l'abdomen ; la fig. 15, vu par le dos.

Spec. 5. Les tiques, ou acares parasites vagabonds de la peau des animaux. (*Acarus reduvius* Nob.).

603. Nous comprendrons, sous ce titre principal, les acares errants et vagabonds qui s'attachent à la peau des animaux, non pas pour y pondre, mais pour s'y nourrir et se gorger de sang, qui déterminent de la sorte des effets locaux et passagers, et non un état morbide général et durable. Ces insectes ne pondent pas dans la plaie qu'ils déterminent : ils y vivent, et vont ensuite digérer ailleurs, sous les pierres, dans les tiges des plantes, sous les tas de feuilles sèches, où ils attendent le passage d'un insecte, d'un quadrupède, et de l'homme lui-même, pour s'attacher de nouveau à leur proie. La forme caractéristique de leur corps varie avec l'âge, et, dans le même âge, selon que l'acare est à jeun et bien repu ; leur abdomen, en effet, est doué d'une faculté d'expansion et de contractilité qui se prête admirablement à ces métamorphoses du jeûne et de la réplétion, lesquelles ont jeté bien souvent les observateurs dans d'assez graves méprises. Dans le jeune âge, les deux dernières pattes sont trop courtes et trop rudimentaires, pour pouvoir être observées. Chez la femelle, même adulte, la première paire de pattes, plus courte et dépourvue de pelotes ambulatoires, prend souvent l'aspect de deux palpes plutôt que de deux pattes ; chez le mâle, au contraire, ces deux pattes, armées de leur complément ambulatoire, s'allongent beaucoup plus que les autres ; d'un autre côté, leur capacité

abdominale, qui n'est pas destinée à devenir le réceptacle d'aucun développement ovarien, en reste presque toujours à ses proportions ordinaires : tout autant de différences d'âge, de nutrition et de sexe, qui ont fourni matière à tout autant de créations nominales génériques ou spécifiques. Les observations qui vont suivre réduiront à leur juste valeur ces nombreuses créations enregistrées, de main en main, dans nos systèmes.

604. 1° Tique des mammifères, vulgairement tique du chien et des bœufs, etc. (*Acarus ricinus* Lin. et Fabric. ; *Acarus reduvius* de Geer, 7. pl. 6. fig. 1-8: *Acarus reticulatus* Fabr. ; *Ixodes ricinus* Latr. et Lamarck. Pl. 6, fig. 15 de cet ouvrage.)

Cet acare, qui s'attache à la peau des bœufs, des chiens, et par occasion à celle de l'homme, acquiert jusqu'à cinq millimètres de long, et c'est alors qu'il prend principalement le nom de *tique* et de *ricin*, parce que c'est avec ces proportions qu'il est le plus apercevable : son abdomen *ab*, pl. 6. fig. 15, a six fois plus de longueur que sa carapace *cr*, qui ne semble plus être qu'un corselet antérieur. Quand l'acare ne jouit pas encore d'un abdomen si considérable, et que sa longueur totale en est réduite à peu près à celle de son corselet, le classificateur le range dans un genre différent : car le rapport de longueur n'est plus le même entre les pattes et le corps, puisque le corps en est réduit en longueur à celle du corselet: la couleur que l'on déterminait par l'abdomen tout blanc ou tout purpurin, dont la carapace ne formait qu'une tache antérieure, devient d'un rouge plus foncé par la prédominance de la carapace ou corselet. Nul observateur ne s'étant posé cette question : D'où vient cet insecte, quels sont ses différents âges, et les formes qu'affectent ces âges? il a dû arriver qu'on ait pris les plus jeunes pour des espèces différentes des plus gros, car les plus jeunes doivent se trouver, sans aucun doute, quelque part autour de nous. Mais ces acares, à tous leurs âges, s'attachent aux insectes, comme aux mammifères; or ils doivent offrir d'immenses différences de forme, d'embonpoint et de coloration, selon qu'ils ont à se repaître d'un sang rouge abondant, ou d'une maigre quantité de sang incolore et blanc. Aussi est-il arrivé que la tique a fini par prendre, pour caractère spécifique, le nom de l'animal sur lequel on l'a trouvée appliquée; et quand le plus jeune s'est appliqué en parasite contre le ventre de ses aînés, trouvant plus expéditif de leur voler leur provision de sang, que d'aller s'en faire une par lui-même, ou bien n'ayant pas encore un appareil perforateur assez long pour pouvoir traverser le cuir des bestiaux, et atteindre leur sang à sa source, dans ce cas de Geer a pris le petit parasite du gros parasite, pour le mâle du gros (*), et son adhérence pour un accouplement, oubliant en cela que l'accouplement des *acarus* a lieu, comme celui de tous les insectes, en *saillant*, et non en *s'embrassant*. Les acares, comme les araignées, sont des êtres voraces, insociables, qui, au besoin, dévorent leur espèce et jusqu'à leurs parents, race immonde dont le ventre est l'unique dieu.

605. Ces acares, dont les goûts émanent de leur organisation propre, ont une prédilection pour tous les animaux qui séjournent dans un lieu bas, obscur et humide, pour les bestiaux qui restent à l'écurie, les *hister* (escarbots) qui fouillent la fiente et surtout celle du cheval, pour les mouches qui vont y pondre leurs œufs, pour les faucheurs (*phalangium*) qui vivent dans les trous des murs, les cousins et les tipules qui recherchent la surface des eaux, etc. Les plus jeunes s'attachent aux êtres de la plus petite taille; les plus âgés aux plus grands animaux. Les plus âgés ne feraient qu'une bouchée des insectes grêles; les plus petits n'auraient pas la force de tarauder la peau des bestiaux. Quand l'automne arrive, que le fumier des champs est consommé par la végétation, que les coléoptères, tipules et mouches ont fini leur existence eu ont émigré ailleurs, cette population quelquefois innombrable de jeunes acares, affamée dans les jachères et tapie dans les tuyaux de paille, se jette sur les passants, s'attache aux jambes de l'homme, les couvre en un instant de petits boutons rouges, et occasionne une démangeaison fiévreuse, qui porte à se gratter jusqu'au sang, et ne permet pas le plus léger sommeil jusqu'au jour, où ces parasites se reposent et digèrent. Nous sommes peu exposés à ces accidents aux environs de Paris, où l'on fume avec des fumiers de gadoue et de rue, qu'affectionnent peu les insectes fouisseurs. Mais à cinq à six lieues de Paris, et dans les plaines peu fréquentées par les hommes, les tiques pullulent après la moisson, de telle sorte qu'ils font souvent la calamité du pays. Les paysans les nomment *rougets* à cause de leur couleur; et les classificateurs en ont fait un genre, sous le

(*) Tome 7, pl. 6, fig. 6-8.

nom de *Leptus autumnalis* Lamk., à cause surtout de leurs six pattes, car ils sont à l'état de jeunesse.

606. La jeune tique que représente, au simple trait, la fig. 2. pl. 4, a été souvent trouvée, depuis décembre 1838 jusqu'en mai 1840, sur la tête de ma jeune fille, qui avait alors de trois à quatre ans ; le peigne en amenait assez souvent une ou deux, pêle-mêle avec les poux, avec lesquels on l'aurait confondue, de prime abord, par sa couleur, mais dont elle se distinguait suffisamment, pour un œil exercé, à sa démarche rapide, et à son corps juché sur ses longues jambes. Elle est figurée du côté du plastron dont on ne distingue bien que les échancrures cotylédoïdes (562). Les mandibules *m* sont sorties de leur fourreau, et semblent analogues, par illusion, aux deux palpes *pl*. La première et la dernière paire de pattes *p* sont plus longues que les deux autres, ce qui semblerait dénoter un mâle, ainsi que l'indique encore la position de l'anus *an*, au bout de la carapace. Toutes les fois que je déposais cette tique dans une goutte d'eau, pour l'observer, elle repliait en dessous la seconde paire de pattes, comme pour appliquer ses ambulacres sur son thorax, dans la direction que représente la fig. 2, pl. 4. On conçoit parfaitement que cet acare n'était pas là à la poursuite des poux, que sa tarière aurait traversé de part en part ; les atroces démangeaisons qu'éprouvait la petite fille indiquaient suffisamment que c'était à son cuir chevelu que s'adressaient les visites de cet acare.

607. 2° La jeune tique, que représentent, sous deux aspects différents, les fig. 1 et 3 de la pl. 5, était devenue très-commune au Petit-Montrouge, en juin 1839, au moins dans toutes les maisons dont les jardins longent la rue Neuve-d'Orléans. A l'œil nu elle a l'air d'un petit point noir mouvant ; elle est si blanche, en effet, qu'elle n'apparait que par les jolies arborisations noires de sa carapace. Le corps a à peine un millimètre de long ; il est dur, et corné presque autant que l'insecte de la gale. Les pattes en sont transparentes et incolores, avec cinq articulations apparentes au moins. Les arborisations noires de la carapace sont disposées comme quatre rameaux de laurier qui se réuniraient deux à deux au sommet et tous les quatre par leur base ; elles me paraissent résulter de la réfraction des branchies pleines d'air, à travers les organes albumineux du reste du corps ; on sait, en effet, que l'air plongé dans un liquide (*)

(*) Voyez *Nouv. Syst. de chim. organ.*, tome 1, § 736, éd. de 1838.

paraît noir par réfraction. Ce qui me confirme dans cette idée, c'est que ces taches varient d'un individu à l'autre, dans leurs dispositions, ainsi qu'on le voit en confrontant la fig. 1 avec la fig. 3 de la pl. 5.

Cet insecte s'attachait aux jambes, aux bras des enfants et des adultes, sur le trajet des veines et veinules superficielles, et les couvrait de boutons oblongs, légèrement enflammés, ayant la forme ovale des bulles qu'on trouve dans le verre ; ils se terminaient sans suppuration, se desséchaient et offraient, quand on enlevait la croûte, une tache rouge avec un pointillé noir ; on voit un spécimen de ces caractères sur la fig. 6, pl. 7, qui représente une petite superficie de la peau du bras. Il fut un soir où nos voisines ne pouvaient pas mettre le pied dans leurs petits jardinets, sans en revenir les jambes et les bras couverts de ces petites pustules, qui leur donnaient, pendant toute la nuit, la fièvre des démangeaisons. C'était pour tout le monde un cas d'éruption épidémique, dont la cause me fut bien connue, dès que je l'observai à la loupe.

Cet acare était le jeune âge de l'acare des pigeons (*Acarus marginatus* Fabr., *Rhyncoprion columbæ* Hermann, et *Argas marginatus* Latr. et Lamk.) (*), que nous représentons à l'état adulte, fig. 3, pl. 5. A cet âge, l'acare a en longueur près d'un millimètre et demi ; son abdomen ayant grossi fait paraître les jambes plus courtes ; sa couleur générale est d'un bleu noir luisant, sur lequel les taches noires des fig. 1 et 3, pl. 5, se dessinent par deux fers à cheval d'un blanc de lait, se regardant par leur concavité ; car ici, et sur ce fond opaque, ces organes ne se voient que par réflexion et non par réfraction.

Or tous nos voisins élevaient des pigeons, ainsi que nous ; on ne fumait ces petits jardins qu'avec de la colombine, ou fiente des pigeonniers ; et sur ces pigeons pullulaient tellement les acares (car on les lâchait rarement, pour aller s'en débarrasser), qu'on ne pouvait les prendre entre les mains sans avoir la peau couverte de tiques de tous les âges et de toutes les nuances de couleur ; les oiseaux de

(*) Les Hermann avaient cru devoir ériger cet *acarus* en genre, sous le nom de *rhyncoprion* ; ce qui n'a pas empêché Latreille de remplacer ce nom par un autre, et cela sans ajouter à la description un seul caractère de plus, et par lui observé. Que dis-je ? il a fait entrer, dans les caractères génériques, l'ignorance de l'observation : *Point d'yeux distincts*, dit-il, c'est-à-dire, point d'yeux que j'aie pu voir.

nos volières en étaient assaillis; les soleils annuels (*Helianthus annuus* Lin.), qui avoisinaient le pigeonnier, en étaient infestés pendant le jour et durant l'ardeur du soleil. Le 2 août 1859, nous trouvâmes les acares amoncelés dans la mangeoire du petit pigeonnier, d'où ils s'échappaient sur les mains et sur les vêtements des enfants, qui s'amusaient à le nettoyer. Ma fenêtre donnait au-dessus du pigeonnier, construit dans le coin du jardin ; mon lit fut envahi par ces acares, et les draps se trouvaient chaque matin piquetés de petits points noirs, traces ou des excréments de ces insectes, ou bien du sang de ceux que j'écrasais avec les pieds en me débattant. Il me survint sous les poils de la barbe, que je négligeais de raser, des taches de cinq millimètres de long, ovales, rouges, agglomérées comme dans le lichen, et qui finirent par devenir confluentes, lorsque j'eus commis l'imprudence de me raser. La plaie, dont je porte encore la cicatrice, prit alors les caractères d'un *furoncle* et d'un *clou*, avec son bourbillon et ses douleurs lancinantes, sa forme conique enfoncée profondément dans la peau, ouverte et suintante au sommet, son auréole enflammée, et un diamètre d'un à deux centimètres environ. Les cataplasmes entretenaient le mal, l'eau-de-vie camphrée irritait la plaie ; la poudre de camphre, revêtue de pommade et maintenue par du taffetas d'Angleterre, me calma et me guérit.

Toute notre calamité disparut une fois que l'on eut fait enlever le pigeonnier, enfouir la colombine à une certaine profondeur, qu'on eût soumis les planches à la flamme, et inondé nos lits et ceux des enfants de la poudre de camphre.

Cependant une personne de quarante ans qui couchait au rez-de-chaussée, ayant eu l'idée de déposer son lit de sangle dans le caveau où nous avions remisé les débris du pigeonnier, eut pendant toute la nuit le corps tourmenté par les tiques, et fut couverte de boutons. Elle voyait à l'œil nu courir tous ces insectes sur ses bras, ses mains et ses vêtements. Sa peau offrit bientôt des papules rougeâtres, lichenoïdes, groupées irrégulièrement, les unes rondes et grosses comme des grains de millet, les autres ovales et atteignant jusqu'à un centimètre de long.

Ces accidents me fournirent, tout l'été, l'occasion d'étudier l'acare de nos pigeons ; et je puis assurer qu'en aucune circonstance, je ne lui ai trouvé la forme de l'*Acarus marginatus* (de Geer, fig. 6, pl. 7, tome 7). Cette figure, du reste, est si incomplète et manque de tant

de détails, qu'il est fort possible que le crayon du dessinateur y ait
plus contribué que la nature. On peut admettre, du reste, que la
vieillesse, la différence de sexe modifient de la sorte les formes habituelles des acares, et puis enfin que la même espèce d'animaux soit
la proie tantôt d'une forme, tantôt d'une autre forme d'acaridiens.

Le 22 septembre 1843, quatre ans après avoir déménagé de cette
vilaine bicoque, je rencontrai un troupeau de ces mêmes acares dans
un feuillet de l'un des exemplaires tout neufs de la première édition de
cet ouvrage, que j'avais abandonné, depuis l'époque de la publication
(juin 1843), au-dessus de vieux volumes rapportés de l'ancienne
maison. Aucun autre exemplaire, aucun autre feuillet ne contenait
de ces acares. Ayant jeté ces insectes dans un verre d'eau, ils res-
tèrent tous à la surface ; pas un seul n'eut le talent de s'échapper ;
ils y périrent tous, et je les trouvai décomposés le 18 octobre, sans
qu'ils eussent changé de place.

608. 5° TIQUE ADULTE, pl. 6, fig. 11, 12, 13. En vieillissant, la jeune
tique acquiert des caractères qui, au premier coup d'œil, porteraient
à en faire un genre différent. La figure 13 la représente grossie à la
loupe. La longueur du corps, du chaperon à l'anus, est de trois millimètres ; les palpes et les mandibules ont un millimètre de long. Le
ventre en est rouge tendre, et la carapace d'un rouge foncé. Le ventre
peut acquérir, quand l'animal se gorge de sang, des dimensions extraordinaires. La figure 12 représente les palpes *pl*, *pl*, et les mandibules *mm*, vues à une lentille de tourmaline qui grossit environ cent
cinquante fois en diamètre. Les palpes en sont réduits ici à une seule
articulation large et arquée, l'âge ayant fait tomber les articulations
supérieures, et celle qui reste ayant grossi en raison de la perte des
autres ; je néglige, à cause de sa petitesse, la tubérosité basilaire qui
pourrait passer pour une première articulation. Les mandibules *mm*
sont devenues tellement cornées, et hérissées de dents si fortes et
si rejetées en arrière, qu'il est bien difficile que l'insecte puisse les
faire jouer, comme dans le jeune âge, et les faire rentrer sous le bec
à volonté. D'un autre côté, on comprend qu'une fois qu'il a plongé
cette scie dans les chairs de sa victime, il lui devient impossible de
l'en retirer, si ce n'est à la suite de la décomposition des chairs. La
figure 11 représente l'ambulacre terminant deux petites articulations
qui se recourbent avec lui. Les articulations des pattes sont cornées,
opaques, violettes, luisantes et sans poils.

609. 4° Les acares ne se ruent sur leur proie que la nuit, pendant qu'elle sommeille, et que pour elle les démangeaisons et les piqûres ne sont perçues qu'à l'état de rêve. Le jour, le pigeon ne se laisserait pas sucer le sang d'aussi bonne grâce ; et l'*acarus*, si petit qu'il soit, a assez le pressentiment du danger et l'instinct de sa conservation, pour ne chercher à procéder qu'en toute sûreté. Il se tapit, pendant le jour, sous les juchoirs, dans les fentes des planches, dans les tas de colombine, où nul ennemi ne viendra troubler sa méridienne ; les acares sont essentiellement nocturnes, comme les punaises. Quand l'hiver les surprend dans leurs tanières, ils y hibernent engourdis. jusqu'à ce que quelque bonne chaleur les ressuscite ; ils se jettent alors avec voracité sur l'animal qui les ressuscite et les réveille. Le fait suivant, qui remonte à six mois plus tôt que ceux que nous venons de relater (606, 607) (*), donnera un exemple assez intéressant de ce que nous venons de dire dans ce paragraphe.

610. Le 21 décembre 1838, par un froid de plusieurs degrés au-dessous de zéro, un petit enfant de onze ans, blond et pétulant, vêtu à la légère, parce qu'il prétendait que le froid pèse moins qu'un manteau, se mit en route à dix heures du matin, pour aller renouveler l'eau gelée des pigeons, qu'il élevait dans un pigeonnier juché sur les toits d'une maison éloignée d'une demi-lieue au moins de notre habitation. A sa gaieté habituelle, et à ses bonnes dispositions pour agacer de ses interpellations ce qu'il appelait les *fulgores, porte-lanternes* de nos boulevards extérieurs, ces braves lanterniers, disait-il, qui portent la lune dans leurs tabliers, on pouvait juger qu'il ne pensait à rien moins qu'à revenir malade ou transi de froid. Il paraît que le voyage fut fort amusant ; car ce n'est qu'à midi qu'il grimpait quatre à quatre à son donjon, haletant, en moiteur, mais non fatigué de la course. Il nettoie son colombier, range en tas la colombine, prend quelques paires de pigeons dans son sac pour les changer de domicile, et se rend cette fois en droite ligne au logis, car la faim commençait à tarir sa verve. A peine était-il rentré, qu'il s'aperçut, en même temps que tout le monde, d'une circonstance particulière, à laquelle il n'avait pas trop songé chemin faisant. Il ressentait, sur

---

(*) Voyez *Gazette des hôpitaux*, 5 janvier 1839, où nous avons publié, pour la première fois, ce fait, dans une série d'articles que des raisons particulières autant que de convenance nous mirent dans la nécessité d'interrompre.

toute l'étendue des joues, une chaleur aussi brûlante, disait-il, que l'aurait été la buée du pot-au-feu, et qui, descendant de proche en proche jusque sous le menton, commençait ensuite à envahir tout le cou. Ses deux joues étaient écarlates ; on y voyait çà et là de petites ampoules coniques, isolées, disséminées irrégulièrement, remplies d'un liquide incolore et opalin, ou plutôt de la couleur de l'épiderme du cou, grosses enfin tout au plus comme des grains de millet ; l'apparition de ces vésicules précédait celle de l'érythème, et semblait lui tracer la route, en lui préparant les tissus. Ces ampoules se déprimaient au sommet, à mesure que la rougeur gagnait de proche en proche, et les enveloppait de son réseau. Elles s'affaissaient alors, et prenaient la teinte envahissante, sans crever, mais en rentrant, pour ainsi dire, dans le tissu. La fig. 8, pl. 7, représente en miniature la portraiture et de l'enfant et de sa maladie cutanée ; la fig. 9 en donne les détails.

Je me mis à étudier avec attention les caractères intimes de cette subite éruption, soupçonnant déjà d'avance quelque chose d'analogue à ce que l'observation ne tarda pas à me révéler.

A la loupe, la peau paraissait chagrinée de points rouges infiniment petits ; les ampoules avaient l'aspect sous lequel les représente la fig. 9, *a :* mais il était aisé de découvrir çà et là de petits enfoncements, dans lesquels se nichaient deux ou trois petits points d'une couleur marron ; on eût dit des grains de *poudre à fusil* incrustés dans la peau *b*, fig. 9. Je cherchai à en tirer quelques-uns avec une aiguille ; mais, en les touchant, je les vis s'enfoncer davantage et comme spontanément dans la peau, et puis y disparaître, débordés et recouverts par l'orifice de l'enfoncement cutané. J'avais de la sorte, sous la main, un de ces acaridiens qui s'attachent à la peau des animaux et de l'homme, en y cachant leur bec et leurs pattes, et qui ne laissent au contact de l'air, et cela jusqu'à la hauteur des orifices respiratoires, que leur abdomen, qu'on séparerait de la tête plutôt que de faire lâcher prise à ces vampires cutanés.

Je présumai d'abord que je trouverais de ces insectes sur les pigeons que le petit malade avait rapportés du colombier ; mais toutes mes recherches n'aboutirent qu'à m'y montrer le pou du pigeon (*Ricinus gallinæ et columbæ*), insecte non-seulement plus long de beaucoup et plus grêle (il a l'air d'une semence non encore bien mûre de cerfeuil), mais encore qui appartient à tout autre genre, à cause du nombre de ses pattes, qui ne dépassent pas trois paires à tous les âges, et de la structure particulière des appareils de la bouche ; du reste, nous le décrirons en détail plus bas.

Le mal faisant des progrès rapides, je renonçai, et à l'espoir d'extraire le parasite à l'état d'intégrité, et à celui de le découvrir dans les plumes des pigeons rapportés ; je ne m'appliquai plus qu'au soin d'arrêter le progrès de ses ravages.

Je recouvris les deux joues de l'enfant, le dessous du menton et une partie du cou, avec des compresses imbibées d'eau-de-vie camphrée, je lotionnai avec le même liquide le front, les paupières et le dessus du nez ; j'enjoignis à l'enfant de tenir, avec ses deux mains, ces compresses fortement appliquées contre les joues. A l'instant même la démangeaison cessa, la chaleur brûlante se dissipa, les petites phlyctènes s'affaissèrent et s'effacèrent ; le mal s'arrêta tout à coup dans ses progrès, et quelques heures après il ne restait plus la moindre trace de rougeur ; seulement on remarquait çà et là des groupes de deux ou trois petits points noirs, qui n'étaient autre chose que les abdomens des insectes immobiles et morts dans la plaie, d'où la force du poison même n'avait pu les séparer ; ils y tenaient aussi fortement que pendant leur vie.

Or voici ce qui s'était passé dans ce cas, et avait donné lieu à l'invasion de ces acaridiens, d'après les renseignements que fournirent peu à peu, et durant le pansement, les souvenirs de mon petit étourdi.

En arrivant au colombier, son premier mouvement fut de sortir son mouchoir pour s'essuyer la sueur du visage ; le mouchoir lui tomba des mains sur un tas de colombine, ou fiente de pigeon, qui séjournait là depuis plus d'un mois. Il paraît que les acaridiens, tapis sous cette fiente, se ruèrent sur le mouchoir, et du mouchoir sur les joues ; de là vint tout le mal. Au reste le mouchoir, examiné de plus près, me sembla porter encore quelques-uns de ces hôtes dans les mailles de son tissu, et je me hâtai de le soumettre au même traitement, comme objet suspect de contagion.

611. On conçoit du reste combien la piqûre de ces insectes, barbouillés de fiente, devait être plus venimeuse que dans leur état habituel, et lorsqu'ils n'ont séjourné que sur la peau des animaux ; dans le premier cas, leur dard empoisonné envenime la plaie.

612. 4° Nous avons fait remarquer que les acares sont des parasites nocturnes, et d'un autre côté que leur livrée change avec la nature de leur proie ; l'*acarus* qui va nous fournir le sujet de la description suivante sera un exemple de cette double particularité.

613. Les commères qui élèvent en cage des petits oiseaux (pinson, chardonneret, etc.) ont l'habitude d'employer pour juchoirs des petits bâtons de sureau, sachant bien que le jour les mites de ces oiseaux ne manquent pas de venir se réfugier contre la moelle de ces branchettes, ce qui permet d'approprier la cage et de débarrasser un à un ces oiseaux de cette vermine qui les dévore la nuit. Ces acares, tels que je les ai surpris moi-même dans la moelle de ces branches du sureau, ont la forme générale et la livrée de la fig. 4, pl. 5 (569) ; ce dessin ayant été pris d'après un individu que je conservais plongé dans une nappe de gomme arabique, le venin *fl*, sorti des onglets de ses deux mandibules (*), se montre distinctement aux yeux, par la différence de son pouvoir réfringent. Son corps est d'un rouge de sang, portant sur le dos deux taches semi-lunaires, parallèles, jaunes, la convexité tournée en avant. Lorsqu'on l'observe au microscope, par transmission des rayons lumineux, les échancrures cotylédoïdes du plastron semblent se dessiner sur le dos de la carapace, comme deux rangs longitudinaux de trois points chaque ; les jambes *p* ont la couleur du corps, avec plus de transparence, et sont çà et là renflées d'embonpoint ; les palpes *pl*, fig. 5, pl. 5, sont terminés par une houppe *a* de petits points, qui n'est peut-être que la réfraction d'une gerbe de liquide qui a suinté de l'extrémité du palpe ; la fig. 8 représente la tige de l'ambulacre *a*, la pelote rentrée : la fig. 7, au contraire, représente la pelote *b* appliquée contre le plan de position. C'est sur cette espèce, sans doute, que le caprice de Latreille a composé, à l'aide des figures d'Hermann, son genre *bdella* ; d'après Lamarck, qui a copié Latreille, les bdelles n'auraient pas de mandibules ; cela ne signifie pas autre chose, si ce n'est qu'Hermann a dessiné l'insecte, les mandibules rentrées sous le *rostrum*. L'acare dépasse à peine un millimètre sans les pattes, dont la première paire a environ, en longueur, deux tiers de millimètre. Le petit pinson, sur les juchoirs duquel j'ai étudié quelque

(*) Sur notre figure, les deux mandibules se terminent par un sommet mousse et arrondi, arce qu'on les a dessinées plongées dans la gomme arabique, qui, là, forme comme un étui autour d'elles.

temps, et en août 1839, cet acare, m'avait donné l'éveil sur la présence de ces hôtes dangereux, par l'air languissant qu'il prit tout à coup ; on le voyait immobile et pensif sur son bâton, d'où il descendait à peine pour aller becqueter une ou deux graines ; son bec, un matin, me parut tout couvert d'un duvet farineux, dont le pinson s'était débarrassé le soir par ses soins de propreté ; mais il lui était resté, à la base de la mâchoire inférieure, un bouton purulent et puis sec ; sa tête se plumait de plus en plus. Je pris soin d'enlever, jour par jour, les acares que je trouvais tapis, au nombre de sept à huit, contre la moelle de ses juchoirs en sureau ; j'émiettai du camphre dans cette moelle, pour en faire sortir ceux que la pointe de mon aiguille ne pouvait pas atteindre ; à cette odeur, ces petits vampires prenaient bien vite la fuite ; j'en émiettai sur le plumage et sur la tête du pinson, qui, dès le premier abord, me parut reprendre sa gaieté, sa vivacité ordinaire et son appétit ; il se rempluma bientôt, son bec se dépouilla de son aspect lépreux, et redevint lisse et luisant comme de coutume. Avec une simple poudre en guise de topique, j'avais fini par le guérir de la maladie qui l'affligeait ; je l'avais débarrassé de ses parasites.

614. Entre l'acare de la cage de mon petit pinson, pl. 5, fig. 4, et celui du colombier, fig. 2, il n'existe pas d'autre différence spécifique que celle de l'habitation. La couleur rouge de brique de celle-là, et gorge de pigeon de la seconde figure, n'est qu'une différence individuelle qui varie selon l'exposition et le genre de nourriture : car, 1° dans une cage exposée à la lumière et au grand air, sa coloration prend des caractères plus vifs et plus brillants que dans les ténèbres d'un pigeonnier ordinaire. Peut-être aussi que l'application constante de l'acare contre la moelle du sureau, dont l'infusion, au moins celle des fleurs, donne une couleur rouge, pourrait encore expliquer la coloration de l'acare. N'avons-nous pas du reste des poux de la tête de différentes couleurs ? 2° Les taches dorsales de la carapace varient avec l'âge et avec l'opacité de la coloration. D'un autre côté, les différences que, d'après la comparaison des dessins micrographiques, on remarque entre ces deux figures d'acares et celle de la tique du chien et du bœuf, telle que nous la donnons, fig. 13, pl. 6, ne sont en réalité que des différences de réplétion et d'embonpoint. Sur les chiens et sur les bœufs, on trouve indifféremment la tique, avec les formes et la taille de la figure 13 de

la pl. 6, et avec celles de la fig. 2, pl. 5 , selon que l'acare vient de s'appliquer ou qu'il lâche prise. Dans le premier cas, ses dimensions se réduisent à sa carapace, et on ne saurait alors le distinguer de cette dernière figure ; dans le second cas, sa carapace ne forme plus que le petit corselet de tout son corps, qui semble n'être partout ailleurs qu'un gros abdomen et qu'un énorme ventre.

615. Quant aux différences de coloration que prend la tique, selon la différence des milieux où elle vit, en voici un nouvel exemple : le 23 janvier 1840, je soulevai, d'un coup de bêche, une taupe qui depuis longtemps ravageait mon jardin, et je l'assommai du coup. La chaleur de l'animal était considérable. Il s'échappa de son corps des puces, dont la forme se rapprochait bien plus de celle des figures de Roesel (*), que de celle de l'*Encyclopédie*; et puis, à mesure que la chaleur abandonnait le corps de la taupe, et que l'agonie faisait des progrès, je voyais s'échapper et courir sur ses poils une multitude de petits acares blancs de nacre et à pattes purpurines, dont la fig. 11, pl. 4, donne la forme et l'aspect. Les plus gros atteignaient un millimètre et deux tiers de longueur, du rostre à l'anus; les plus jeunes en mourant disposaient leurs pattes comme le fait l'acare de la fig. 2 de la même planche. Les taches branchiales internes, que l'on voit sur la carapace, et qui, par leur disposition, rappellent celles des fig. 1 et 3 de la pl. 5, étaient roussâtres sur un fond de nacre ; les plus jeunes acares n'offraient pas des taches aussi prononcées que les plus âgés. La taupe était chargée d'embonpoint, et ne paraissait pas souffrir du parasitisme de tant d'hôtes voraces.

Notre acare ne différait donc, de tous ceux que nous venons de décrire, que par sa couleur de nacre de perle ; mais cette couleur est celle de l'étiolement, et notre parasite n'avait pas de fréquentes occasions de subir l'influence colorante de la lumière. S'il avait passé, en qualité de parasite, sur le corps d'un animal diurne, il est certain que cet acare aurait pris une tout autre livrée, et n'aurait plus différé de celui des pigeons.

616. 5° Je joins ici la description de deux autres formes du jeune âge de la tique, qui ne sont peut-être dues qu'à la différence de leur nourriture et de leur habitation :

(*) *Musc. et Calix.*, tab. 5, tom. 2.

1° Mite de l'abricot, fig. 9 et 14 de notre pl. 6 (*Acarus armeniacæ* Nob.).

Sur le plateau de Montsouris, dont le sol n'a pas plus de dix-huit pouces de profondeur, nos abricots se flétrissent en mûrissant, faute de séve. L'année 1844 a été pire que toutes les autres sous ce rapport. La chair du fruit se réduisait à fort peu de chose; la peau en était flétrie et ridée, criblée de trous et de taches dont la fig. 15, pl. 6, représente la disposition. Dans chacune de ces rides on rencontrait un acare ayant un millimètre de longueur de la tête à l'anus; il est bombé comme une coccinelle, fig. 9. Sa couleur est marron foncé luisant sur le chaperon, sur le corselet, qui se confond avec le bec, et sur la carapace, sous laquelle se cache l'abdomen. Les pattes sont courtes et jaunes. La consistance de son corps est dure et cornée. Il vivait de compagnie avec des podures de 1 millim. 5 de long, à antennes moniliformes et courtes. Ces abricots, plongés dans l'eau, y enflent, se dérident, et leur chair y devient plus cotonneuse; quant aux acares, ils restent sous l'eau longtemps sans mourir. Évidemment les taches, fig. 15, de la superficie des abricots, espèce de maladie cutanée de ces fruits, sont le produit de la piqûre de ces acares. Nous avons tous mangé de ces abricots, avant de nous douter de l'existence de leurs parasites, et nous n'avons rien ressenti d'extraordinaire. En revenant du jardin seulement, nous avions les pieds et les jambes couvertes de papules rouges de la grandeur d'une lentille, qui nous occasionnaient de vives démangeaisons. L'analogie indique assez que ces papules étaient le produit de la piqûre de ces acares, qui devaient se répandre sur le sol par la chute de ces abricots, lesquels tenaient peu sur l'arbre.

2° Mite du faux ébénier, fig. 5 de notre pl. 6 (*Acarus laburni* Nob.).

Acares rouges de sang, à pattes jaunes, même par transparence, à superficie luisante, qui vivent groupés les uns contre les autres comme des petites perles de verre rouge, et serrés comme un troupeau de pucerons, dans les fissures de l'écorce tendre du faux ébénier (*Cytisus laburnum* Lin.). Jamais je ne les ai trouvés plus nombreux qu'en mai 1845. L'hiver, ils se réfugient dans les terriers que la chenille du *Bombyx cossus* se creuse dans le tronc ou les rameaux de cet arbrisseau. Ils ne dépassent pas un millimètre de long, et sont très-dodus. Les palpes de cet acare se montrent un peu en dessous du chaperon.

N. B. En conséquence de toutes ces considérations, toute mite dont les organes auront la structure que nous venons de décrire dans ses détails, quels que soient les rapports de ses dimensions, ceux de la carapace et de l'abdomen, ou ceux de la coloration de son test, doit être rapportée à l'*acare ricin*, à la *tique* (*Acarus reduvius* Nob.); ses différences n'étant que des différences d'âge et de nutrition, ou des effets de l'influence des milieux. Cette tique a été appelée tique des chiens, des chevaux, des bœufs, des porcs; mite des pigeons, des moineaux, des poules, de la taupe, du rhinocéros, de l'éléphant, etc., selon qu'on l'a surprise sur la fourrure ou le plumage de l'un ou l'autre de ces animaux; et elle a reçu, dans nos catalogues, une multitude de noms spécifiques différents, parce que nos classificateurs ont calqué leurs descriptions, non sur leurs propres dissections, mais simplement sur la comparaison des dessins publiés par les auteurs, d'une manière plus ou moins infidèle et grossière.

α. EFFETS MORBIDES DU PARASITISME DE LA TIQUE.

617. La tique du chien ou du bœuf se jette indistinctement sur tous les animaux qui passent près de son gîte; ses préférences ne viennent que de l'étendue de ses besoins : une grosse tique a plus à gagner de s'attacher à un gros animal, sur lequel elle peut faire long-temps franche lippée, qu'à un insecte dont elle ne ferait qu'une bouchée dès le premier instant. Le *leptus* (605) vous saute aux jambes, comme une puce, quand vous passez dans les jachères après la moisson. Mais la tique du bœuf quittera difficilement sa grosse proie, pour se jeter de là sur l'homme ou sur la taupe. Cependant nous ne manquons pas d'exemples de ces migrations capricieuses, et il est assez probable que, sans ses habits, l'homme serait exposé à de plus fréquentes visites ; car, au goût de la tique, sa chair, et surtout sa peau fine, est préférable, je pense, à la chair et au cuir du bœuf. Etudions donc avec soin les effets morbides que sa succion et son émigration sont dans le cas de produire.

618. La première sensation qu'on éprouve de la présence de la tique est un chatouillement, effet de la reptation de l'insecte ; chatouillement incommode, car il est le produit de l'action des poils de son corps sur nos papilles cutanées, et de l'application des huit ventouses, ou pelotes visqueuses, qui terminent les pattes de l'acare.

Si ces insectes étaient nombreux, une telle démangeaison suffirait pour empêcher de dormir et pour donner la fièvre.

619. Dès que l'acare plonge sa double tarière dans la chair, à la sensation du chatouillement succède une sensation de piqûre. qui varie d'intensité, selon que la tarière intéresse la substance de la papille nerveuse, ou passe à côté, pour arriver jusqu'aux capillaires sous-cutanés ; mais bientôt l'acare, se mettant à l'œuvre, attire à lui et détourne à son profit le sang qui devrait passer, par les capillaires, des artères dans les veines ; il le pompe par les mouvements de systole et de diastole, d'expansion et de contraction, qu'imprime à la perforation le jeu des deux onglets de ses mandibules (568) ; ces deux onglets doivent en même temps titiller les papilles sous-cutanées environnantes. Quand l'acare cesse sa succion, le sang attiré se répand dans la cavité, par une extravasation, qui est d'un rouge vif, couleur du sang artériel, et couleur que prendra le sang veineux, sous l'influence du contact immédiat de l'air extérieur qui lui arrive par la perforation même (414) ; il s'hématosera là avec l'oxygène, de la même manière que dans le poumon. Mais cette quantité de sang en stagnation, et ne se ravivant plus par la circulation, vire bientôt à un état de fermentation qui ne saurait plus profiter à la vie générale ; il se corrompt, et enfle les tissus qui lui servent de vase et de réceptacle. Si le tissu sous-jacent se referme et que la circulation normale cesse d'être en communication avec ce foyer d'infection, la plaie ne sera que superficielle, et se desséchera bien vite à l'air ; mais si l'adhérence opiniâtre de l'acare vient la raviver le soir, en plongeant plus profondément le jeu de ses mandibules dans les chairs, une extravasation plus profonde dès lors se joindra à l'extravasation superficielle, et augmentera la somme des produits de la décomposition. Si l'acare plonge sa tarière dans la tunique d'une veinule, l'extravasation prendra, même au début, la couleur bleue et livide, qui n'est en général le propre que de la décoloration du sang artériel et extravasé. Enfin, si l'une ou l'autre des piqûres de l'acare reste béante et en communication directe avec ce foyer d'infection, l'acide de la fermentation produira de proche en proche, de capillaire en capillaire, des congestions sanguines (269), qui endurciront les tissus ambiants, et produiront une tumeur enflammée. Si, au contraire, les perforations produites par le jeu de la tarière de l'acare restaient béantes, à l'époque où la fermentation prend le caractère ammoniacal, le sang se liqué-

fiant, au lieu de se coaguler et de former un bouchon obturateur, deviendrait, par la circulation, un véhicule d'autant plus rapide de cette infection parasite ; et le bouton produit par un simple acare serait alors dans le cas de constituer un bubon pestilentiel. Il est vrai que l'acare a soin de se retirer, et d'aller plonger plus loin le dard qui le nourrit, quand les sucs de la plaie qu'il a faite ne lui semblent plus de bon caractère, et qu'ainsi le mal qu'il occasionne s'arrête presque toujours à la phase inoffensive et curable spontanément. Mais il peut arriver des cas où il se trompe dans ses prévisions et dans son attente. Supposons, en effet, que l'on dépouille de sa peau un mouton, un bœuf, un veau, etc., attaqués par les tiques, qu'on emprisonne ces parasites en roulant la peau sur elle-même, et qu'on abandonne le tout en été, par un temps chaud et humide, à toutes les influences d'une rapide putréfaction ; dès ce moment l'acare ne retirera son dard qu'empoisonné ; et si, avant de s'être nettoyé le bec dans le sang d'un animal de vile espèce, il se jette sur l'homme, et lui enfonce dans les chairs sa tarière infectée de sanie et de pus, il produira nécessairement une pustule charbonneuse, une pustule maligne, un bubon pestilentiel ; il sera la cause d'une infection par contagion : tout cela est de la dernière évidence. Ce serait bien pire, si l'animal malade était mort depuis longtemps et qu'il fût lui-même déjà infecté du charbon ; le contact de sa peau serait dès lors plus immédiatement contagieux et pestilentiel. Or on sait que le *charbon*, ou *pustule maligne*, survient principalement aux ouvriers bouchers, écorcheurs, équarrisseurs ; et dans ce cas, voici ce qu'on observe : le premier jour, le bouton n'offre pas de différence avec tout bouton enflammé ; bientôt les contours s'enflamment, surtout à mesure que la couleur vive et flamboyante du bouton pâlit et passe au rouge jaunâtre, puis au jaune serin. En portant son attention les premiers jours, à l'aide de la loupe, sur les caractères de cette phlyctène, on y remarque la trace d'une solution de continuité et d'une gerçure, dont les bords se rapprochent bien difficilement, et conservent à toutes les époques une couleur de pus desséché. Cependant les tissus ambiants s'infiltrent, s'enflamment, s'ecchymosent, se colorent d'irisations de mauvais augure, qui s'étendent de proche en proche, suivant la direction des fibres musculaires, et finissent par envahir le muscle sous-jacent tout entier. Les mouvements des régions envahies se paralysent ; le membre enfle ; le malade y éprouve une

chaleur brûlante et fiévreuse, qui finit par jeter le trouble dans toute
l'économie, et, si les secours ne sont prompts et dirigés avec intelligence, par amener le délire au moyen des congestions sanguines, et
la mort, suite d'une générale infection. La fig. 11, pl. 17, représente
en raccourci l'aspect du foyer et la coloration superficielle des chairs
avoisinantes, comme résumé de ce que nous avons observé plus fréquemment ; le rose enflammé y alterne avec le bleu ecchymosé, selon que le sang artériel arrive, à la surface, avant le sang veineux, et
selon que les produits de la stagnation du liquide sont acides, ou putrides et ammoniacaux par excès de base.

620. Que l'insecte s'attache au menton, au milieu de la barbe ;
abrité là, contre tout frottement, par cette forêt de poils, ne déter-
minera-t-il pas, à cette place, une tumeur ayant tous les caractères
d'un clou ? et s'il y multiplie et y pullule, et que les petits se répandent, comme des poux, dans ce cuir chevelu qui semble tant leur
convenir, cette multitude de petits boutons enflammés, qui, en se
rapprochant, formeront bientôt comme une nappe chagrinée, ne pré-
sentera-t-elle pas, aux yeux du médecin non prévenu, tous les caractères de la *mentagre*, sans en excepter un seul ? Caractères physiques
et de position, caractères de chronicité et de durée, par la succession
de ces petites et inapercevables générations ? Si tel médecin, trop
fidèle aux vieilleries de l'école galénique, venait à nier ce fait, car
en théorie nier ne coûte guère, tous les naturalistes, plus compétents
que lui sur la question, le lui certifieraient et le lui démontreraient,
avec l'évidence de la logique, qui sait combiner entre eux les résultats de l'observation, et qui, après avoir évalué les effets d'une cause,
ne va pas tout à coup perdre de vue la cause, lorsqu'elle a sous les
yeux le tableau de ses effets.

621. Nos vêtements préservent bien des parties de notre corps,
de la préférence que ces acares ont pour certains tissus ; si le climat
nous permettait d'aller les jambes nues dans les champs, les ravages de ces êtres microscopiques seraient bien plus variés encore
qu'ils ne le sont parmi nous. En s'attachant aux régions inguinales,
ils y détermineraient des bubons d'emblée ; en s'attachant au scrotum, ils y engendreraient des indurations de diverse nature ; et sur
la verge, des accidents et des désordres de différents noms, selon
que leur lieu d'élection serait sur le prépuce, ou sur le gland, ou à
l'orifice et à une certaine profondeur du canal de l'urètre : phimosis,

balanite, chancre induré, etc.; phlegmons variables et d'un caractère nouveau, à cause de la différence du tissu envahi et de l'élaboration des organes affectés. En effet, transportez, sur l'une ou l'autre
surface des organes sexuels, les accidents consécutifs de la succion
de la tique, alors que vous ignorerez la présence de l'acare, et cher-
chez ensuite, dans le vocabulaire syphilitique, le nom que vous de-
vrez donner à cette maladie, qui, dans ce cas, vous ne le nierez pas,
ne sera pourtant qu'un simple accident. La possibilité de l'invasion,
il faut l'admettre, ou se condamner à nier l'évidence ; si elle se
réalise, et qu'on en ignore la cause, il est certain que vous vous mé-
prendrez, d'une manière ou d'une autre, selon que les effets seront
plus ou moins compliqués, et que l'auteur de tant de ravages aura
préalablement trempé son dard dans des sucs plus ou moins inoffen-
sifs par eux-mêmes.

622. Si la tique se glisse dans le rectum, et qu'elle détermine là,
sur la paroi intestinale, à une plus ou moins grande distance de l'a-
nus, les effets que nous venons de dessiner et de décrire (619), effets
qui varieront, sans aucun doute, en caractères extérieurs, par la différence des milieux (et ce cas l'on n'en niera pas encore la possibilité) ; l'inflammation et la tuméfaction des tissus, rétrécissant l'espace, rendront plus difficile le passage des matières fécales, et en
prolongeront le séjour dans le côlon, en dépit de toute la puissance
de la faculté péristaltique du tube. De là des épreintes et le ballonnement de l'abdomen ; de là déchirure et hémorragies partielles du
tissu enflammé; hémorrhoïdes enfin, avec toute leur complication de
douleurs et de formes.

623. Admettons qu'au lieu de s'attacher aux superficies de notre
corps, la tique vienne à s'introduire dans les cavités de nos organes,
dont rien, pas même nos précautions, ne lui interdit l'entrée ; si
elle pénètre dans le tuyau auditif par la conque de l'oreille, de quelle
horrible *otite* ne sera-t-elle pas l'auteur, en s'appliquant sur des surfaces couvertes de papilles nerveuses si sensibles et si délicates, et
sur lesquelles le frôlement d'un simple cure-oreille produit de si
cuisantes douleurs? Que si, au contraire, la tique pénètre dans ces
profondeurs si peu accessibles à notre vue ou à nos instruments, par
la trompe d'Eustache, quelle otite opiniàtrément rebelle que celle
qui résistera à toutes les médications locales, administrées par le
tuyau auditif extérieur !

624. Si la tique se jette, en pullulant, sur les parois buccales, qu'elle s'enfonce dans les cavités nasales et aille se loger jusque sous les sinus frontaux, étudions un instant la marche des phénomènes : apparition, dans la bouche, d'aphthes d'abord peu apparents, plus tard et successivement de plus sérieux augure, qui, semblant s'étendre de proche en proche sur le voile du palais, sur l'isthme du gosier, rendront de plus en plus la respiration, la phonation et la déglutition difficiles ; bientôt enchifrènement, coryza, écoulement nasal ; plus tard, lourdeur et vertiges, violente céphalalgie, fièvre, somnolence, stupeur, ce sentiment qui nous porte à nous effrayer d'une douleur vive, dont nous indiquons le siége, sans en voir ou en deviner la cause ; enfin écoulement sanieux par les narines et la bouche, épouvantable *morve*, telle qu'elle en a, depuis quelque temps, tiré le nom de l'hippiatrique, parce que l'observation a entrevu, un peu plus qu'on ne le faisait anciennement, un coin de son analogie, c'est-à-dire, l'analogie de ses effets. Ce mal peut se compliquer, on le conçoit, et même débuter par une éruption cutanée, sur une plus ou moins grande surface de la peau, selon que la pullulation et les émigrations de l'insecte auront envahi le malade par un point plutôt que par un autre. Cas épouvantable de parasitisme, dont la médication dite antiphlogistique ne sera propre qu'à favoriser le développement et à accélérer la marche envahissante, les tiques ayant un goût particulier pour les tissus albuminoso-sucrés. Une médication aromatique, dirigée avec intelligence et sous l'influence des idées que nous venons de développer, arrête le mal dans sa marche envahissante, et parvient à sauver l'individu.

625. Admettons que l'acare se jette sous les pieds des animaux, et se loge, chez l'homme, entre l'ongle et la chair ; chez les ruminants, dans l'entre-deux des deux ongles, dans le fourchet ; chez les autres herbivores, dans la partie vive de la sole, dans les anfractuosités de la fourchette ; chez les chiens et les chats et autres carnivores, dans la commissure des doigts de la patte, ou bien à la racine de leurs ongles ; nous aurons là la cause d'une maladie qui variera de nom et de caractère, selon la nature et la profondeur des tissus envahis. Douleur vive et des plus vives, car elle a son siége dans la portion la plus sensible du système nerveux ; claudication chez les animaux, et chez l'homme, si c'est le pied qui est envahi ; tumeur d'abord enflammée, et puis purulente et gangréneuse, qui finit sou-

vent par envoyer les animaux à l'abattoir, et par nécessiter, chez l'homme, l'emploi du bistouri et quelquefois même l'amputation du doigt. Ce sera le *fourchet* chez les bestiaux, la *bleime* chez les chevaux, le *panaris*, *tourniole* ou *tourniote* et *mal d'aventure* chez l'homme, avec les trois formes que les classifications lui prêtent, selon que le foyer du mal, cette cause inconnue ou plutôt inobservée et inaperçue, aura établi son siége dans les muscles, le tissu tendino-nerveux, ou les aponévroses seulement. Appliquez sur un mal semblable des cataplasmes émollients, vous ne faites que donner au mal une intensité plus lancinante ; car vous enveloppez l'artisan de ces désordres avec l'atmosphère humide et protectrice qui convient tant à son appareil branchial. Si, au contraire, vous trempez le membre dans l'eau, le malade sent tout à coup suspendre ses douleurs ; car l'acare finirait par s'y asphyxier, si on avait le temps de tenir le membre affecté dans ce simple liquide. Mais la guérison sera bien plus prompte, si vous plongez le membre dans l'alcool saturé de camphre, de tabac ou de tout autre arome narcotique, car l'acare ne tardera pas à y être empoisonné ; et c'est la médication que les praticiens ont adoptée, depuis que nous avons fixé leur attention sur la cause animée de ce mal si dangereux, et sur les résultats que nous avons si souvent obtenus nous-même, de l'emploi de cette simple et expéditive méthode ; il ne faut pas souvent une heure de séjour du membre affecté dans ce liquide, pour que le mal soit guéri et que toute douleur cesse sans retour.

626. J'ai eu l'occasion, en mai 1840, d'observer, sur une chatte de la maison, un des effets de l'invasion des acares, effets qui offraient quelque rapport avec le délire furieux et les accès de rage. Cette chatte, qui avait déjà porté deux ou trois fois, revint un jour, du petit jardinet qui était situé sous nos fenêtres, en faisant des bonds du plancher au plafond, escaladant les portes et les murs, nous passant et repassant par-dessus la tête, cherchant à se cacher dans le caveau, sous les boiseries et les meubles, l'œil épouvanté, la tête basse, les jambes rentrées dans le corps, et la queue, ainsi que les pattes, agitée de mouvements convulsifs et de soubresauts. Elle retirait de seconde en seconde, et brusquement, la patte, comme le font les chats quand ils se brûlent au feu. On voyait à ses mouvements, à ses gestes et à son attention, que le siége du mal était sous la surface plantaire de ses pattes, qu'elle flairait, de temps à autre,

avec horreur et une espèce d'anxiété. Notre jardinet, fumé alors
avec une assez grande quantité de crottins de cheval, était rempli
d'escarbots (*Hister unicolor* Lamk.), que dévoraient les acares dont
nous avons donné plus haut la description et l'histoire générale (578);
je soupçonnai dès lors que l'animal en avait été assailli par les pattes,
qu'il était en proie à toutes les angoisses lancinantes du fourchet.
Je la fis saisir et tenir fortement à deux mains, les pattes redressées ;
elle ne chercha nullement à se débarrasser et à mordre. Je lui sau-
poudrai les pattes et le museau avec de la poudre de camphre, je
lui en jetai même dans la gueule ; et peu à peu tous ces symptômes
d'emportement s'apaisèrent, elle reprit sa tranquillité habituelle, et
s'endormit paisiblement sur une chaise, comme elle en avait l'habitude. Mais dès qu'elle fit mine, en s'éveillant, de retourner au jardin, je ne la perdis plus de vue. Bientôt je la vis s'acheminer, comme
à tâtons et en flairant le sol, vers le point d'où elle avait pris la fuite
la première fois ; elle s'en approchait avec crainte et en s'orientant à
chaque pas ; tout à coup, et comme par des mouvements électriques,
elle se mit à secouer tantôt l'une, tantôt l'autre de ses pattes, ainsi
qu'on s'y prend quand on se brûle le doigt ; puis tout à coup elle
bondit encore, et s'enfuit épouvantée, comme poursuivie par un vampire attaché à ses flancs et à l'extrémité de ses pattes : et dès ce
moment recommençaient toutes ses fureurs, ses bonds et les évo-
lutions de la première fois, auxquelles nous mettions fin par la médication précédente ; tout cessait de nouveau, dès que l'animal sentait
la poudre de camphre entre les doigts et sur le museau. Cette expérience fut répétée cinq à six fois, grâce aux mouvements de curiosité
qui portaient cette chatte à retourner aux lieux où le mal l'avait
prise, comme pour s'en rendre compte et reconnaître son ennemi ;
elle s'avançait chaque fois vers ce foyer d'*acarus* le nez au vent et
en faisant patte de velours, comme lorsqu'elle se mettait à la piste
d'un rat ou d'une souris : et elle en revenait toujours de plus en plus
désappointée.

Voilà donc un cas de *fourchet* et de *panaris*, et je dirai même un
commencement de rage produit par un acare ; car la chatte écumait
de la bouche dans ses fureurs, et peut-être aurait-elle mordu tout
autre que ses maîtres.

627. Mais si, arrivé dans les cavités du nez, l'acare s'attache de
préférence à la région de l'os ethmoïde, et qu'il ronge peu à peu les

parties molles de cet os spongieux, ne pourra-t-il pas se frayer un passage, à travers toutes ces anfractuosités, pour se glisser jusqu'aux méninges, et, en perforant les méninges, jusqu'à la pulpe cérébrale elle-même? On prévoit bien quelles seront les conséquences de l'introduction de l'acare dans les replis de cet organe sacré : surdité sans otite, s'il s'attaque au nerf auditif; cécité sans ophthalmie, si c'est aux nerfs optiques; perte de l'odorat et du goût, tic nerveux, etc., selon que ses ravages s'arrêteront aux rameaux des diverses paires de nerfs; et puis ensuite, et dès que la masse cérébrale sera intéressée : manie, somnolence, syncope, fureur, épilepsie, convulsions intermittentes, paralysie partielle, et puis générale, apoplexie foudroyante, etc., tout ce cortége infernal d'un trouble apporté dans l'économie de l'organe élaborateur de la sensibilité et de la pensée se développera d'une manière ou d'une autre, selon que l'altération de ces tissus sacrés aura, en profondeur, une ligne de plus ou de moins, et que le lieu d'élection de l'acare se trouvera à telle ou telle distance des diverses sources de la sensibilité et de l'impulsion vitale. Or, quand nous surprenons si souvent, sous la boîte cranienne des animaux de boucherie, les larves de mouches qui y ont pénétré par les sinus frontaux, nous serions mal venus de contester la possibilité de l'introduction des acares dans la même capacité osseuse; les acares sont aussi fouisseurs que les larves des mouches, et ils n'ont pas besoin, pour respirer à l'aise, de plus d'air qu'elles (502).

628. On conçoit que si l'acare s'attachait à la trachée-artère, aux bronches, etc., le mécanisme de sa succion ne tarderait pas à produire tous les symptômes de phonation, de toux et de dyspnée, qui caractérisent la coqueluche et le croup à ses diverses périodes, tout, jusqu'aux fausses membranes, à la troisième période de ce dernier et terrible mal, qui finissent par étouffer l'enfant.

629. En résumé, la tique peut-elle se jeter d'un animal sur l'homme? Oui. — Peut-elle s'introduire et s'acclimater dans les cavités les plus profondes de notre corps? Oui. — Peut-elle, avec sa tarière, nous inoculer le venin dont elle se sera infectée ailleurs? Oui. — Peut-elle servir de véhicule à la contagion et à la peste même? Oui. — Si cette invasion se réalise, quels seront les caractères de cet accident? Presque tous ceux qui ont été inscrits au catalogue nosologique, comme symptômes de maladies locales, sous un nom ou sous un autre, selon que le lieu d'élection de l'acare sera dans tel

ou tel organe, et que son séjour y sera plus ou moins long, et sa pullulation plus ou moins grande.

β. Témoignage des auteurs sur les effets morbides des tiques.

650. Ce n'est pas de nos jours que les ravages de la tique sont connus ; Aristote désigne ces insectes par l'épithète de κυνοραϊσται (qui aiment à s'attacher de préférence aux chiens).

651. C'est à Columelle que Linné a emprunté l'épithète de *reduvius*, altération de *redivius*, mot qui dérive d'un vieux mot latin *redivere* (pour *redividere*), résoudre, parce que, dit Columelle, en suçant les chairs des animaux, cet insecte les résout en pourriture ou en pus (*).

652. « Il est, dit Pline (**), un insecte aussi hideux à voir que le pou, qui, la tête plongée dans les chairs, s'y repait de sang, et s'y enfle outre mesure. Cet animal, le seul qui n'ait pas d'anus, finit par crever de réplétion, et trouve la mort dans sa nutrition même. Il s'engendre quelquefois sur les juments, fréquemment sur les bœufs et sur les chiens, animaux accessibles à toutes les mites. Les brebis et les chèvres ne connaissent que cette espèce-là. »

Ce passage est d'une vérité frappante, à part ce qui concerne l'absence de l'anus, idée théorique par laquelle Pline cherchait à s'expliquer cette intumescence extraordinaire que prend subitement l'acare, dès qu'il se met à sucer le sang, et qui peut le rendre aussi gros qu'une lentille, d'insecte invisible qu'il était.

653. Que cet acare puisse s'élancer sur l'homme, c'est un fait ignoré peut-être encore de beaucoup d'observateurs de cabinet, mais que connaissent parfaitement, de temps immémorial, les habitants de la campagne, ces observateurs illettrés, dont l'expérience acquise nuit et jour au lit du malade éclaire si souvent le diagnostic théorique du médecin. Dans les pays méridionaux, le paysan appelle métaphoriquement ces *réduves*, *langoustes*, comme si son instinct classificateur lui avait révélé l'analogie de structure qui existe entre

---

(*) *Redivius, quia suctu carnem animalium resolvit.* (Colum., lib. 50, cap. 9.)

(**) Lib. 9, cap. 34. *Est animal ejusdem turpitudinis, infixo semper sanguini capite vivens, atque ità intumescens ; unum animalium cui cibi non sit exitus ; dehiscitque nimiá satietate, alimento ipso moriens ; nonnumquàm in jumentis gignitur, in bobus frequens, in canibus aliquandó, in quibus omnia. In ovibus et in capris hoc solum.* Il est probable que sur les brebis et les chèvres, Pline, ou plutôt Caton qu'il copie ici, a pris le *pou ricin* pour la *tique*.

ce petit acare et le géant des écrevisses ; on les entend souvent, quand ils aperçoivent, ou croient apercevoir la *tique* sur le cou de l'un de leurs camarades, lui dire : Attends que je t'enlève cette *langouste*.

654. Scaliger avait vu le ricin s'attacher à la peau de l'homme, entre les poils du pubis ou de la barbe. Moufet (*) ajouta à ce sujet les réflexions suivantes : « Peut-être Scaliger entend-il par ricin, le pou cancriforme, ou bien le *réduve* humain ; car ils naissent l'un et l'autre entre les poils de la barbe, et ceux du pubis et de l'aine, et on ne peut les arracher qu'avec la plus grande difficulté. Le réduve tourmente les bœufs, les hommes, mais surtout les meutes de chiens. Caton s'est laissé tromper par les dimensions, lorsqu'il assure qu'on trouve communément ces *ricins* sur les brebis et les chèvres. »

Depuis Scaliger et Moufet, tous les naturalistes qui se sont occupés de la question ont vu la *tique* des bœufs et des chiens passer de ces animaux à l'homme, et le tourmenter à son tour de sa cruelle succion. Linné en a fait plusieurs fois la remarque dans ses divers écrits. De Geer (**) fait observer que, quand elles en trouvent l'occasion, ces mites s'attachent à la peau des hommes, en la perçant, et y introduisant presque toute la tête ; et à force de sucer, elles y produisent des taches rouges, comme j'ai eu l'occasion, dit-il, de le voir moi-même, en examinant une de ces mites attachée au bras d'un homme qui revenait de la chasse ; on les nomme *flott* en suédois, et on les trouve indistinctement sur les chiens et sur les bœufs. (Page 98, tome 7.)

655. Linné (***) attribuait la cause de la coqueluche et du croup (*tussis ferina*) à quelque espèce d'acare ; et il émet à ce sujet des

---

(*) *Insectorum sive minimorum animalium Theatrum*. Édit. lat. 1634, pag. 272.

(**) De Geer, dans ce volume, a décrit cette espèce sous deux noms différents, selon qu'il a eu sous les yeux l'insecte à jeun ou repu. Son *Acarus ricinoides*, pl. 5, fig. 16-18, n'est que l'état à jeun de son *Acarus reduvius*, pl 6, fig. 1-8. Linné avait commis la même méprise, en nommant l'un *Acarus ricinus*, et l'autre *Acarus reduvius*. La cause de ce double emploi est que, sur les bœufs, la tique enfle plus vite de réplétion que sur les chiens.

(***) *Amœnitates academicœ*, t. 5, p. 98. Thèse intitulée *Exanthemata viva*, soutenue, en 1757, par Jean C. Nysander. — *Acari*, dit-il ailleurs, *insectorum minima animalcula, ipsa exanthemata corporis humani sæpissimè causant* (Syst. nat., ed. paris., 1744, pag. 105). — *M. A. C. D. gallus* (Système d'un médecin anglais, Paris, 1726, in-8°). *Malè sapiens effluxit integram centuriam acarorum ridens contagia, posteris ipse ridendus*. (Lin., *Syst. nat.*, ed. 13°, 1767, spec. 1025.)

réflexions si judicieuses, que nous ne pouvons mieux faire que d'en donner la traduction littérale : « La toux glapissante (*tussis ferina*), dit-il, est une maladie peu connue de nos aïeux, qui affecte spécialement les enfants. Elle est tellement épidémique et contagieuse, qu'elle peut se propager et se multiplier facilement par les simples émanations du malade; or de tels moyens de propagation ne sauraient être attribués qu'à une cause animée... La toux glapissante ne pourrait-elle pas dériver de quelque espèce d'acares qui viennent s'alimenter de préférence dans les organes destinés à la respiration? La médecine domestique de la Vestro-Gothie milite en faveur de cette opinion ; car, pour calmer et guérir cette maladie, on s'y sert d'une infusion de *ledum*, remède dont les propriétés narcotiques, vénéneuses et redoutables aux insectes, nous permettent d'induire que la cause du mal qu'elle guérit réside dans les animalcules. C'est avec la même plante que les paysans débarrassent leurs porcs et leurs moutons de la vermine qui les infeste. »

636. Columelle avait déjà aperçu les acares entre les ongles des brebis, où ils occasionnent un panaris (fourchet). Moufet confirme ce fait de son propre témoignage, à l'égard des panaris humains (*).

637. Hermann père, ayant eu occasion d'ouvrir le crâne d'un maniaque, décédé à l'hôpital de Strasbourg, et cela en présence de Lauth, son collègue, et de divers autres chirurgiens, le 28 mai 1787, surprit, courant sur la glande pituitaire, un acare, que les chirurgiens prenaient pour un morpion, et dont il a eu soin de nous donner la figure, avec celle de son *Acarus cellaris*, dont il le dit très-voisin (**); acare qui, d'après nous, n'est que le jeune âge de la tique, qu'Hermann a eu occasion d'observer dans un cellier plutôt que dans une écurie. Ajoutez à ce fait un fait analogue rapporté par Houlier, en sa pratique, et transcrit, texte et figure, par Ambroise Paré (***). Un Italien, que traitait Houlier, était tourmenté d'une extrême douleur de tête, dont il mourut; l'ayant fait ouvrir, on lui trouva dans la substance du cerveau un animal assez semblable à un scorpion, dont la figure annonce un individu jeune, si toutefois ce n'est pas le *cheylète* des livres. Du reste, il n'y aurait rien d'étonnant

(*) *Nascuntur item sub ungulis orium* (teste Columellâ), *quales etiam nos vidimus sub unguibus panaritio laborantium*. (Moufet, *Insect. siv. minim. animal. Theatrum*. 1634, pag. 285.)

(**) *Mém. aptérol.*, pl. 6, fig. 6.

(***) Liv. 20, pag. 751, édit. de Buon, 1628.

qu'on eût trouvé à Paris, sur cet Italien, un scorpion, animal des pays chauds. Le scorpion, en s'insinuant jeune jusque dans le cerveau, y aura continué à trouver dans ce milieu la température qui lui est convenable, et il s'y sera développé d'autant plus facilement, qu'il y aura été retenu par l'abaissement de la température de l'air ambiant de Paris. N'avons-nous pas trouvé vivants, sous l'obélisque de Louqsor, les scorpions amenés d'Égypte? A l'égard de ces faits, que notre peu d'habitude nous rend extraordinaires, il n'est jamais hors de propos de revenir sur ce qu'on a déjà dit une fois : Les insectes hideux, nous ne les observons qu'adultes, tant il nous répugne d'en étudier l'histoire; et, dès ce moment, comme nous nous débarrassons bien vite de l'observation, et même de la pensée seule, nous perdons de vue ce que ces gros insectes ont pu paraître et exécuter, étant petits. Or le scorpion le plus gros a commencé, au sortir de l'œuf, par n'être pas plus gros qu'un acare de la plus petite espèce ; et, avec de telles dimensions, il est capable de se glisser, à notre insu, dans les profondeurs de nos organes les plus sacrés.

658. Pour en revenir aux ravages de notre tique, depuis l'impulsion que l'apparition de la deuxième édition du *Nouveau Système de chimie organique* a imprimée aux méthodes d'observation médicale, le médecin a eu plus d'une occasion de porter son attention sur les effets de la communication de la tique, des bestiaux à l'homme ; et il a appris dès lors à connaître la cause animée des phlegmons, qu'il traitait auparavant comme des maladies spontanées, provenant des mauvaises humeurs, d'un sang vicié, et quelquefois même, ainsi que le panaris, d'une affection intestinale. Le paysan, moins érudit et moins savant, était seul dans le vrai sur ce point, comme sur bien d'autres. Dès 1838, Dubreuil, médecin à Bordeaux (*), publiait un fait d'observation de ce genre fort intéressant, surtout parce qu'il émanait d'un praticien. Il avait reconnu qu'une pustule gangréneuse occupant toute la région mastoïdienne, et s'étendant, en diminuant d'intensité, à la peau du cou, jusqu'au niveau du sternum et de l'épaule, était produite par la succion de la *tique du chien* (*Ricinus canis*), acaridien, dit-il, qui s'attache aux bœufs et aux moutons. Le propriétaire qui avait gagné cette maladie avait attrapé l'insecte en

---

(*) Voyez *Bull. de la Soc. méd. de Bordeaux* ; et *Gazette des hôpitaux*, mardi, 11 septembre 1838.

s'arrêtant quelques instants dans l'écurie. L'insecte était plongé si profondément dans la peau, et il y tenait si fortement, qu'il fallut couper jusqu'au vif; la blessure resta un mois à se cicatriser. Nous pensons, nous, que l'opération chirurgicale était en ce cas inutile, et que la guérison eût été beaucoup plus prompte et moins pénible à obtenir, si l'on s'était contenté d'appliquer, sur toute l'étendue du mal, de larges compresses d'alcool à 40° camphré, qui aurait tué l'acaridien et cicatrisé ses effets morbides. En même temps on révéla au médecin qu'une jeune fille, appartenant à la même maison, avait été prise auparavant d'un phlegmon très-grave, à la suite de la morsure de l'un de ces insectes; et l'auteur ajoute à son récit cette réflexion judicieuse, mais qui est restée peut-être sans fruit, chez les praticiens ses confrères : « Dans le cas que j'ai cité, la présence d'une escarre, surmontée d'une vésicule violacée, n'aurait-elle pas pu donner la pensée de l'existence de la pustule maligne, si des accidents généraux l'avaient accompagnée? » Nous répondrons que des accidents généraux n'auraient pas manqué de l'accompagner, avec le temps et une médication moins prompte; mais surtout si l'acaridien, avant de s'attacher à l'homme, avait par hasard empoisonné sa tarière dans quelque foyer d'infection.

Voici un fait récent qui vient à l'appui de ce que nous avançons; car on ne saurait se méprendre sur la nature de l'auteur de ces ravages :

On lit dans l'*Union provinciale,* gazette d'Auvergne, août 1846 :

« Le 5 courant, un individu de Mezet a ressenti une piqûre à la paume de la main en soulevant une gerbe. Les assistants et le blessé ont vainement fait des recherches pour découvrir l'insecte ou le reptile qu'ils croyaient être la cause de cet accident; rien n'a été découvert. Le membre piqué a grossi considérablement le lendemain et le surlendemain : des symptômes graves et insolites se sont successivement manifestés. Le malheureux a succombé quelques jours après.

« Dans la même semaine, une jeune femme a ressenti une piqûre semblable en ouvrant le tiroir de son buffet. Le bras blessé présentait déjà une enflure assez considérable : la cautérisation a été mise en usage très-promptement, et cet accident n'a point eu de suite. Ici comme dans le premier cas on n'a pu découvrir la cause.

« Enfin, le 14 courant, M. L..., en revenant de Mezet, a été piqué à la partie supérieure et externe de la jambe droite : la douleur pro-

duite par cette piqûre a été extrêmement vive. M. L... a porté tout
de suite sa main à l'endroit de la piqûre, instantanément il a senti une
seconde piqûre du côté opposé. Rentré chez lui, il s'est empressé
d'examiner la région lésée. Deux ampoules de deux millimètres de
diamètre à peu près étaient déjà formées aux régions douloureuses.

« Ces ampoules avaient un aspect jaunâtre. M. L... s'est empressé
d'employer l'alcali volatil et la cautérisation plus tard. Le gonflement a été médiocre. Il n'y a point eu d'accident consécutif.

« En se disposant à mettre en usage ces moyens, M. L... a aperçu
à côté de l'une des ampoules un petit insecte qui avait été écrasé
par le frottement. Cet insecte, dont le corps écrasé n'a pu être scru-
puleusement examiné, mais qui se terminait par un appendice en forme
de trompe paraissant avoir deux fois la longueur du corps entier,
était d'une couleur fauve ; il était trois ou quatre fois plus gros que
la puce ordinaire ; il ne présentait point d'ailes. »

659. Et à cette occasion nous rappellerons que la pustule maligne,
que le phlegmon, qui n'est qu'une pustule moins maligne, que le
charbon ou *anthrax*, prend vulgairement, chez les Italiens, les dénominations de *favo* et *vespajo*, comme qui dirait *nid de guêpes*,
parce qu'on aura vu ce mal se développer, dans les pays chauds.
avec sa violence habituelle, à la suite de la piqûre envenimée d'une
guêpe en fureur.

Wolfang Christian, médecin ordinaire du roi de Prusse, dans la
principauté de Neufchâtel, nous parle d'une maladie très-commune
en Suisse, en 1717, de manière presque à nous donner le mot de
l'énigme du charbon (*) : « On rencontre fréquemment, dit-il, parmi
les paysans suisses, cette ulcération des doigts que l'on appelle ici
emphatiquement *la bête*... Ce n'est point un panaris, d'abord parce
qu'elle s'attache à toutes les articulations des doigts et non pas seulement à la racine de l'ongle, mais encore parce qu'elle n'est ni douloureuse, ni de nature inflammatoire... En un mot, elle a le même
aspect que si un ver absorbait la synovie de l'articulation, en sorte
que les ligaments et les tendons se dessèchent et se contractent. Le
mal commence toujours par un tubercule dur et indolent. Comparez,
ajoute-t-il, cette description avec ce que l'on rapporte du dragonneau des Indes et de cette espèce d'insecte qui s'attachait aux arti-

(*) *Acad. cur. nat. Acta*, cent. 5 et 6, append., ann. 1717.

culations des pieds des premiers Européens qui abordèrent dans ces
îles, toutes les fois qu'ils marchaient les pieds nus sur le sable, car
cette affection envahit les enfants qui jouent sur la terre en été ; le
mal s'exaspère par les incisions et les autres remèdes des ulcères ;
et nos empiriques, qui traitent spécialement ces sortes de maux,
rapportent que l'on trouve sur les emplâtres un ver dont l'extraction
suffit pour guérir le mal (635). »

640. En nous rapprochant davantage de nos contrées, nous trouvons, dans le peuple des campagnes de la Bourgogne, des dénominations et des opinions qui viennent à l'appui de ce point de fait.
Dans ce pays, la *pustule maligne* se nomme vulgairement *puce maligne*; le médecin galénique a vu dans cette expression une simple
syncope ; le naturaliste y trouve une explication. En 1775, l'Académie des sciences de Dijon mit au concours la question de la *puce
maligne* de Bourgogne (*); en 1780, le prix fut décerné à Thomas-
sin. L'un des concurrents avait pris pour épigraphe : *O pueri, fugite
hinc, latet anguis in herbâ ;* mais dans son mémoire il avait eu grand
soin de ne pas faire sortir l'épigraphe de son rôle d'allégorie ; si le
médecin avait osé dire ce que le peuple avait deviné, sa dissertation
n'aurait plus été médicale. Le lauréat cependant s'était hasardé à
penser, comme deux des concurrents, Fournier et Méret, que la
cause de cette pustule maligne dépendait quelquefois de la piqûre
d'un insecte ; il en avait, disait-il, des preuves non équivoques ; mais
il ne pensait pas, comme eux, qu'il n'y avait qu'une seule espèce
d'insecte qui pût produire un tel effet ; et il citait l'exemple d'un
charbon survenu à la suite d'une piqûre d'abeille : ce qui se rapporte
bien à l'opinion italienne (639). L'*acarus* était trop petit pour avoir
fixé l'attention du lauréat ; il ne le soupçonne même pas, et le passe
sous silence ; puis il retombe dans la doctrine galénique, pour expliquer la maladie, comme ayant hâte de se faire pardonner cette ex-
cursion du médecin observateur dans le domaine des sciences accessoires. Cependant toute sa dissertation, ainsi que celles de ses
rivaux, s'explique parfaitement bien d'un bout à l'autre, par la présence de la tique, qui, dans le progrès de la contagion, dont elle est
l'artisan et le véhicule, s'envenime de plus en plus, et produit des
effets de plus en plus nuisibles. C'est ainsi qu'on se rend compte de

(*) Voyez *Journal gén. de Médecine,* tom. 45, 1776, pag. 500, et tom. 53, 1780, pag. 565.

l'observation suivante, qui serait inexplicable autrement : « D'après l'auteur, les bœufs de ce pays auraient été sujets à une espèce de charbon intérieur qui attaque les boyaux, le foie, la rate, etc. Les paysans leur portaient la main dans le *rectum*, pour le vider et y faire une espèce de *saignée locale* (*sic*) ; quelquefois l'animal guérissait, et le paysan était attaqué ensuite de la pustule maligne à la main ou l'avant-bras. Ceux qui écorchaient l'animal pour le vendre étaient pris du charbon ; tandis que ceux qui en mangeaient la chair en étaient exempts. » La présence de la *tique* dans les voies intestinales rend parfaitement compte de tous ces faits (*), et il ne faudrait pas se laisser aller à cette tendance que, faute de s'être livré à l'observation de la nature, on a en général de se faire traîner de tout son poids à la remorque, de disputer les faits un à un, de ne les croire qu'après les avoir vus soi-même, et de refuser aux autres la confiance qu'on réclame ensuite sur parole pour soi. L'homme qui repousse le flambeau de l'analogie et de l'induction est un être qui abdique le plus bel apanage de son intelligence.

Si la tique peut vivre sur la peau et y déterminer un furoncle, elle peut vivre et produire les mêmes accidents dans les cavités de la bouche et du nez ; et puis dans toute la longueur du canal alimentaire ; car là elle trouvera de l'air pour respirer et de la chair tendre et succulente pour s'y plonger de toute sa longueur (**).

641. Plus tard, un auteur d'une grande érudition, M. Vallot, de Dijon (***), en créant une espèce nouvelle d'*acarus*, ne laisse pas que de nous avoir transmis une circonstance piquante, qui se rattache de très-près à l'explication que nous venons de donner. Il nous révèle

(*) Enaux et Chaussier, qui reprirent, en 1785, le même sujet (*Méthode de traiter les morsures des animaux enragés et de la vipère, suivie d'un Précis sur la pustule maligne*, Dijon, 1785) , enfin Davy-la-Chevrier (*Dissertation sur la pustule maligne de Bourgogne*, 1807) n'ont pas même effleuré cette face principale d'une aussi intéressante question.

(**) Linné regardait la dyssenterie comme un exanthème, comme une gale épidémique des intestins, une gale interne (*Dysenteria epidemica scabies est intestinorum interna*), offrant les mêmes produits cutanés et émanant d'un artisan analogue (*Amœn. academicæ*, tom. 5, pag. 97 ; thèse *Exanthemata viva*, 1757). Linné a emprunté cette opinion à le Cat de Rouen (*Recueil périodique d'obs. de méd., de chir., de pharm.*, tom. 1, 1754, pag. 258 ; tom. 2, 1755, pag. 233). Les maladies internes, d'après ce dernier, ne sont que les maladies externes transportées à l'intérieur ; l'épidémie de Rouen de 1754 n'était qu'un herpès placé à l'estomac et à l'intestin grêle.

(***) Cette note de Vallot est perdue dans le *Recueil périodique de la Société médicale de Paris*, tom. 2, pag. 264, an. 9, rédaction de Sédillot.

que la tique, qu'il nous décrit sous le nom d'*Acarus fuscus*, et qui n'est autre que l'*Acarus reduvius* de Linné, peut-être le jeune âge du *Leptus autumnalis* Lamk., se nomme *pou des bois* chez les habitants de la campagne du département de la Côte-d'Or, qui connaissent très-bien les accidents qu'occasionne sa piqûre. Dans la partie de la Bourgogne qui avoisine la Franche-Comté, les paysans auront nommé *puce* des bois, ce que les paysans de la Côte-d'Or ont nommé *pou*; et les accidents qui proviennent de sa piqûre auront gardé le nom de leur auteur; on aura dit : le malade *a la puce maligne*, comme on dit : *il a des vers, il a des pous*. A Jersey également, la *tique des chiens* porte le nom de *pou des bois*. Nous allons avoir plus bas une nouvelle occasion de mettre à contribution ces renseignements synonymiques, en pathologie, comme en histoire naturelle. Qu'il suffise de rappeler ici que la *tique* a d'abord la taille d'un *pou*, et qu'elle gratte et démange, comme lui; que, tapie et en embuscade dans les bois, elle se jette sur les animaux avec le saut d'une *puce*, dont elle a la taille et la couleur (*). Quoi d'étonnant qu'en désignant à l'œil nu cet acare, les paysans aient commis une méprise, à laquelle n'ont pas toujours échappé les plus illustres naturalistes, ainsi que je vais le démontrer dans le paragraphe qui suit ?

Spec. 4. Puce pénétrante (*Pulex penetrans* Lin.), qui n'est autre qu'un ACARUS ; lequel n'est autre que la TIQUE.

642. Ce que nous venons de dire de la puce maligne de Bourgogne nous amène naturellement à nous occuper de la *puce pénétrante* de l'Amérique méridionale, ou plutôt tropicale.

Depuis Linné, qui a circonscrit de la sorte le genre *puce*, ce genre se compose de deux espèces, fort distinctes sans doute, dont l'une, la *puce irritante* (*Pulex irritans* Lin.), est triviale et domestique en Europe, et dont l'autre, la *puce pénétrante* (*Pulex penetrans* Lin.), serait, d'après le classificateur, la *puce* des régions tropicales, mais

(*) On est, en général, porté à croire que l'acare n'est pas un insecte sauteur; on se trompe; avec d'aussi longues pattes, un être n'est pas né pour ramper. Le puceron saute quand il veut se déplacer d'une surface épuisée. L'araignée s'élance en bas, dès qu'elle a peur, même la grosse araignée des jardins (*Aranea diadema*). « Un grand seigneur, dit Redi (*de la Génér. des Insect.*), m'a assuré qu'il avait vu une araignée sauter, de la portière de son carrosse, sur le chapeau d'un cavalier qui passait tout auprès. »

puce bien plus à craindre que la nôtre. Soutenir que le *Pulex pene-trans* n'est rien moins qu'une espèce du genre *puce*, ce genre si distinct et qui se tient, dans la classification, à une si grande distance de tous les genres qui l'entourent, c'est, je m'y attends bien, blesser la foi que bien des lecteurs professent en l'infaillibilité de Linné. Pour nous, cette méprise sur un fait de détail, et sur une détermination que Linné ne pouvait établir que par des recherches d'érudition, et non par les révélations d'une observation qui lui fût propre, cette méprise ne diminue rien de la haute opinion que nous avons toujours professée pour le génie caractéristique de Linné.

Pulex penetrans, dit le Systema, *rostro corporis longitudine, habitat in Americâ, pedes hominum intrans, ova deponens, ulcera maligna, sœpè mortem caussans; lentè extrahendus, fusco-rufescens, abdomine fœminæ ovis innumeris gravidæ orbiculato, ad magnitudinem centuplam totius corporis intumescente.*

Pulex penetrans, répète Fabricius, *proboscide corporis longitudine, habitat in Americâ, pedes hominum intrans, ova deponens, cacoethem et sœpè mortem caussat.* Fabricius a copié Linné de confiance; Latreille et Lamarck ont copié Fabricius; nos dictionnaires d'histoire naturelle ont tous copié Lamarck; et nul jusqu'à nous n'a élevé le moindre doute sur le signalement d'un insecte auteur de tant de maux.

Mais Linné, à qui remonte la méprise, avait-il observé cette prétendue puce de ses propres yeux? Non. Il s'appuie sur des témoignages et sur l'unique figure de Catesby (*). Discutons ces témoignages et l'authencité de cette figure.

643. Les premiers navigateurs qui abordèrent le nouveau monde durent être épouvantés des ravages morbides de cet insecte, que les Indiens savaient bien en être l'auteur, et qu'ils leur désignaient du doigt.

Nous traduirons de préférence le passage suivant de Benzone (**), l'un des plus anciens navigateurs qui se soient faits les historiographes du nouveau monde, parce que ce passage, le plus complet que nous connaissions, semble avoir été textuellement copié par les auteurs suivants:

(*) *Hist. nat. de la Caroline*, append. ou part. 5, pag. 10, tab. 10, fig. 2.
(**) *Novæ novi orbis Historiæ*, lib. 1, cap. 29, reproduit en latin dans la collection de Théodore de Bry, en 1594.

« Les îles des Indes occidentales, dit-il, et spécialement celle de
Saint-Domingue (*Hispaniola*), sont infestées d'insectes venimeux ;
entre autres, nous citerons les *nigua*, insectes de la grosseur d'une
puce (*magnitudine pulicis*), qui se glisse à votre insu, et sans causer
la moindre douleur, entre la chair et les ongles, surtout des pieds ;
ils vivent dans la poussière. Il arrive souvent qu'on ne s'aperçoit de
leur présence que lorsqu'ils sont parvenus à la grosseur d'une lentille ou d'un pois chiche ; et comme alors ils pullulent avec une grande
fécondité, on se voit forcé de les arracher avec la pointe d'une aiguille ou d'une épine, et l'on cautérise la plaie avec la cendre chaude.
Les esclaves africains au service des Espagnols, n'ayant jamais de
chaussures aux pieds, sont plus exposés que toute autre personne
à l'invasion de ce mal opiniâtre ; et leurs pieds en sont tellement
affligés, qu'on ne peut les en débarrasser que par le feu ou le fer ; on
on en a vu qu'on n'a guéris que par l'ampution des pieds ou des
mains. Moi-même en arrivant dans cette partie du Pérou qu'on nomme
l'ancien port, outre que je souffrais d'une goutte, fruit de mes longs
voyages et de mes grandes privations, et qui me déformait et le corps
et les jambes, je fus assailli au bout des pieds par une telle quantité
de *nigua*, et d'une manière si prompte, que la terreur s'empara de
moi ; et si je n'avais pas eu la précaution de prendre souvent des bains,
il me serait sans doute arrivé ce qui arriva à beaucoup d'autres
Espagnols qui, pour avoir négligé ces soins de propreté et ces moyens
de guérison, ont rapporté d'Amérique des membres rongés et mu-
tilés. » De Bry, le traducteur de Benzone, ajoute : « L'invasion de ces
niguas faisait une terrible impression sur l'esprit des premiers Espagnols qui abordèrent à Saint-Domingue, tant qu'ils ne parvinrent
pas à découvrir la cause du mal et le remède spécifique. La plupart
en perdirent les pieds. Ce genre d'insecte est commun sur presque
tout le continent des Indes occidentales, surtout dans les régions de
la plaine, qui sont en général chaudes et humides. Les Brésiliens les
appellent *tom*, ainsi que le rapportent les auteurs qui ont écrit l'histoire de ces contrées. »

Thévet (*Histoire de l'Amérique*) rapporte que « lorsque les Espagnols arrivèrent en Amérique, ils devinrent malades de petits vers,
nommés *toms*, par plusieurs tumeurs qui s'élevèrent sur leurs pieds ;
et quand ils ouvraient ces tumeurs, ils y trouvaient un petit animal
blanc. Les habitants du pays s'en guérissent par le moyen d'une

huile qu'ils tirent d'un fruit nommé *chibou, cachibou* (*), lequel n'est bon à manger. Ils en mettent une goutte sur les tumeurs, et le mal guérit en peu de temps. »

644. Scaliger, qui écrivait vers le milieu du seizième siècle, s'exprimait de la sorte au sujet du *pellicello* : « PULICELLUS (remarquez bien ce mot !) *est rostro acutissimo, pedes potissimùm invadit (rarò partes alias) non ingredientium tantùm, sed et cubantium quoque ; ideò in sublimi cubant Indi..... Non multò aliter, Benzii testimonio, pestiferis insectis maximè infestantur Indi. Inter alia* NIGUÆ, MAGNITUDINE PULICIS, *citrà ullum sensum, inter carnem et ungues præsertim pedum sese immergunt.* » « Ce petit pou a un bec très-aigu ; il se jette et pénètre, surtout dans les pieds des voyageurs (rarement dans les autres membres), et s'introduit même dans le lit : voilà pourquoi les Indiens suspendent leur lit aux arbres. Ce n'est pas d'une autre manière que les insectes contagieux tourmentent les Indiens ; d'après le témoignage de Benzone, c'est ainsi que le nigua, qui est de la GROSSEUR D'UNE PUCE !!! s'introduit, sans produire la moindre sensation, entre la chair et les ongles, principalement du pied. » La dernière phrase de ce passage de Scaliger est littéralement extraite de Benzone.

645. Cardan, autre compilateur, qui écrivait sur la fin du même siècle, ajoute à cette citation les renseignements suivants : « *India occidentalis mittit, e* PULICUM GENERE, NIGUAM *pestem quamdam atrocem. Minus est pulice multò hoc animal, quod homini adhærens, adeò lancinat, ut pedes quibusdam, aliis manus excidant.* » « L'Inde occidentale nous envoie, du genre des *pulicum* (poux, puces ou vermines), le *nigua*, cette peste atroce. C'est un animal PLUS PETIT QU'UNE PUCE, qui, s'attachant à la chair de l'homme, y produit des douleurs si lancinantes, que les pieds en tombent aux uns, et les mains aux autres. »

646. Moufet (**), qui vient après, et qui a puisé aux mêmes sources, et dans les rapports de Thévet surtout, ajoute : « *Rariores illi* PULICES *videntur, quos juxtà Niguam fluvium parit India ; pedum potissimùm molliores partes sub unguibus invadunt, morsuque venenato, post quatriduum, tumorem pisi cicerisve magnitudine excitant, et*

(*) Nom indigène de la résine du *Bursera gummifera* Lin.

(**) *Insect. sive minim. animal. Theatrum,* 1634, pag. 277.

fœtum lendibus candidis similem : qui nisi omnes citissimè eximantur, locusque affectus calidis cineribus uratur, membri fiet jactura, ut numidicis mancipiis sæpè contigit. Ipse item Thevetus, in provinciâ peruvianâ huic malo obnoxius, nonnisi frequenti in flumine ablutione valetudinem recuperavit. » « On y voit plus rarement les petites vermines qu'engendre l'Inde sur le fleuve *Nigua*. Ces insectes s'insinuent principalement dans les parties molles des pieds, sous les ongles, et, par leur morsure empoisonnée, ils déterminent en quatre jours une tumeur de la grandeur d'un pois chiche, et y laissent leurs œufs semblables, par leur blancheur, à des lentes. Que si on ne se hâte de les enlever et de brûler la place envahie avec des cendres chaudes, on perd irrévocablement le membre, comme cela arrive aux esclaves des côtes d'Afrique. Thévet, lui-même, fut atteint de ce mal dans la province du Pérou, et ne recouvra la santé qu'à force de se baigner dans le fleuve. »

Dans un autre endroit de son livre, page 278, Moufet parle de nouveau de cet insecte en ces termes, dont il est inutile de donner la traduction : *Nigua bestiola (ut **Thevetus** comminiscitur) Indos occidentales valdè vexat : insectum hominum manibus infestissimum.* PULICE LONGE MINUS, *sed in pulvere,* UT PULEX, natum : *Oviedus inter cutem et carnes generari eos affirmat : sed potissimùm, sub unguibus digitorum nasci, quo loco ubi sese insinuaverunt, tumorem pisi magnitudine, cum pruritu maximo concitant, atque tandem lendes multiplicant. Si verò opportunè non extrahatur hæc bestiola, unà cum suo fœtu, paucis diebus pruritus in dolorem cedit vehementem, morbique violentiâ victi pereunt.*

647. Le P. Chomet (*) dit que les Indiens Guaranis sont fort sujets aux ravages d'un insecte, espèce de PIQUE, qu'ils nomment *tung* : cet insecte, d'après lui, n'est pas plus gros qu'une PUCE ; il s'insinue peu à peu entre cuir et chair, principalement sous les ongles, et dans les endroits où il y a quelque calus ; là il fait son nid et laisse ses œufs.

648. Cet insecte, désigné par les naturels, dans le Brésil, sous le nom de *tunga*, d'après Marcgraw ; sous celui de *mygor* ou de *ton*, d'après Laet ; sous celui de *tom*, d'après Chomet ; et à la Guyane, sous celui de *nigua* : mots indigènes dont l'analogie nous échappe.

<hr>

(*) *Lettres édifiantes et curieuses*, avant-dernière du 28e recueil, pag. 411.

fut désigné par les aventuriers espagnols sous ceux de *chegas, chegos*, que les auteurs anglais traduisirent en ceux de *chegues, chegoes*, et les Brésiliens par celui de *tom*, d'après de Bry, et par celui de *biecho*, d'après Dellon ; Ligonius va même jusqu'à l'appeler CHOESE-MITE ; il reçut le nom de *pique* ou *chique*, des Français qui s'aventurèrent dans le Pérou (*). Or, si l'on tient compte des modifications que les divers idiotismes apportent à la prononciation des mots vulgaires, on ne manquera pas d'arriver de *chegos*, chegoes, choese, à *chique*, puis à pique, et enfin à *tique*, qui est le mot par lequel nous désignons, en France, l'*Acarus reduvius* des chiens et des bœufs. Il est si vrai qu'en prononçant ce mot sous diverses inflexions, les auteurs avaient présente à l'esprit l'image de notre tique, et non celle d'une puce, que Ligonius a soin d'ajouter le mot de *mite* au mot corrompu de *choese*, et que Sloane va jusqu'à se servir du mot de ciron. Le docteur Stubbes (**) ajoute : « Ligons a assez parlé des CIRONS ou des CHIQUES. J'ai connu un homme qui fit brûler son nègre tout vif, parce qu'il en était couvert. »

Michel-Ange de Guattini et Denis de Plaisance, missionnaires (***), rapportent qu'il y a dans le Brésil certains petits animaux qu'ils appellent *poux de Pharaon*, qui entrent dans le pied entre cuir et chair ; ils deviennent dans un jour de la grosseur d'une fève. Ensuite Brown (****) n'hésite pas à prendre, parmi toutes ces dénominations, une dénomination positive et qui semble trancher la question. Il se sert de la phrase systématique suivante : *Acarus fuscus sub cutem nidulans, proboscide acutiore* : « Acare brun, qui établit son nid sous la peau, et dont le rostre est très-aigu. »

Enfin Rolander le désigne sous les noms de *Pediculus ricinoides*.

649. Mais aucun de ces auteurs n'avait donné une figure de l'in-

---

(*) *Voyez*, en outre, Sloane, *Hist. of Jamaïca*, pag. 191, 2ᵉ vol., et pag. 124 et 125 de l'introduction ;—Jean Hunter qui le nomme *chiger* (*Obs. sur les maladies de l'armée à la Jamaïque*, in-8°, 1788) ; — Oviedo (*Summary*, 127) ; — Hack (*Hist. des Voy.*, pag. 449) ; — Abbeville (*Voy. au Brés.*, pag. 236) ; — Rochefort (*Hist. nat. des Antilles*, chap. 24, art. 6, pag. 272) ; Frézier (*Voy. au Chili*, tom. 1) ; — Ulloa (*Voy. au Pérou*, tom. 1, liv. 1, chap. 7, pag. 58) ; — Dellon (*Voy. aux Indes occid.*).

Voyez aussi, pour la province du Paraguay, d'Azara (*Essai sur l'hist. nat. des quadrupèdes du Paraguay*, tom. 1, pag. 313).

(**) *Transact. philosoph.*, ann. 1688, nᵒˢ 36 et 41, extrait dans la Collect. académique, tom. 2, pag. 158 et pag. 169.

(***) *Ibid.*, ann. 1678, nᵒ 139, art. 4, et Coll. académ., tom. 2, pag. 485.

(****) *Hist. nat. de la Jamaïque*, pag. 418.

secte pour diriger le classificateur ; et l'on conçoit facilement pourquoi on se sentait peu porté à faire le portrait d'un insecte aussi redoutable. Un seul enfin, et le dernier de tous, Catesby (*), se hasarde à en publier une figure d'après nature ; et sa figure, toute défectueuse qu'elle soit, est réellement celle d'une puce, qu'il accompagne d'une description si courte, si peu détaillée, qu'on voit bien qu'il a composé le tout d'idée, sur les rapports des gens du pays, et non *de proprio visu*. Comment, en effet, un homme qui aurait eu le courage de faire poser devant lui un sujet si terriblement intéressant d'études, se serait-il arrêté à un simple portrait d'une puce ordinaire, et n'aurait-il pas été entraîné à traiter son sujet à fond ? D'un autre côté, Catesby, excellent peintre d'oiseaux et de fleurs, n'était nullement un micrographe ; rien n'indique sur ses planches qu'il attachât la moindre importance à rendre fidèlement les petits objets. Enfin il faut un grand zèle à un homme pour s'occuper d'étudier à fond une maladie si terrible et si facile à contracter. Tout nous porte donc à croire que Catesby, prenant le change sur l'emploi du mot de puce que font si souvent les historiens de l'Amérique en parlant de la grosseur de l'insecte *nigua*, se sera contenté de dessiner une puce ordinaire, comme, plus tard, Galès avait dessiné l'insecte du fromage pour celui de la gale, qu'il avait trop de peine à découvrir, et qu'on lui demandait de toutes parts.

650. Plus tard cependant, un auteur suédois, O. Swartz, reprend le même sujet dans les *Mémoires de l'Académie de Stockholm* (**) : et si cet auteur n'avait pas été dupe de quelque mystification, force serait bien de se ranger de l'avis de Linné ; car la figure de Swartz est encore véritablement celle d'une puce.

Mais certainement Swartz n'écrivait pas et observait encore moins sur lieux ; il n'a donc pu décrire et figurer cette puce que sur des individus qui lui auront été adressés d'Amérique, avec l'étiquette de ce qu'il avait demandé ; Swartz aura été dupe de son correspondant, qui, ne voulant pas s'exposer à tirer une *chique* de la plaie d'un individu infesté, aura trouvé plus commode de lui envoyer une puce ordinaire.

(*) *Hist. nat. de la Caroline*, part. 3, pag. 10, tab. 10, fig. 5.
(**) *Mém. de l'Acad. de Stockholm*, janv., fév., mars 1788, pag. 40. Mon ignorance de la langue suédoise me force à ne prendre mes renseignements que dans les phrases latines de ce mémoire, écrit d'un bout à l'autre en langue du pays.

Enfin le *Dictionnaire d'Histoire naturelle* de Levrault nous donne une figure du mâle et de la femelle de la puce pénétrante, que Constant Duméril, auteur de l'article Puce, dit tenir de la complaisance de Turpin. Ces figures ne ressemblent pas plus à celles de Catesby que celles de Catesby et de Swartz ne ressemblent à un acare. Imaginez-vous une grosse vessie terminée par une tête et trois pattes, vous aurez la silhouette de ce singulier produit, qui ne ressemble à rien en histoire naturelle. Turpin était coutumier de ces sortes de faits ; et il ne se faisait pas faute de créer, du bout de son pinceau, des analyses qu'il n'avait pas sous les yeux ; je l'ai assez souvent surpris en flagrant délit de ce genre. Duméril, qui classe cet informe produit dans le genre puce, aurait bien dû ordonner à Turpin, son dessinateur, de ne pas dépouiller son dessin de tous les caractères qui constituent une puce. Éloignons donc de la discussion cette mystification qui n'offre pas la moindre prise, et revenons-en aux figures de Catesby et de Swartz, qui, du moins, ressemblent à quelque chose.

651. Les figures ci-jointes représentent l'histoire, réduite aux proportions de cet ouvrage, de la puce ordinaire de tous les climats (*Pulex irritans* Lin.). La fig. 1 est celle de l'insecte grossi à la

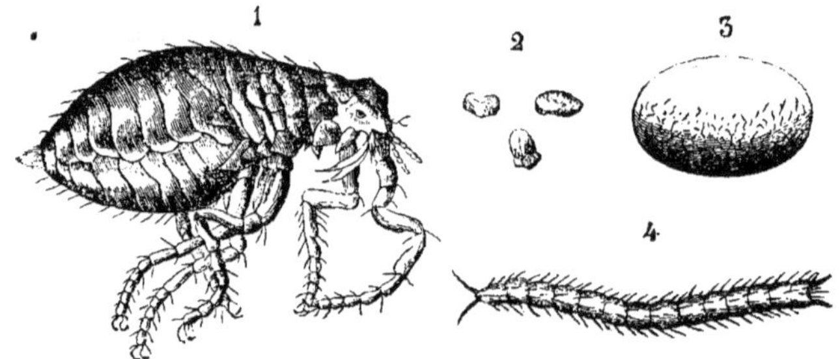

loupe ; c'est un insecte à métamorphose, qui, ici, est vu à son état parfait, et n'est plus susceptible d'un accroissement d'embonpoint appréciable, d'abord à cause des écailles dont il est cuirassé, et ensuite parce que les insectes à métamorphose ne croissent qu'à l'état de larves. Sa larve (fig. 4) est un ver bien reconnaissable, qui, sur le point de se métamorphoser, a soin de se filer une coque (fig. 3); cette larve est sortie d'un œuf, dont la fig. 2 donne la forme générale. L'histoire de notre puce n'a donc pas le moindre rapport de biologie, de structure, d'habitude et de mœurs, avec l'insecte *nigua*; notre puce se nourrit en sautant, et se garde bien de se nicher dans la plaie.

652. Or, voici la figure que donne Swartz de la *puce pénétrante* (*) :

La fig. 2 est la puce grossie à une assez forte loupe; la fig. 4 repré-

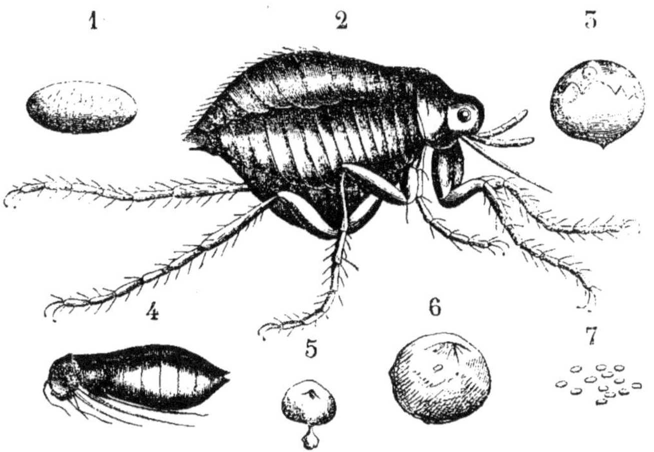

sente sans doute sa chrysalide; la fig. 7, ses œufs, et la fig. 1, un œuf grossi. Mais les fig. 3, 5, 6 seraient, d'après Swartz, le nid de l'insecte extrait des chairs du patient. Quant à la larve, nous ne la retrouvons nulle part dans ces figures. Or la fig. 2 est trop celle de la puce ordinaire, pour que les fig. 3, 5, 6 soient son nid. Les larves de nos puces filent des coques; et nos puces se gardent bien de pondre leurs œufs dans nos chairs; d'un autre côté, elles ne s'y enfoncent jamais; elles ne pourraient y vivre; aucun des observateurs, et ils sont assez nombreux, qui ont vu les ravages de la *chique*, n'ont jamais fait mention d'un ver et d'une larve qui précéderaient cet état parfait : or, si la chique pond ses œufs dans les chairs, et qu'elle soit une puce, il faut de toute nécessité qu'on l'y observe dans ses deux états. Donc la figure de Swartz est une mystification que son correspondant a voulu lui faire, ou bien une mystification qu'il aura voulu

(*) Pl. 2. loc. cit.

faire à ses lecteurs, en reproduisant la mauvaise figure de Catesby, et l'accompagnant de quelques détails, dont les fig. 3, 5, 6 nous paraissent être les vrais produits de la chique, dessinés d'idée. Je ne sache pas, du reste, que les naturalistes aient attaché une grande importance à son témoignage; car je n'ai pas encore vu son mémoire cité une seule fois dans nos recueils, et il est fort possible que je sois le premier à l'avoir exhumé.

J'ai souvent eu l'occasion d'interroger des soldats des colonies qui avaient été témoins, principalement à la Jamaïque, de la manière dont les nègres s'y prennent pour extraire la *chique*; les nègres se servent d'une épine ou d'un morceau de bois pointu, et ils tirent avec une grande dextérité, du lieu envahi, une poche blanche qui, d'après eux, renfermerait et la *chique* noire et ses œufs. La chique ne saute pas; on la gagne en marchant nu-pieds et en appuyant les mains à terre. Quand je demandais à mes narrateurs pourquoi ils appelaient la *chique* une puce, puisqu'elle ne saute pas, et que toutes les puces sautent; ils me répondaient que c'était à cause de sa couleur d'un rouge foncé, et non d'après sa forme. Quand les nègres ont extrait le nid de la chique, ils y infusent du suc des feuilles de tabac, espèce d'anachronisme qui place sur les effets du mal ce qui servirait à en expulser la cause.

655. Ayons donc recours à des travaux et des rapports qui portent un tout autre cachet d'authenticité et d'exactitude, après avoir récapitulé tous les renseignements fournis par les observateurs immédiats du fait :

1° Les Européens qui en furent les premiers assaillis en arrivant en Amérique, eux témoins si compétents du phénomène, et qui se connaissaient très-bien en fait de puces, ont tous donné, à l'insecte auteur de tant de ravages, la dénomination de *tique* ou *mite* (*pique, chique*, n'étant qu'une corruption de ces mots). Or une puce qui atteindrait la grosseur d'une fève ou d'un pois ne serait pas capable de se prêter à une pareille méprise.

2° L'insecte, d'abord gros comme un grain de millet, est susceptible de prendre, en se gorgeant de sang, les dimensions d'une fève ou d'un pois chiche. Cette circonstance, qui se reproduit chez nos *tiques* d'Europe, est incompatible avec la structure caparaçonnée et avec la forme arrêtée de la *puce*; la puce n'a pas un abdomen aussi élastique : son abdomen est trop corsé et trop bien ficelé.

5° Les petits de la *chique* sortiraient de l'œuf avec la forme de l'insecte parfait, et ne subiraient aucune métamorphose ultérieure ; tandis que la puce passe, avant d'arriver à l'état parfait, par celui de larve et de puppe. La *chique* n'est donc pas une espèce du genre *pulex*.

4° La *chique* s'attache à la chair et n'en démord plus, si ce n'est pour changer de place sur le même individu. On se préservait de la contagion, c'est-à-dire, de la communication de l'insecte, en brûlant le porteur, le pauvre malheureux esclave qui en était infesté. La *puce*, si elle était l'auteur de tant de maux, serait beaucoup plus contagieuse, le feu ne préserverait pas le bourreau d'un insecte qui d'un bond sait franchir les distances.

5° Sur quoi donc Linné, dont l'autorité a suffi pour établir, dans le *Système*, la place qu'y occupe la *chique*, a-t-il fondé son opinion ? D'abord sur les figures de Catesby ; car les figures de Swartz n'existaient pas encore ; et ensuite sur l'expression de *pulex* si souvent employée par les compilateurs, pour désigner la grosseur de cet insecte ; Catesby et Linné ont fait une puce de ce qui, selon les historiens, n'en avait que la grosseur. Car en général on a l'habitude de comparer à une puce tout insecte rouge qui en a à peu près la grosseur ; on prend toujours des comparaisons dans les objets qui sont à la connaissance du plus grand nombre. (*Voyez* à cet effet la dernière phrase de l'alinéa 638.) Mais un insecte n'est pas une puce (*pulex*), parce que les auteurs le désignent comme ayant la grosseur d'une puce (*magnitudine pulicis*, Benzone), comme plus petit qu'une puce (*pulice minus*, Cardan et Moufet), comme une espèce de petite puce (*è pulicum genere*, Cardan, *pulex*, *pulicellus*, Scaliger) ; car à cette époque, où l'étude des infiniment petits était dans l'enfance, la signification de *pulex* n'était pas encore affectée exclusivement au genre puce ; par *pulices*, on entendait toute vermine en général, et non pas seulement les *puces* en particulier ; Redi (*) désigne, sous le nom de *pulex*, tous les poux que nous avons transportés dans le genre *pediculus*. Le mot *pulicellus*, dont se sert Scaliger, signifie si peu petite puce, que, dans le dictionnaire de la *Crusca*, nous le

---

(*) *Esperienze intorno alla generazione degl' insetti* ; ouvrage qui a paru pour la première fois en 1668. Les versions latines d'Amsterdam, de 1671 et 1686, traduisent le mot italien de *pellicelli* par le mot latin de *pulices*, pour les acares, comme pour les poux des divers animaux, dont Redi donne la figure.

voyons signifier l'*acare* ou *mite* de la gale : *Pellicello*, dit la Crusca,
è un piccolissimo bacolino, il quale si genera a' rognosi in pelle (le
pellicelle est un infiniment petit ciron, qui s'engendre sous la peau
des galeux). Enfin, ce sont les voyageurs et les écrivains de cabinet
qui ont fait usage du mot *pulex* dans leurs descriptions, et la plupart d'entre eux connaissaient fort peu les *mites*; à cette époque,
comme en tant d'autres, le peuple était plus savant sur ce point que
les lettrés. Or le peuple, dans toutes les régions de l'Amérique, a
donné à l'auteur de tant de ravages le nom de la *tique* qu'il connaissait si bien dans les champs européens; et même les observateurs
de seconde main, et qui tenaient la plume, pendant que le patient
narrait, ont adopté entièrement l'opinion du peuple, en plaçant la
chique dans les *cirons* (Ligons), dans les *acares* (Brown), dans les
ricins (Rolander). Nous approchons, comme on le voit, de la détermination; et le témoignage de de Geer va nous donner la solution
complète du problème.

654. Nous avons dit que la *chique* porte, à la Guyane, le nom indigène de *nigua*. Or de Geer reçoit tout à coup l'insecte *nigua*, que
lui avaient envoyé deux de ses compatriotes, habitant l'Amérique,
M. Rolander, de Surinam, et M. Acrelius, de Pensylvanie; celui-ci
avait détaché les individus de son propre bras. D'un autre côté,
Kalm, son ami, venait de publier (*) une description complète de
l'insecte, sous le nom d'*Acarus ovalis*. De Geer observe avec soin et
dessine ces individus(**); et il constate, par une figure et une longue
description, que le *nigua* d'Amérique a les plus grands rapports,
non-seulement de ressemblance, mais même d'identité, avec notre
tique des chiens et des bœufs. Comparez les trois figures qu'il donne
du *nigua*, ou mite pique (pl. 37, fig. 10, 12 et 15), avec celles qu'il
donne ailleurs de la tique du chien et du bœuf (pl. 6, fig. 2, etc.).
Or de Geer rapporte son *nigua* à la pique d'Ulloa (***), à laquelle
Linné avait rapporté son *Pulex penetrans*; il sait parfaitement bien,
puisqu'il l'écrit en toutes lettres, que cette mite est nommée *nigua* à
Carthagène, *pique* au Pérou, et, d'après Kalm, *pou des bois* à Jersey
et en *Pensylvanie*; son *nigua* est donc bien notre chique. Et pour-

(*) *Act. Acad. scient. Suecia*, 1754, pag. 19.
(**) *Mém. pour servir à l'Hist. des Insectes*, tom. 7, pl. 57, pag. 154.
(***) *Voyage en Amér.*, tom. 1, page 58.

tant ni Kalm ni de Geer ne citent le *Pulex penetrans* de Linné ; que dis-je ? de Geer ne rapporte sa *pique* ou *chique* qu'à l'*Acarus americanus* de Linné, *Syst.*, ed. 12, page 1022, n° 5. Évidemment de Geer et Kalm ont voulu ici couvrir du manteau du respect la faute du patriarche, qu'ils n'ignoraient ni l'un ni l'autre : et Linné, qui s'amendait peu, n'aura pas eu le courage de faire justice de son double emploi et de sa méprise systématique.

Quoi qu'il en soit, les témoins les moins récusables, deux naturalistes qui écrivaient sur les lieux, et un troisième qui disséquait, au microscope, l'envoi de l'un d'entre eux, s'accordent ainsi à ne voir, dans le *Pulex penetrans* de Linné, que son *Acarus americanus*, que sa *tique* d'Amérique.

655. D'après Kalm, qui observait sur les lieux, ces *tiques* sont de grandeur différente ; les unes étant si petites, qu'elles sont à peine visibles ; les autres, qui ont eu occasion de se gorger de sang, en suçant les hommes ou les animaux, sont grosses comme le bout du doigt (cette exubérance abdominale d'embonpoint a été prise pour une vésicule utérine par Catesby, sans doute). Dans cet état, d'après Kalm, la tique n'est pas rouge, mais grise, avec quelques points rougeâtres (confirmation du soupçon précédent, le sang ingurgité se décolorant par la digestion intestinale). D'après Kalm, Rolander et Acrelius, ces tiques se tiennent tout l'été dans les bois, sur les buissons et les plantes, mais plus particulièrement sur les feuilles sèches, tombées l'année précédente, et dont tout le terrain est jonché (exactement comme nos *tiques*, ou *poux des bois* et *puces malignes, Acarus reduvius* Lin (659) ; et ces mites y sont en si grande abondance, que dès qu'on s'assied sur quelque tronc d'arbre abattu, on en a bientôt ses habits et le corps tout couverts. Malheur à ceux qui marchent pieds nus dans les champs ! On ne commence à en sentir les morsures que lorsque la moitié du corps de l'insecte est engagée dans la chair : la place enfle ; une vive démangeaison s'y fait sentir ; il s'y forme une ampoule de la grosseur d'un pois. C'est alors qu'il est difficile de s'en défaire ; car la mite rompt plutôt que de lâcher prise : la tête et les pattes restent en place, et y produisent une inflammation. Après s'être gorgées de sang, elles se détachent d'elles-mêmes, et vont cuver leur sang ailleurs. D'après Ulloa, ces tiques se seraient fabriqué, sous la peau qu'elles viennent de percer, un nid d'une tunique blanche et déliée, qui aurait la figure d'une perle, et dans le sein de

laquelle la mite aurait déposé ses œufs (nous retrouvons bien ici la vésicule de la femelle figurée par Turpin (650), et les grosses vésicules de Swartz (652) ; mais de Geer fait judicieusement observer qu'Ulloa a dû prendre, pour la perle et le nid dont il parle, la mite même dans son état de réplétion. Enfin, de Geer ajoute que les mites ont la peau si dure et si coriace, qu'on a de la peine à les écraser ; il termine en déduisant, de ces témoignages oculaires et de ses propres observations, que les mites américaines ont beaucoup de conformité avec celles qui, en Europe, s'attachent aux chiens et aux moutons.

656. Le *nigua*, le *tom* ou *tunga*, la *pique*, *chique*, *chegoes*, le *Pulex penetrans* de Linné, et le *Pulex minimus* de Catesby, ne sont donc que tout autant de dénominations de la tique, que Linné avait désignée déjà sous le nom d'*Acarus americanus;* c'est notre *tique* du chien dont les ravages et les dimensions sont, comme nous l'avons dit de la vipère et des serpents, en raison de l'élévation de la température (480).

657. Le *Pulex penetrans* doit donc être rayé de nos catalogues, comme une méprise qui y a trop longtemps figuré. Mais, il est juste de le faire remarquer, dans les éditions subséquentes de son *Système*, Linné conçut des doutes sur la réalité de son *Pulex penetrans;* car on trouve en note (je cite d'après l'édition posthume de 1788), tome 1, page 1022 du *Systema naturæ*, la phrase dubitative suivante : *An* Catesby *pulex*, Brownei *acarus*, Rolander *Pediculus ricinoides, verè specie differant? Dijudicent itaque Americani, cujus sit generis et utrùm una aut plures species.* Cette note est un aveu, mais non une réparation complète ; et Linné, depuis le travail de de Geer, quoiqu'il ne le cite pas, était plus convaincu de sa méprise qu'il n'a ici l'air de l'être. Ses éditeurs ont fini par supprimer la note ; Fabricius, à qui elle devait tracer le chemin, ne s'en est pas aperçu ; et le *Pulex penetrans*, qui, aux yeux de Linné, pouvait tout aussi bien être un acare, ou un pou qu'une puce, a conservé sa place usurpée, dans nos catalogues et nos dictionnaires qui se copient tous ; partout il a conservé son rang spécifique de *pulex*. Pour compléter ces citations d'histoire naturelle par une citation médicale, nous ajouterons, en terminant, que Sauvages, s'étayant du

témoignage du docteur Virgile, qui lui répétait son Linné et son Catesby, commence la description de la maladie, qu'il désigne sous le nom systématique de *malis americana* (chique) (*), par ces mots : *insectum* chique *verus est pulex colore, magnitudine et figurâ*; et là-dessus il débite toute la description d'Ulloa et de Catesby. Tous les auteurs les plus récents de nosologie ont copié Sauvages, quand ils ont eu occasion de s'occuper des maladies exotiques, ce dont ils s'occupent bien rarement de nos jours. Plus haut, Sauvages, par un double emploi dont il est coutumier, avait érigé en une maladie distincte, sous le nom de *malis pratensis*, l'effet des piqûres *des bêtes rouges des savanes*, qui ne sont encore qu'un synonyme de la chique (**).

α. Synonymie de la tique d'Amérique (*Acarus americanus* Lin. et *Pulex penetrans* du même).

658. Quand on a fait un écart aussi grand que Catesby et Linné, en prenant une *tique* pour une *puce*, et cela sur une mauvaise figure et sur quelques mots équivoques de comparaison, on doit s'attendre qu'on n'a pas dû s'épargner des écarts plus faciles, en prenant les acares pour des poux, ou d'autres acares, et les différents âges du même acare, ou ses diverses situations, pour tout autant d'espèces différentes. Cela sera plus facile à comprendre, pour ceux qui voudront s'assurer, de leurs propres yeux, que les classificateurs de profession n'ont pas pris la peine d'examiner un seul acare par eux-mêmes, et qu'ils n'ont écrit leurs phrases spécifiques et dénommé l'insecte, que sur les figures, tantôt d'un auteur, tantôt d'un autre. Or les auteurs ne dessinent qu'une fois et sous un seul jour ces petits insectes ; si un autre auteur se prend à les dessiner sous un autre jour, et avec quelques modifications dues à l'âge, à la réplétion et à la position, ou même au point de vue différent, et qui soit cause d'une illusion microscopique, laquelle allonge ou raccourcisse d'autant l'objet observé, le classificateur, qui va vite, et qui du reste n'est pas fâché d'attacher son nom à une création nominale nouvelle, le classificateur y trouve un poil de plus, une teinte moins

(*) Sauvages, *Nosologia meth.*, tom. 5, chap. 10, pag. 420, édit. lat. de 1763.
(**) *Ibid.*, pag. 424.

foncée, un corps plus grêle ou plus arrondi, une taille plus forte ; en
faut-il davantage pour avoir une espèce nouvelle, que, pendant cent
ans peut-être, on ne cherchera pas à vérifier et à soumettre à un
nouvel examen ? Linné ne s'y était pas pris autrement : Gmelin, son
continuateur, et Fabricius, son successeur pour la spécialité des insectes, ont renchéri sur l'exemple du maître ; et puis enfin, quand
des créations spécifiques on passa à l'ambition des créations génériques, Latreille fit en France, pour les genres, ce que Linné et Fabricius avaient fait pour les espèces ; d'un trait de plume, il fondait
un genre sur un simple oubli du dessinateur ; et Lamarck, ce vaste
penseur, se fiant, pour les observations de détail, à des travailleurs
qui n'étaient pas de sa force, Lamarck se fit petit, afin de ne pas
trop rebuter ces petits esprits, si dangereux à toutes les époques de
despotisme ; il adopta leurs termes, pour donner un passe-port à ses
grands aperçus. De là est venu que le groupe des acaridiens, parmi
les insectes, est un chaos de méprises, de doubles emplois, qui sembleraient faire croire que le classificateur n'a pas même relu sa
copie ; nous allons tenter de le débrouiller.

659. La tique américaine des régions tropicales ne diffère pas de
notre tique européenne, d'une autre manière que notre tique euro-
ropéenne différerait d'elle-même, si on la transportait en Amérique ;
sous ce climat de feu, elle acquerrait une activité plus vive ; elle
deviendrait plus vorace, et partant atteindrait à de plus grandes proportions ; on pourrait prendre son gros ventre pour son nid, tant il
y enflerait. D'un autre côté, la grosse tique d'Amérique se réduirait
aux proportions de notre tique, si on la transportait dans nos climats.
Mais les régions tropicales font le tour du globe, et ne s'arrêtent pas
seulement sur le centre de l'Amérique ; l'Afrique, l'Asie et ses grands
archipels ont aussi leur zone intertropicale. Dans ces diverses régions, notre tique doit prendre les dimensions et l'aspect accessoire
de la *tique américaine*, de la prétendue *puce pénétrante* de Linné.
Que fera l'observateur qui retrouvera la tique dans ces contrées ?
Comme elle n'aura rien à ses yeux de ce qui caractérise la puce, et
qu'il n'y verra pas tout ce que marque la phrase spécifique de l'*acarus* américain, il la désignera sous un nouveau nom et comme une
nouvelle espèce. On ne se conduit pas autrement quand on voyage
pour enrichir nos collections ; et c'est précisément ce qui est arrivé.

La *tique* trouvée en Egypte est devenue l'*Acarus œgyptius;* dans les Indes et sur les bords du Gange, l'*Acarus indus*, sous la plume de Linné. En Norwége, l'*acarus* a été *Ac. sanguisugus* Fabric.; à Leipsick, *Acarus leipsiensis* Fabric.; à Cayenne, *A. cayennensis;* en Espagne, *A. hispanus;* il devient l'*Acarus baccarum*, lorsqu'on la trouve, en Europe, sur les baies du groseillier. Quand le dessinateur a vu les pattes plus transparentes, et partant plus pâles, la tique a pris le nom d'*Acarus pallipes*. Que dis-je? sous la plume et le crayon de Pallas, ce grand observateur pourtant, l'*Acarus americanus* de Linné a pris le nom d'*Acarus aureolatus* (*), parce que l'auteur, fixant plus spécialement la carapace que l'abdomen, qui n'était pas repu, aura mieux distingué qu'un autre sa couleur d'or. *Americana species, dit-il, perelegans, et formâ corporis depressâ, corii duritie,* PER QUAM SIMILIS ACARO, *nepæformem quem vocat Scopoli* (**); *quem ipse olim in Hercyniis montibus aliquoties, sub lapidibus, torpidum inveni, quique inter acaros europæos giganteus quasi est :* « Espèce fort élégante, déprimée, coriace, fort semblable à l'acare que Scopoli nomme *nepæformis* (en forme de crabe), que j'ai trouvé, dit Pallas, moi-même dans la forêt Noire, engourdi sous les pierres, et qui est le géant de nos acares d'Europe. » De cette dernière, Pallas fait une espèce nouvelle sous le nom d'*Acarus grossus* (***). A Surinam, il fait de l'*Acarus holosericeus* (599) son *Acarus araneodes*. Trouve-t-on la tique sur l'éléphant, elle devient, par droit d'accession, l'*Acarus elephantinus* Lin. Il y a plus : dans les systèmes de Linné et de Fabricius, les *acarus* deviennent des poux, comme ils étaient puces; tel est le *Pediculus ricinoides* de Fabricius. (*Spec. ins.*, tome 2, page 477, n° 3; 1781 ; et Gmelin, *Syst. nat.*, tome 2, n° 5017, 5.)

660. Afin de mettre cette légèreté de détermination, pour ainsi dire, en tableau synoptique, il nous suffira de placer en regard, sur trois colonnes, trois des espèces décrites par Gmelin et Fabricius : ce sera la meilleure manière de faire ressortir leur identité, et la valeur des autres :

(*) *Spicileg. zoologicum*, fasc. 9, tab. 3, fig. 10, pag. 40; 1772.

(**) *Entom. Carn.*, pag. 590.

(***) *Spicileg. zoologic.*, fasc. 9, pag. 45, tab. 5, fig. 12. L'acarus, fig. 10, est la *tique* à jeun. La fig. 12 est la même tique repue.

Acarus sanguisugus. Gmel., *Syst.*	Pediculus ricinoides. Gmelin, *Ibid.*, et Fab.	Pulex penetrans. Lin., Gmel. et Fabric.
Abdomine posteriùs crenato, scutello ovato, subfulvo, rostro tripartito.	Abdomine orbiculato, lineâ albâ, scutello trilobo, rostro albo.	Proboscide corporis longitudine, Lin.
Jatecubu, Margr., 245.		*Acarus fuscus, sub cute nidulans, proboscide acutiori*, Brown, Jamaic., 418.
Nota. Habitat in Americâ, sanguinem in tibiis obambulantium hauriens, vix extrahendus, pedibus anticis, ad exortum, spinis brevibus munitis (Rolander).	Nota. Habitat in Americâ, obambulantium pedes intrans, sanguinemque hauriens, in iis ova deponens, et ulcera maligna caussans, rufescens, rostro cylindrico longo, subtùs hamulis armato (Rolander).	Nota. Habitat in Americâ, pedes hominum intrans, ova deponens, cacoethem et sœpè mortem caussat (Fabricius).

Les mots semblent différer quelquefois d'une phrase à l'autre, mais partout les idées sont les mêmes. Le *proboscide* du *pulex* de Linné, qui copie la description de l'*acarus* de Brown, tout en adoptant le nom du *pulex* de Catesby, revient au *rostro cylindrico longo* du *Pediculus ricinoides* de Rolander.

Si l'on ne se fiait qu'aux mots, on serait peu porté à croire que deux insectes, dont l'un a l'*abdomen posteriùs crenatum* (*Acarus sanguisugus*), et l'autre l'*abdomen orbiculatum* (*Acarus ricinoides*), sont pourtant identiques spécifiquement; mais en observant sur la nature, on s'assure que ces deux différences ne résident que dans l'état de réplétion de l'un et de jeûne de l'autre, et dans une certaine illusion d'optique qui fait que les bords d'un insecte mou, observé par transparence, paraissent crénelés.

Les *scutellum trilobum* de l'*Acarus ricinoides*, et *ovatum* de l'*Acarus sanguisugus*, ne sont encore que des différences de point de vue; antérieurement le scutellum paraît toujours trilobé, quand on peut voir l'insertion de la tête et des deux pattes antérieures. Nous avons évalué plus haut (571) l'importance de la différence signalée par ces mots *rostrum tripartitum* et *rostrum integrum*. Le *rostrum album* aurait été *rostrum rubrum*, selon la manière d'éclairer le microscope.

En un mot, les autres différences ne sont que des oublis et des lacunes ; car nous ne trouvons pas, dans l'une des trois descriptions, un seul mot que l'observation directe n'autorise à transporter dans l'autre ; et quant aux trois *notes*, les termes en sont presque identiques.

Pour compléter la critique, remarquez que Gmelin donne, pour synonyme, à son *Acarus sanguisugus*, le *jatecubu* de Margraw, qui est une des dénominations indigènes de la *chique*, c'est-à-dire, de l'insecte que Linné classait dans les *pulex*.

661. Faisons subir la même épreuve à un certain nombre d'autres acares inscrits, comme tout autant d'espèces différentes, dans nos catalogues, en ayant soin de placer en regard, dans un tableau synoptique, les expressions concordantes de leurs phrases spécifiques, et l'on restera convaincu que la tique (*Acarus reduvius*) n'a qu'à changer de climats, pour former tout autant d'espèces nouvelles ; et elle n'a qu'à se présenter jeune ou vieille, repue ou à jeun, à tel ou tel observateur, pour se classer dans trois genres différents. Nous la dépouillerons de tous ses titres empruntés, parce qu'il nous importe, en nosologie, de préciser les vrais caractères d'un insecte morbipare aussi terrible pour l'homme que l'est celui dont nous venons de nous occuper. Seulement ne perdons pas de vue que, quand l'acare en est réduit à sa carapace et à son plastron, qu'il est à jeun enfin. sa forme générale, ainsi que sa coloration, sont toutes différentes de l'époque où, par la réplétion. son abdomen, blanc comme la perle, a pris une extension démesurée, qui peut atteindre jusqu'à la grosseur d'une fève ou d'une cerise, mais plus généralement jusqu'à celle d'un pois. En général, le classificateur a devant les yeux les phrases des auteurs, et non les objets à décrire. Son étude comparative se fait sur des mots et non sur des choses, sur des différences nominales et non sur des caractères distinctifs. Il note comme spécifique et essentiel tout ce que l'observation a négligé de noter comme étant de peu d'importance à ses yeux. Ainsi, sur un simple oubli de l'un des descripteurs, un autre crée un genre ou une espèce.

ACARUS.

Elephantinus Lin. (*In Indiâ.*)	*Orbicularis depressus.*	*Lividus.*	*Maculâ baseos ovatâ, nigrâ* (1).	(1) Il décrit la tache sans parler de la marge.
Ægyptius Lin. (*In Ægypto.*)	*Obovatus.*	*Niger.*	*Margine albo* (2).	(2) Il décrit la marge sans parler de la tache.
Americanus Lin. (*In Americæ bobus.*)	*Obovatus.*	*Rubicundus.*	*Scutello geniculisque albis* (5).	(5) A l'égard des autres, il n'a pas parlé des geniculi.
Ricinus Lin. (*In Europæ bobus et canibus.*)	*Globoso-ovatus.*	. . . .	*Maculâ baseos rotundâ, antennis* (4) *clavatis.* Lin. *Abdomine anticè maculâ ovatâ, fuscâ, nitente.* Geoffroy (5).	(4) Les antennes sont les mêmes chez tous les autres : ce sont des palpes. (5) Geoffroy complète ce qui manque à Linné. *Voy.* notre pl. 5, fig. 5 (614).
Lineatus Fabric. (*In Americâ.*)	*Ovatus.*	*Ferrugineus.*	*Lineis duabus undatis albis, puncta duo parva super anum* (6).	(6) Fabricius a calqué ces deux différences sur les dessins des iconographes; sans ces dessins, sa phrase est inintelligible.
Indus Fabric. (*In Indiis orient.*)	*Ovalis.*	*Ferrugineus.*	*Maculâ baseos albatâ.*	
Undatus Fabric. (*In Novâ Hollandiâ.*)	*Orbiculatus.*	*Ater, caput obscurè ferrugineum.*	*Lateribus undato-albidis* (7), *puncto nigro* (8), *maculâ albâ magnâ in medio.*	(7) Traduction de *margine albo* (2). (8) Traduction de *maculâ fuscâ* (5) et de *puncta duo parva super anum* (6); on n'en voit qu'un de profil.

β. Effets morbides de l'invasion de la tique exotique ou chique (*Acarus americanus, ægyptiacus, elephantinus*, etc. : *Pulex penetrans*).

662. Les tiques, avons-nous dit, sont venimeuses (569) ; ce sont des parasites qui empoisonnent la plaie qu'ils ouvrent, et qui s'y attachent pour longtemps ; mais nous avons aussi fait observer que le venin des animaux augmente en malignité avec l'élévation de température, et par conséquent en raison de leur propre voracité. Dans nos climats, la tique est engourdie pendant la majeure partie de l'année ; elle est inoffensive par la température de 15° centigrades ; c'est dans la saison caniculaire qu'elle se jette sur les animaux avec le plus de furie, et qu'elle produit alors les maladies les plus graves, surtout chez les paysans, qui, allant nu-pieds et en chemise dans les champs infestés, offrent partant plus de prise à l'acare. La tique s'enfonce alors dans les chairs et y produit un *phlegmon*, d'une nature plus ou moins maligne, selon que la médication vient plus ou moins à temps en modifier les progrès. Que sera-ce si cette furie s'attache à nos chairs, sous les tropiques, avec ce besoin de se nourrir, de se développer, de vivre, et de procréer, qu'imprime à tous les organes l'influence de ce climat de feu ? le corps de l'animal envahi pourra n'être bientôt plus qu'une vaste plaie, qu'une incessante déformation.

663. Tous les observateurs oculaires ont remarqué que l'insecte, une fois attaché aux chairs, ne peut plus en être retiré forcément et d'une manière mécanique : il faut qu'il tombe de lui-même, pour que la plaie ne s'envenime pas davantage, ou bien qu'on le tue en le piquant avec une épingle, qu'on lui fasse lâcher prise en l'agaçant. Mais tant qu'il reste, la fièvre augmente, par le poison que l'acare distille dans le torrent de la circulation (618) ; les tissus se tuméfient et se déforment par le travail de ce petit artisan ; les chairs se gangrènent ensuite par la décomposition des liquides stagnants dans les cavités que s'y creuse l'acare, à moins que de prompts secours ne viennent à temps au-devant de ce fléau ; les membres se désarticulent, comme les chairs se résolvent ; et la mort arrive, quand l'insecte n'a plus rien à ravager.

664. Si l'acare est parvenu à un âge et à des dimensions qui permettent de le reconnaître à l'œil nu, et d'en suivre les mouvements et la marche, on oublie presque tous les symptômes de la maladie, pour porter toute son attention sur l'insecte qui en est l'auteur ; le

malade a la *chique*; et le médecin dépose la plume, pour laisser tout le soin du traitement aux bonnes femmes de l'habitation, qui soignent le malade avec des pommades aromatisées ou à la pointe d'une épingle (médicalement ou chirurgicalement). Dans le cadre de nos nosologies, il n'y a plus de place pour une maladie dont on connaît l'auteur.

Mais admettons que l'acare en soit encore à l'âge qui le rend inapercevable à l'œil nu; qu'il se glisse dans les chairs, sans être soupçonné de personne; en voyant ce mal, dont la cause échappe, se disséminer sur la peau, en taches prurigineuses ou lancinantes, qui s'enflent en pustules, déforment les membres, jettent le trouble dans toutes les fonctions par l'infection du liquide circulatoire, et la difformité dans tous les organes envahis; mal hideux à voir, dangereux à traiter, qui se communique par les soins qu'on y apporte, qui finit par résoudre les chairs en sanie, et faire tomber les membres qu'il avait déformés; le nosologiste alors reprend son empire; la maladie passe des notions vulgaires dans les notions savantes, en raison de ce qu'on en connaît moins la source et l'origine; et la *chique* peut prendre alors, selon qu'elle est décrite à son début ou à sa fin, par tel ou tel observateur, à la suite de telle ou telle médication qui en arrête plus ou moins à temps les ravages, la *chique* peut prendre, dis-je, les noms d'*éléphantiasis des Arabes*, en Égypte et dans la zone torride de l'Afrique; de *mal des Barbades* ou *jambe des Barbades*, aux îles de ce nom; *mal de Cayenne*, à Cayenne; de *pian, piano* ou *yaws* (*frambœsia*), en Guinée, à la Jamaïque, à Saint-Domingue, au Brésil; et dans nos climats plus tempérés, elle s'arrêtera aux caractères de la *puce maligne* de la Bourgogne moderne (640): à ceux de l'*ergotisme* ou *chute des membres*, du *mal mort* (*malum mortuum*) de la France et même de l'Europe du moyen âge; du *bouton d'Alep* ou de la *peste*, dès que l'insecte en sera venu à empoisonner la plaie et puis à y empoisonner son dard : là commence la contagion pestilentielle.

665. Remarquez que la durée de la maladie dépendra de la marche plus ou moins rapide des effets que nous venons de signaler, et que la marche des effets de décomposition est en raison de l'élévation de température; en sorte que, dans un climat tempéré, et par suite de la reproduction indéfinie des acares, par suite de leurs incessantes et progressives générations, le mal pourra durer plusieurs années,

et produire des déformations de toutes les espèces et de toutes les dimensions. Si ces rapprochements ont échappé à tous les médecins qui sont allés étudier sur les lieux ces diverses maladies, il ne faut l'attribuer qu'à l'ignorance où ils étaient de la langue indigène : car ces idées n'ont pas toujours échappé à la sagacité des créoles et des nègres, ces observateurs qui sont en même temps les victimes. Je causais un jour avec une créole de la Pointe-à-Pitre (Guadeloupe) sur les ravages de la *chique :* dès la première parole, elle me répondit que cet insecte causait dans les Antilles le *mal des Barbades* et l'*éléphantiasis*. Les pauvres nègres, à la vue d'une tumeur et de certains caractères qui leur sont familiers, reconnaissent ce qu'ils appellent le *mama pian*, la *mère du pian* (*) : expression naïve, qui traduit fort bien tout ce qu'Ulloa, Oviedo, Thévet, Catesby ont si mal dit de leur *Pulex nidulans*. C'est, en effet, de ce point animé, de cette métropole de la contagion, que partent, comme tout autant de colonies morbides, les petits auteurs de si graves maux.

666. La *chique* des Antilles n'exercerait plus d'aussi affreux ravages, dans le Canada ou les États-Unis, aux îles Malouines, au cap d'Espérance, en Europe, et encore moins en Norwége, en Laponie et en Sibérie. Cependant, une fois que l'insecte s'est attaché à un homme, sous ces climats brûlants, il n'en continue pas moins l'œuvre de ses premiers ravages durant la traversée. Feu M. Lebailly Grainville, qui avait été longtemps procureur du roi à la Guadeloupe, me citait l'exemple d'un imprudent qui, ayant voulu importer en Europe, tout vivant, un sujet si tristement intéressant d'études, avait trouvé fort simple de s'inoculer la *chique* dans la cuisse. L'infortuné en mourut pendant la traversée ; car il ne manqua pas sans doute de se mettre au régime, comme on le faisait alors, ce dont l'insecte devait parfaitement bien se trouver. Quand on s'est vu la jambe couverte de nos rougets, *Acarus autumnalis* L. (605), on peut concevoir, par ces nombreuses pustules enflammées, ce qu'il en aviendrait, si la scène se passait aux Antilles.

667. Dans les effets morbides de la tique, on doit distinguer deux

(*) Le pian commence, à la vérité, par un petit bouton rouge qui est bientôt suivi de plusieurs autres, lesquels offrent, par leurs petites bosselures rouges, l'aspect d'une framboise mûre, d'où lui vient le nom de *frambæsia*. Mais la *chique* produit des tumeurs analogues ; et, du reste, à la seconde période, le pian perd entièrement ce caractère, et se confond dès lors avec l'*éléphantiasis*.

catégories : en effet, 1° la tique produit d'abord une tendance anomale au développement dans les chairs, dont sa tarière perfore et met en communication mutuelle les cellules ; l'accouplement insolite des diverses paires de spires des diverses cellules perforées, et leur commerce adultérin doit nécessairement donner lieu à des produits organisés d'une forme nouvelle. Si l'on parvient à étouffer l'insecte, et à lui faire un tombeau de sa plaie, à cette période, le malade sera à la vérité soulagé ; mais la partie envahie de son corps conservera la déformation qu'elle aura acquise. Cette déformation n'est. en effet, qu'une déviation du développement ; et le développement des tissus ne passe pas comme une maladie. Le malade une fois guéri n'en conservera pas moins sa jambe énorme et bosselée. son *scrotum* descendant jusqu'aux talons, sa face cachée sous des *fanons* de toutes les dimensions, son pied transformé, en apparence, en patte d'éléphant. etc.. selon que le lieu d'élection de l'acare aura été la jambe. le scrotum, la face, le pied, etc. 2° Si l'on néglige d'abord la maladie. ou qu'on applique au mal une médication plutôt capable d'en favoriser que d'en arrêter les progrès, l'acare, continuant ses ravages, détruit lui-même, en les empoisonnant, les tissus dont il avait d'abord provoqué le développement ; son travail incessant. sous l'influence surtout d'une température putride. résout en pus et en ichor corrosif les chairs dont sa piqûre avait d'abord fait tout autant d'organes. La gangrène achève de détruire ce qu'une piqûre avait produit.

668. Cependant. comme les acares ne sont pas, parmi les insectes morbipares, les seuls capables de procréer de nouveaux tissus, en s'attachant aux chairs. il faut s'attendre à rencontrer. dans la pratique, des productions éléphantiasiques qui soient précédées et suivies de symptômes différents. Nous aurons plus d'une fois, dans le cours de cet ouvrage, l'occasion de revenir sur ce dernier point de vue.

669. Ces notions préliminaires une fois bien conçues, que l'on place comparativement, et sur tout autant de colonnes, les diverses descriptions. données par les auteurs. des maladies dont nous venons d'indiquer l'analogie ; et de cette manière, on ne manquera pas d'en constater la complète identité : car les mêmes effets ne sauraient découler de causes différentes. Je crois devoir joindre ici le spécimen d'un tel tableau synoptique, où j'ai résumé les caractères principaux que les auteurs ont assignés à la même maladie, qu'ils ont décrite sous des noms différents.

TABLEAU SYNONYMIQUE

DES EFFETS MORBIDES DE LA TIQUE OU CHIQUE.

EFFETS MORBIDES de la CHIQUE, *Pique, nigua, tom, etc. Pulex penetrans* L.)	MAL des BARBADES, *Jambe des Barbades.*	MAL ROUGE de CAYENNE.	PIAN, Yaws, FRAMBÆSIA.	ELEPHANTIASIS des GRECS ET DES ARABES.	PUCE MALIGNE de BOURGOGNE. *Ergotisme.*	MAL DE LA BAIE de SAINT-PABOL. *Mal de chicot, mal des éboulements.*	ANDRUM et PÉRICAL *d'Amboine, de Ceylan, du Japon.*
La *chique* peut s'attacher à toutes les parties du corps; elle préfère les parties nues, et surtout les jambes et les pieds, qu'elle déforme peu à peu. 1º Petit bouton d'abord, autour duquel ne tardent pas à en pulluler bien d'autres. Déformation croissante des tissus envahis.	1º Déformation de l'une des jambes, avec inflammation et phlyctènes érysipelateuses; Commençant par un petit bouton qui ne tarde pas à pulluler et à produire culture.	1º Déformation tuberculeuse des extrémités, commençant par une tumeur qui s'étend de proche en proche.	1º Déformation commençant par un phlegmon, qui imite quelquefois une framboise, laquelle fait bientôt place à une déformation plus étendue du membre envahi, et ensuite de tout le corps.	1º La jambe devient monstrueuse, avec chicots hideux; le scrotum peut atteindre le volume d'une grosse courge. La peau se gerce, les doigts des pieds sont gonflés et déformés.	1º Pustule au bras, au visage, et aux parties dénudées, qui se propage de proche en proche par une tuméfaction de tout le membre affecté, et se résout en une sanie ichoreuse.	1º Les mots *chicot* et *éboulements*, empruntés à l'art vétérinaire, indiquent assez son analogie. Aphtes à la bouche, qui rongent la langue; ulcères à la peau; exostoses, carie; intumescence des parties affectées.	Le *périeal* est une intumescence éléphantiasique du pied. L'*andrum*, c'est l'intumescence éléphantiasique du *scrotum.* Les symptômes sont les mêmes que dans les autres colonnes.
2º Perte d'appétit, stupeur, fièvre qui redouble le soir. Démangeaisons, prurit, douleurs de plus en plus vives, et quelquefois ostéocopes. Gangrène, chute des membres.	2º Perte d'appétit, céphalalgie violente, fièvre et frisson sur les 4 à 5 heures du soir. Délire, coma, douleurs vives, lancinantes et ostéocopes. Suppuration. On est sauvé, si la gangrène ne survient pas.	2º Somnolence, inappétence, nausées, fièvres et frissons. Douleurs vives et lancinantes dans les chairs, lancinantes dans les os.	2º Langueur, faiblesse, inappétence, fièvre avec redoublement le soir. Douleurs vives et lancinantes dans les membres et les articulations.	2º Insomnie, langueur, inappétence; misanthropie, fièvre et frisson le soir, au début. Chute des membres.	2º Langueur inexprimable, frisson à l'intérieur, chaleur brûlante à la peau, le soir surtout; douleurs vives, lancinantes, ostéocopes; chute des membres.	2º Langueur, céphalalgie, soif ardente; fièvre nocturne; douleurs ostéocopes; chute du nez, du voile du palais, et des membres.	

670. Nous aurions pu joindre, avec un égal avantage, à cette synonymie, le *senki* du Japon, la *lubri-sulcium* d'Irlande, le *mal de Crimée* ou *lèpre des Cosaques*, la *lèpre du Holstein*, le *radesyge* des Norwégiens, l'*amboynse pocken* des Moluques, le *sibbens* d'Écosse, et l'étrange maladie qui, depuis 1844, ravage la population française du golfe de Saint-Laurent, dont le *Montreal Courrier* donne la description dans son numéro d'avril 1844, maladie qui a les plus grands rapports avec la lèpre du dix-septième siècle, etc.; car on a suivi, à l'égard des effets morbides de la *tique* ou *chique*, le même système de classification qu'à l'égard de ses caractères spécifiques (661); les maux qu'elle produit ont pris un nom différent, selon les divers climats et, sans aucun doute, selon les divers observateurs.

671. L'anatomie des déformations ou déviations de développement produites par la chique présentera des modifications de structure, qui varieront, en raison des organes, membres et tissus envahis. Les tissus, en effet, reproduisant leur type, comme les individus, il arrivera que l'aponévrose, sous l'influence créatrice de la piqûre de la chique, prendra un développement aponévrotique, squirreux, blanc, peu riche en réseau vasculaire ; que le muscle, au contraire, placé dans la même condition, se développera en une masse charnue, vasculaire, à fibres élastiques, un peu contractiles, et traversée de nerfs et de vaisseaux ; que le nerf piqué et envahi par la chique grossira et se tuméfiera en une masse encéphaloïde, plus riche en vascularités incolores et lymphatiques (149) qu'en vaisseaux sanguins ; et si, enfin, l'os est à son tour attaqué dans ses cartilages et ses tissus extérieurs mais à contexture poreuse, il en surgira une déformation qui pourra participer des deux natures de déviation précédentes ; ce sera une exostose ou superfétation de l'os, un nouvel os de surcroît dans la charpente osseuse, ayant sa partie dure et sa portion spongieuse, sa table et son diploé, son écorce et sa portion médullaire ; pièce osseuse, dont les complications croîtront en raison de la puissance de la cause créatrice ; organe surnuméraire et parasite qui viendra embarrasser la charpente normale et de son poids et de sa voracité. Ou bien, enfin, si l'insecte envahit cette portion mixte et limitrophe où finit le nerf et où commencent le tendon, le ligament et l'os, la masse nouvelle pourra prendre une texture mixte, qui la rapprochera de la forme d'un os ramolli, ou plutôt d'un môle cérébriforme, d'un tissu encéphaloïde. Si l'on pratique, dans l'intérieur de cette masse,

une coupe selon les divers axes, on aura devant les yeux l'image,
non-seulement des circonvolutions superficielles, mais encore celle
de ces prétendus filets nerveux, de ces gerbes de stries plus blanches
que le reste de la pulpe, et que nous avons démontré (*) n'être que
le profil et la coupe des cloisons cellulaires, dont une masse semblable n'est qu'un emboîtement multiple et indéfini. Nous avons vu
que l'implantation d'un seul œuf d'*acarus* est capable de développer,
sur les membranes externes d'un simple insecte, un filament à spire
et organisé, presque aussi long que le corps de l'insecte envahi (578).
Jugez de ce qu'est en état de produire, en fait de tissus organisés,
le travail incessant et sous-cutané de l'acare lui-même !

Pauvres rois de l'univers, dont un petit ciron vient travailler ainsi
et à sa guise la charpente et toute l'économie, en déformer la symétrie et la beauté; ou composer de toutes pièces des organes de
nouvelle nature, et d'une admirable régularité en eux-mêmes, sur
ce corps où notre bistouri ne sait reproduire que des retranchements,
des soustractions et des cicatrices, et ne peut pas faire naître même
une verrue, qui ne soit un bouton ou un ulcère sanieux.

Spec. 5. *Acarus regetans* (Mite végétative de Géer, *Uropoda regetans* Latreille et Lamk.)
(578), pl. 5, fig. 4, 5, 8 de cet ouvrage.

672. Nous avons déjà donné, avec l'histoire de l'œuf et de l'incubation parasite de l'acare en général, l'histoire de cette espèce, si
bizarre en apparence. Nous n'y revenons que pour compléter la classification et la nomenclature.

L'escarbot et le scarabée (*Hister unicolor* et *Scarabœus rufipes*)
sur lesquels j'ai eu l'occasion d'étudier si souvent, en mai 1840,
l'histoire curieuse de ce développement de l'œuf de la mite, m'offraient
souvent, sur leur corps et à la fois, tous les âges et les deux sexes
de cette famille d'acares : les œufs sessiles, puis pédiculés, encore
clos ou commençant déjà à se fendre en deux valves; ensuite, deux
formes différentes d'acares libres et adultes, mais dont la carapace
et le plastron rappelaient toujours, par la coloration, les petits acares
encore renfermés dans les valves de leur œuf pédiculé; enfin la forme

(*) *Nouv. Syst. de chim. organ.*, tom. 2, § 1617, éd. de 1858.

la plus grosse et la plus trapue (pl. 5, fig. 2 et 6), et qui serait un *leptus* pour les auteurs de l'ancienne nomenclature, à cause de sa première paire de pattes qui ressemblent à des antennes. Mais pêle-mêle, avec cette forme lourde et paresseuse, on en trouvait une autre alerte, agile, peu chargée de ventre, et montée haut sur ses huit longues pattes, que représente la fig. 1, pl. 4. En groupant ensemble toutes ces données, cette dernière forme est nécessairement le mâle, l'autre, fig. 2, pl. 5, en est la femelle. Elles ne diffèrent, en effet, entre elles, que par la taille et quelques proportions ; elles sont identiques par tout le reste. Si l'on confronte cette fig. 1, pl. 5, avec les figures et le texte des auteurs, on trouvera que c'est là l'*Acarus coleoptratorum*, figuré, tome 4, pl. 1, fig. 10-15, par Rœsel qui l'avait observée sur un *Silpha vespillo* (coléoptère enterreur, porte-mort, nécrophore, fossoyeur), et que Latreille et Lamark ont classée dans le genre *gamasus*, sous le nom de *Gamasus coleoptratorum* (gamase des coléoptères). En sorte que l'incubation de notre parasite a formé un genre (*uropoda*) ; que le mâle en occupe un autre (*gamasus*), et la femelle un autre (*Leptus insectorum*). Notre acare mâle m'a offert un caractère qu'il est important de ne pas négliger, et qui est peut-être encore un signe distinctif de son sexe ; c'est la pelote articulée de la paire antérieure de ses pattes, qui se compose d'une tige susceptible de se couder en dedans, pl. 4, fig. 8 *cu*, terminée par une ventouse *v*. en forme de cupule très-évasée et naviculaire. On voit très-bien le jeu de cet organe, quand on tient l'acare emprisonné, entre deux lames de verre, dans une nappe d'albumine liquide.

Spec. 6. Mites aquatiques.

673. 1° *Espèces fluviatiles ou d'eau douce*. Les animaux qui vivent dans les eaux ont aussi leurs parasites du genre mite, qui ont donné lieu, en classification, aux mêmes doubles emplois et méprises que les mites terrestres, selon que l'observateur a eu sous les yeux la mite plus ou moins jeune, à l'état fœtal ou adulte, le mâle ou la femelle. Muller, à lui seul, en a fait une cinquantaine d'espèces, dont il aurait été fort embarrassé de fournir les caractères distinctifs. Latreille et Lamark ont classé ces espèces en trois genres, se fondant sur des différences d'organisation qui n'existent que dans leurs

descriptions génériques. En ne tenant aucun compte de ces distinctions imaginaires, et en appliquant les principes précédents à la tribu aquatique des acaridiens, nous les diviserons en deux espèces principales : l'une analogue à la *tique*, glabre, susceptible de grossir d'une manière démesurée, en se gorgeant de sang, et dont les œufs eux-mêmes sont susceptibles de se développer et de prendre un assez long pédicule, ainsi que l'*uropoda* (672); l'autre, analogue au *Trombidium holosericeum* (599), vêtue d'un velours écarlate comme lui, et présentant comme lui toutes les modifications d'âge, de sexe et de coloration des taches dorsales. Nous nommerons le premier groupe, *Acarus aquaticus*, et l'autre *Trombidium aquaticum*. De Geer, qui avait si bien décrit la circonstance de l'accroissement de l'œuf de la *mite aquatique* (*), n'a pas laissé que de perdre de vue cette particularité de la vie fœtale de cet insecte, en créant sa *mite à queue* (*Acarus caudatus aquaticus*, tome 7, pl. 9, fig. 1); sa mite à queue n'est que la mite aquatique, qui ne s'est pas encore débarrassée des valves de son œuf pédiculé.

Les animaux aquatiques, attaqués à chaque instant par les acares, doivent présenter, toutes choses égales d'ailleurs, les mêmes effets morbides qu'éprouvent les animaux terrestres par l'invasion des tiques de nos bois ; avec cette différence que, dans un milieu semblable et si bon conducteur de calorique, la fièvre ne doit pas se développer, comme chez les animaux qui vivent dans notre milieu aérien. La multiplication des acares doit donc causer des épizooties aquatiques, et des mortalités dont nous avons peine à nous rendre compte, nous à qui il n'est pas donné d'aller étudier de pareilles pestes sur les lieux. Heureusement pour la population des eaux, ainsi que pour toute population à l'état sauvage, les animaux aquatiques savent se débarrasser assez vite de leurs poux, soit par leurs mouvements mécaniques, soit par les antidotes qu'ils trouvent dans le sein des eaux ; ils ont leurs anthelminthiques, leurs condiments préservateurs. Un instinct secret les leur désigne ; et les premiers malaises leur en donnent l'indication thérapeutique.

674. Le docteur Planchon rapporte (**) qu'un marin de Gand fut débarrassé d'une fièvre violente par le vomissement d'une araignée

---

(*) *Voyez* la note de l'alinéa 578.

(**) *Journ. de méd.*, tom. 55, 1781, p. 205.

rouge, analogue à celle des baies. Mais de toutes les circonstances qui se groupent autour de cette observation, nous croyons être en droit de conclure que cette araignée n'était autre que l'*Acarus aquaticus*, dont le malade avait avalé les œufs, en s'abreuvant dans l'eau des canaux et des rivières.

675. 2° *Espèces marines*. Dans une bourriche de *fucus* et de produits marins que M. Nell de Bréauté m'envoya le 16 juin 1844, je rencontrai, vivantes encore, deux espèces d'acares marins que j'ai pris soin de dessiner et de décrire avec soin.

Le premier, pl. 6, fig. 2 (*Acarus elytrophorus* Nob.), a environ un demi-millimètre de long. Il se meut très-lentement, car ses pattes sont courtes et dodues ; il est d'un blanc de nacre, à l'exception du dos sur lequel il porte deux taches opaques, symétriques, séparées, comme deux élytres d'insectes, par une ligne médiane blanche. Ses pattes sont terminées par deux crochets et non par un *ambulacre :* les fonctions aspirantes de l'ambulacre seraient illusoires dans l'eau. Le chaperon cache les palpes et les mandibules.

Le second, pl. 6, fig. 8 (*Acarus coccineus* Nob.), a les pattes très-longues et égales en longueur ; aussi court-il très-vite. Les deux paires antérieures sont dirigées presque parallèlement en avant, et les deux paires postérieures en arrière, disposition propre à la natation ; leur couleur est blanche ; mais le corps est d'un beau carmin. Les deux palpes pressés contre le chaperon sont terminés par un onglet divergent. Le corps seul, du chaperon à l'anus, a un millimètre de long.

Ces acares doivent s'attacher aux branchies des poissons, à la peau des animaux mous, s'introduire dans la coquille des mollusques, et partant ils ne doivent pas épargner l'homme quand ils le rencontrent à leur portée : « On prendrait facilement les poissons, même avec la main, dit Aristote, pendant leur sommeil, sans les poux et les puces de mer qui ne leur laissent pas de trêve, et qui multiplient dans la mer avec une incroyable fécondité. Car dès que le poisson se livre au sommeil, il est envahi d'une multitude innombrable de ces petites bêtes qui le dévorent (liv. 4, chap. 10).

Spec. **7.** *Acarus parasiticus* (Mite parasite de Geer ; *Astoma parasiticum* Latr. et Lamk.)

676. J'ai observé, à la fin de juillet 1841, cette lourde espèce sur

une mouche domestique. Elle est d'un rouge de carmin ; tout son corps ne semble qu'un gros et long ventre, à deux ouvertures, la bouche et l'anus ; quatre paires de très-courtes pattes se cachant sous ce ventre, dans le voisinage de la bouche. Les appareils du rostre, des palpes et des mandibules se trouvant débordés par cet embonpoint, il a paru tout naturel à Latreille de supposer que cette mite en était dépourvue ; or en fallait-il davantage pour en faire un genre nouveau? Cette mite s'attache aux mouches vers l'insertion des ailes, et en dessous, où elle joue le rôle de cueillerons rouges. La mouche sur laquelle je l'ai observée en portait ainsi quatre, dont on n'apercevait que la moitié postérieure ; et elle n'avait pas l'air de se ressentir de leur présence. Je la plaçai sous un verre de montre, où elle était morte deux heures après, sans doute faute d'air, de mouvement et de nourriture. Quelques instants avant sa mort, les quatre *mites* abandonnèrent leur proie ; parce que les parasites, qui vivent aux dépens des êtres pleins de santé et de vie, se hâtent de les abandonner aux premiers symptômes de malaise, d'infortune et de mort. On les voyait remuer lentement leurs courtes pattes, et traîner avec effort leur lourde masse abdominale, distendue et gorgée de sang. Dans cet état, l'acare ressemblait à un gros puceron, moins les antennes, et plus la quatrième paire de pattes.

677. Cet acare n'est certainement qu'un des nombreux états de la tique dépaysée, et qui, dans ses nombreuses émigrations, modifie ses mœurs, ses formes et ses caractères spécifiques, en raison des mœurs et caractères d'organisation des animaux auxquels il s'attache.

Spec. 8. Mite de la farine et du fromage, fig. 13 et 14 de notre pl. 4. *Acarus siro* Lin. et Fabricius.)

678. Toutes les fois qu'une substance végétale ou animale, composée de gluten et d'un élément saccharifiable (farine, pollen des fleurs, cire, laitage, fromage, etc.), vise à la décomposition ammoniacale que je désignerai sous le nom de *caséique*, c'est-à-dire, commence à exhaler une certaine odeur, plus ou moins appréciable, de fromage de Gruyères, elle réunit, dès ce moment, toutes les conditions favorables à la nutrition d'une certaine espèce d'acares dont

nous allons nous occuper. Pour cela il suffit que l'on garde à l'humidité la farine ou le pollen des conifères. La farine plongée dans l'eau ne présente pas les mêmes avantages pour notre insecte, d'abord parce que, dans cette circonstance, elle vise à la fermentation putride, secondement parce que l'acare n'est pas aquatique, et qu'il s'asphyxierait en allant chercher sa nourriture sous une nappe d'eau.

679. Cet insecte, connu depuis les temps les plus reculés (*), parce qu'il est essentiellement domestique, et qu'il est assez visible pour qu'on l'aperçoive marcher, sans qu'on en distingue les formes et les caractères, avait pris le nom d'*acaridien* (ἀκαρίδιον) (**), comme qui dirait atome indivisible, puis celui de *syron* (σύρων) à cause qu'on le confondait déjà avec un autre acare moins inoffensif, qui *sillonne* notre peau (***). Et cette confusion se transmettant traditionnellement jusqu'à une époque plus voisine de la nôtre, ces deux espèces ont également reçu successivement les noms de cirons (par altération de *syro*) en français, de *scirons, rascons, brigands* dans la Savoie, de *mites* en Angleterre d'abord, et puis en France, et de *seuren* en Allemagne (****). Ce n'est que depuis l'invention du microscope qu'on a pris les caractères des deux espèces d'une manière plus positive; et cependant, en dépit du secours de cet instrument, la confusion des deux espèces a continué longtemps après; il n'y a pas quinze ans qu'on la professait encore dans les livres classiques.

680. La première figure est due à Pierre Borel (*****). Imaginez-vous une pomme de terre de Hollande aiguë par les deux bouts, divisée transversalement en sept segments portant deux *yeux* ou bourgeons parallèles sur les premier, quatrième et cinquième segments, et puis armée de chaque côté de quatre pattes roides comme des rames toutes dirigées d'arrière en avant; vous aurez ainsi la première portraiture en date du *ciron* de fromage. Bonanni a copié

(*) Aristote, 5ᵉ *Hist. anim.*, Pollux, Suidas, en ont parlé expressément.

(**) Ὅτι κεῖραι ἀδύνατον, qui dividi non potest.

(***) Ἀπὸ τοῦ σύρδην ἕρπειν, quod tractim sub cute repunt. C'est de ce mot ἕρπειν que les Latins tirèrent le nom de *serpens*, pour désigner les poux et les mites : *serpens* pour *repens* (anagramme de *erpens*). (Voy. Plin., lib. 7, 52 ; Apulée, *Florid.*, 15.) Pline dit : *copia serpentum* (pediculorum) *è corpore ejus erumpente*; et Apulée, *serpentium scabies*.

(****) Les Allemands désignaient, par le mot de *Wheale-Worms*, le ciron de l'homme, et la manière de prendre les mites, par celui de *chasse aux seures*

(*****) *Tractatus de parandis conspiciliis*, 1656.

encore cette figure, dans son ouvrage ci-dessus cité, fig. 110. page 89. *Micrographia curiosa*, 1691. Joblot (*) l'a copiée sur Bonanni.

681. La seconde figure qu'on en ait dessinée au microscope a été obtenue par J.-Fr. Griendel (**) ; détestable et informe griffonnage qui rend l'acare bien moins reconnaissable qu'à l'œil nu ; ayez sous les yeux une pomme de terre *vitelotte* qui commence à germer, par tous ses yeux, dans la cave. faites-la copier à la plume par un enfant qui commence à griffonner, et vous obtiendrez ainsi la figure que Griendel nous donne comme celle de l'acare du fromage. Tortoni (***) crut devoir calquer dans son ouvrage cette merveille micrographique : et le jésuite Bonanni (****) la copia à son tour sur Tortoni.

682. La troisième est due à *Diacinto Cestoni* (Hyacinthe Cestoni), dans la lettre qu'il écrivit à Redi sous le pseudonyme de *Giovan Cosimo Bonomo* (Jean-Cosme Bonhomme), à la date du 18 juillet 1687, et sous le titre de *Osservazioni interno a pellicelli del corpo umano* (Observations sur les vermines du corps humain). Celle-ci, que Bonanni a placée sur le même rang que les deux autres (*loc. cit.*, fig. 112, page 90), commence à être au moins la silhouette du ciron du fromage ; mais elle est encore si confuse, qu'elle n'a pas manqué de faire tomber Linné et Fabricius dans une méprise assez grave ; nous y reviendrons plus bas. Ces figures occupent les chiffres 12 et 14 dans les *Opere di Francesco Redi*, tome 1ᵉʳ ; elles ont été calquées, outre Bonanni, par Baker (*Employement of microscope*).

683. La quatrième figure originale est de Leeuwenhoeck (*****). L'insecte commence à y être un peu plus reconnaissable. Elle se rapproche beaucoup de nos fig. 13 et 14 de notre planche 4. qui représentent le ciron de la farine vu de profil et par l'abdomen. La tête y est bien indécise ; nulle part on n'y aperçoit la trace des antennes ; mais d'après le texte, il paraitrait que Leeuwenhoeck (******)

(*) *Obs. d'hist. naturelle faites avec le microscope*, in-4°, 1754, t. 1, pl. 10.

(**) *Micrographia nova*, 1687. obs. 5, fig. 1.

(***) Lettre à Langmantel, 1686.

(****) *Micrographia curiosa*, 1691. p. 89. fig. 3.

(*****) *Arcan. nat.*, epist. 77. janvier 1694. p. 347, pl. 341. fig. 8-90.

(******) *In D, dit-il, exhibetur caput acari, cujus pars anterior adeó est acuta, licet aliquo*

aurait aperçu quelque chose d'analogue au jeu des mandibules que nous avons décrites sur d'autres acarus (567). L'accouplement des acares y est très-bien figuré et décrit.

684. Enfin, la cinquième et dernière figure du ciron de la farine est devenue fameuse dans les fastes des mystifications académiques; c'est celle que, sur les dessins de Meunier, le docteur Galès a réussi à faire prendre, pendant plus de dix-huit ans, pour l'insecte de la gale. Je l'ai reproduite, comme preuve à l'appui et comme sujet de comparaison, en 1829, dans les *Annales des Sciences d'observation*, tome 2, pl. 12, fig. 5; en 1834, dans mon *Mémoire comparatif* sur l'insecte de la gale, fig. 4, pl. 2: et, en 1838, dans le *Nouveau Système de chimie organique*, deuxième édition, pl. 15, fig. 17. En confrontant ces figures de Meunier avec celles de Leeuwenhoeck et les nôtres, pl. 4, fig. 13 et 14, on remarquera, à l'égard du plastron, une grande différence : Meunier a disposé les huit pattes autour d'un plastron étroit; cela est inexact; le plastron sur notre acare est invisible, il se dérobe à travers la transparence et la blancheur des chairs; et l'insertion des pattes se fait à d'assez grandes distances, ainsi qu'on le voit sur notre fig. 14, pl. 4. Nous ne nous étions jamais si bien aperçu de l'inexactitude du dessin de Meunier, que depuis que nous avons soumis les acares à la révision que nous publions dans cet ouvrage : or tout est important à noter, à l'égard du signalement d'un insecte qui a servi à mystifier tant de savants, sur la simple assertion d'un débutant.

685. Caractères de l'insecte. Le corps en est dodu, blanc comme la neige, hérissé de longs poils blancs et diaphanes, toujours couvert d'une espèce de suint luisant: on n'y distingue ni le plastron ni la carapace d'avec l'abdomen. Le rostre et les huit pattes sont lavés de pourpre et d'une assez grande transparence; les ambulacres peu apparents, non plus que les palpes, que l'animal tient constamment appliqués contre son *rostrum*: les deux paires postérieures de pattes s'insèrent à une assez grande distance des deux antérieures, chaque articulation en est hérissée de petits poils ou piquants. Cet animal pond ses œufs jusque sur le porte-objet du microscope. Il s'accouple à la manière des acares, et reste longtemps accouplé; les petits

modo fissa (ex quâ fissurâ partem aliquam instar linguæ proferri vidi), ut os aptum sit ad musculos carnosos sine ullâ læsione comedendos.

naissent en général avec la quatrième paire de pattes rudimentaire et peu apercevable. Enfin l'acare, qui au premier aspect paraît mou et facile à écraser, n'oppose pas moins une grande résistance à la pression.

686. HABITATION. On le trouve enfariné dans le fromage qui dessèche et vieillit, dans la farine échauffée de toute espèce de céréales, dans les vieux morceaux de cire, dans les appareils amidonnés des fractures, dans les plaies baveuses, c'est-à-dire, dans la sanie qui séjourne trop longtemps et se dessèche autour d'elles, dans nos collections mal entretenues de plantes, d'insectes, et même de coquilles, dans les fissures de nos vieux meubles et de nos lits, d'où il peut se glisser entre nos draps et occasionner souvent, aux pieds et jusqu'aux parties génitales, dont l'odeur l'allèche quelquefois, des prurits insupportables. Partout enfin où il peut se développer un ferment *caséique*, l'acare prend domicile et s'y propage indéfiniment. Seulement à l'ombre des collections, il s'étiole et n'offre pas, sur ses pattes et son museau, la couleur purpurine qu'il prend dans la farine et le fromage. Ainsi étiolé, il a reçu le nom d'*Acarus domesticus* de Geer et Lamk.

Le 21 octobre 1844, M. Nell de Bréauté m'a fait passer un petit flacon contenant la moitié de sa capacité de mites de la farine, que l'on ramassait à la pelle sur le pavé des granges du pays de Caux (et spécialement à la Chapelle, près Longueville). En battant le blé et les avoines, on les trouve par bandes d'un pied de largeur sur deux à cinq millimètres d'épaisseur. Jamais on n'en avait tant vu que cette année, qui, comme on le sait, avait été assez humide ; aussi les grains étaient échauffés. Ces mites grouillaient vivantes, entassées dans ce flacon, et elles y ont vécu encore longtemps se dévorant sans doute les unes les autres. L'espace qu'elles occupaient dans le vase avait trois centimètres de côté, et vingt-cinq millimètres de hauteur, ce qui nous faisait vingt centimètres cubes environ remplis d'acares. Or chacun de ces acares a $\frac{1}{2}$ millimètre de long sur $\frac{1}{3}$ de large et $\frac{1}{10}$ d'épaisseur, c'est-à-dire, $\frac{1}{60}$ de millimètre cube. Ces vingt centimètres cubes renfermaient donc un million deux cent mille mites. Les pesées avant et après que j'ai faites du bocal vide et du bocal plein me donnèrent pour poids de chaque acare $\frac{1}{20}$ de milligramme ; mais je ne les suppose pas exactes. En admettant pour eux une pesanteur spécifique un peu plus grande que celle de l'eau,

chacun d'eux pèserait de $\frac{1}{30}$ à $\frac{1}{60}$ de milligramme. La masse de ces
insectes avait une couleur chocolat qui lui venait de l'alliage du
blanc nacré de leur corps avec le pourpre de leurs pattes ; on aurait
dit de la bourre de soie teinte en marron et légèrement tassée, ou
bien un flocon de duvet de couleur marron.

687. EFFETS MORBIDES DE L'ACARE DE LA FARINE ET DU FROMAGE. Que
cet acare soit dans le cas de pénétrer dans les cavités des organes
béants et ouverts à tout insecte venu, il serait contradictoire dans
les termes de ne pas l'admettre. Un insecte qui se niche dans les
fissures peut bien, s'il en a l'occasion, et qu'il y devine à l'odorat ce
qu'il affectionne, venir s'introduire dans le tuyau auditif et dans les
diverses cavités nasales ou buccales, etc. Si cela se réalise (et ce
sera presque toujours à notre insu), sa présence déterminera dans
tous ces organes le prurit qu'elle occasionne sur notre peau, et ses
mandibules détermineront sur les surfaces internes les développements et les décompositions qui résultent de la piqûre de tout autre
acarus, peut-être d'une manière moins envenimée. Or, qui l'empê-
chera dès lors de pénétrer plus avant, soit par la bouche, soit par
l'anus, dans le canal alimentaire ? Ne peut-il pas y trouver ce qu'il
recherche en fait d'aliments ? Et quant à l'air nécessaire à sa respiration, n'avons-nous pas suffisamment démontré qu'il en faut bien
peu à des êtres si peu grands ? D'un autre côté, des acares qui sont
capables de vivre plongés et ensevelis dans la farine échauffée, ne
sauraient être exposés à s'asphyxier, dans les intestins, à travers les
fèces solides, et encore moins, je pense, dans la capacité des poumons. S'ils peuvent parvenir à y pénétrer, ils peuvent y vivre et y
pulluler. Lorsque le genre d'études auxquelles est consacrée la majeure partie de ce livre aura passé dans le domaine des sciences
d'observation médicale, on s'assurera facilement, par ses propres
yeux, de l'étendue des ravages et des incommodités que l'invasion
de ce *ciron* est dans le cas de faire naître, chez les gens qui usent de
meubles et d'habitations malpropres et tombant de vétusté ; car il
n'est pas un seul de nos organes où ces acares ne puissent élire
domicile ; et les organes qu'ils préfèrent encore sont peut-être les
organes génitaux, surtout ceux de l'autre sexe, où l'on peut concevoir
d'avance tous les genres de désordre que leur multiplication est dans
le cas de produire, à l'insu des observateurs qui n'observent qu'à
l'œil nu.

688. Panarolus (*) publie un cas d'otite qu'il guérit, en injectant dans l'oreille du lait de chèvre, ce qui en fit sortir plusieurs vers semblables en tout à la mite du fromage. Voyez de plus (alin. 527) le cas dont nous avons parlé, d'après Kerckring, dont les figures pourraient bien se rapporter aux *mites* plutôt qu'aux cloportes.

689. Leeuwenhoeck a trouvé la mite du fromage, qu'il appelle *mitjen*, dans les intestins d'un insecte qui nous semble très-bien se rapporter, d'après les figures qu'il en donne, au *Tipula villica* Fabr., et qu'on nomme en Hollande *spek-eter* (pl. 277. fig. 4 et 5, p. 347, *Arcan. nat.*).

690. Dans sa dissertation intitulée *Exanthemata viva* (**), Linné, adoptant l'opinion de notre Le Cat (640), rapporte l'histoire d'une dyssenterie, qui à ses yeux n'était qu'une gale intestinale produite par les *Acarus siro*. « Il y a près de quatre ans, dit Nysander, le rédacteur de *l'Observation et de la thèse inaugurale*, que Rolander notre condisciple, qui logeait dans la maison de notre président (Linné), fut atteint d'une dyssenterie, dont il se guérit avec la rhubarbe et les évacuants. Huit jours après, il tomba de nouveau malade, et se guérit de la même manière ; huit jours plus tard, il fut repris, pour la troisième fois, par la dyssenterie. On chercha en vain la cause de ces rechutes, puisque le malade n'avait pas d'autre nourriture et d'autre manière de vivre que les autres habitants de la maison. En conséquence, notre président conseilla au malade, qui s'adonnait principalement à l'étude de l'entomologie, d'examiner avec soin les matières qu'il rendrait, pour s'assurer si ce cas n'aurait point quelque analogie avec celui de la dyssenterie entomogène que rapporte Bartholin. Le malade, ayant suivi le conseil de notre maître, vint un jour lui apprendre qu'il venait de découvrir, dans sa matière, des milliers d'animalcules qui, après une étude convenable, ne lui avaient paru être que des *acares de la farine*. Perquisition faite avec une certaine exactitude, on découvrit que la cruche en bois dont le malade se servait souvent la nuit, pour s'humecter la bouche, avait une fente externe où se logeaient des myriades de *mites de la farine*, qui s'en échappaient sans doute la nuit, pour entrer dans la bouche du malade et aller y chercher leur alimentation, et pour venir ensuite se tapir dans leur asile pendant le jour. Rolander prit de ces

<hr>

(*) *Iatrologia. Pentec.* 4. obs. 27.
(**) *Amœn. acad.*, tom. 5. p. 97, 1757.

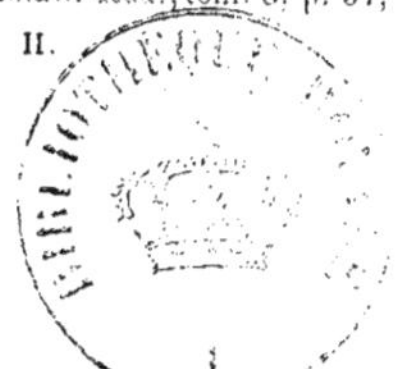

II.

acares, et, par une série d'expériences, il s'assura que ces insectes bravaient les huiles, périssaient par l'esprit-de-vin et par le suc de rhubarbe. La dyssenterie qui tourmente tous les ans le territoire de *Cyinge* en Suède, au temps de la moisson. de même que celle qui sévit dans les camps, pourrait bien, dit Nysander, provenir de la présence des mêmes acares dans le canal intestinal. » L'auteur a perdu de vue la mite qui dévore les insectes morts, et qui pullule dans les collections des amateurs d'entomologie, et dont notre malade n'était certainement pas exempt. Enfin, des insectes friands de chair, de fromage et de farine ne doivent pas, quand l'occasion se présente, épargner celle des animaux vivants et surtout celle de l'homme, le plus friand et le plus grand mangeur de farine et de laitage d'entre tous les animaux : ces insectes sont nocturnes, ils errent autour de nous la nuit, quand ils logent près de nous le jour ; que leur coûte-t-il de s'introduire dans nos cavités splanchniques, par l'ouverture du nez et par la bouche béante de l'homme qui dort sans défense et sans soupçonner le danger d'une telle malpropreté ?

691. Sauvages (*Nosologia systemat.*) a fait une maladie intitulée *pudendagra ab ascaridibus* (faut-il lire *acaridiis?*), douleur prurigineuse que l'on ressent à la vulve et à la verge, avec un sentiment incroyable de chaleur, et qui provient de l'invasion d'ascarides semblables aux vers (faut-il lire *aux mites?*) qui habitent le fromage. Serait-ce la maladie décrite par Delius (*Amœn. acad.*, tome 1, page 541, thèse soutenue par Benj. Scharsius)? A la suite de ce cas, Sauvages fait une autre maladie, sous le nom de *pudendagra pruriens*, d'un prurit des parties naturelles, distinct. dit-il, *ab eâ quam ascarides vulvæ excitant :* en d'autres termes, distinct, parce que, dans ce cas, le hasard lui a dérobé la vue des *ascarides* (je me sers de l'édition latine de Daniel).

La confusion qui règne dans la synonymie de ce passage me paraît provenir d'une erreur du traducteur de Swammerdam, Gaubius. lequel a rendu par le nom d'*acarus* le véritable *ver du fromage*. que Swammerdam avait désigné, en hollandais, par le mot de *kaaswurm* (ver du fromage, larve de la mouche du fromage). Gaubius aura pensé que mite et ver du fromage étaient deux mots synonymes (*) : et Sauvages n'y aura pas regardé de plus près.

(*) Swammerdam publia en hollandais son histoire générale des insectes, en 1669. A sa

Spec. 9 ACARE, MITE ou CIRON DE LA GALE *Acarus scabiei* Lin. et Fabric. ; *Acarus siro* Id. ; *Sarcoptes* Latr.) fig. 17, 18 de notre pl. 6.

692. HISTORIQUE JUSQU'EN 1812. Les observateurs novices et superficiels, et qui mettent l'œil au microscope ou à la loupe pour la première fois, sont assez portés à admettre que ce qu'ils aperçoivent, nul, avant eux, ne l'avait aussi bien aperçu, et que tout ce qui se manifeste à eux est une de leurs découvertes. C'est ce qui est arrivé fréquemment à la plupart de ceux à qui, depuis près de quinze ans, nous avons appris à distinguer l'insecte de la gale de celui de la farine ; on dirait, à les entendre, que la gale est une maladie des derniers temps. Cependant il est certain que, sur le littoral de la Méditerranée, la gale est endémique de temps immémorial ; les descriptions d'Aristote, de Virgile. Caton, Columelle, Varron, Pline, etc., en sont la preuve la plus irréfragable. Or nous savons que les bonnes femmes de la Corse, de la Calabre, de l'Espagne, connaissent très-bien aujourd'hui l'insecte de la gale, qu'elles savent le retirer de la peau au bout d'une épingle, et l'écraser, comme un pou ordinaire, sur l'ongle ; d'où ont-elles appris à le connaître, si ce n'est de la tradition orale, puisque, pendant si longtemps, les médecins n'y ont pas cru, et que les écoles et facultés ont traité si longtemps de chimère l'existence du ciron des galeux? D'un autre côté, les femmes antiques n'avaient pas les yeux plus mauvais que les femmes modernes ; au besoin, les admirables camées dont nous ne pouvons plus découvrir les beautés qu'à l'aide de la loupe, prouvent, je pense, que les anciens, à qui l'usage des verres grossissants était inconnu, avaient meilleure vue que nous (*) : donc l'insecte de la gale n'a pas dû échapper à leur

mort, qui arriva le 27 février 1680, il légua à Thévenot le manuscrit de son *Biblia naturæ*, écrit en hollandais, pour que ce dernier le fit traduire en latin. Ce manuscrit, après avoir passé de main en main, fut recueilli par Boërhaave, qui en confia la traduction latine à Gaubius, et la publia en 1737.

(*) Cicéron, Varron et Pline racontent qu'un certain Strabon, qui voyait distinctement à 135 milles (45 lieues) de distance, avait écrit toute l'*Iliade* d'Homère sur une feuille qui pouvait être contenue dans une noix. Callicrate savait rendre les détails les plus imperceptibles des fourmis et des plus petits animaux. Myrmécides avait sculpté un char à quatre chevaux qu'une mouche était en état de recouvrir de ses ailes. (Cic., *Acad.*, 4 ; Plin., 7, cap. 21, et 36, cap. 3. — Dans le livre 34, ch. 8, Pline rapporte ce dernier fait à Théodore, architecte du labyrinthe de Samos.) La puissance de la vision est en raison de l'intensité de la lumière ; de là vient que les habitants des contrées méridionales distinguent des choses qui passent inaperçues pour les habitants du Nord. D'un autre côté, il me paraît évident

attention. L'ἀκαρίδιον d'Aristote, ou ἄκαρι (679), se rapporte tout aussi bien à la mite de la gale qu'à celle de la farine et de la cire.

693. Mais les doctrines nosogéniques d'Hippocrate, et plus encore celles de Galien, détournèrent l'attention d'un objet de si peu d'importance dans le cadre de leur nosologie ; et quand les facultés survinrent, pour conserver à leur profit l'héritage du système des Grecs. substituant ainsi la foi en une espèce de dogme à l'observation de la nature et à l'expérience des faits, il se fit dès lors un divorce complet entre ce que les docteurs pensaient de la gale, et ce qu'y voyaient les bonnes femmes. Nous avons peut-être des milliers de mémoires *sur la gale*, dont les auteurs ne soupçonnaient pas même l'existence du ciron qui en est l'unique auteur.

694. Cependant. dès 1612. les auteurs du dictionnaire *della Crusca*, ces conservateurs du langage populaire, et partant des idées qu'il représente, avaient consigné la tradition des bonnes femmes à l'article PELLICELLO. *Pellicello*, y disaient-ils, *è un piccolissimo bacolino. il quale si genera a rognosi in pelle in pelle, e rodendo cagiona un acutissimo pizzicore.* Mais cet article n'étant pas signé par des médecins. les facultés n'y prêtèrent pas l'attention la plus légère en Italie.

695. Plus tard, en 1664, Giuseppe Laurenzio (Joseph-Laurent), médecin et littérateur italien, dans son dictionnaire intitulé *Amalthœa*, à l'article ACARUS, disait : *Vermiculus exiguus subcutaneus rodens* (pidicello) ; et à la lettre *T*, TEREDO : « Vermis in ligno nascens ; caries ; item *acarus rodens carnem sub cute* (pidicello) (*). » Il paraît qu'aux yeux des facultés d'alors, le titre de littérateur chez Lau-

---

que les anciens faisaient usage de verres grossissants, dont Sénèque décrit si bien la puissance (*Quæst. natural.*, lib. 1, 6) : « Les lettres, dit-il, si petites et si obscures qu'elles soient, apparaissent bien plus grandes et plus distinctes, quand on les regarde à travers un globe de verre rempli d'eau. Les fruits paraissent plus beaux, quand on les plonge dans un vase de verre : ils grossissent si on les regarde au travers : les astres s'agrandissent à travers le brouillard. L'anneau qu'on jette au fond d'une tasse d'eau paraît être à la surface du liquide ; la rame paraît se briser en entrant dans une eau limpide. On fabrique des miroirs qui grossissent et multiplient les objets. » Comment penser que les artistes microglyphes de cette époque n'aient pas mis à profit ces moyens si bien connus de leur temps. pour exécuter leurs infiniment petits chefs-d'œuvre, et ensuite pour en faire apprécier le mérite au public ?

(*) Je trouve de plus, dans nos dictionnaires français, une maladie, *Asaphat* ou *Azaphat*, qui est donnée comme une grattelle, provenant de la présence des vers entre cuir et chair.

renzio avait effacé l'autorité de celui de médecin ; on ne fit pas plus d'attention à son assertion qu'à l'article des hommes de lettres de la *Crusca*, interprètes sans titres des traditions du pays.

696. Bien avant eux, un homme encyclopédique, Scaliger, en avait touché un mot assez significatif, dès 1580, en regardant le ciron comme la plus petite espèce de poux qui existent sous l'épiderme, où il se creuse comme des galeries.

Ambroise Paré adopte cette opinion en ces termes (*) : « Les cirons sont petits animaux tousjours cachés sous le cuir, sous lequel ils se traisnent, rampent, et le rongent petit à petit, excitant une fascheuse démangeaison et grattelle... Les cirons se doivent tirer avec espingles ou aiguilles ; toutefois il vaut mieux les tuer avec onguents et décoctions faites de choses amères et salées. Le remède prompt est le vinaigre, dans lequel on aura fait bouillir du staphisaigre et sel commun. » On sent, dans ce passage, que cet illustre barbier avait suivi nos armées en Italie, et avait assisté à Marignan ; car il consigne en cet endroit les traditions des bonnes femmes italiennes. Ce passage ne me parait jamais avoir plus fixé l'attention de la faculté de Paris et autres facultés de France, que celui de Scaliger.

697. Cependant les études microscopiques faisaient dès lors irruption dans le domaine de toutes les sciences, et même dans celui de la physiologie nosologique, en dépit des susceptibilités médicales. Mouffet, auteur anglais, rédigea un recueil des plus intéressantes de ces observations, sous le titre de : *Insectorum sivè minimorum animalium theatrum*, ouvrage qui parut à Londres, en latin, en 1634, et en anglais, en 1658. Là (page 266 de l'édition latine) l'auteur exhume les passages des auteurs qui ont parlé avant lui de l'insecte de la gale ; il cite Abinzoar (*), d'après lequel « les *syrons* nommés en arabe *assoalat* et *assoab* sont des petits poux qui rampent sous la peau des mains, des cuisses et des pieds, qui en sortent vivants, quand on écorche la peau, et qui sont si petits, que l'œil peut à peine les apercevoir. » Passage qui pourrait tout aussi bien s'appliquer à la maladie pédiculaire qu'à la gale. Mouffet cite encore Gabucinus, Jean-Phil. Ingrassias, Scaliger et Joubert, médecin français du

---

(*) Livre 20, p. 739, de l'édit. de Buon.

(**) *Ab-ou-Mezzoan Ab-del-Maleck-ben-Zoar*, plus connu sous le nom d'*Abenzoar*, auteur de médecine arabe du douzième siècle.

seizième siècle, oubliant totalement notre Ambroise Paré, qui n'est pas moins explicite que Scaliger et que Joubert. Nous donnons en entier la traduction de son passage : « Les *syrons* sont les plus petits de ces animalcules qui se tiennent cachés constamment sous l'épiderme, sous lequel ils rampent, à la manière des taupes, le rongeant et y excitant le prurit le plus incommode. Ils sont formés d'une matière plus sèche que les morpions (*), qui, faute de viscosité, se divise presque en atomes. Ils naissent quelquefois sur la tête, où ils rongent les racines des cheveux, ce qui les a fait nommer par les Grecs, des teignes, τριχοβρωτους, τριχοτρωκτας, τριχοβορους. Quoi qu'il en soit, l'acare habite sous la peau, surtout des mains, y creuse un sillon sous-cutané (*cuniculum*, un terrier), en y excitant une très-vive démangeaison, surtout lorsqu'on approche du feu les parties envahies. Si on le retire à la pointe de l'aiguille, et qu'on le pose sur l'ongle, on le voit se mouvoir à la chaleur du soleil. Si on cherche à l'écraser, il crève avec bruit, en rendant un virus aqueux. Il est d'une couleur blanche, à l'exception de la tête ; si on le regarde de plus près, il se rembrunit, et offre quelque peu de rouge. On a de la peine à concevoir comment un si petit animalcule, qui n'a presque pas de pieds pour marcher, puisse se tracer de si longs sillons sous la peau. Il n'est pas inutile de faire observer que ces syrons n'habitent pas dans les pustules elles-mêmes de la gale, mais tout auprès ; car il est de leur nature de vivre non loin de l'humeur aqueuse qui est rassemblée dans la vésicule et dans la pustule, et de périr, dès que la vésicule est desséchée et que son liquide a été réabsorbé. » Mouffet ne paraît pas avoir étudié l'insecte au microscope ; il ne publie du reste aucune figure.

698. En 1657, Hauptmann (**), l'un des auteurs qui ont le plus fait pour la pathologie animée, a figuré pour la première fois l'acare de la gale, qu'il considère comme l'unique auteur de la maladie ; il le donne pour l'insecte connu par les Allemands sous le nom de *Riethliesen*. Mais les facultés françaises jetèrent l'interdit, comme tout autant d'hérésies, sur toutes ces idées d'histoire naturelle nosologique que Paullini, Hauptmann, Kircher, etc., s'efforçaient d'in-

---

(*) Cette phrase indique que Mouffet avait lu Paré, qui dit, pag. 759, *loc. cit.* : *Les morpions sont engendrés d'une matière plus sèche que les poux... Les cirons sont faits d'une matière sèche, laquelle, par défaut de viscosité, est séparée et divisée comme petits atomes vivants.*

(**) Sur les eaux thermales de Walkensteud, Leipsick, 1657.

troduire dans la science, par la voie des *Éphémérides des curieux de la nature* d'alors. La figure publiée par Hauptmann ne laisse pas que d'être tout à fait méconnaissable ; à cette époque de début, on avait trop à voir pour se donner la peine de bien voir.

699. En 1682, Etmuller (*) publie, sous le titre de *Crinons et Comedons*, des figures dont nous donnerons plus bas un spécimen, et qu'on s'est obstiné à prendre pour celles des acares de la gale (**) ; elles ne me semblent autres choses que de ces varus ou petites excroissances sébacées qui surviennent si souvent à la peau, et qu'on extrait par la simple pression. Les figures publiées par cet auteur sont aussi informes que la structure de ces excroissances est variable et indéterminée. La note d'Etmuller n'était rien moins que propre à faire sensation, quand celle d'Hauptmann était passée inaperçue.

Cependant ces diverses publications avaient donné l'éveil à tous ceux qui s'occupaient alors d'études microscopiques ; et le moment ne pouvait pas tarder à survenir, où un amateur indépendant (car ce sont ceux-là qui innovent) prendrait cette question à cœur et éluciderait ce point encore contesté.

700. En 1687, parut une lettre adressée *al signor Redi, gentilnomo aretino*, et intitulée : *Osservazioni intorno a pellicelli del corpo umano* (Observations sur les vermines du corps humain) ; elle était signée par un certain *Giovan Cosimo Bonomo* (Jean Cosme Bonhomme), pseudonyme de *Diacinto Cestoni*, apothicaire à Livourne, qui, treize ans plus tard (1710), dans une nouvelle lettre adressée cette fois à Vallisnieri, crut devoir ne plus garder l'anonyme, et signa en toutes lettres son vrai nom (***). Ces deux lettres renferment,

(*) *Acta eruditorum leipsiens.*, ann. 1682, p. 517, tab. 17 EEE.

(**) Andry me paraît surtout avoir accrédité cette opinion, par ce qu'il en dit, p. 129, tome 1, de son livre *de la Génération des vers dans le corps de l'homme*, où il donne les trois figures d'Etmuller, comme celles de l'acarus de la gale.

(***) Cestoni crut devoir garder l'anonyme, dans la lettre qu'il écrivit à Redi, parce que les vérités qu'il allait mettre au jour heurtaient de front les doctrines médicales de cette époque, et qu'Hyacinthe Cestoni était pharmacien de son état à Livourne. Que devenaient, en effet, les humeurs de Galien, s'il devait prouver que la gale, au lieu d'être le produit d'une humeur âcre et mélancolique, était tout bonnement l'effet morbide du parasitisme d'un insecte ? Cependant ce fait était de la plus évidente vérité aux yeux de Cestoni. Que faire alors pour l'aventurer dans la science ? l'écrire à Redi, qui était le séculier le plus révolutionnaire du temps en fait de médecine, mais l'écrire sans se compromettre, comme

sur l'insecte et l'étiologie de la gale, des choses fort judicieuses,
dont nous avons eu plus d'une occasion de vérifier toute l'exactitude.

je m'y prends moi-même. Voilà pourquoi Cestoni se couvrit d'un pseudonyme, qui lui
servit d'éditeur responsable contre les malédictions et les anathèmes des facultés, ces pa-
pesses intolérantes de la science : il prit donc les nom et prénoms d'un certain *Gioran Cosimo
Bonomo*, que personne n'avait ni vu ni connu. Plus tard, et après que la lettre eut produit
tout son effet, que le péché était trop vieux pour qu'il ne jouit pas du bénéfice de la pres-
cription pénale, et que, d'un autre côté, il s'aperçut que sa lettre avait fait un assez beau
chemin dans la carrière des honneurs, Cestoni oublia les intérêts de son officine pour ceux
de sa gloire, et, devenu en vieillissant plus chatouilleux que d'habitude en l'endroit de la
vanité d'auteur, il se prit enfin, le 15 janvier 1710, à écrire une deuxième lettre à Antoine
Vallisnieri, pour se restituer à lui-même ce que, treize ans auparavant, il avait faussement
attribué à un assemblage de nom et de prénoms qui n'avaient sur la terre aucun représentant. Cette lettre a été reproduite, à la suite de l'autre, dans les *Œuvres complètes de Redi*,
imprimées à Naples en 1788. t. 1er, p. 145-156 (*Opere di Francesco Redi, gentiluomo aretino*,
2e édit. — Ces deux lettres ont été traduites en français dans la collection académique,
t 4 de la partie étrangère, p 574. Le traducteur insiste pour faire remarquer que le nom
de *Bonomo* est le pseudonyme de Cestoni). Là, il déclare que *Giovan Cosimo Bonomo* est un
nom supposé, et que l'auteur de la première lettre se nomme réellement *Diacinto Cestoni*,
pharmacien à Livourne, qui signe en toutes lettres la seconde. La littérature médicale a
fait payer cher cette supercherie à *Diacinto Cestoni*. Les écrivains médecins se copient en
général les uns les autres, et ils ne veulent pas qu'on s'en aperçoive : ils prennent soin,
en conséquence, de ne pas se copier textuellement ; ils modifient l'expression, retournent
la phrase, et lui donnent tantôt plus de concision, tantôt un peu plus de prolixité. Mais
alors, malheur à la vérité, si le premier a bronché le moins du monde contre elle : tous
ceux qui arrivent après trébuchent en renchérissant au faux pas, et l'erreur s'allonge d'autant à chaque copie nouvelle.

On ne saurait s'imaginer à combien de genres de tournures de phrases la circonstance
que nous venons d'expliquer, avec une certaine lucidité, a donné lieu depuis près d'une
vingtaine d'années. Pour tous, Bonomo est un personnage bien distinct de Cestoni ; pour
quelques-uns, c'est un plagiaire de Bonomo ; et afin de nous borner à deux citations seulement :

. Le plus philologue des médecins, M. Dezeimeris (article *Gale* du *Dictionnaire de médecine*,
article qu'il a reproduit en entier dans un recueil philologique in-8o), faisant l'historique
de la gale, s'exprime de la sorte : « En 1687, Jo. Cosmo Bonomi (lisez *Giovano Cosimo
Bonomo*), s'appropriant les expériences de *Cinelli* et de *Cestoni*, donna, dans une lettre
adressée à Redi, une description plus soignée et plus complète de l'*acarus* de la gale, accompagnée de figures qui ont été souvent copiées depuis (*Osservaz. intorno a pellicoli* (lisez
pellicelli) *del corpo umano*, Florence, 1687, in-4o. — *Lett. donati a Jos. Lanzoni in Misc.
ac. nat. cur.*, déc. 11, ann. 1691, app., p. 55, et *Trans. philos.*). » Les *Œuvres complètes
de Redi*, tom 1, auraient mieux figuré dans ces citations, que les *Actes des curieux* ou les
Transactions philosophiques.

Le plus philologue des académiciens savants de l'Institut, M. Ducrotay de Blainville, dans
un rapport qu'il fit à l'Institut, sur la résurrection de l'insecte de la gale, rapport dont le
jeune Renucci a reproduit l'historique dans sa thèse inaugurale (576), nous dit que le docteur *Bonomo* essaya de vérifier l'assertion contenue au mot *Pellicelli*, du *Dict. de la Crusca*,
aidé par Hyacintho (lisez *Diacinto*) *Cestoni*, apothicaire à Livourne.

Ces deux citations nous dispensent des autres.

mais qui ont été tellement perdues de vue par l'enseignement des
facultés, qu'elles ont aujourd'hui encore tout leur air de nouveauté.
Ce fut l'article *Pellicello* du dictionnaire *della Crusca* qui suggéra à
Cestoni l'idée de s'occuper plus spécialement de l'étude des galeux
(*rognosi*). Là, après avoir persiflé l'opinion des classiques, qui font
dériver la gale (*rogna*), les uns, tels que Galien, d'une humeur mélancolique, les autres, tels qu'Avicenne, du sang ; puis Silvius Dela-
boe qui en rejette la faute sur un acide mordant, évaporé du sang ;
puis Van Helmont qui en trouve la cause dans son principe fermen-
tescible (*), etc., Cestoni assure que, pour lui, la gale n'est autre
chose que l'effet de la morsure prurigineuse et constante faite sous
la peau de notre corps, par les petits *bacolini* (cirons) ; d'où il arrive
que la lymphe ou la sérosité venant à transsuder par cette petite
ouverture de la peau, pour y former cette ampoule de liquide, et ces
petits cirons continuant leur érosion accoutumée, le malade est forcé
de se gratter, et fait empirer le mal et le prurit en se grattant, ajoutant ainsi à l'œuvre incommode et importune du ciron, et crevant
non-seulement les ampoules pleines d'eau, mais encore les vaisseaux
gorgés de sang ; ce qui détermine des pustules, des éruptions papu-
leuses, des croûtes et autres produits dégoûtants. Et il ne faut pas
s'étonner que la gale se communique par les draps, le linge, les habits, les gants, et autres effets qui ont servi aux galeux, puisqu'il
peut rester quelque ciron aventuré dans ces effets divers. Il ne me
semble pas non plus impossible de comprendre, ajoute Cestoni, la
raison pour laquelle on guérit de la gale, au moyen des huiles essentielles, des bains, des frictions avec les sels, le soufre, le vitriol, le
mercure doux ou sublimé et précipité, et autres substances de ce
genre, corrosives et pénétrantes, qui toutes sont capables d'atteindre et de tuer les cirons jusque dans leurs repaires les plus cachés,
et dans les labyrinthes qu'ils se creusent sous la peau ; ce qu'on
n'obtiendrait pas en se grattant, encore qu'on s'écorchât la chair ;
parce que les cirons ont la peau si dure, qu'ils résistent facilement
à toutes les médications internes que les médecins donnent aux
galeux à prendre par la bouche ; car, après avoir fait le plus long
usage de ces médicaments internes, il n'en devient pas moins finale-
ment d'une absolue nécessité de recourir aux onguents et aux fric-

(*) Nous donnerons plus bas le persiflage de Van Helmont sur les théories de Galien.

tions, si l'on veut arriver à une guérison complète. Et même dans la pratique on voit bien des fois qu'un galeux, après s'être frotté d'onguents, parait au bout de dix à douze jours totalement guéri ; et avec tout cela bientôt sa gale vient à refleurir de plus belle ; cela n'a rien d'étonnant dans notre théorie, vu que l'onguent n'aura fait qu'attaquer les enveloppes de l'œuf du ciron incrusté, pour ainsi dire, dans le nid de la peau, ce qui n'aura pas empêché le petit ciron de naître et de faire revivre le mal..... Là, dit-il, en terminant son premier écrit, j'avais pensé de terminer l'étrange paradoxe de cette lettre.

Dans sa deuxième lettre, celle qu'il adressa plus tard à Valisnieri, Cestoni s'exprime plus hardiment, car sa découverte avait alors treize ans de date, elle avait mûri ; aussi en revendique-t-il la gloire, sous son véritable nom, et sans crainte de se compromettre avec la faculté ; il parle ici avec autorité : « Les médicaments internes, y dit-il, ceux que les médecins donnent aux galeux à prendre par la bouche, ne servent absolument à rien, et ne sont bons, à proprement parler, qu'à engraisser les charlatans. » (Cestoni se sert du mot *speziale*, les spécialités.)

La première lettre était accompagnée d'une planche, sur laquelle l'auteur, outre des larves de pilulaires et autres coléoptères, ainsi que des insectes parfaits du *cerambix* et d'un *scarabæus*, a représenté comparativement l'insecte de la gale et celui du fromage, mais l'un et l'autre d'une manière si grossière, si informe, qu'il n'est pas étonnant que Linné, qui ne calquait sa phrase que sur les figures de Cestoni, ait cru devoir réunir en une seule espèce ces deux sortes d'acarus ; non pas que les figures de l'un ne diffèrent grandement de celles de l'autre, mais parce que, dans cette confusion de traits qui dénotent une observation dans l'enfance, on est fort embarrassé de traduire, avec des mots systématiques, les différences des unes et des autres ; on s'imagine malgré soi que la différence qu'on est prêt à signaler dans celle-ci est un oubli du dessinateur chez celle-là, d'autant plus que les deux figures que Cestoni consacre à l'acare des galeux offrent entre elles d'assez graves différences. Quoi qu'il en soit, ces figures si défectueuses firent foi pendant longtemps ; Richard Mead les copia dans les *Transactions philosophiques*, ann. 1775, n° 283, et Baker, dans son *Employement of microscope* (Traité du microscope mis à la portée de tout le monde), pag. 193, pl. 15, fig. *a, b*.

Nous avons calqué ses figures de l'insecte de la gale publiées par Cestoni et les auteurs précédents, en 1829, dans les *Annales des sciences d'observation*, tome 2, pl. 12, fig. 1 (*). Nous reproduisons ici l'une de ces figures de Cestoni.

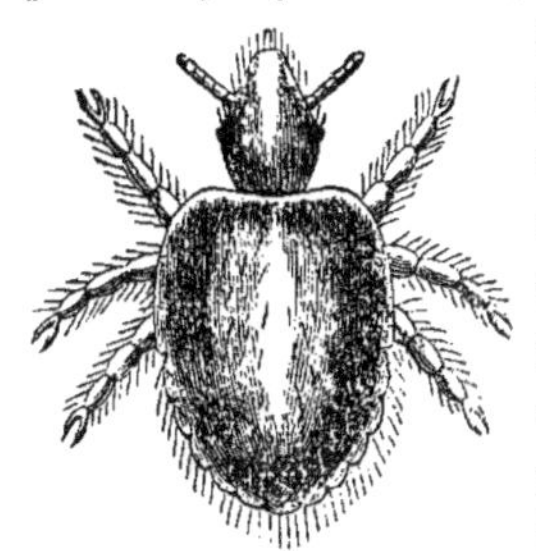

701. En 1691, dans un ouvrage de compilation qu'il crut devoir intituler *Micrographia curiosa*, le P. Bonanni, de la société de Jésus, reproduisit à son tour les figures de Cestoni; mais en même temps il en publiait, en son nom, une autre destinée, disait-il, à représenter un insecte que lui avait envoyé, du collége Romain, le P. Antonio Baldigiani, lequel l'aurait trouvé sous l'épiderme d'une petite tumeur survenue au visage d'un jeune élève de ce collége. Mais, j'en demande pardon à la mémoire du P. Baldigiani, l'insecte qu'il avait surpris au visage d'un de ses jeunes élèves n'est rien moins qu'un acare de la gale; c'est tout simplement, ou plutôt tout honteusement, le *pou du pubis*, le *morpion*, qui s'échappe souvent de ces régions pudiques, et remonte, comme le rouge, jusqu'au front; nous en donnons ici la figure. Il y a plus, c'est que la figure de Bonanni n'est encore que le calque de celle qu'en avait publiée Redi, dans son ouvrage de 1668, que Bonanni entreprit si malheureusement de réfuter en 1691 (**); Redi l'avait même intitulé en toute lettre *pou du pubis* en italien. En confrontant son livre avec ceux de ses devanciers, je me suis assuré que Bonanni le micrographe aimait mieux copier des dessins déjà parus, que de dessiner d'après

---

(*) Et nous les avons reproduites, dans les mêmes intentions, dans notre *Mémoire comparatif sur l'insecte de la gale*, 1834.

(**) En 1668, Redi fit paraître un ouvrage intitulé : *Experienze intorno alla generazione degl' insetti, fatte dal signor Francesco Redi, e da lui scritte in una lettera al signor Carlo Dati*, avec planches; ouvrage dont la traduction latine parut à Amsterdam en 1671, et en 1686, in-24. Là, Redi démontrait que les générations spontanées étaient une chimère, et que les plus petits insectes provenaient d'un œuf, ce dont Linné, plus tard, fit l'axiome suivant: *Omne animal ex ovo*. En 1684, Redi publia un nouveau recueil d'expériences sur le même sujet, intitulé: *Osservazioni di Francesco Redi, agli animali viventi negli animali viventi*, in-4°, dont la traduction latine parut également à Amsterdam. C'est à ces deux ouvrages, et principalement au dernier, que le P. Bonanni, mathématicien et littérateur assez habile, eut le tort de répondre par une dissertation latine, dont le titre est

nature. Il emprunte la fig. 115, qui est celle de l'acare de la gale, à
Cestoni ; les fig. 110, 111, 112, qui sont celles de l'acare de la farine,
à Etmuller, qui, lui-même, les avait empruntées à Borel, Griendel,
Tortoni, etc. ; celles du varus sébacé au même Etmuller, et le pou
du pubis à Redi ; en sorte que ce bon père Bonanni ne doit compter
que pour mémoire au rang des micrographes de l'insecte de la gale
(680, 681, 682).

702. Linné en était réduit à ces renseignements, en rédigeant son
Systema naturæ : et comme il avait peu de temps à perdre, pour discuter les textes, et qu'il préférait décrire sur figures, et que malheureusement les figures de Cestoni, les seules qui existassent alors de
l'insecte de la gale, ne lui offraient pas un seul caractère susceptible
d'être traduit aphoristiquement, on le vit changer d'idée dans les diverses éditions de son livre, distinguer ou confondre, dans une même
acception spécifique, la mite de la farine (678) et celle de la gale (692) ;
et Fabricius, qui suivait Linné pied à pied dans tout ce qui concer-
nait les espèces, se conformait à son tour aux variations du maître,
ainsi que nous l'avons déjà fait observer (657).

Dans ses premières éditions, Linné distinguait l'*Acarus siro* (mite
de la farine) de son *Acarus scabiei*, duquel il se contentait de dire :
sirone multo minor ; puis il faisait deux espèces de mites pour la gale,
l'une pour l'homme (*Acarus scabiei*) et l'autre pour les animaux
(*Acarus exulcerans*, ajoutant dubitativement *an satis distinctus ab
acaro scabiei*). Fabricius répétait ces doutes et les enregistrait ; jusqu'à ce qu'enfin, jetant le manche après la cognée de ces recherches
philologiques, il se décide à réunir les trois sous le même nom, avec
un luxe de citations synonymiques synoptiquement présentées, et qui
ne semblent plus laisser de place à une nouvelle révision ; le tout y
est arrêté et passé en forme de chose jugée. Dans son *Systema en-*

emprunté à celui de Redi : *de Animalibus viventibus in rebus non viventibus*, dissertation
que l'on trouve à la suite de sa *Micrographia curiosa*. L'auteur y défend avec éloquence,
mais avec l'aide de l'érudition seulement, la possibilité des générations spontanées. Les deux
ouvrages principaux de Redi ont été traduits en français, avec ce que sa correspondance
renferme de plus intéressant, dans la *Collection académique*, tom. 4 de la partie étrangère
ou 1ᵉʳ de l'*Histoire naturelle*. On trouve là également, pag. 574, la traduction, avec figures,
des deux lettres de Cestoni (700). Le traducteur a soin de faire observer que le nom de
Bonomo, signataire de la première, est le pseudonyme de celui de *Cestoni*, signataire de la
seconde.

tomologiæ, éd. 1775, pag. 805, et plus tard dans le *Mantissa*, éd. 1787, il arrange les choses de la manière suivante :

Acarus siro.

Pedibus quatuor posticis longissimis, femoribus capiteque ferrugineis, abdomine setoso. Linn., *Syst. nat.*, 2, 1024, 15. *Fauna suec.*, 1947.

Farinæ.	*Scabiei.*
Blank., *Ins.*, tab. 14, fig. 4 B.	Schenk, *Obs.*, 676.
Lederm., *Micr.*, 68, tab. 55, fig. 2.	Bonan., *Micr.*, 115.
Leeuwenh., *Epist.*, 77, tab. 370, 9, 10.	*Act. angl.*, 285.
Rivin, *Prurit.*, 18, fig. D. E. E.	Rivin, *Prurit.*, 18, fig. A. B.
Ac. cur. nat., dec. 2, ann. 10, app. 54.	*Act. lips.*, 1682, pag. 519.
	Geoff., *Ins.*, 2, 612, 2.

N. B. Habitat in caseo et farinâ diutiùs asservatis, cutem hominis rugas secutus penetr.t, vesiculam et titillationem excitat. Caussam, nec symptoma morbi esse, evincunt observata analogia cum galiis, contagium et cura.

Dans la phrase spécifique de Linné, on ne trouve pas un mot qui convienne réellement à l'insecte de la gale : il suffira pour s'en convaincre de confronter ce texte avec les figures que nous donnerons plus bas. Dans la synonymie de Fabricius, toutes les dates sont confondues ; les auteurs originaux, tels que Cestoni, sont passés sous silence, et les plagiaires en occupent le rang. Il n'y a de bien traduit, sous forme d'aphorisme, que ce qu'il dit de l'étiologie de la gale. « L'insecte est la cause, et non le symptôme de la maladie, ce que prouvent l'analogie des boutons avec les gales des végétaux, la nature contagieuse du mal et la manière de le guérir. » Cette phrase vaut à elle seule une longue thèse : elle résume toute la page 96 de la thèse (*Exanthemata viva*) que Nysander avait soutenue, le 25 juin 1757, sous la présidence de Linné (*). « D'après Nysander, ce n'est pas dans la pustule elle-même qu'il faut rechercher l'acare ; il s'en retire au loin : on le découvre en suivant la ride de la peau qui vient de la pustule. Il ne fait que déposer ses œufs dans la pustule ; et nous les

---

(*) *Amœnit. academicar.*, t. 5, diss. 82. On cite en général Linné comme l'auteur de toutes les thèses qui composent le recueil des *Aménités* ; l'on a tort : car on y trouve souvent des opinions contradictoires. Linné n'a fait, en publiant ce recueil, que ce que Haller avait fait de son côté, en recueillant les meilleures thèses qui étaient parvenues à sa connaissance ; Linné se contenta de publier les meilleures de celles que ses élèves soutenaient sous sa présidence. Pour en prendre un exemple qui a un rapport direct à notre sujet, je rappellerai que, dans sa thèse sur *la Gale des brebis* tome 4, p. 185 des *Aménités*, thèse 58, 1754, Isaac Palmérus, qui la soutenait, n'avait pas dit un mot de l'*Acarus scabici*, dont parle si longuement ici Nysander. Linné était l'âme, mais non l'auteur exclusif de toutes ces productions.

propageons et les disséminons en nous grattant, la nature prévoyante nous forçant à ce soin. » Plus haut, il avait dit que l'on n'avait qu'à le tirer avec une épingle d'une maculature placée sur le côté des pustules, et à peine visible à l'œil nu, et qu'en le plaçant sur l'ongle, il était facile à chacun de s'assurer de sa présence ; que si on le réchauffe et qu'on se le place sur la peau, il rampe bientôt en se dérobant à notre vue, il suit les rides de la peau jusqu'à ce qu'à force de fouiller comme une taupe, il se soit glissé sous l'épiderme, où il se creuse un terrier (*cuniculos*). Enfin il ne trouve pas la moindre différence entre cet acare et celui de la farine, quoique ce dernier soit plus fort en couleur. « D'où il arrive, ajoute-t-il, que quand les nourrices emploient la farine du froment, à la place du lycopode ou des fleurs de zinc, pour en saupoudrer les aines ou les aisselles qui se coupent chez le nourrisson, il ne tarde pas à se former en cet endroit une dartre farineuse. Il soutient que l'acare des animaux forme une espèce distincte de la précédente, à cause de ses quatre pattes postérieures qui sont le double plus longues. »

Plus tard, Casal (*), dans la relation de son voyage aux Asturies, décrivit le terrier de l'acare, comme l'avaient fait Cestoni et Nysander.

703. Enfin de Geer eut l'occasion de s'occuper de la question, lui dont la mission était d'observer la nature dans la nature, plutôt que dans les livres : et il ne manqua pas de rétablir, par de bonnes descriptions et des figures suffisantes, quoique imparfaites et incomplètes, la différence spécifique qui distingue la mite de la farine de l'acare des galeux (**). Fabricius ne tint aucun compte de cette démonstration ; son siége était fait ; et il n'en conserva pas moins, dans ses éditions subséquentes, la mite du fromage et de la farine, et la mite des galeux, sous la dénomination commune d'*Acarus siro*.

704. En 1786 Wichmann observe à son tour l'acare de la gale (***) ;

(*) *Hist. nat. et médic. des Asturies*, Madrid, 1762.

(**) *Mém. pour servir à l'histoire des insectes*, 1778, t. 7, pl. 5. Nous avons eu soin de calquer les deux figures de l'insecte de la gale de de Geer, dans les différents écrits ci-dessus cités. Nous en reproduirons une plus bas.

(***) Dans un petit traité en allemand intitulé *Étiologie de la gale*, par Johan.-Ernest Wichmann, in-12. Une deuxième édition parut en 1791 : on la trouve souvent reliée, avec un petit traité sur la maison de travail de Prague, par Guldner, qui confirme ses idées. Guldner a publié aussi des remarques sur la gale, dans la *Bibliothèque germanique méd. chirurg.*

il le décrit avec les plus grands détails, en donne les dessins obtenus
d'après ses propres observations, et reproduit la figure de Cestoni
(701), à côté des siennes. D'après Wichmann, la fig. 1 est celle de

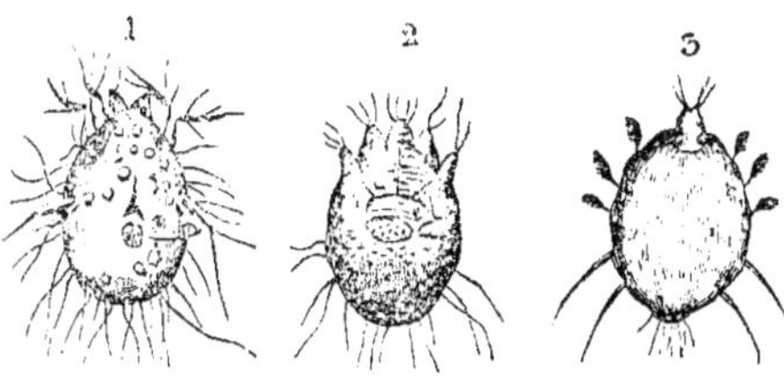

l'*acarus* des bestiaux,
ou *Acarus exulcerans*
Lin.; la fig. 2 est celle
de l'*Acarus scabiei*
Lin., ou acare de la
gale humaine : la fig. 3
est celle que Cestoni a
publiée et dont nous avons parlé plus haut (700). Ces figures sont
plutôt des silhouettes que des portraits; et il serait difficile d'y trouver, à part les contours, quelque chose qui puisse servir de base à
une description spécifique; mais le texte de l'auteur répare le vice
de ces mauvaises figures; et là Wichmann adopte et développe la
théorie de Cestoni, sur la cause de la gale, qui, à ses yeux, est le
produit exclusif de l'acare.

705. En 1788, Jean Hunter assure avoir examiné l'insecte de la
gale, au microscope, sur les galeux de la Jamaïque (*), et trouve
que la figure de Bonomo (700) le représente assez bien.

706. C'est sur ces figures défectueuses de l'acare de la gale humaine
que Latreille, en 1806, composa son genre *sarcopte* (**); et selon
sa méthode (570) il décrivit les caractères de la bouche, que nul
n'avait jamais ni figurée ni vue, et Latreille moins que personne.

707. Vers 1810, Walz (***), vétérinaire allemand, amené par sa
profession à faire une étude particulière de la gale des moutons, em-
brasse également l'opinion de Mouffet, Cestoni, Linné, etc., sur la
cause entomologique de la gale; et il joint à son mémoire une mauvaise description, et de plus mauvaises figures encore de l'insecte de
la gale des moutons, figures qui, malgré l'imperfection du dessin, ne
laissent pas que d'indiquer les plus grandes différences entre cette
espèce et celle de l'homme. Nous en reproduisons deux ici qui ont

(*) *Obs. sur les maladies de l'armée de la Jamaïque*, in-8°, 1788.
(**) *Genera crustaceorum et insectorum*, 1806, t. 1, p. 151-152.
(***) *De la Gale des moutons, de sa nature, de ses causes, et des moyens de la guérir*, traduit
de l'allemand, de G.-H. Walz vétérinaire, in-8°, 1811, chez Huzard, avec une planche.

été calquées sur les dessins de Walz. La fig. 1 serait celle de la femelle

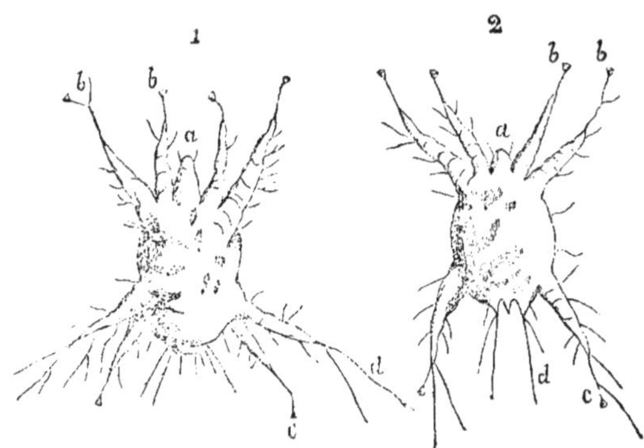

pleine et en train de marcher, vue à un grossissement de 366 fois :
a. le suçoir (*haustellum*) ; *bbbb*. les quatres pattes de devant terminées
par leurs ambulacres ; *c*, les deux pattes de derrière intérieures ; *d*,
les deux pattes de derrière extérieures. La fig. 2 serait celle du mâle
couché sur le dos ; les mêmes lettres y désignent les mêmes organes,
à l'exception de la lettre *d*, organe de copulation. Il serait difficile
de s'imaginer comment un insecte, aussi mou et aussi informe que
le représente le dessin, serait en état de se creuser un terrier sous
la peau.

708. L'existence de l'insecte de la gale était donc admise à cette
époque ; mais cet insecte n'était, aux yeux des médecins, qu'un
accessoire, qu'une légère complication d'une maladie *sui generis* à
laquelle ils donnaient le nom de *gale* : et les nomenclateurs attachaient
si peu d'importance à cet infiniment petit point de doctrine, que les
classificateurs nosologues les plus accrédités, à force de se copier
les uns les autres, plutôt que de recourir aux sources originales,
finissaient par commencer leurs citations, là où il aurait fallu les terminer, et par tomber dans les contradictions les plus manifestes sur
l'étiologie du mal. Dès l'année 1807, Pinel (*) s'exprimait de la manière suivante : « Après une foule de siècles (**), l'objet a été repris

____

(*) *Nosographie philosophique*, 3ᵉ édition, t. 2, p 117.
(**) Qu'on se rappelle que les observations de Moufet avaient, en 1807, cent soixante-
treize ans de date, et celles de Cestoni cent vingt ans (697. 700).

où il fallait le commencer, c'est-à-dire qu'on a examiné au microscope, et qu'on a remonté à la vraie cause du *prurit incommode* qui
fait le vrai caractère de cette maladie. Le fruit de cette recherche a
été la découverte d'un insecte décrit par Moufflet (*sic*) (*Theatrum insectorum*), par Mead (*Philosophical trans.*, ann. 1702), etc. Wichmann en a fait aussi mention dans un ouvrage allemand, publié en
1786, sur l'étiologie de la gale ; on en a donné une notice, avec
figures, dans le journal de médecine de Londres de 1788. Quel moyen
plus sûr de fixer les vraies notions de la gale, sur laquelle les anciens
ont répandu tant de confusion, soit pour la description, soit pour la
différence des dénominations ! L'insecte qu'on a découvert dans les
pustules de la gale est une espèce de ciron(*Acarus scabiei*) ; cette opinion sur la gale a été admise par la plupart des médecins français et
étrangers. Guldner, qui a eu occasion de voir cette maladie sous
toutes ses formes, dans la maison de travail de Prague, a absolument
la même manière de voir. »

On le voit, pour Pinel (et Alibert, plus tard, n'était pas moins
indécis), l'insecte n'est que l'auteur du prurit, et non celui de la
maladie ; aussi, après ces quelques frais d'une érudition bien écourtée,
Pinel n'en décrit-il pas moins les prédispositions et causes occasionnelles de la gale, ses symptômes et ses variétés.

Du reste, comment aurait-on été en droit d'exiger, des médecins
d'alors, des observations spéciales sur l'insecte de la gale, quand les
naturalistes de l'époque, quand Latreille lui-même, le décrivaient,
sans se donner la peine de le voir (706) ? Cependant, il faut l'avouer,
quelques médecins modernes ont cherché à voir de leurs propres
yeux, au lieu d'en croire les auteurs sur parole : mais ils ne furent
pas heureux dans leurs recherches ; et ce qu'un médecin ne voit pas
il le nie, comme si la nature de son diplôme lui conférait la puissance et l'art de voir tout ce que d'autres ont vu. Dès ce moment
l'existence de l'insecte de la gale fut mise en litige ; car, à côté des
témoignages affirmatifs, il s'élevait des témoignages négatifs : ce qui
devenait fort embarrassant pour Latreille, l'auteur du genre *sarcopte*,
qui n'en avait jamais vu un seul individu, et à qui on aurait en vain
demandé de le retrouver sur les galeux des hôpitaux de la capitale.
Un calembour inattendu vint fournir l'occasion de rétablir le règne
du *sarcopte*.

709. Historique de la science a dater de 1812. Dans ses moments

de gaieté, Alibert racontait assez volontiers qu'un de ses élèves, du nom de Galès, ne savait sur quel point de la science il composerait sa thèse. « Composez-la sur la gale, lui dit Alibert, vous y avez des droits par votre nom. » La plaisanterie n'est peut-être pas du meilleur goût, mais elle est devenue classique ; et nous aurions eu tort de ne pas la mentionner, car c'est à elle que nous sommes redevables de la thèse inaugurale que J.-C. Galès de Betbèze, natif du département de la Haute-Garonne, soutint, en 1812, devant la faculté de Paris, sous le titre d'*Essai sur le diagnostic de la gale, sur ses causes*, etc. Pendant près de dix-huit ans cette thèse a fait autorité en histoire naturelle médicale, sur ce point tant débattu. Le jeune auteur d'une observation aussi importante avait soin, dans son travail, de décrire, avec les plus minutieux détails, toutes les précautions qu'il avait prises pour découvrir et réchauffer le précieux insecte. « Je plaçai, dit-il, sous le microscope, dans un verre de montre, une petite goutte d'eau distillée, et dans laquelle je m'assurai préalablement qu'il n'y avait aucun animalcule visible : je délayai dans cette eau, avec la pointe d'une lancette, le fluide exprimé d'un bouton de gale que je venais d'ouvrir ; mais ce fut en vain que je scrutai de l'œil le plus attentif... Le même petit appareil, préparé dans deux autres verres, ne m'offrit rien de plus. J'allais terminer la séance, presque rebuté de mon peu de succès, quand l'idée me vint de remettre sous le microscope et d'examiner de nouveau le fluide contenu dans le premier verre, qui, depuis le moment que je l'avais retiré, était resté exposé à la chaleur du soleil ; je fus agréablement surpris de voir un insecte vivant qui remuait vivement les pattes, cherchait à se dégager de l'espèce de vase où il était embourbé, et qui bientôt, parvenu dans la partie limpide de la liqueur, montra si distinctement toutes ses formes, qu'un des témoins de l'observation (M. Patrix) en dessina sur-le-champ la figure d'une manière très-ressemblante. Je présumai que, paralysé par la fraîcheur de l'eau, le ciron n'avait pu d'abord faire aucun mouvement, pour sortir de la matière purulente où il se trouvait plongé, et qu'il avait eu pour cela besoin d'être ranimé par la chaleur. Dès ce moment j'ai eu soin de faire tiédir, de 20 à 24° centigrades, l'eau dont je me sers dans mes expériences. L'usage de l'eau ainsi tiédie est presque toujours nécessaire, sans considérer si le fluide exprimé du bouton qu'on explore est tout à fait limpide ou plus ou moins purulent.... Une autre précaution à prendre, pour trouver plus sûrement l'insecte, est d'explorer préférablement les plus petits boutons, ceux dont la sérosité est la plus limpide et qui sont le siége de la démangeaison la plus vive. L'insecte s'éloigne de la vésicule, peu de temps après l'avoir produite : il faut le surprendre avant sa retraite.... Parmi plus de quatre cents galeux sur qui j'ai cherché des cirons, il s'en faut bien que j'en aie trouvé sur tous ; au contraire, c'est le plus petit nombre qui m'en a fourni, comme aussi le moindre nombre de pustules sur le même individu. L'habitude a fini par m'apprendre à le distinguer au premier coup d'œil ; j'ai pourtant rencontré nombre de fois de ces insectes vivants, dans des pustules tout à fait purulentes, et même dans des croûtes galeuses, quand le dessous était encore humide. » Nous avons pris soin de transcrire littéralement le texte, pour les besoins de la discussion. Le jeune observateur donnait, comme garants de sa véracité, MM. Leroux, Bosc, Olivier, Duméril, Latreille, Pelletan, Thillaye, Désormeaux, Richerand, Delaporte, Alibert, Dubois : quatre entomologistes, dont l'un même auteur du genre *sarcopte*, sur huit médecins ou chirurgiens qui avaient assisté à ses expériences, et avaient vu le *sarcopte* qu'il extrayait des pustules des galeux. A la thèse se trouve jointe une planche représentant, sous ses diverses faces et à ses divers âges, l'insecte de la gale dessiné par le peintre Meunier, du Muséum d'histoire naturelle. Au sujet de cette planche même, le jeune Galès s'exprime de la sorte : « J'avais d'abord fait faire le dessin et la gravure dans une dimension égale à la grandeur apparente de l'insecte sous le microscope ; c'est à M. Latreille que je suis redevable de l'avoir fait représenter plus en grand et d'une manière plus détaillée. » Or Latreille tenait alors le sceptre de l'entomologie qu'il avait reçu des mains de feu Fabricius ; qui aurait donc osé douter de la véracité d'un auteur, si jeune qu'il fût, qui appuyait son témoignage sur une pareille autorité scientifique ?

710. Cependant un homme qui, sans être l'auteur du genre *sarcopte*, aurait pris la peine de confronter le travail de Galès avec les travaux de ses devanciers sur le chapitre de la gale, un pareil esprit, dis-je, n'aurait pas manqué de remarquer que la thèse inaugurale fourmillait de circonstances en contradiction formelle avec celles qu'ont décrites les auteurs les plus dignes de foi.

711. En effet, 1° d'après Galès, sur près de quatre cents galeux, il avait à peine recueilli un ou deux insectes ; tandis que les bonnes

femmes du midi de l'Europe en recueillent des milliers sur un seul.

2° Galès assure que l'insecte se trouve dans la pustule ; tandis que tous les autres observateurs recommandaient de le tirer, à la pointe d'une aiguille, du terrier que l'on remarque, comme une tache, à côté de la pustule même.

3° Galès, qui cite les figures de de Geer, lequel avait si bien démontré, par des figures passables, l'erreur qu'avait commise Linné, au sujet de l'identité de l'insecte de la farine et de celui du fromage, Galès soutient que la figure de son acare, dessiné par Meunier, se rapporte entièrement, non pas à la figure que de Geer donne de l'*Acarus scabiei*, mais à celle que le même auteur assigne au ciron du fromage et de la farine.

Mais enfin toute la faculté, presque en corps, s'était engagée, dans l'assertion d'un élève ; il ne restait plus qu'à croire et qu'à professer, ce que tout le monde n'est pas disposé à faire dans ce siècle de libre examen. De toutes parts il ne tarda pas à s'élever des doutes, auxquels l'observateur si exercé de l'insecte de la gale n'opposa que le plus imperturbable silence. Il avait fait son affaire d'élève, il faisait son affaire de médecin : il fondait un établissement des maladies de la peau, et pour le traitement de la gale spécialement, sur les assertions de sa thèse inaugurale ; et il ne manquait pas de prôneurs à ce sujet. « Il devient donc de rigueur, pour tout médecin qui se pique d'être au courant de la science, s'écriait, en 1815, Jadelot (*), de n'opposer désormais à la gale que le traitement local et externe ; » et il s'appuyait en cela sur les expériences de Galès à Saint-Louis.

712. Dès 1818, le scrupule commençait pourtant à percer. Lamarck, qui jusque-là s'était contenté de copier Latreille, relègue tout à coup le *sarcopte* dans ses acares, sous le nom d'*Acarus scabiei*, en ajoutant cette note : « Selon les observations du docteur *Gallée* (sic), on trouve, dans les ulcères de la gale, une mite d'une forme différente. Y en aurait-il de diverses espèces ? (*Animaux sans vert.*, tome 5, page 57.)

Dès la même année (**), nous voyons G. Roux, professeur de médecine à l'hôpital d'instruction de Lille, déclarer n'avoir jamais pu parvenir à retrouver l'insecte de la gale, quoiqu'il eût suivi rigou-

---

(*) *Journal général de Méd.* de Sédillot, tome 46, 1815, pag. 388.
(**) *Ibid.*, tome 63, page 401.

reusement tous les procédés indiqués par Galès, et puis par Pihorel (*Dict. des sc. médicales*, art. GALE): et cela quoiqu'il se fît assister par MM. Feron, Charpentier, Jacob, Peuvion, et Judas, pharmacien-major, très-habile aux observations microscopiques, et quoiqu'on fît usage d'un microscope de Charles. Ces résultats négatifs ébranlèrent même la foi jusque-là très-ferme de Pihorel.

En 1821, J.-F.-J. Mouronval (*) publia une brochure dirigée presque en entier, et à bout portant, contre Galès, qu'il soupçonna de quelque hâblerie.

En 1822, Burdin épuisait les railleries sur Galès et son insecte, niant tout à la fois et théorie et traitement (**).

En 1824, Mélier (***) déclare n'avoir jamais pu retrouver le sarcopte, quoique muni d'un excellent microscope de Jecker. Il cite à ce sujet les expériences de Lugol et Biet, qui n'ont pas été plus heureux que lui.

En Italie, Galeotti et Chiarugi, docteurs-médecins de Florence, n'avaient pas été plus heureux.

Et toutes ces dénégations n'ont jamais pu ramener sur l'arène de la démonstration le jeune observateur des bords de la Garonne, pas plus que ses illustres tenants.

Un seul eut le courage de sa conviction ; c'est Alibert, qui n'en continua pas moins à professer, dans ses cours, que l'insecte de la gale n'était pas une chimère ; il en montrait même la figure à ses auditeurs, mais il ne la publia jamais. Or cette figure, qui n'avait pas le moindre rapport avec celle de Galès, n'était autre chose que le double calque des deux figures que de Geer a publiées de l'insecte de la gale. Il y avait là-dessous encore quelque retour vers les habitudes du pays natal, quelque peu du souffle des bords de la Garonne ; car Alibert donnait la première figure de de Geer, celle que nous reproduirons plus bas, pour la figure d'un insecte voisin des punaises, et différent de la mite de la gale. Quoi qu'il en soit, tout s'arrêtait à des images ; et le professeur avait beaucoup de peine de se tirer, par quelques mauvaises plaisanteries, des nombreux défis que l'incrédulité lui portait de toutes parts.

(*) Recherches et observations sur la gale, faites à l'hôpital Saint-Louis, à la clinique de M. Lugol, pendant les années 1819, 1820 et 1821.

(**) *Journal général de Méd.*, tome 81, pag. 1, au sujet du traitement d'Helmerich.

(***) *Ibid.*, tome 88, pag. 25.

Enfin M. Lugol jeta hautement le gant aux partisans du sarcopte de la gale (*); et comme personne ne le ramassait d'une manière franche et positive, et que, d'un autre côté, la direction de mes études me portait déjà à m'occuper plus spécialement de cette question, je me mis à la recherche, dans le silence du cabinet, et sans prendre d'avance parti pour personne ; bien décidé à ne rien publier que lorsque je serais arrivé à l'une ou l'autre démonstration. L'un de mes bons élèves, M. Meynier, alors aide-chirurgien de la marine, me prêta le secours de son obligeance et des ressources de son esprit.

715. Galès ayant avancé que l'insecte se trouvait dans la pustule, M. Meynier m'apporta différentes fois le produit de plus de deux cents pustules de galeux ; et pas une seule fois, malgré l'étude la plus minutieuse, je ne pus rien voir qui eût l'air même de la dépouille d'un *acarus*. Dans le but d'éviter de prendre parti dans une question aussi animée, je me gardai de me rendre moi-même à l'hôpital Saint-Louis. Ayant peut-être aussi une trop bonne idée du talent d'observation de MM. les professeurs, j'étais assez porté à admettre, sur cette première vérification, que si ces messieurs n'avaient rien trouvé dans toutes les recherches sur lesquelles ils basaient leurs dénégations, ce n'était pas leur faute, et qu'il serait difficile peut-être de mieux observer qu'eux. Je pensai qu'avant de procéder de nouveau à l'observation directe, il était plus logique de commencer par aplanir les difficultés d'érudition, et de confronter les témoignages et les figures publiées par les divers observateurs ; en même temps, je fis une étude particulière de l'insecte de la farine et du fromage : et de toutes ces données comparatives, il résulta pour moi la démonstration que la thèse inaugurale de Galès était la plus grande mystification qui ait jamais été enregistrée dans les fastes de la science : que l'auteur avait servi à nos plus illustres savants un plat de son pays, en leur présentant sous le microscope, pour l'acare de la gale, la mite du fromage et de la farine au naturel. Avant de publier la démonstration, il me parut convenable de la mettre en action et en pratique. On m'aurait difficilement cru, si je m'étais contenté

<hr>

(*) Voyez *la Lancette française, Gazette des hôpitaux civils et militaires*, 28 juillet, 1er et 6 août 1829 : M. Lugol proposait une prime de cent écus à qui retrouverait le sarcopte des galeux.

d'écrire. Il me vint dans l'esprit de faire répéter publiquement, à l'hôpital Saint-Louis, les expériences de Galès, telles qu'évidemment, à mes yeux, Galès les avait faites, et de mystifier, comme lui, le monde savant, mais pendant huit jours seulement et dans les intentions les plus honnêtes ; le sang-froid et les ressources d'esprit de M. Meynier me rendaient la chose assez facile. En conséquence, le 3 septembre 1829, à la leçon de M. Lugol, M. Meynier se fit fort de montrer à tous les assistants l'insecte de la gale, et de gagner de la sorte le pari de cent écus proposé par le professeur. Il avait eu la précaution auparavant d'inviter MM. Alibert et Patrix (709) à venir assister à la séance ; mais ces messieurs n'y parurent pas ; la réunion pourtant ne laissa pas que d'être assez nombreuse. On y prit toutes les précautions usitées et de rigueur en pareil cas : l'eau distillée fut déposée sur le porte-objet du microscope, par les mains des plus méfiants ; M. Meynier y délaya du doigt le produit de la sérosité d'une ou deux pustules ; et, ô merveille ! le sarcopte apparut à tous les yeux, aussi complet et aussi brillant que le peintre Meunier du Muséum l'avait représenté sur la planche de la thèse de Galès. Tous les assistants mirent successivement l'œil au microscope, et purent confronter, par eux-mêmes, la nature avec les dessins : l'insecte était ressuscité à la science. M. J. Cloquet, qui l'examina avec la plus grande attention, s'écria : « C'est bien lui, je l'ai vu vingt fois dans ma vie ; c'est bien lui, à ne pas en douter. » L'enjeu de M. Lugol était gagné ; mais les gagnants, avant de sommer le perdant de sa parole, crurent qu'il était de leur devoir de prendre une préalable précaution ; et ils attendirent que j'eusse publié, pour donner le mot de l'énigme, le résultat de mes recherches et de mes observations, ce qui eut lieu par l'insertion de mon article intitulé : *la Gale de l'homme est-elle le produit d'un insecte* (*)? Et à la faveur de cette scène renouvelée de M. Galès, il ne resta plus de doute, dans l'esprit de personne, que l'auteur avait montré l'insecte de la farine pour celui de la gale, et avait mystifié, de la sorte, les plus illustres entomologistes de la France et de l'univers. Dans ce travail, j'établissais que l'insecte figuré par Galès était la *mite de la farine* ; mais que l'on aurait tort de nier pour cela l'existence de l'*acarus des galeux* ; et je pré-

---

(*) *Annales des Sciences d'observation*, tome 2, pag. 446. Cet article, tiré à part, fut distribué à un assez grand nombre d'exemplaires.

disais qu'on le retrouverait un jour, avec toute la livrée que de Geer
lui avait prêtée. En même temps, et pour rendre la démonstration
plus complète, j'avais eu soin de faire graver, sur la planche annexée
à mon travail, toutes les figures de l'insecte de la gale que j'avais
pu trouver alors dans les auteurs, y compris les figures détrônées à
jamais de la thèse de 1812.

714. On va s'attendre que Galès ait voulu, dès ce moment, venger
son talent d'observation, non plus révoqué en doute, mais bien et
dûment convaincu d'imposture ; non : profond silence, pas de réponse, pas le plus léger pourparler ; Galès fit le mort, laissant aux
vivants le soin de défendre sa mémoire. Ce fut son ami Patrix qui
se chargea de ce soin pieux et méritoire ; et il avait en cela un certain intérêt, lui qui est cité, dans la thèse de Galès, comme ayant
dessiné le premier l'insecte trouvé, en 1812, par son jeune cama-
rade ; lui qui avait fait insérer, dans le *Dictionnaire des sciences médicales*, tome 17, les figures *princeps* que, sur l'invitation de Latreille,
Galès avait cru devoir remplacer par les figures de Meunier. Ces dé-
testables figures de l'insecte de la farine, s'il en fut jamais, même
après celles de Griendel, Borel, Tortoni (680), nous avons pris soin,
pour mémoire, de les faire graver (fig. 13) sur la planche 15 du
Nouveau Système de chimie organique, 2e édition, planche qui renferme une certaine collection des figures vraies ou apocryphes de
l'insecte de la gale.

M. Patrix invita donc les savants, par une lettre rendue publique,
à se rendre, le 22 octobre 1829, à l'Hôtel-Dieu, dans l'amphithéâtre, et sous la présidence de M. le baron Dupuytren, se faisant
fort, là, de démontrer, même aux plus incrédules, l'existence de
l'*acarus* des galeux. On pense bien que l'assistance se trouva assez
nombreuse. Là nous trouvâmes M. Patrix, affublé d'un tablier, occupé à disposer une quantité considérable de verres de montre, sur
divers bains de sable aussi vastes que profonds, et qu'échauffait un
calorifère dont le thermomètre réglait la température, précautions
indispensables pour ne pas exposer l'acare à s'engourdir de froid, à
se ratatiner comme une membrane inerte. Mais, chose étonnante
pour nous hommes un tant soit peu réformés, quoique, à cette
époque de coteries de toutes les façons, cela ne parût qu'un tour
adroit et qu'un trait de savoir-faire ! en entrant en séance, nous
reçûmes tous, des mains de M. Patrix, une brochure imprimée qui

était, non pas le *programme* de ce que nous allions voir, mais bien le *procès-verbal* de ce que nous n'avions pas encore vu. C'était même plus que cela, car elle portait en titre : EXTRAIT DE L'ICONOGRAPHIE PATHOLOGIQUE, où elle n'a jamais paru, et en sous-titre : *Nouvelles recherches sur l'insecte de la gale humaine, commencées* À L'HÔTEL-DIEU DE PARIS, DANS L'AMPHITHÉÂTRE DE LA CLINIQUE CHIRURGICALE DE M. LE BARON DUPUYTREN, LE **22** OCTOBRE 1829. Ce *programme-procès-verbal* contenait six pages d'impression, gros caractère, et la planche du *Dictionnaire des sciences médicales* représentant l'insecte que nous étions censés avoir vu, même avant d'entrer. La séance est ouverte : M. Thillaye, qui avait déjà tenu le microscope pour Galès, le tient une seconde fois pour M. Patrix ; et M. Delestre, d'un autre côté, a le crayon levé, pour dessiner le sarcopte et le surprendre sur le fait à sa première apparition, afin d'en faire paraître la figure dans l'*Iconographie pathologique*. On fait avancer les galeux ; on fouille leurs pustules, toujours le nez au vent, pour se méfier de l'odeur de fromage ou de farine ; on attend, on s'impatiente, l'acare ne reparaît pas : et la séance est renvoyée au 25 octobre. Le 25, mêmes préparatifs, même insuccès. Je profitai de ces deux séances et du microscope de M. Thillaye, pour faire voir à tous les assistants l'insecte du fromage et de la farine, qui s'était si bien prêté à la mystification de M. Galès ; ce qui fit que, pendant plus de quinze jours, dans le pays latin, et tant que les observations continuèrent sur ce pied, les marchands de fromage du quartier vendirent plus cher leurs fromages de Gruyères avariés que leurs bonnes qualités de fromage. Enfin le combat finit là, faute de combattants.

715. HISTORIQUE DE LA SCIENCE À DATER DE 1831. Les événements politiques qui se pressaient depuis 1829 avaient donné aux esprits une direction qui détournait même les plus studieux des investigations de la science ; la question des acares sommeillait donc comme toutes les autres grandes questions qu'avait soulevées, pendant deux ans, la publication des *Annales des sciences d'observation*. En 1831, ayant été rendu à la solitude par le cours des circonstances, mais n'ayant pas à ma disposition les galeux des hôpitaux, je me procurai de la *gale des chevaux* (gale rouvieux), grâce à l'obligeance d'Aymé, jardinier en chef de l'école d'Alfort. Les raclures de cette gale fourmillaient d'acares pleins de vie et de tous les âges ; et je les gardai

vivants pendant plusieurs jours, ce qui me permit d'en faire une étude suivie et d'en obtenir le dessin complet. De cette étude comparative, il résulta pour moi la conviction qu'on ne pouvait manquer de retrouver tôt ou tard l'*acare de la gale humaine,* lequel serait certainement conforme aux dessins de de Geer ; car déjà je voyais, dans l'*acare de la gale* du cheval, les plus nombreux traits de ressemblance et d'affinité générique ; il est inutile de dire qu'il n'avait pas le moindre rapport de structure avec la mite du fromage et de la farine. Je publiai provisoirement le résultat de mes observations, dans la *Lancette française,* samedi 13 août 1831. Aux yeux d'un naturaliste, l'acare de la gale était retrouvé ; mais j'invitais de nouveau les observateurs du Midi, comme je l'avais déjà fait en 1829 (*), à nous donner des figures exactes de l'insecte des galeux, persuadé qu'à l'aide de la routine des femmes de ce pays, cela leur deviendrait dorénavant plus facile. Les figures de l'insecte de la gale du cheval furent publiées dans la première édition du *Nouveau Système de chimie organique,* 1833, pl. 10, fig. 7, 8, 9, 10. Nous en avons reproduit une sur la pl. 6 de ce livre, fig. 16.

716. Les choses en étaient restées là, lorsqu'en 1834 un élève de l'école de médecine, M. Renucci, qui, étant originaire de la Corse, avait eu plus d'une fois l'occasion de voir comment s'y prenaient, dans son pays, les bonnes femmes pour enlever au bout d'une épingle, et un à un, les cirons de leurs enfants galeux, vint révéler aux médecins de l'hôpital Saint-Louis ce procédé d'extraction, et leur apprendre à obtenir l'*acarus des galeux* de Paris, tout aussi facilement que les femmes de la Corse l'obtenaient des galeux de leur pays. Mais telle était alors la méfiance des savants pour tout ce qui se rattachait de près ou de loin à l'*acare,* que M. Renucci avait beau montrer son petit ciron au bout de l'épingle, on semblait se demander, en se regardant, s'il n'y avait pas, par-ci par-là, quelque peu d'odeur de farine ou de fromage. On soumit l'insecte au microscope ; mais on avait si peu l'habitude alors de placer un objet au foyer, que le malheureux acare n'y avait l'air que d'une pénombre ou d'une bulle d'air ; et chacun révoquait en doute à sa façon la réalité de l'insecte qu'extrayait le jeune élève. M. Renucci prit le parti de s'adresser à moi, pour venir à l'hôpital Saint-Louis mettre les savants à

(*) *Annales des Sciences d'observation,* tome 2, pag. 456, 1829.

même de se convaincre de l'existence de l'acare de la gale ; la séance
eut lieu le 25 août 1834. Le premier insecte qui me fut présenté
était mort, par suite de la médication ordinaire à laquelle le galeux
venait d'être soumis ; cependant, à peine l'eus-je placé au foyer, dans
une goutte d'eau, que je reconnus et fis reconnaître à tous les médecins présents à la séance, que c'était bien là l'insecte qu'avait dessiné de Geer. A cet insecte mort en succédèrent plusieurs autres vivants, qui ne firent que confirmer, de plus en plus, la conséquence
que nous avions tirée de la première image ; et je fus invité d'en
faire une étude spéciale, et de le figurer avec soin, pour qu'une méprise ultérieure ne pût jamais avoir lieu. Mon travail, dont je donnai
les premières esquisses sur le tableau, dans une des leçons d'Alibert, parut dans le *Bulletin de thérapeutique*, tome 7, page 184, accompagné de deux planches coloriées ; il fut publié ensuite à part,
in-8°, sous le titre de *Mémoire comparatif sur l'histoire naturelle de
l'insecte de la gale*, 1834.

Dès ce moment l'observation se rua de toutes parts sur cette veine
d'études, comme sur une bonne fortune que les dessins publiés rendaient plus facile. Chacun, en mettant l'œil à l'oculaire, se hâtait de
prendre son crayon, de croquer l'insecte, et puis d'aller estamper, à
la vitre d'un marchand, la silhouette qu'il avait faite du parasite retrouvé ; convaincu, comme le sont tous ceux qui débutent, et comme
on l'était en 1812, qu'il suffit de voir une fois au microscope pour
bien voir ; on était bien loin d'imaginer alors que l'étude d'un simple
ciron doit être tout un cours d'anatomie, pour quiconque s'est pénétré de cet adage de Pline : La nature n'est jamais si complète que
dans les êtres les plus petits (*). Mais cet engouement pour les travaux faciles passa vite de mode ; le nombre des juges augmentant, il
en fut fait bonne justice. D'autres entreprirent quelques expériences
sur eux-mêmes, en s'appliquant l'acare sur leurs bras et le soumettant à l'influence de divers réactifs ; mais après bien des travaux, il
se trouva qu'on n'avait pas en cela ajouté une idée de plus à ce que
Cestoni, Nysander, Casal, etc., nous avaient dit des habitudes de
l'insecte (702), et à ce que nous savions sur l'art d'empoisonner les
infiniment petits.

717. *N. B.* Nous nous sommes étendu sur cet historique, plus

______

(*) *Rerum natura nusquàm magis, quàm in minimis, tota est.* Lib. 11. cap. 2.

peut-être que ne comportent les limites de cet ouvrage, d'abord afin de rectifier, par une révision nouvelle, toutes les fautes de citations et les méprises qui, de main en main, ont fini par faire autorité dans les livres ; ensuite, afin de rappeler à ceux qui étudient, comme à ceux qui professent, qu'en présence de tant de méprises et de tergiversations, de tant de découvertes qui ne sont que des retours vers le passé, la modestie du savant devrait prendre, en théorie et en pratique, la place de la morgue du docteur ; qu'on a enfin mauvaise grâce à trancher dans le vif toute question qu'un ignorant même soulève, quand, sur tant de choses encore, nous en savons moins que les plus simples ignorants, et que les bonnes femmes d'un pays où l'on sait à peine lire dans les livres. Nous profiterons de la même circonstance pour demander envers nous, à ces jeunes docteurs, à qui trois ou quatre ans d'études semblent avoir conféré l'universalité des connaissances humaines, la même indulgence que nous professons envers les autres. Nous avons à leur révéler des vérités aussi anciennes, quoique aussi peu classiques, que celle qui nous est venue des ignorants de la Calabre, des Asturies et de la Corse illettrée. Ce n'est pas la première fois que la vérité s'est révélée, de préférence, à ceux qui font profession de savoir bien peu.

718. Récapitulation iconographique de cet historique. La première figure en date serait sans doute celle d'Hauptmann (698), mais elle est à peu près indéchiffrable. Nous commencerons donc à celles de Cestoni (700) qui, jusqu'aux figures de de Geer, ont fait foi dans la science. Il nous suffira d'en reproduire une que voici :

719. Les figures de de Geer, quoique grossières, dénotent déjà un observateur exercé en histoire naturelle. La figure ci-jointe représente, d'après de Geer, l'insecte de la gale humaine vu par-dessous (561).

720. Varus sébacés, crinons, comédons (*vari, crinones, comedones*) pris pour l'insecte de la gale et autres insectes. La figure ci-après est l'une de celles qu'Etmuller donne comme représentant l'insecte de la gale. D'après nous, ce

n'est autre chose qu'un varus sébacé, à qui ses prolongements fibrillo-nerveux prêtent une apparence un peu plus bizarrement régulière qu'aux autres. Et à cette occasion, il ne sera pas inutile de prémunir les observateurs contre les méprises auxquelles ces *varus* de la peau sont dans le cas d'exposer, la première fois, l'observateur qui se livre à l'étude de l'histoire naturelle médicale. Nous reviendrons en son lieu sur cette maladie particulière aux petits enfants, et qui, d'après les différents auteurs qui en ont écrit, leur proviendrait de vers incrustés sous la peau; ce qui nous paraît vrai. Mais il n'est pas moins vrai que les figures que nous en ont transmises ces auteurs ne sont autre chose que celles de produits sébacés, plus ou moins bizarres dans leur structure, et qu'on fait sortir de la peau, en les pressant entre deux ongles. On leur trouve alors les formes les plus variables. Après la forme ci-jointe qu'il donne comme celle de l'acare de la gale humaine, Etmuller (*) a publié les suivantes dans un ouvrage *ex professo*: et Andry (**), adoptant toutes les idées d'Etmuller à ce sujet, en a reproduit les figures une et deuxième. D'après lui, les figures 2 et 5 représenteraient ces vers vus au microscope; ils auraient de longues queues et le corps très-gros; Etmuller les nomme encore *dracunculi*. Il n'est pas besoin d'être

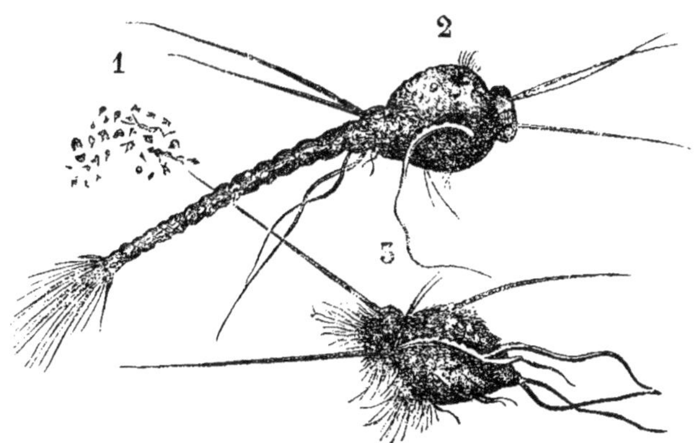

très-versé dans l'étude de l'entomologie, pour juger que ces fi-

(*) *De Morbis infantium. Acta cruditorum, leips.*, ann. 1682, tab. 17, pag. 517.
(**) *De la Génér. des vers*, tome 1, édit. de 1741, pag. 126.

gures informes n'ont rien d'un être vivant, et qu'Etmuller a fait un choix, parmi les divers échantillons de *varus* qu'il a extraits, pour mettre en évidence ceux dont la bizarrerie prête le plus à l'illusion. La peau des enfants sur lesquels on observe ces produits morbides paraît piquetée de points noirs, et entièrement cyanosée ; mais on peut les observer sur toutes les peaux humaines ; seulement leur couleur y est plus diaphane et entièrement adipeuse ; quant à leur forme, elle varie de toutes les façons imaginables. Nous en joignons ici une, vue sous trois faces différentes et que nous avons prise au hasard, sur plus de mille ; ce corps, par la régularité de ses contours, et les accidents de l'une de ses faces, aurait fourni un assez joli texte à l'amour du merveilleux qui distinguait les premiers observateurs.

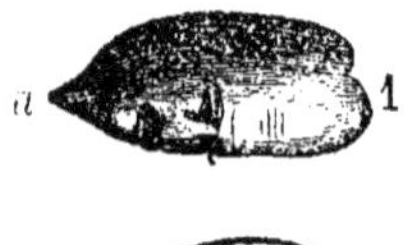

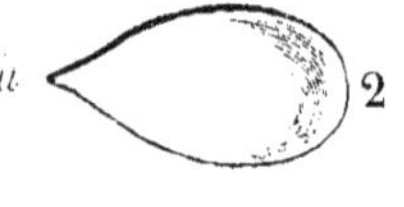

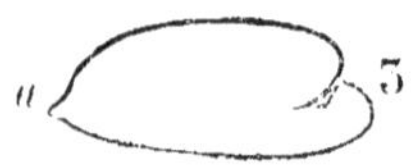

La fig. 1re, obtenue au microscope, a été copiée aussi fidèlement qu'il nous a été possible ; par le progrès sans doute de la dessiccation, il s'était produit, sur la surface supérieure, trois ou quatre plis, disposés et organisés de manière à figurer la face circassienne de quelque brave Ottoman. La fig. 2e le présente par la face postérieure ; et la fig. 3e, vu de côté et de profil, avec les deux lobes crâniens qui se montrent si souvent sur les têtes humaines. Le pédicule d'adhérence avec la *peau* est en *a*.

Jeux de la nature organisée, aussi variables dans leurs formes, aussi bizarres dans leurs analogies, que peuvent l'être, dans la nature minérale, ces autres jeux pétrifiés, dont certains amateurs se plaisaient anciennement à enrichir leurs collections d'antiques, ce sont évidemment des produits maladifs, mais non des êtres animés ; ce sont sans doute des effets de la présence de l'un ou de l'autre de ces êtres, mais ce ne sont pas les vraies causes de la maladie.

721. Après les figures de de Geer, viennent, par ordre de date et de mérite, celles de Wichmann, que nous reproduisons une seconde fois ici (704). Elles forment le passage de l'époque de de Geer et de Réaumur, vers les études

faciles du siècle suivant, que nous appellerions volontiers le siècle de la décadence de la micrographie. La fig. 1, avons-nous dit, est celle de l'*Acarus exulcerans* Lin.; la deuxième, celle de l'*Acarus humanus* Lin. Il faut être bien pénétré de la figure de l'insecte de la gale humaine, pour ne pas être tenté de prendre l'une pour l'autre les deux figures publiées par Wichmann.

722. A l'époque de Walz, en 1810, la décadence était en progrès; les figures qu'il a osé joindre à son mémoire le démontrent (707).

Nous les avons déjà reproduites plus haut. La fig. 1, c'est la fe-

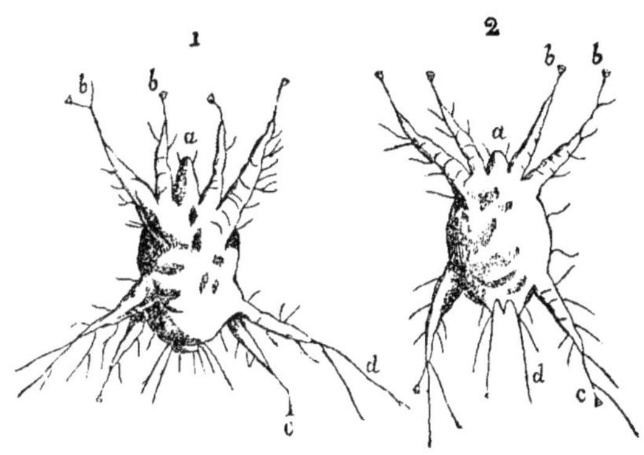

melle, la fig. 2, c'est le mâle, d'après Walz. Si on prend la peine de les confronter avec la figure que nous donnons, pl. 6, fig. 16, de l'acare du cheval (715), on trouvera, entre les unes et les autres, une assez grande similitude, en tenant compte de l'imperfection choquante des figures de Walz.

725. DESCRIPTION DÉTAILLÉE DE L'ACARE DE LA GALE HUMAINE. Nous terminerons cette énumération pittoresque, par deux des figures que nous avons publiées, en 1834, de l'acare humain (716); la fig. 17, pl. 6, le représente vu par la surface dorsale, et la fig. 18, pl. 6, par la surface abdominale. Que l'on confronte la fig. 18 avec

la figure de de Geer (719) qui est représentée au simple trait vue par l'abdomen, et l'on ne manquera pas de retrouver sur la nôtre toutes les pièces dont la figure de de Geer porte les traces. Il ne faudrait pas croire que la vérité de ces contours et de tous ces détails puisse s'obtenir dans une observation de quelques minutes au microscope ; le microscope a son jour, que la combinaison des observations multipliées doit traduire ensuite de la manière dont nous voyons les objets ordinaires. C'est une longue étude que l'étude d'un infiniment petit ; je n'en sache pas qui exige, de la part de l'observateur, plus de frais de logique et de calcul ; et, pour le rendre avec vérité, il faut encore se faire la main et l'esprit à un art tout nouveau, et qui n'a pas encore vingt ans de date.

724. Si l'on veut bien porter son attention sur le carré 1ᵉʳ de la pl. 17 de cet ouvrage, qui représente les diverses pustules qui apparaissent çà et là sur la peau de nos galeux, on remarquera, au milieu du carré, un petit sillon sinueux qui conduit, comme un petit chemin d'une carte géographique, vers l'une de ces vésicules ; c'est là le terrier (*cuniculus* de Mouffet) où se traîne l'acare, et d'où l'on est sûr de le retirer, en y introduisant, avec certaines précautions, la pointe d'une aiguille. A la loupe, on aperçoit l'insecte, à travers l'épiderme humain qui se bosselle sur son dos, comme un point plus brillant que les autres. A l'œil nu, il paraît comme un atome blanc ; ceux qui ont bonne vue y distinguent déjà un contour pointillé de rouge brun par devant. La lumière du soleil le rend plus distinct dans ses détails et dans sa forme générale. Cet insecte a à peine un demi-millimètre de diamètre dans les deux dimensions, c'est-à-dire, moins du quart de la hauteur de la panse de l'une des lettres de ce texte. A la loupe, on le distingue déjà mieux ; la loupe ne fait qu'amplifier sa forme, sans altérer en rien la pureté de sa coloration nacrée ; c'est qu'en effet, à la loupe, on observe comme à l'œil nu, par réflexion. Mais tout semble s'altérer, se froisser, se salir, dès qu'on l'observe à un grossissement élevé du microscope composé, c'est-à-dire, dès qu'on l'observe par réfraction et par transmission des rayons lumineux. Sa longueur s'arrondit, son corps se ratatine ; il paraît jaune, marbré de taches noirâtres, qui varient de position, à chaque mouvement de la lumière. C'est alors que l'analogie des souvenirs et le raisonnement des lois de la lumière doivent venir en

aide à l'observateur, pour rétablir les dimensions, se défendre des illusions d'optique, et distinguer les effets visuels d'un organe de ceux d'une bosselure ou d'un accident. Le résultat d'une étude poursuivie avec soin sur ces bases fournira le cadre de la description suivante :

Fig. 17. En l'observant par le dos, l'insecte de la gale humaine a l'air d'une écaille de certains poissons, dont les quatre pattes antérieures et le museau représentent les appendices radiculaires qui s'implantent dans la peau. En effet, non-seulement la carapace de l'acare a les contours sinueux d'une écaille de poisson, mais encore elle est striée de même par des stries concentriques et en réseau, qui forment des mailles en fuseau. Outre ces stries, et sur ce travail de petites lignes qui donnent les irisations des franges lumineuses. on observe un assez grand nombre de petits points ronds et brillants, sur chacun desquels s'implante un poil roide, mousse et blanc. qui ne devient bien visible que lorsqu'on place l'insecte sur le flanc, pour l'observer de profil ; les deux rangées qui vont du dos aux pattes antérieures, et aux côtés de l'anus, sont celles qui ont les poils les plus longs. Le rostre *t* purpurin, plat et arrondi, porte quatre poils aigus et dirigés d'arrière en avant ; il s'insère et peut se cacher sous la carapace. Les quatre pattes *p* laissent voir trois de leurs quatre à cinq articulations. hérissées de poils, à travers leur transparence purpurine; elles sont terminées toutes les quatre par un ambulacre *ab* (566), lequel est formé d'une tige rigide qui s'évase au sommet. Vers la partie postérieure du corps, on observe quatre longs poils *pl* qui appartiennent aux quatre paires de pattes. lesquelles sont cachées sous le ventre, et puis quatre poils plus courts et intermédiaires, aigus comme les quatre autres. qui s'implantent sur les bords de l'abdomen, deux de chaque côté de l'anus *an*.

Fig. 18. Si l'on place l'acare sur le dos et présentant sa surface inférieure à l'oculaire, tous ces divers appareils mettent en évidence leur origine et leur complication. On voit le rostre *t* et les quatre pattes antérieures *p* s'implanter en éventail, dans les échancrures d'une espèce de plastron bordé de rouge, divisé au milieu par une ligne longitudinale rouge: ce qui lui donne assez l'air de la moitié antérieure d'une *chasuble* de prêtre catholique. Tout le reste du corps est d'une blancheur de nacre de perle. Les quatre pattes postérieures *p'* sont tout aussi compliquées, tout aussi purpurines, mais non aussi complètes que les antérieures ; elles s'implantent aussi dans les échancrures *a* de la partie postérieure du plastron, dont les bordures rouges reparaissent là, après s'être interrompues sur les flancs. On distingue assez bien, sur chacune de ces quatre pattes, la pièce basilaire et fémorale, triangle dont l'hypoténuse regarde la partie antérieure du corps, puis les quatre articulations, mais plus serrées que nous ne les avons rencontrées sur les pattes antérieures ; mais ici point d'ambulacre *ab*, lequel est remplacé par un poil d'une extrême longueur *pl*. Ce sont là les quatre appareils que de Geer s'était contenté de représenter, comme quatre longs poils renflés en quenouille à une petite distance de leurs points d'insertion (718). L'acare est ici représenté vu un peu en raccourci, à cause de la proéminence dorsale, qui forme la plus grosse des trois gibbosités qu'il présente, lorsqu'on l'observe de profil ; gibbosités que nous désignerons, d'après leur position respective, par les noms de gibbosités antérieure, dorsale et postérieure, l'une correspondant à la région thoracique, l'autre à la région stomacale, et la troisième enfin à la région abdominale (562). Or quand on place l'acare sur le dos, pour en observer au microscope la surface abdominale, il est évident que l'insecte, basculant sur sa gibbosité dorsale, qui est la plus proéminente des trois, s'offrira à l'observation en perspective et sur un plan incliné : ce qui en raccourcira d'autant la dimension longitudinale, et en modifiera les contours et les détails, selon que le bord antérieur sera en haut ou en bas.

Cet acare, en marchant, a l'air d'une tortue, par son organisation générale et sa torpeur. Sa transparence et sa blancheur le font paraître mou au microscope ; mais ne craignez pas de le blesser, en le pointant au bout d'une épingle ; il est dur et tellement corné dans toutes ses parties, qu'il faut plus d'efforts que la piqûre d'une épingle pour l'écraser ; il faut toute la pression de l'ongle ; et encore on le manque, à cause de la roideur de ses poils du dos, qui le font glisser sous l'ongle, et bondir loin de là.

Que l'on rapproche maintenant ces deux figures de celles qu'en ont publiées Cestoni (700), de Geer (718 et suiv.) et Wichmann (721), et l'on restera convaincu, malgré tout ce qui leur manque, que c'est bien l'insecte de la gale humaine que ces auteurs avaient, en dessinant, devant les yeux.

725. L'ACARE DU CHEVAL, pl. 6, fig. 16, présente, avec l'acare de la

gale humaine, les différences les plus notables et les mieux caracté-
risées, par ses quatre longues pattes postérieures *p* insérées sur les
bords du corps, et terminées, ainsi que les quatre pattes antérieures,
par un ambulacre *ab* doublement articulé, et largement évasé en
trompe élastique qui fait office de ventouse. Le rostre *t* est plus
avancé et offre quatre appendices latéraux, qui pourraient bien être
les deux palpes et les deux mandibules, lesquels débordent ici, et
qui se tiennent sous le rostre chez l'acare humain. L'éventail du
plastron offre encore une assez grande différence. Le mâle, que j'ai
représenté ailleurs, est beaucoup plus petit que la femelle, et a la
partie postérieure de son corps échancrée en deux assez gros mamelons terminés par des poils, et qui lui servent sans doute de moyens
d'appréhension dans l'acte de la copulation. A part ces différences
spécifiques, l'acare du cheval a, de celui de l'homme, la blancheur
de nacre sur tout son corps, la dureté et la couleur purpurine du
rostrum t et des pattes *p*. J'avais pris, dans mon premier travail, les
mesures de cet acare au microscope composé qui raccourcit les longueurs ; tandis que j'ai pris celles de l'acare de l'homme à la loupe,
qui maintient davantage les proportions ; je pense que la première
mesure est entachée d'erreur (je l'avais trouvée de un dixième de
ligne ou un septième de millimètre environ). Je pense, au contraire,
que l'acare de la gale du cheval est plus grand que celui de la gale
humaine, en me fiant à certains rapports approximatifs dont j'ai
gardé le souvenir (715).

726. Acare de la gale du mouton. Quoique les dessins de l'acare
du mouton publiés par Walz (722) soient entachés d'une imperfection choquante, cependant il nous semble que l'insecte en est assez
différent spécifiquement de celui du cheval.

727. Nous sommes porté à croire que les divers animaux offriront, dans leurs gales, un insecte *sui generis* du genre de notre acare.
Mais jusqu'à ce jour les figures publiées par certains observateurs
sont trop confuses, et l'on ne saurait établir rien de précis sur d'aussi
équivoques fondements.

728. Redi a figuré l'insecte de l'étourneau, sous le nom de *Pulex*

sturmi (*), avec des accidents appendiculaires si extraordinaires, que, malgré la confiance que nous inspirent toutes les observations de ce grand penseur, nous aurions été porté à révoquer en doute l'authenticité de ce dessin, si de Geer ne nous en avait pas donné une figure obtenue par une observation qui lui est propre. De Geer le désigne sous le nom d'*Acarus passerinus* (**). Imaginez-vous l'insecte de la gale du cheval, portant les deux plus externes de ses quatre pattes postérieures enflées outre mesure et comme atteintes d'*elephantiasis*, avec de grosses articulations en forme d'outres, et vous aurez la figure à peu près ressemblante de l'insecte de la gale des moineaux.

729. Enfin nous joindrons, pour mémoire, à ces citations, celle d'un acare que Scheffer (***) dit avoir trouvé sur la *Chrysomela tenebricosa*, et qui nous a l'air de se rapporter plutôt à l'acare *de la gale* qu'à une *tique*; ce qui rend infiniment probable que les insectes, outre les tiques qui les dévorent, sont sujets aussi à une efflorescence galeuse, et qu'ils ont pour parasites, soit des acares qui se contentent d'enfoncer le rostre et les mandibules dans la peau, et déposent leurs œufs à la surface du corps (578), soit d'autres qui fouissent la peau et vont déposer leurs œufs sous l'épiderme. Quoi qu'il en soit, la science réclame une monographie complète des acares galipares des quadrupèdes et des oiseaux; nos précédentes observations en auront tracé le cadre et préparé les matériaux.

750. En décrivant le rostre (570) de l'acare de la gale, on a dû sans doute remarquer que je n'ai parlé ni des palpes, ni des mandibules, ni des yeux. Je n'ai voulu faire entrer dans ma description que ce que j'avais distinctement vu, et ce que chacun, guidé par ces données, pourrait tout aussi bien distinguer que moi. Cependant sur le rostre de l'acare du cheval (725), j'ai vu et dessiné deux palpes, qui chez l'acare de l'homme (725) se cachent sans doute sous le chaperon. Quant aux mandibules, je ne les ai jamais aperçues faisant saillie au dehors, ce qui me porterait à croire, car l'analogie en indique suffisamment l'existence (567), que cet appareil joue et fonctionne,

(*) *Esperienze intorno alla generazione degli insetti*, 1686.

(**) *Mém. pour servir à l'hist. des ins.*, tom. 7, pl. 6, fig. 12.

(***) *Mém. sur les insectes*, 1764, tom. 2, pag. 64, tab. 2, fig. 10, qu'il a reproduite dans les *Icones insect. ratisbonnensium*, pl. 146, fig. 5.

sous le chaperon du rostre, sans jamais le dépasser, au moins quand on observe l'acare loin des chairs qu'il a l'habitude d'entamer.

751. Opinions médicales sur l'origine et les causes de la gale. Je ne m'arrêterai pas à exposer longuement l'opinion de Galien, qui faisait dériver la gale de l'humeur mélancolique : celle de Virgile, qui en assignait la cause à la sueur rentrée sous l'influence d'une pluie froide ; celle de Silvius, qui l'attribuait à une âcreté du sang. On fait des volumes pour discuter des opinions semblables et leur substituer la sienne ; on n'ajoute pas, en les discutant, une idée de plus à ce que nous savons de positif. La plus jolie réfutation de ces savants galimatias est certainement le préambule dont Van Helmont fait précéder son opinion sur la gale ; Erasme ne l'aurait désavoué, ni pour l'élégance de la latinité, ni pour le bon goût du persiflage. Il est vraiment dommage que la nature de notre travail ne nous permette que d'en donner une bien pâle traduction : mais si faible que soit la copie, elle n'en sera pas moins d'une certaine utilité à notre ouvrage, en préparant, avec un rare bonheur de pensée, l'esprit de nos lecteurs à tout ce que nous aurons à établir, en échange de ces nébuleuses théories que nous avons l'intention de renverser point par point :

« Dans mon extrême jeunesse, dit Van Helmont (*), ayant été dire adieu à une jeune demoiselle, je lui pris la main, ignorant que, sous le gant qui la recouvrait, était cachée une gale sèche : d'où il m'arriva, à la suite de ce léger contact, de contracter, non pas une gale sèche, mais bien une gale purulente... En conséquence je mandai deux des plus célèbres médecins de notre ville, presque satisfait, en moi-même, de trouver une occasion de m'assurer si mes études théoriques s'accorderaient avec leur pratique. A peine les docteurs eurent-ils jeté les yeux sur ma gale, qu'ils opinèrent que ce qui abondait en moi, c'était une bile calcinée, avec un phlegme salé, ce qui faisait que la sanguification ne s'opérait plus dans le foie avec tempérance et mesure. Me voilà aussitôt dans la joie, d'apprendre que ce que m'avaient appris les livres était confirmé par les maîtres

(*) *Opera omnia*, 1707, pag. 504, sous le titre de *Scabies et Ulcera scholarum*. Van Helmont, mort en 1644, était né en 1577 ; cette scène devait donc se passer environ vers 1595, époque à laquelle Van Helmont avait dix-huit ans.

les plus experts... Et cédant alors à ma curiosité naturelle, je leur demandai quelle était cette intempérance du foie, qui, par un même et seul acte, allumait plus qu'il ne fallait de bile jaune, et produisait plus qu'il ne fallait de pituite ; puisque la même source et l'acte d'une même signification ne peuvent donner et engendrer, dans le même moment et le même viscère, un double résultat, et deux résultats aussi disparates que peut l'être la production en abondance d'une bile calcinée et brûlée d'un côté, et d'une pituite aqueuse et froide de l'autre. Mes maîtres, très-expérimentés dans leur art, hésitèrent pourtant à me répondre ; ils ouvrirent deux grands yeux ; et après s'être regardés sans mot dire, le plus jeune me répondit enfin : « L'intempérance du foie est de nature ignée ; aussi ne donne-t-elle pas une vraie pituite, mais une pituite salée ; or, ajouta-t-il, la température du sel est chaude et sèche. — Mais, repris-je, est-ce que le sel de l'urine vient d'une affection morbide du foie, et d'une chaleur immodérée? Cependant le jus des viandes non salées ne se sale pas, en bouillant sur le feu. — Ce sont là des questions, se prit à me dire le plus ancien des deux, qu'il est permis de proposer sur les bancs de l'école, mais non à des praticiens pour qui, et dans l'intérêt de leurs familles, le temps c'est de l'argent. » Et ce disant, il me demanda le nom de ces auteurs que j'avais consultés ; et quel serait le traitement que j'en aurais tiré, dans l'espèce. Je lui répondis que, pour me rafraîchir le sang et me calmer le foie, j'étais d'avis qu'on me fît une saignée au bras droit sous la céphalique, qu'il fallait ensuite procéder par des apozèmes rafraîchissants, pour combattre et dissiper la bile brûlée ; de manière pourtant à combiner les incisifs et les évacuants, à cause de la nature salée de la pituite. Je leur ajoutai, d'après l'autorité de Rondelet, qu'un apozème composé d'une cinquantaine d'ingrédients m'inspirerait la plus grande espérance, pour arriver aux deux fins. Or, comme les docteurs ignoraient que j'étais fort studieux et un intrépide faiseur de notes, ils m'obligèrent à prescrire moi-même tout ce qui devait entrer dans mon apozème. En conséquence, immédiatement après une assez copieuse émission sanguine, opérée sur un jeune homme, aussi plein de santé que je l'étais, je pris trois jours de suite le susdit apozème, auquel j'ajoutai, le quatrième et le cinquième au matin, assez de rhubarbe et d'agaric, pour que la nature commençât à obéir à la voix de la médication, et que les deux humeurs peccantes fussent entraînées à la suite. Les docteurs ap-

prouvèrent tout, enchantés et ravis de me trouver aussi docile aux
ordonnances, qu'avide de savoir. Le soir du cinquième jour, je pro-
posai la tisane de fumeterre, etc…. Le sixième jour, j'eus au moins
seize selles. Les docteurs donnèrent des éloges à la prévoyance avec
laquelle j'avais si bien préparé mes premières et dernières voies. A
deux jours de là, voyant que ma gale n'avait rien perdu de sa force
et de sa malignité, je prends le même remède, malgré l'aversion
qu'en éprouvait mon estomac ; et j'en obtiens le même résultat. Les
docteurs disaient que l'âge de dix-huit ans, âge plein de force et de
vigueur, était porté à la génération de la bile ; et comme ils voyaient
que mon mal ne diminuait pas, que je n'en éprouvais pas moins de
prurit, et qu'il n'en paraissait pas moins de nouvelles pustules, ils
m'ordonnèrent de prendre le même purgatif deux jours après. Le
soir de ce jour, j'en étais arrivé à un état de marasme et d'épuisement tel, que mes joues pendaient flasques et décolorées, et que ma
voix était rauque ; j'avais de la peine à descendre du lit, encore
plus de peine à marcher ; mes genoux ployaient, et je ne me soute-
nais plus.

« Voilà ce qui m'était arrivé, à moi plein de santé, pour avoir touché une main galeuse. La première fois, en me voyant couvert de
ces larges amas de pustules hideuses et purulentes, je m'en réjouis-
sais, comme d'un nouveau sujet d'études que je portais avec moi.
Et ce ne fut que trop tard que je fis la réflexion, qu'avant ce traitement je n'éprouvais rien à l'intérieur ; que depuis, au contraire, j'a-
vais perdu l'appétit et la faculté de digérer ; que j'y avais gagné une
maigreur désespérante, et que la gale ne m'en restait pas moins,
avec une voix rauque et glapissante de plus… Le repentir m'ouvrit
les idées : je me portais à merveille auparavant, me disais-je, sauf la
maladie contagieuse de ma peau, qui m'était venue du dehors. Or
de rien il ne se produit rien ; un être corporel ne peut exister que
dans un espace. Je me demandai alors un peu tard d'où m'était venue cette abondance de bile, et où elle se tenait auparavant cachée ;
car toutes mes veines réunies, alors même qu'elles n'auraient pas
possédé une seule goutte de sang, n'auraient pas pu contenir, dans
leur capacité, la dixième partie de toutes ces ordures.

« Je savais bien, du reste, que tant de matières n'avaient pu se
nicher ni dans ma tête, ni dans ma poitrine, ni dans mon abdomen,
en supposant même ces cavités vides de leurs viscères respectifs.

« Je parvins enfin à conclure de mes calculs, à mon grand regret, parce que c'était à mes dépens :

« 1° Que le nom de *purgation* était une imposture; 2° que la prétention d'éliminer, par la médication, telle ou telle humeur, était une autre imposture; 3° que c'était un vrai mensonge que d'assigner pour cause à la gale, la bile brûlée et la pituite salée ;... 5° que le foie n'était pas complice de la contagion de la peau... vu qu'en trois mois, et à l'aide de simples frictions sulfureuses, je me guéris de ma gale :... 8° que la gale est une simple affection de la peau.... Toutes conclusions qui, se trouvant conformes aux indications de la nature et aux saines notions de la philosophie, me portèrent à admettre que la gale des écoles n'existait que dans les théorèmes qu'on y professait.

« Je jouissais, me disais-je, de la plénitude de ma santé, à l'instant où j'attrapai la gale; je l'attrapai par un simple attouchement de mains, dans l'espace d'un quart d'heure. Mon foie n'avait pas eu le temps de s'échauffer.

« Quant aux pustules galeuses qui se montrèrent dans l'espace de quelques jours, et à une petite distance de notre entrevue avec la demoiselle, elles étaient moins la gale elle-même que le fruit de cette maladie...

« Car, dès que l'attouchement a lieu, soit immédiatement, soit au moyen d'un linge qui en est infecté, et qu'elle passe de la peau de l'un à l'autre, la gale existe et se transmet; son germe ou son ferment est dans la peau qui la gagne, ou dans le linge. Son embryon est déjà conçu dans la peau de celui qui touche la main au malade; il devient visible en se développant. »

En lisant cet ingénieux persiflage, ne croirait-on pas que Van Helmont arrive droit à l'insecte de la gale? sa dernière phrase a la jeunesse et la fraîcheur de nos idées actuelles; la gale pour lui se transmet par un germe, un germe avec embryon, que la fécondation anime, que l'incubation fait éclore.

Malheureusement tous ces mots ne sont que les métaphores d'une entité morbipare, que Van Helmont assimile au ferment.

La gale pour lui est une fermentation cutanée, et il ne la combat que par des médications externes, car son siége n'est pas en dedans. C'était là un grand pas de fait vers des idées plus précises; le ferment de Van Helmont n'était encore qu'un x algébrique, dont la valeur était tout aussi inconnue que pouvait l'être celle de la *bile chaude* et de la *pituite froide*, mais qui du moins avait l'incontestable avantage d'être bien posée, dans les termes d'une bonne équation.

Le mot de Van Helmont, *contagio pellis*, est resté dans la science, qui, depuis lui, a fait une classe particulière des maladies de la peau, quoique de temps à autre nous la voyions se rejeter, même à ce sujet, et en désespoir de cause, dans l'ancien galimatias de l'école galénique. C'est cette tendance héréditaire des facultés au verbiage galénique, verbiage qui dispense un professeur de tout ce qui lui manque, c'est cette malheureuse lèpre de la succession scolastique, qui fit que la théorie si simple à concevoir de l'origine entomologique de la gale, ainsi que la méthode de traitement conforme à la théorie, resta enfouie dans le livre d'Abenzoar, sans que Mouffet (697), qui la développa si bien en 1634, ait eu la puissance de fixer sur elle l'attention du monde médical. Cestoni lui-même (700,717), qui reprit la question en sous-œuvre, et *ab ovo*, qui étudia à fond les habitudes et les produits de l'insecte, qui en publia des figures informes si l'on veut, mais lesquelles en donnaient du moins la silhouette. Cestoni resta treize ans sans pouvoir se faire comprendre, sous le voile de l'anonyme, et ne se fit même comprendre que des naturalistes, après l'avoir déchiré. Nous avons reproduit plus haut (700) la teneur de ses deux lettres : nous ne nous exprimerions pas mieux que lui sur la question de l'origine de la gale et de son traitement. Mais après ce grand échec, la doctrine galénique ne se tint pas pour battue ; elle continua, en minant et se dissimulant, à tracer son petit terrier sous l'épiderme des facultés, et à y laisser çà et là ses petits dépôts d'humeurs de divers genres. La doctrine de Cestoni fut peu à peu reléguée, comme l'avait d'abord été celle d'Abenzoar et de Mouffet, dans le domaine des curiosités de la nature, et des passe-temps des écrivains *ex professo*, même par ceux qui adoptaient, pour traiter de la gale, une médication externe et que j'appellerais volontiers *acaricide*.

Les autres revenant à ce système, qu'avait si joliment plaisanté Van Helmont, saignaient, purgeaient, s'occupaient d'exténuer, par la diète et par une médication dirigée à l'intérieur, afin de préparer, disaient-ils, le malade à la médication extérieure : nous avions des pilules et des élixirs *antipsoriques :* et la théorie rétrograde était tellement en progrès, dès 1808, que nous voyons Valli, médecin de l'armée d'Italie, reprenant les théories de Jerzemski et de Lepecq de la Clôture, soutenir avoir guéri de l'épilepsie, par l'inoculation de la gale, au moyen de sa sérosité; doctrine qu'Archambault a renouvelée et a publiée à Paris, en 1817 (*), époque à laquelle on commençait à ne plus croire à la thèse de Galès (712).

Les vétérinaires surtout purgeaient, saignaient, affamaient, exténuaient à l'intérieur les pauvres chevaux attaqués du *rouvieux* (715), et leur faisaient avaler de la fleur de soufre, en guise d'avoine, avant de se permettre sur eux la moindre friction et la moindre médication externe.

Et cette thérapeutique reprit force et vigueur dans les hôpitaux de Paris, dès qu'il fut constaté comparativement que la thèse inaugurale de Galès n'était qu'une bonne et belle mystification médicale. En effet, la gale cessa d'être le produit d'un insecte, aux yeux du médecin, du jour où l'on vit qu'on avait été la dupe d'une substitution d'insecte.

732. Effets morbides du parasitisme de l'acare de la gale. Dès que l'acare rampe sur la peau, on éprouve, à moins que l'épiderme n'en soit dur et calleux, une légère démangeaison, qui ne provient que de l'application successive des ventouses ambulatoires de l'insecte sur ce plan organisé, et du petit frôlement des poils qu'il traîne à sa suite. La démangeaison prend bientôt le caractère d'un prurit incommode, et qui porte à se gratter, dès que l'acare plonge son rostre et l'appareil fouisseur de ses mandibules dans l'épiderme, pour y creuser son terrier. On comprend que cet effet passera inaperçu, comme symptôme, qu'il ne sera considéré que comme un infiniment petit effet local, si l'acare est seul de son espèce à cet ouvrage. Mais si ces insectes sont en nombre considérable, et que le corps en soit presque couvert, on conçoit quel mouvement fébrile et quelles impatiences nerveuses doivent être le résultat presque immédiat de ces milliers de petites piqûres envenimées (569).

753. L'acare ne fouit pas l'épiderme sans profit et sans but. Il

(*) *Journ. gén. de Méd.*, tom. 57, pag. 90.—*Voyez, de plus, de Scabiei salubritate in affectibus hydropicis*, Hake, 1777; — Lepecq de la Clôture, sur un cas prétendu de phthisie guérie par l'inoculation de la gale (*Collect. d'obs. sur les maladies épidémiques*, 1778, tom. 2, pag. 584).

faut qu'il vive, il faut qu'il ponde et mette son œuf à l'abri de tout
accident. Nous avons vu que la présence d'un œuf, dans un tissu,
imprime à ce tissu l'impulsion d'un développement insolite et d'une
élaboration anormale (667). Ce point de physiologie sera encore
mieux éclairci, quand nous aurons à nous occuper spécialement de
l'effet des œufs que les insectes déposent dans les tissus végétaux.
Leur présence seule dans les cellules végétales détermine, en cet
endroit, le développement d'un organe de superfétation, qui a l'air
et même tous les caractères d'un fruit implanté sur l'épiderme, et à
qui les Latins ont donné le nom de *gallæ*, noix de galle ; d'où est
venu, par analogie, le nom vulgaire de *gale* qu'a reçu la maladie
dont nous nous occupons : admirable instinct populaire qui a précisément pris le mot de la formation végétale, laquelle a, par son origine et son développement, le plus de rapport avec les petits produits
de l'insecte acare ! Car à peine l'œuf de l'acare est-il pondu sous
l'épiderme, qu'il s'opère là une élaboration de nouvelle nature, une
transsudation limpide, qui, contenue par un épiderme devenu imperméable en s'atrophiant, s'arrondit en vésicule phlycténoïde de
fort petite dimension ; organe d'incubation qui éclate et se vide, dès
que le jeune acare vient d'éclore, qui se dessèche et tombe en croûte,
pendant que le jeune acare va chercher ailleurs et sa pâture, et l'occasion d'un accouplement, afin de venir ensuite tracer à son tour son
sillon sous-cutané, et y déposer l'espoir de ses générations de malheur pour l'espèce humaine. L'acare fuit de ce lieu d'incubation, dès
qu'il a pondu son œuf ; nul insecte en effet ne saurait vivre dans le
milieu où se développent ses œufs : car dans cette classe d'êtres
vivants, comme dans les classes supérieures, la nutrition fœtale est
diamétralement opposée à la nutrition adulte.

754. La vésicule d'incubation varie de dimensions et de formes,
selon la nature et l'élasticité des tissus envahis, d'autant plus grande
que l'épiderme est plus tendre et se prête mieux à l'afflux de la sérosité qui suinte en dessous. Le carré 1 de la planche 17 représente les
divers âges et les diverses formations des pustules de la gale. Chez
les femmes et les enfants, ces pustules sont plus grandes que chez
les hommes endurcis aux travaux de la campagne. La dimension la
plus fréquente, c'est la plus petite ; on la voit grossie en *d* avec sa
forme conoïde en général ; mais près de chacune d'elles, on re-

marque à la loupe un petit sillon plus blanc que le restant de l'épiderme, et qui décrit diverses sinuosités.

755. Partout donc où il se développera une papule de gale, nous serons en droit d'y voir l'œuvre d'un acare. Or, sans papules, la gale n'existe pas ; donc la gale est le produit cutané de la propagation de l'acare ; donc la gale n'est pas une entité médicale. Ce syllogisme ne comporte pas la moindre exception.

756. Mais l'acare trace son sillon principalement, en labourant le creux d'une ride de la peau ; et il fait naître au bout une papule, par la ponte d'un œuf. Supposons que l'acare soit arrivé à un âge de fécondité qui le mette à même de pondre successivement plusieurs œufs, à la suite les uns des autres ; nécessairement la disposition relative des papules qui en résulteront dépendra uniquement de la disposition des rides de la peau et des mouvements musculaires, qui sont dans le cas de faire varier à chaque instant la direction de ces rides. Donc, dans certains cas et sur certaines surfaces, la gale, produit de l'acare, pourra prendre les caractères externes et de configuration que les nomenclateurs assignent à l'*herpes phlyctenoides*, pl. 17, fig. 2, à l'*herpes circinnatus*, fig. 3, et même à l'*herpes iris*, fig. 4, etc., toutes maladies de la peau qui commencent par un prurit insupportable, et finissent par des papules, dont chacune en particulier est une papule galeuse.

757. Mais si les peaux les plus tendres sont celles qui se prêtent le mieux aux goûts et aux habitudes de l'insecte de la gale, on doit en conclure que les surfaces buccales, celles de l'intérieur du nez avec tous leurs aboutissants, les surfaces de l'anus et des organes génitaux réunissent ces conditions à un degré supérieur, et que, si l'acare ne s'y porte pas plus souvent, cela est dû, sans aucun doute, à la répugnance qu'il éprouve pour l'odeur des condiments ou des produits naturels de ces divers organes. Que s'il arrivait que, par suite d'une médication atténuante, les causes de cette répugnance vinssent à être effacées et annulées pendant quelque temps, rien ne s'opposerait plus alors, il faut l'avouer, à l'invasion de l'acare dans ces organes, et à sa propagation, de proche en proche, dans ces cavités internes ; entraînant après lui son prurit, pour ainsi dire, nerveux, et ses papules délétères, couvrant bientôt des surfaces entières avec des développements anormaux, et asphyxiant d'autant la faculté aspiratoire des tissus et leur puissance d'élaboration. Des symptômes

plus ou moins graves et plus ou moins alarmants ne manqueraient
pas de compliquer alors cette contagion hideuse ; la gale serait ré-
percutée à l'intérieur, et elle exigerait dès lors une médication à la
fois interne et externe. De cette manière on concevra que la médication externe seule soit dans le cas de répercuter la gale, en re-
poussant, par son odeur, l'acare, des régions extérieures du corps,
dans la capacité des organes qui sont à l'abri de cette influence nuisible au parasite et propice au malade.

738. L'acare, ainsi que tous les insectes de petite dimension, est
racorni et asphyxié par l'alcool ; il est dissous en grande partie par
les acides et les alcalis ; il est asphyxié par les huiles, même par l'eau
et autres liquides, qui lui bouchent ses deux ouvertures respiratoires ; il est empoisonné par les plus légères quantités des poisons
qui, en plus grande quantité, sont dans le cas d'empoisonner les
animaux de plus grande taille ; il l'est aussi par les émanations, inoffensives pour nous, de toute huile essentielle ou d'une résine odo-
rante : musc, goudron, camphre, myrrhe, baume, poivre, ail, gin-
gembre, etc., et c'est pour cela que, de tout temps, on a protégé les
fourrures contre les ravages des mites, en les tenant constamment
saupoudrées de camphre (*). Tout ce qui précède nous indique que
nous devons protéger nos corps par les mêmes moyens que nous
protégeons nos habits, quand c'est un insecte analogue qui les ravage.

739. Une piqûre d'aiguille fine sur l'épiderme donne lieu, surtout
entre les doigts, à la naissance d'une papule, qui, au premier coup
d'œil, a l'air d'une papule de gale, par sa forme, par son aspect et
par sa position ; mais avec un peu d'attention, on y remarquera la
trace du point qu'a laissé la piqûre, tandis que la vraie papule de
gale n'offre rien de semblable, le point de la piqûre étant sous-
cutané.

740. L'acare de la gale affecte plus spécialement certains animaux
que certains autres ; cependant il n'est pas rare de le voir abandonner ses préférences pour passer d'une espèce d'animal à une
autre. L'homme, dans certaines circonstances, peut gagner, à son insu,
la gale du cheval qu'il soigne ou de l'agneau qu'il tond. Le natura-

---

(*) *Ambrosiacis, ut moscho, zibetho, holco odorato, camphora, oleo corticis betulæ, vestes et
insectorum musca, ab acaris servamus, quæ interné quoque, in expellendis retropulsis hisce
exanthematibus, feliciter propinantur.* (Nysander. *Exanthemata circa. Amœnit. acad.*, tom. 4.
pag. 96, an. 1757.)

liste Delalande contracta la gale en empaillant des phascolomes, espèces de marmottes de la Nouvelle-Hollande. L'acare de l'homme se communique facilement d'homme à homme ; cependant il est certaines peaux pour lesquelles cet acare semble éprouver une certaine répugnance, à cause d'un suint, soit naturel, soit artificiel, qui les enduit ; les ouvriers dans la partie des huiles ne contractent pas la gale, et les étrangers qui entrent dans cette partie, étant affectés de cette maladie, ne tardent pas à s'en voir guéris comme spontanément. Les personnes qui portent habituellement sur elles, par goût ou par profession, des parfums et des odeurs aromatiques, sont moins exposées que toute autre à attraper la gale par communication. D'un autre côté, nous avons fait la remarque (755) que l'acare s'éloigne de son propre produit, et qu'il est sans cesse à la recherche des places nettes ; il nous paraît probable que, conséquent avec ses goûts, lorsqu'une peau humaine a été infectée de ses ravages, l'acare doit éprouver de la répugnance à y revenir : ce qui rendrait raison du peu de fréquence des récidives, chez les galeux invétérés qu'on est venu à bout de guérir. C'est peut-être encore à cause de leur odeur hircine, que les chèvres et les boucs sont moins sujets à la gale que les brebis et les moutons.

741. Les deux orifices de l'organe respiratoire se trouvant presque cachés, chez les acares (565), sous le corselet du plastron abdominal, pour se soustraire à la propriété asphyxiante des corps oléagineux, l'acare n'a qu'à s'appliquer quelques instants contre le plan de reptation ; ce qui fait que les huiles ne sont pas toujours l'antidote le plus puissant des maladies que ces petits insectes engendrent, à moins qu'on ne continue la médication assez longtemps et avec intelligence de l'état de la question.

RÉSUMÉ SYNONYMIQUE OU ESSAI DE CLASSIFICATION
DES ACARIDIENS.

742. L'importance du rôle que jouent les acares, dans la production des maladies cutanées des végétaux et des animaux, nous impose l'obligation de résumer ici, pour l'usage particulier de ceux qui sont appelés désormais à en faire un étude plus approfondie, les

divers résultats synonymiques que nous avons obtenus dans le cours des précédentes observations; nous ne dépasserons pas en cela les bornes que nous prescrit la nature spéciale de cet ouvrage.

Famille des Acaridiens.

Insectes sans métamorphose et peu visibles à la vue, respirant par deux stigmates placés à la naissance du thorax, lesquels aboutissent chacun à une poche branchiale ;

Munis d'une carapace dorsale et d'un plastron ventral, entre lesquels s'échappe, souvent en se confondant avec eux, un abdomen susceptible d'acquérir, chez quelques-uns d'entre eux, par la réplétion, des dimensions extraordinaires ;

Ayant huit pattes insérées dans tout autant d'échancrures plus ou moins visibles du plastron, divisées au moins en cinq articulations, et terminées, au nombre de quatre au moins, par des pelotes visqueuses, espèces de ventouses mobiles et contractiles qui leur servent à s'attacher au plan de reptation ;

Leur tête, ou rostre, semble d'une seule pièce; elle porte à sa base plusieurs yeux plus ou moins distincts, et recouvre les mandibules ;

Les palpes sont insérés en général sur les deux côtés de la base de la tête ; ils sont articulés, et mousses ou terminés en pince ;

Les mandibules sont doubles, se rapprochant en suçoir canaliculé, et portant à leur sommet un onglet externe, qui est susceptible de jouer en divergeant, et qui paraît creusé pour donner passage au virus ;

Le mâle affecte en général des formes différentes de la femelle, et les petits éclosent avec six pattes seulement.

N. B. Les acaridiens diffèrent des arachnides par leurs mandibules dont l'onglet canaliculé s'insère sur le dos, tandis que chez les arachnides il s'insère sur la face antérieure; ensuite par le mode de rapprochement des mandibules, qui, chez les acaridiens, sortent comme d'une gaine et se rapprochent en suçoir, tandis que chez les arachnides, elles s'écartent et se rapprochent alternativement l'une de l'autre, et ne se soudent pas en suçoir (567):

1ᵉʳ Genre : CHEYLETES, Pince.

Char. Pedes ambulacris orbati; palpi longissimi, brachiiformes.

Species : Cheyletes eruditus Lat. (*Acarus eruditus* Oliv.), Cheylète des livres.

N. B. Habite les vieux livres où il fait la chasse aux insectes.

2ᵉ Genre : HYDRACHNE. Tique des eaux.

Char. Pedes natatorii et non reptationi idonei. Acari aquatici.

Spec. : Hydrachne geographica, cruenta, extendens, impressa Muller, etc.

Obs. L'étude des acaridiens d'eau douce est à reprendre en entier ; Muller, qui en a publié jusqu'à cinquante espèces, a certainement pris, pour des différences spécifiques, les différences d'âge, de sexe et de milieu. Les hydrachnes sont les tiques et les mites des poissons et autres animaux ou insectes aquatiques.

3ᵉ Genre : TROMBIDIUM, Trombidie.

Char. Palpis chelatis; habitu corporis holosericeo.

Spec. 1 : Trombidium holosericeum Nob., Trombidie satinée.

Colore purpureo sericeo, corpore pyriformi. Pl. 5. fig. 13 et 14 (599).

Synonym. *Trombidium lapidum, fuliginosum, curtipes, trigonum, trimaculatum, minutum, longipes, quisquiliarum, parietinum, bicolor, assimile, pusillum, murorum, papillosum, squamatum, expalpe, cornigerum,* Hermann, *Mém. aptér.*, pl. 1, fig. 2, 3, 4, 5, 6, 7, 8, 9, 12 ; pl. 2, fig. 1-9. Variæ ætates, maris seu fœminæ ejusdem speciei. — *Smaris,* Lamk., *Anim. sans vert.*, tom. 5, pag. 54. — *Acarus araneodes, surinami,* Pallas, *Spicil. zool.*, fasc. 9, tab. 3. fig. 11.

Obs. Les trombidies de nos climats se cachent l'hiver dans les tiges articulées des plantes, dans les fissures des écorces d'arbres, sous les pierres. Nous croyons avoir de fortes raisons de penser que l'*Acarus foliorum* en est l'extrême jeunesse (600).

Spec. 2 : Trombidium tinctorium, Trombidie colorante.

Corpore ovato et feré globoso.

Obs. Cette trombidie habite en Afrique ; je l'ai reçue des côtes de Barbarie en 1828 ; l'esprit-de-vin dans lequel je l'avais renfermée en avait extrait une huile colorée, partie en aurore, partie en pourpre.

4ᵉ Genre : ACARUS, Tique de terre.

Char. Ambulacris distinctis ; palpis conspicuis, mandibulis exsertis ; abdomine. mirum in modum, nutritionis ope, intumescente.

Spec. 1 : Acarus foliorum, Acare des feuilles (580).
Corpore niveo, ovoideo, maculis viridi-rubro et luteo variegatis utrinqué ornato. Pl. 5, fig. 9, 10, 11, 12.

Synon. *Acarus telarius* Lin. — *Trombidium tiliarum, socium, celer, telarium* Hermann. pl. 2, fig. 12-15. — *Gamasus telarius* Lamk. Variæ ætates, variaque nomina ejusdem speciei, quæ fortassé ipsa non est alia ac infantia *Trombidii holoserici*. Habitat sub paginâ inferiori foliorum languentium : ibique varias pustulas generat, pro totidem fungis habitas à botanistis (*).

Spec. 2 : Acarus armeniacæ, Acare de l'abricot. Pl. 6, fig. 14.
Coccinellæ similis, colore castaneo, pedibus luteis.

Spec. 3 : Acarus laburni, Acare du faux ébénier. Pl. 6, fig. 3.
Coccineus, ovoideus ; pedibus luteis ; thorace et capite distinctis.
Spec. 2 et 3, an varietates seu species distinctæ ?

Spec. 4 : Acarus ovovegetativus, Acare œuf-végétant (672).
Ovo parasito coleoptratorum, primùm sessili, deindé in longum pediculum evolvente ; mox in binas valvas scisso, quibus acaridion aliquandiù adhæret, more cyclopum, daphnidiarumque ; et quibus exutis, acarus apparet, binis pedibus anterioribus ambulacro, apud fœminam, palporum instar, carentibus.

Synon. α. *Acarus ovo inclusus* Nob., pl. 3, fig. 4, 5, 8. — *Acarus vegetans* de Geer. tom. 7, pl. 7, fig. 16, 17. — *Uropoda vegetans* Lat. et Lamk.
β. *Acarus adultus mas* Nob., pl. 4. fig. 1, 2. — Mite faucheur de Geer. tom. 7, pl. 8, fig. 8. — *Erythræus phalangioides* Latr. et Lamk. — *Trombidium phalangioides* Hermann, pl. 1, fig. 10. — *Acarus coleoptratorum* Rœsel, tom. 4, pl. 1, fig. 10-15.
γ. *Acarus fœmina* Nob., pl. 3, fig. 1, 2, 6, 7. — *Gamasus coleoptratorum* Lat. et Lamk. — *Leptus insectorum* Lamk. — *Acarus phalangii* de Geer, tom. 7, pl. 7, fig. 5. — *Acarus ophidis* id., ibid., fig. 14. — *Acarus corticalis* de Geer. tom. 7, pl. 8. fig. 1. — *Oribata* Latr. et Lamk.

Spec. 5 : Acarus reduvius, Acare ricin, ou Tique des bœufs et des chiens (608).

Abdomine, præ nutritione, mirum in modum intumescente. Acarus cuti animalium quadrupedum, avium et etiam ipsorum insectorum adhærens, et eò magis intumescens, quò majoris staturæ et pinguedinis animalium cuti adhæret.

Synon. α. *Prima ætas maris* Nob., pl. 5, fig. 1 et 3 (607).
β. *Prima ætas fœminæ* Nob. — *Leptus autumnalis* Lamk. — *Acarus aphidis* de Geer. — *Rouget* des environs de Paris.

(*) On serait tenté de croire que ce sont là les petites bêtes que Pline a voulu désigner dans le passage suivant : *Et leguminibus innascuntur bestiolæ venenatæ, quæ manus pungunt, et periculum vitæ afferunt, solifugarum (550) generis.* (Lib. 22. cap. 25.) Mais leurs effets morbides tiendraient alors à l'influence du climat de l'Italie.

γ. *Secunda ætas maris* Nob., pl. 5, fig. 2. — *Rhyncoprion columbæ* Hermann. — *Argas marginatus* Latr. et Lamk. — *Acarus gallinæ* de Geer, pl. 6, fig. 15.

δ. *Secunda ætas fœminæ* Nob., pl. 5, fig. 4.

ε. *Ætas obesa* Nob., pl. 6, fig. 11, 12, 13. — *Acarus ricinus* Lin. — *Acarus reduvius* de Geer, 7, pl. 16, fig. 2. — *A. ricinoides* id., pl. 5, fig. 17. — *Acarus nepæformis* Scopoli. — *Acarus leipsiensis* Fabricius. — *A. hispanus* Gmel. et Fabric.— *Ixodes ricinus* et *reticulatus* Latr. et Lamk. — *Rhynorhœstes pictus* Hermann. — Tique des chiens et des bœufs ; Puce maligne, ou Pou des bois en Bourgogne.

Obs. Variarum calamitatum et pestilentiarum, phlegmonum, carbunculorum, etc., caussa frequens, apud rusticos, pastores, aurigas, bubulcos, stabulorumque quoscumque frequentatores.

Spec. **6** : Acarus Nigua Nob., Acare chique (642).

Reduvius intertropicalis, ideòque majorem præ majori voracitate intumescentiam obtinens, gravioresque, nostrate venenosior, calamitates pariens. Pedes obambulantium nudos invadens, cutemque penetrans, carnes membraque fœdissimo more deformans. Morborum, sub nominibus *elephantiaseos, jambe des Barbades, mal de Cayenne, yaws seu pian, chute des membres*, etc., descriptorum, furialis auctor.

Synon. *Pulex minimus* Catesby et *penetrans* Lin. — *Acarus americanus, elephantinus, undatus, ægyptius, lineatus, indus, sanguisugus* Lin., Gmel. et Fabric. — *Acarus aureolatus, grossus* Pallas, *Spicil. zool.*, fasc. 9, tab. 5, fig. 10, 12. — *Acarus ovalis* Kalm., *Act. acad. suec..* 1754, pag. 19. — *Acarus Nigua*, ou Mite pique de Geer, tom. 7, pl. 37, fig. 9-13 ; *Acarus rhinocerotis* id., ibid.. pl. 58, fig. 5. et 6 ; *Acarus sylvaticus*, Mite des buissons id. ibid.. fig. 7. — *Acarus fuscus* Brown, *Jamaiq.*, pag. 418. — **TYCKES**, Bankrofft, *Hist. de la Guyane*, pag. 245. — **CIRON**, Rochefort, *Hist. des Antilles*, ch. 21, pag. 272. — **PIQUO**, Frézier, *Voyage au Chili*, tom. 1. — **CHIQUE** dans les colonies françaises. — **CHIGER**, Jean Hunter, *Obs. sur les malad. de la Jam.* — **CHIGOES**, Hans Sloane, *Voyage à la Jam.*, introd., pag. 124. — **NIGUA**, Benzone ; Oviedo, *Summary*, 127. — **NIGUA**, Anton. Ulloa, *Voyage au Pérou*, tom. 1, pag. 58. — **MYGOR** ou **NIGUAS**, Laet, *Description de l'Amér.*, pag. 5. — **NIGUA,** Scaliger et Mouffet. — **TUNGA**, Marcgrav., *Brasil.*, 249. — **TOM** de Bry. — **TON**, Abbeville, *Voyage au Brésil*, pag. 256. — *Pediculus ricinoides*, Rolander. — **POU DES BOIS,** à Jersey et à la Guadeloupe. — **JATECUBU**, Marcgrav.. *Brasil.*, 245 et 249. — **BÊTES ROUGES DES SAVANES**, Sauvages, *Nos. meth.*

Habitat in Americâ intertropicali, Africâ et Indiis orientalibus ; sylvas infestans et sub foliis humi jacentibus latitans, undè in animalia occurrentia saltu irruit, eorum membra deformaturus. Pestis odoribus camphoratis aut tabaco arcenda, oleo viroso aut camphorato continuè propugnanda.

Spec. **7** : Acarus parasiticus, Acare parasite (676).

Abdomine, dùm sanguinem haurit, ità intumescente, ut thoracem rostrumque undequaquè involvat, sicque acarus acephalus appareat, et quasi larva rubicunda, octo pedum ope, lentè reptans. Muscis parasiticus inhabitat.

Synon. *Acarus parasiticus* de Geer, tom. 7, pl. 7, fig. 8. — *Astoma parasiticum* Latr. et Lamk. — An *Acarus libellulæ* de Geer, fig. 10-12, pl. 7, *sit idem acarus, sed jejunus et nondùm satiatus ?*

5ᵉ Genre : SIRO *Nob.*, Ciron du fromage.

Char. Rostro acutissimo. palpis et mandibulis latitantibus ; necnon et testâ thoraceque inconspicuis (678).

Species unica : Siro casei. Ciron de la farine et du fromage.
Corpore albidissimo, longissimis pilis albidis hirto.

Var. α. Pedibus rostroque albidis. Habitat inter fissuras ligni, in locis obscuris.

Var. ε. Pedibus rostroque purpureis. Habitat in caseo rancido. farinâ vapidâ et humidâ ; in crustulis ulcerorum caseiformibus ; in locis apricis et luci perviis. Pl. 4. fig. 13 et 14, *Nobis.*

Synon. Mite du fromage et de la farine. — *Sarcoptes scabiei* Latreille. fide punicâ Galesii (709). — *Acarus siro* Lin. — *Acarus siro farinæ* Fabric., *Syst. entomol.*, 1775, non scabiei. — Mite du fromage. Borel, obs. 27 : Griendel, obs. 3. fig. 1 : Cestoni, *Lettre à Redi,* fig. 13 et 14 : Leeuwenhoeck, epist. 77. tab. 570. fig. 9. 10 : de Geer. tom. 7 pl. 5, fig. 1-4, 15. — Micrographorum inexperientiâ, Linnæi Fabriciique errore. at præcipuè doloso Galesii mendacio, nimiùm diù à nomenclatoribus cum acaro scabiei confusus.

6ᵉ Genre : SARCOPTES *Nob.*, Ciron de la gale.

Char. Testâ thoraceque, non autem palpis et mandibulis, conspicuis ; abdomine, dùm sanguinem haurit, non intumescente : cutem fodiens, ibique ovum deponens, pustulæ incubantis caussam.

Spec. 1 : Sarcoptes humanus Nob., Ciron de la gale humaine. Pl. 6. fig. 17 et 18.
Quatuor pedibus posterioribus distantibus, brevissimis, sub ventrem latitantibus, in pilum longissimum pro ambulacro desinentibus ; testâ aculeis rigidis hirtâ.

Synon. Diacintho Cestoni, *Lettera al signor Redi,* 1687 : figuris 1-4 : Baker, *Employ. of micr.*, pl. 13. fig. *a. b* ; Richard Mead. *Trans. philos.*, n. 283 ; *Miscellan. Nat. cur.*, ann. 1691. sub nomine *Bonomi, in lucem rursum editis.* — De Geer. *Insect.*, 7. pl. 5. fig. 12-13. — Wichmann, *Ætiol. scabiei,* pag. 1. 1791, fig. 2. — Raspail, *Mém. comparatif sur l'insecte de la gale,* 1834. pl. 1 : *Nouv. Syst. de chim. organ.*, deuxième édit., pl. 13. fig. 1-7.

Spec. 2 : Sarcoptes equinus Nob., Ciron de la gale du cheval. Pl. 6. fig. 16.
Quatuor pedibus posterioribus longissimis, lateribus infixis ; testâ obscurâ pilis longis et flexilibus hirtâ.

Synon. Raspail. lettre à *la Lancette française.* 13 août 1831 ; *Nouv. Syst. de chim. organ.*, première édit., 1833, pl. 10, fig. 7-10, et deuxième édit., 1838, pl. 13, fig. 8-10.

Spec. 3 : Sarcoptes ovinus Nob., Ciron de la gale du mouton. Pag. 127, fig. 1, et 2.
An *species distincta* à sarcopte equino ?

Synon. Walz. *de la Gale des moutons,* trad. 1811. *Incomptæ figuræ, quibus omni arte destitutis, si fidem aliquam habere fas esset, itû characteres specificos delineare: Pedibus anterioribus longitudine pedes posteriores æquantibus.*

SPEC. 4 : SARCOPTES PASSERINUS Nob., Ciron de la gale des moineaux.

Duobus pedibus penultimis, in modum portentosum et ferè elephantiasicum, incrassatis et elongatis.

SYNON. *Pulex sturmi* Redi, *Gener. ins.*, edit. Amst., tab. 11. — *Acarus passerinus* de Geer, *Ins.*, tom. 7, pl. 6. fig. 12.

SPEC. 5 : SARCOPTES AVICULARUM Nob., Ciron de la gale des oisillons.

Corpore longissimo et ferè cylindrico, pedibus æqualibus. quatuor posterioribus valdè distantibus. An prima *Sarc. passerini* ætas?

SPEC. 6 : SARCOPTES PISCIVORUS Nob.. Ciron de la gale des animaux marins. Pl. 6. fig. 2 et 8.

An Sarcoptes figuræ 8, seu *Sarcopt. coccineus*, sit mas. et fig. 2, seu *Sarcopt. elytrophorus*. fœmina, dubitare fas est. Character utriusque inest pedibus ambulacro orbatis.

Obs. Il est probable que le nombre des sarcoptes ou cirons de la gale augmentera, quand on en poursuivra l'étude sur un plus grand nombre de quadrupèdes. Les *Pediculus capreoli*, *Pediculus tigridis* Redi. *Gener. degl' insetti*, tab. 19 et 24, ed. Amst.; le *Cryptostoma tarsale* Robineau Desvoidy, *Ann. des Sc. d'observ.*, 6. fig. 1–4, ne sont sans doute que trois espèces de *Sarcoptes:* par leur forme générale, ils ne rentrent dans aucune des espèces précédentes d'acaridiens : ils ont le test en tortue des sarcoptes ; le *Cryptostoma tarsale* a été trouvé sur le mulot. Bory de Saint-Vincent a publié une figure assez incomplète d'un acare qui avait produit comme une maladie pédiculaire sur une femme de quarante ans : partout où la malade se grattait, elle voyait paraître des milliers de ces parasites ; mais le reste de l'observation est aussi incomplet que la figure de l'insecte. (Voyez *Journal complémentaire des sciences médicales*. tome 19, page 182.)

745. Je termine en cet endroit l'exposé succinct de mes recherches nosologiques sur le groupe des acaridiens. Les médecins me pardonneront, je l'espère, l'étendue de ce travail, en vue de l'importance du sujet et de la part pour laquelle ces insectes entrent dans le cadre des causes morbipares. Les naturalistes, d'un autre côté. sauront apprécier la nécessité, dans laquelle m'a placé la nature de cet ouvrage, d'user sobrement et avec concision des formes habituelles de la classification systématique.

HUITIÈME CLASSE DE CAUSES MORBIPARES ANIMÉES.

PROBOSCIDIENS, OU INSECTES SUCEURS.

744. Nous comprendrons sous ce nom les insectes parasites des plantes et des animaux qui n'ont que trois paires de pattes, et sont susceptibles, chez les mâles surtout, d'acquérir quatre ailes ; ils ont des yeux composés, mais ils ne prennent leur nourriture qu'à la faveur d'une longue trompe canaliculée, qu'ils enfoncent assez avant dans le parenchyme des plantes ou dans la peau des animaux. Cette trompe, jouant à la manière des pompes aspirantes, épuise de sucs la partie envahie, attire les sucs là où elle fait le vide, et peut par son mécanisme (667) y déterminer la formation d'une ampoule plus ou moins colorée, ou d'un tissu de nouvelle création. D'un autre côté, en obligeant le liquide circulatoire à rebrousser chemin, son action est dans le cas de ramener le sang veineux dans les canaux artériels, ce qui, selon le nombre des parasites, peut se caractériser par une fièvre assez intense, qui aura ses variations de pouls, ses accès et ses alternatives de froid et de chaud, selon que l'insecte se mettra à aspirer, ou que, repu et cuvant son sang, il cessera et suspendra son œuvre de désordre : selon enfin que l'insecte sera nocturne ou diurne, et qu'il dormira le jour ou la nuit. Si sa trompe plonge jusque dans les capillaires du réseau circulatoire, il y aura simplement extravasation sanguine, dès que l'insecte la retirera de la plaie. Mais si la trompe pénètre simplement dans la capacité d'une cellule, son action, pour ainsi dire, plastique, occasionnant, entre les spires génératrices, des rencontres adultères, déterminera la formation d'organes de nouvelle création, et d'une régularité de formes et d'effets susceptible de se reproduire indéfiniment, sous l'influence de la même cause (21).

Nous exposerons la description, les habitudes et les effets morbides des animaux de cette classe, dans l'ordre de la complication de l'appareil qui est la cause médiate des maladies que la présence de ces insectes détermine.

PREMIER GROUPE : INSECTES SANS MÉTAMORPHOSES (*).

PREMIER GENRE : **PUCERONS** (APHIS), *ou parasites morbipares des tissus herbacés.*

745. Description. Le puceron, dont la figure ci-dessous représente la surface abdominale, et dont les diverses figures de la pl. 11 représentent sur diverses espèces la surface dorsale, est un tout petit insecte essentiellement phytophage, et qui ne vit que des sucs qu'il pompe, en enfonçant son long suçoir corné dans le parenchyme ou plutôt vers la base des nervures des plantes. Cet insecte, à épiderme mou et élastique, paraît composé de quinze anneaux ou segments, y compris la tête et le segment anal. Il n'a que trois paires de pattes insérées sur les troisième, quatrième et cinquième segments antérieurs, et qui augmentent de longueur en s'éloignant de la tête.

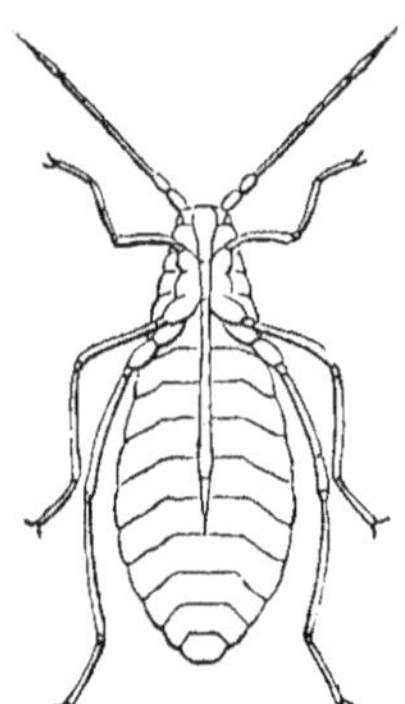

La tête est armée de deux plus ou moins longues antennes à six articles, y compris la protubérance basilaire, et dans les articles extrêmes desquelles on distingue bien la spire en relief (20) ; elles s'insèrent au-dessus des yeux, qui, toutes choses égales d'ailleurs, sont aussi bien composés que les yeux des autres insectes. Chez les pucerons verts, ils sont rouges, et si on les observe au microscope, on voit que leur cornée est formée de mailles hexagonales rouges. En même temps on s'assure que ces mailles ne diffèrent que par la couleur, des mailles hexagonales qui recouvrent tout le corps et en forment l'épiderme ; en sorte que la cornée des yeux des pucerons n'est que la continuation de l'épiderme général (**).

(*) C'est-à-dire, qui sortent de l'œuf, avec la forme générale et les appareils et organes qu'ils conservent en grandissant.

(**) Je prends occasion de ce fait pour faire observer combien on s'est mépris sur l'organisation de l'œil des insectes. On a vu des yeux multiples dans les mailles de la cornée transparente, mailles dont les interstices vasculaires, qui en forment le réseau, existent dans la cornée des yeux des animaux supérieurs, mais avec des caractères moins distincts, et un pouvoir réfringent moins différent que le reste de la substance. L'œil des insectes est

Entre les deux antennes et les deux yeux la tête se rétrécit en une trompe articulée, ou plutôt divisée en étranglements internes, qui font l'office de soupapes d'aspiration ; elle est plus ou moins longue suivant les espèces, cornée et inflexible, si ce n'est sur la première articulation, terminée enfin en cône assez aigu, pour pouvoir s'insinuer entre les pores des surfaces herbacées.

Les pattes offrent une hanche courte et cotyloïde, dans laquelle joue un fémur très-court, et puis trois articulations tarsiennes qui vont en s'allongeant de plus en plus, à mesure que la paire s'éloigne de la tête. La dernière articulation est terminée par deux crochets divergents.

Cet insecte acquiert souvent quatre ailes, avec les diverses mues de l'âge, pl. 11, fig. 5 ; les deux plus internes, fig. 6, plus courtes et moins fortement nerviées que les deux plus externes, fig. 7. Les individus à qui ces organes de surcroît surviennent ne font plus que l'office de mâles, parce qu'il est dans les lois de la nature que le mâle se déplace pour poursuivre et rechercher la femelle. Sur certaines es-

dans le corps arrondi que recouvrent les prétendus yeux multiples, dans ce qu'on prenait enfin pour le nerf optique des insectes. Que l'on se place sur la cornée transparente, ou au moins très-près, un morceau de carte percé de trous d'épingle, on apercevra tout aussi bien les objets extérieurs qu'on le ferait sans cet écran, mais on ne verra que par l'axe des trous qui coïncideront avec l'axe visuel : tout ce qui passera par les autres trous sera invisible. Cette carte trouée sera un œil multiple pour nous ; ce sera l'équivalent de la cornée des insectes. L'étude de l'œil des crustacés, dont le globe est tout à fait externe et crustacé, c'est-à-dire, à test calcaire comme tout le corps, met dans la plus grande évidence ce que je viens d'avancer. Soit en effet l'œil du crabe tourteau (*Cancer pagurus*). Le globe de l'œil, d'une longueur d'environ un centimètre, a la forme d'un pouce vu de profil. La cornée transparente, lisse et grise sur le vivant, en forme toute l'extrémité antérieure ; elle est doublement échancrée au sommet, ce qui lui donne une analogie de plus avec l'œil multiple de certains coléoptères. La surface interne de la cornée transparente est tapissée d'une membrane qui devient noire par la cuisson. On n'a qu'à enlever cette choroïde noire et qu'à examiner la cornée transparente au microscope par réfraction, pour distinguer, dans l'épaisseur de son tissu, un réseau de mailles hexagonales de 1/12 de millim. de diamètre, mailles qui ne font saillie ni en dehors ni en dedans, et ont la même épaisseur que la cornée transparente elle-même. La cornée transparente ayant en largeur trois millimètres et en longueur quatre, doit renfermer approximativement 1.728 hexagones. Mais on sait que le *Crabe tourteau* se dépouille tous les ans de son test, que pendant quelque temps sa peau est molle, et qu'il se cache sous les pierres, pour ne pas rester sans bouclier contre la dent de ses ennemis. Il y voit pourtant fort bien, quand la coque de son œil est tombée. Donc chaque maille de sa cornée n'est pas un œil, un cristallin, comme on l'avait cru, mais seulement une portion du tissu de la cornée seule. Notre cornée à nous a des mailles ou cellules semblables moins visibles, parce que leur tissu est moins hétérogène, et dévie moins les rayons lumineux ; mais l'analogie les indique là où nous ne les distinguons pas.

pèces on remarque à tous les âges l'étui de ces ailes, (pl. 11, fig. 11, *al*.

La forme générale du corps varie avec l'âge, en sorte que si, pour classer ces insectes, on se fiait à leur configuration, on pourrait bien s'exposer à prendre le jeune âge pour une espèce distincte de l'âge suivant, et ainsi de suite jusqu'à leur extrême vieillesse. Quand ils naissent, ils sont comme quadrilatères; puis ils s'allongent en ovale, ensuite en fuseau ; la gestation les rend dodus et courtauds, pl. 7, fig. 9. Leur livrée varie avec les plantes sur lesquelles le hasard a placé leur résidence ; en sorte que la coloration noire ou verte qu'ils revêtent dépend uniquement de la nature des sucs dont ils s'alimentent. Aussi voit-on les pucerons verts du rosier, de la salade, du prunier, du troëne, etc., devenir d'un noir luisant sur le pavot, le *chenopodium*, le *Vicia faba* (fève cultivée), d'un violet cuivré, ou vert bouteille sur le laiteron (*Sonchus arvensis*), etc.

Sur la surface dorsale du cinquième avant-dernier article du corps des pucerons femelles, on remarque deux cornes divergentes, cylindriques, canaliculées, et ouvertes au sommet, pl. 11, fig. 14. *cn*, qui chez les plus jeunes individus, et chez les mâles à tous les âges, sont encore ou restent toujours à l'état rudimentaire, fig. 11, *cn*, et ne dépassent pas alors l'apparence d'un simple tubercule. Nous nous expliquerons plus bas sur la destination de ces cornes.

Chaque anneau de l'abdomen porte de chaque côté un stigmate respiratoire, qui devient principalement visible sur les individus qui sont dépositaires d'un œuf d'ichneumon, dont, pauvres victimes, ils sont destinés à être le nid, la pâture et la coque. Voyez-en un de ce genre pl. 12, fig. 15. On y compte, sous forme de tout autant de paires de points noirs, quatre paires de stigmates.

746. Il serait possible d'étudier leur système nerveux, en les plaçant dans l'acide sulfurique, qui attaque et dissout tous les tissus avant les nerfs ; à l'aide de ce procédé, on suit très-bien de l'œil les ramuscules nerveux.

747. GÉNÉRATION. Les pucerons sont vivipares pendant tout l'été, et ovipares à l'approche de l'hiver. A quoi leur servirait d'être vivipares, à l'approche de la mauvaise saison ? leur race s'éteindrait dans nos climats. Mais une circonstance qui n'a pas d'analogue dans tout le règne organisé, et sur laquelle il ne peut pas rester le moindre doute, depuis les expériences de Bonnet, Réaumur et Lyonnet, c'est que le bienfait de la fécondation peut se transmettre d'une manière

héréditaire jusqu'à la cinquième génération au moins, car c'est à celle-là que se sont arrêtées les expériences de Bonnet; c'est-à-dire que si une femelle est une fois fécondée par un mâle, la femelle qu'elle pondra n'aura pas besoin de mâle pour pondre, à son tour, des femelles, qui se passeront également de mâles, et ainsi de suite. Cette circonstance nous paraîtrait moins extraordinaire, si nous avions la clef du mécanisme qui préside au mystère de la fécondation en général.

748. Habitudes des pucerons. On rencontre tout l'été les pucerons, par troupeaux serrés, sur tous les tissus herbacés des plantes, tiges ou feuilles, pourvu qu'ils y soient abrités du soleil. Chaque troupeau est une colonie, une famille, que la mère a procréée sur place ; aussi y voit-on un individu qui domine en longueur tous les autres ; et la taille de ceux-ci va toujours en décroissant, à mesure qu'on approche du chef. Ce troupeau se presse, comme les troupeaux de mouton, dans les jours les plus chauds de l'époque caniculaire, la tête baissée et l'anus dressé en l'air ; ils restent en place et immobiles ; comment se déplaceraient-ils capricieusement, puisque leur suçoir est implanté dans le parenchyme des plantes ? Ils font un pas en avant, dès qu'ils ont épuisé de ses sucs une cellule organisée. Quand les sommités herbacées d'un arbrisseau sont chargées de pucerons au printemps, on ne manque jamais de remarquer en été les feuilles inférieures recouvertes de taches farineuses et comme gypseuses, qui sont les excréments des pucerons ; c'est ce que j'observe tous les ans sur mes baguenaudiers (*Colutea arborescens* L.). Quand la colonie est fixée autour d'une tige, on observe que leurs rangs décrivent une spirale. Mais dès que les premiers froids se font sentir, ils descendent aux racines herbacées des plantes, toutes les fois que la terre leur en permet l'accès : c'est ce que j'ai eu l'occasion d'observer, le 21 novembre 1858, sur un trognon radiculaire d'escaroles ; les pucerons s'y étaient appliqués sous terre, en y implantant leur suçoir ; ils étaient étiolés, et tous dépourvus de cornes dorsales ; ils rendaient de temps à autre, par l'anus, des petits globules aussi limpides qu'une petite gouttelette d'eau.

749. Quelle est la destination des cornes anales *cn*, fig. 14, pl. 11, des pucerons ? Les auteurs qui ont fait une étude spéciale des mœurs du puceron avait remarqué que, de temps à autre, cet insecte laissait sortir, de ses deux cornes anales, des gouttelettes limpides, qu'ils

ont tous considérées comme un liquide sucré. Ils avaient en même temps découvert que les fourmis étaient très-friandes de ce liquide, et qu'on les voit se tenir aux aguets, pour en recueillir les gouttelettes, à mesure qu'elles s'échappent de ces deux canaux; ce qui avait fait dire à Linné : *Aphides formicarum vaccæ* : Les pucerons sont les vaches laitières des fourmis.

Voulant connaître la vraie nature chimique de ces gouttelettes, et l'analogie physiologique de cette transsudation, ainsi que celle des deux cornes anales, j'ai entrepris une série d'expériences que je vais exposer en détail.

Les gouttelettes que rendent les pucerons par leurs cornes anales, en, fig. 14, pl. 11, sont toutes de la même dimension, et conservent en tombant leur forme parfaitement sphérique. Elles sont poussées dans l'intérieur des deux cornes par une force assez grande ; car pour y passer il faut qu'elles se moulent en cylindre ; et cependant on en voit souvent dans chaque corne jusqu'à trois qui se poussent les unes les autres, sans se confondre, et dont les points de contact marquent comme tout autant de diaphragmes articulaires et tout autant d'entre-nœuds. Si l'on observe le corps de l'insecte par transparence, on aperçoit, autour de chaque corne et de chaque côté du corps, un amas de ces gouttelettes sphériques amoncelées, comme des grappes d'œufs, dans deux ovaires séparés, qui se déchargent chacun dans une corne, laquelle sert pour ainsi dire d'oviducte. Cette idée pourrait bien être, en fait d'analogie, un trait de lumière ; poursuivons-la :

1° Ces gouttelettes conservent toute leur transparence dans l'eau, soit qu'on observe, plongés dans ce liquide, l'insecte ou la gouttelette qu'il vient de laisser tomber; donc ce ne sont pas des bulles d'air, ou des vésicules pleines d'air. Dans l'eau, ces gouttelettes conservent leur forme assez longtemps.

2° Ce ne sont pas, par la même raison, des gouttelettes liquides et non organisées, parce que d'un côté elles se dissoudraient ou au moins s'étendraient dans l'eau, et que, d'un autre côté, en se pressant, elles se confondraient entre elles, ainsi que deux gouttelettes de sucre liquide, qui n'en font plus qu'une dès qu'elles viennent à se toucher.

3° Dans l'acide sulfurique concentré, leur coque se fendille, de la même manière que le tégument d'un grain de fécule ; mais la gouttelette ne contracte aucune couleur purpurine qui indique un mélange d'albumine et de sucre.

4° Donc ces gouttelettes sont des corps organisés : corps qui, par la position qu'ils occupent, ne sauraient être que des œufs ; mais des œufs avortés, puisque l'animal les rejette avec imprévoyance de leur avenir, et sans se soucier autrement de ce qu'il en aviendra.

5° Il paraît que ces cornes oviductes s'oblitèrent à l'approche de la saison rigoureuse : car, des pucerons que j'ai observés, le 22 novembre 1838, au pied d'une salade *escarole*, aucun ne portait plus même l'indice d'une corne, que ces organes soient caduques ou qu'ils rentrent en dedans, comme les autres organes sexuels. Mais, à cette époque, les gouttelettes dont nous venons de parler leur sortaient par l'anus. Je plaçai une de ces puceronnes sur une lame de verre, elle me donna une gouttelette, qui creva en sortant et vint se répandre en liquide sur la surface de la lame ; la ponte avait été sans doute contrariée par la frayeur du déplacement. La seconde gouttelette tomba sur la lame de verre, sans se déformer, et y resta appliquée, ainsi que les œufs que nous avons eu occasion de faire remarquer, sur la page inférieure des feuilles où paissent les *grises* (581), pl. 5, fig. 10. L'œuf appliqué contre la lame de verre, d'abord limpide, se colora en rouge, et sa superficie prit la dureté qui caractérise une coquille d'œuf.

6° J'éventrai en été des femelles de pucerons, pour étudier leurs ovaires et leurs œufs ; j'en fis sortir leurs générations à tous les états de développement, depuis les insectes parfaits qui se mouvaient sur le verre, jusqu'aux œufs les moins avancés ; les plus avancés portaient encore les traces de leur *hile*, ils avaient la forme de reins, et on distinguait dans leur intérieur le jaune ou l'amnios bien caractérisé.

7° Enfin, ni les jeunes pucerons, ni les mâles, ni les pucerons qui vivent renfermés dans des galles, et qui sont à l'abri des poursuites des fourmis, n'ont jamais de cornes anales.

750. Donc les cornes anales sont des oviductes d'œufs avortés, d'œufs non fécondés, dont l'insecte se débarrasse, comme la femme se débarrasse de ses avortements mensuels par des menstrues : et tout l'été les puceronnes sont vivipares par l'anus, et ovipares par les cornes. Leur utérus a deux issues, l'une qui se confond avec l'ouverture anale, et l'autre ou les deux autres, une pour chaque ovaire.

qui débouchent à une assez grande distance de l'anus, et sont refoulées par le développement du segment, un tant soit peu vers la région dorsale de l'article sur lequel elles s'insèrent.

751. La fourmi recherche de toutes parts la compagnie des pucerons ; on la voit aller et revenir, en maraudeur, se promenant sur les pucerons immobiles, faisant vibrer ses antennes, cherchant, fouillant, flairant leur abdomen et leur anus, passant outre, comme ne trouvant pas ce qu'elle cherche, au moins à un état complet de maturité. Dès que ce qu'elle cherche lui paraît parvenu à un état complet de maturité, elle s'empare du puceron, en étreignant avec ses deux fortes mandibules les cornes anales ; elle l'entraîne à l'écart, exprime quelque chose qui, en sortant, conserve sa limpidité et sa forme sphérique ; la fourmi s'en saisit entre les deux pattes de devant, puis la presse de ses deux mandibules, et en boit le contenu, comme un géant vide une outre en se désaltérant. La gouttelette se déforme de la même manière. Du reste, la fourmi ne fait pas d'autre mal aux pucerons ; et ceux-ci même semblent se prêter et se complaire à ce caprice, et ménager la fourmi, de même qu'on ménage un protecteur.

752. J'ai mis un jour en réserve une fourmi, du nombre de celles que j'avais vues si empressées auprès des pucerons, et je la laissai jeûner pendant vingt-quatre heures. Je la plaçai ensuite sous un verre de montre, de compagnie avec une puceronne munie de ses deux cornes anales. Cette bonne fourmi, tout affamée qu'elle était, se mit à flairer la puceronne, à la caresser avec les dix articulations des avant-bras de ses antennes coudées, à lui faire des passes amoureuses, puis à lui parler, pour ainsi dire, à l'oreille, à la solliciter de l'air le plus soumis, pour qu'elle eût à produire l'objet de sa friandise. La puceronne semblait prendre plaisir à ces caresses, telle qu'une femelle froide qui se réchauffe des caresses du mâle, et ne les rend pas. De temps à autre, la puceronne paraissait prise de petits mouvements convulsifs, à la suite d'une passe plus tendre que les autres. La fourmi, ouvrant ses larges mandibules, de joie, lui saisissait, mais avec précaution, la hanche, comme pour la chatouiller ; et on la voyait en même temps avancer et retirer ses labres et ses mâchoires, pour préluder à la curée qu'elle pressentait. La solliciteuse allait alors, toute palpitante de désirs, flairer l'organe d'où devait sortir l'objet de sa convoitise ; ensuite elle revenait palper et

flairer l'animal à la tête, comme pour lui dire qu'il ne paraissait encore rien de ce qu'elle attendait. Quelquefois, la fourmi impatientée pressait l'abdomen de la puceronne entre ses larges mandibules, ainsi que le fait un accoucheur sur un ventre paresseux ; vains efforts ; la puceronne, semblable aux amantes de notre espèce, n'accordait rien à ces brutalités ; la fourmi en revenait alors à des procédés plus délicats et plus respectueux. Enfin, le succès couronna tant de prévenances et de soins affectueusement intéressés ; je vis paraître au bout d'une corne anale une bulle limpide, qui reprit sa forme sphérique, en s'échappant ; la fourmi s'en aperçut aussi vite que moi, elle s'en saisit entre ses deux mandibules dentées, la creva avec son labre supérieur, l'inférieur la pressant en dessous avec ses palpes ; et la bulle ne tarda pas à être avalée et à disparaître dans son gosier. Cela fait, la fourmi recommença de plus belle ses plus chaudes caresses et ses plus tendres sollicitations.

Sur une puceronne qui n'avait pas de cornes, et qui pondait ses œufs par l'anus, la fourmi se comporta de même, et elle les recueillait par ce débouché, avec la même friandise que par l'autre.

755. Les gouttelettes qui suintent par les cornes anales des pucerons sont donc, non des gouttelettes de liquide, mais des œufs non fécondés, des œufs frais ; et, au lieu de dire comme Linné : *Aphides formicarum vaccæ*, il faut dire : *Aphides formicarum gallinæ* ; ce n'est pas du lait que les pucerons donnent aux fourmis, ce sont des œufs frais ; les pucerons sont les poules et la basse-cour des fourmis, dont elles n'ont rien à craindre, à la faveur de ce tribut, car les fourmis ne sont pas carnivores. La fourmi est si friande d'œufs frais, que lorsqu'on place sur le dos un hanneton femelle qui est trop malade pour se remettre sur ses pattes, en se débattant, on ne tarde pas à voir les fourmis accourir autour de lui, et lui perforer l'abdomen à l'effet de s'emparer des œufs qu'il a dans le ventre. Le puceron se prête de trop bonne grâce à la convoitise de la fourmi, pour que celle-ci se voie obligée à en venir à de pareils moyens de rigueur. Qui sait même si, en retour de tant de bienfaits, ou bien dans un but d'intérêt personnel, la fourmi ne protège pas les pucerons de sa présence, contre les mille ennemis de diverses races qui sont si avides de leur chair? En effet, les pucerons, qui sont les poules des fourmis, sont les moutons et les provisions de bouche d'une foule

d'autres insectes : *Aphides formicarum gallinæ, sed cæterorum insectorum oves et victualia :*

Les uns les hument comme des œufs, dont ils ne laissent que la peau en forme de coquille, sur laquelle on trouve l'ouverture qu'y a pratiquée, comme par un emporte-pièce, le suçoir de l'animal carnassier, pl. 11, fig. 14 ; ainsi se conduit la larve du *Syrphus pyrastri,* mouche dont nous donnerons plus bas l'histoire ;

Les autres déposent un œuf dans le corps du puceron ; l'œuf y éclôt, la larve s'y développe et y subit ses métamorphoses ; le puceron, immobile et résigné à tous les maux, ne bouge pas de place ; il enfle par le progrès de cette gestation parasite, et il ne reste bientôt plus de lui que la peau, qui est gonflée comme un ballon, pl. 12, fig. 15.

En un mot, il y a toute une classe d'insectes qui ne vivent presque que de pucerons, et qui ont pris de là le nom d'aphidivores. La fourmi, plus civilisée et partant plus entendue en économie domestique, a intérêt à écarter de son poulailler ces renards affamés ; et voilà peut-être pourquoi les pucerons prennent tant de plaisir à ses caresses ; c'est par l'instinct de la conservation que leurs colonies diverses se constituent tributaires des fourmilières, en les fournissant d'œufs frais ; d'ailleurs elles déchargent d'autant leurs ovaires, dans la saison où les œufs doivent éclore dans l'utérus et en sortir à l'état parfait.

754. Les cornes anales des pucerons sont donc deux oviductes supplémentaires, deux trompes de Fallope, qui s'abouchent à l'extérieur, pour rejeter tout ce qui avorte ou échappe à la fécondation.

EFFETS MORBIDES DU PARASITISME DES PUCERONS.

755. Cloque des pruniers, pêchers, etc.... Il n'est personne qui n'ait remarqué, à une certaine époque de l'année, que les feuilles des jeunes pousses des arbres à fruit se recroquevillent en dessous, se gaufrent en dessus, s'empaquettent et donnent tous les signes d'une désorganisation violente et morbide. Les feuilles qui ont pu arriver à leur entier développement n'offrent rien de semblable. Si l'on étudie à la loupe les feuilles attaquées de ce mal, on y découvrira, sous la page inférieure, un assez grand nombre de pucerons qui y paissent et s'abritent sous leurs replis. Chacune de leurs piqûres dessèche

l'épiderme, et imprime au parenchyme un développement anormal ; il s'ensuit tout autant de développements partiels insolites dans un cadre qui n'avait pas été fait pour s'y prêter. De là cet état maladif des sommités des branches, dont on peut guérir l'arbre avec de fréquentes fumigations, mais qui, du reste, n'en compromet pas beaucoup la santé générale, parce que ce mal n'attaque que la partie de la branche que la taille annuelle doit retrancher. Aussi voit-on ces arbres devenir assez vieux, quoiqu'au printemps ils donnent les signes les plus nombreux de cette maladie foliacée. Peut-être même serait-il permis de croire que cette affection des sommités est favorable à la fécondation et à la maturation des fruits, en paralysant le développement ligneux par l'avortement des productions foliacées; car, dans nos climats septentrionaux, nous n'obtenons des fruits qu'en mutilant nos arbres, et qu'à l'aide de plaies et d'états maladifs. Cependant, à force de se multiplier, cet insecte est dans le cas d'épuiser la santé du plus grand arbre fruitier, et de l'asphyxier, en le privant des produits de la respiration foliacée. C'est ainsi que le puceron lanigère (*Aphis mali*, ou *lanigera*, pl. 6, fig. 6, 7 et 10) est devenu, en Normandie et dans le nord de la France, le fléau des pommiers.

Cette même maladie se montre sur une foule de plantes herbacées, surtout chez les crucifères, et les juliennes spécialement, dont toutes les sommités sont quelquefois cloquées.

756. BLANC OU MEUNIER (*Albugo*, *Uredo candida* Dec.). Lorsque les feuilles des plantes herbacées sont grasses, aqueuses, recouvertes d'un épiderme étiolé, le développement produit par la piqûre des pucerons verts fait crever la pellicule épidermique, la divise en des milliers de petits fragments, qui forment à la surface des feuilles comme une efflorescence amylacée, comme une poussière farineuse : ce qui a fait donner par les jardiniers le nom de *blanc* et de *meunier* à cette maladie. C'est l'œuvre du puceron vert, qui dans ce cas s'enfarine lui-même des résultats de ses désordres. Pour que le *blanc* ou le *meunier* se déclare, il faut donc que la plante soit dans certaines prédispositions d'étiolement et d'hypertrophie parenchymateuse ; le *Brassica napus*, ce chou rustique dont l'art du jardinier ne soigne que la racine, n'y est pas sujet comme le *Brassica oleracea* sauvage ou cultivé : les feuilles du premier sont trop sèches, et l'épiderme en est trop rude et trop ligneux.

La fig. 5, pl. 6, représente à vue d'œil ces pustules blanches répandues irrégulièrement sur la surface d'une feuille de chou cultivé ; leur irrégularité vient de l'irrégularité de la déchirure du premier épiderme, que le développement de la feuille a fait crever de toutes parts, après que les pucerons en avaient désorganisé et desséché la substance. C'est au débris de cet épiderme qu'emprunte ses caractères ce qu'on nomme le *blanc* ou le *meunier*. La fig. 6 représente, à une simple loupe, deux des plus petites de ces pustules blanches ; on les retrouve avec cet aspect, tantôt sur la page supérieure, tantôt sur la page inférieure, selon que celle-là a été reléguée dans l'ombre, comme celle-ci. Au moindre mouvement, ces pustules répandent dans les airs une farine blanche, qui se compose·de granulations que représente, à un fort grossissement, la fig. 7 ; les grains qui restent à la superficie de l'eau paraissent noirs ; ceux qui nagent entre deux eaux ou au fond de l'eau sont jaunes par réfraction, quoique blancs par réflexion, et les grains transparents et incolores sont des cellules qui se sont vidées en crevant. Nous avons placé en dessous, fig. 8, les cellules vertes du parenchyme sain observées au même grossissement, pour démontrer, par l'égalité de la forme et du diamètre, que les granulations du *blanc* ou *meunier*, ne sont que des altérations des cellules parenchymateuses du chou ou plutôt qu'elles sont ces cellules isolées par l'action de quelque cause morbipare. Chacune de ces cellules saines ou morbides a un diamètre d'un soixante-sixième de millimètre ; car elle occupe au micromètre divisé en cent, une division et demie ou trois deux-centièmes de millimètre.

Un fait digne de remarque, c'est que la place de la feuille du chou qui supporte chacune de ces pustules reste bien plus longtemps verte que les places qui en sont exemptes ; en sorte que, quand celles-ci sont complétement desséchées, on voit les autres former comme une auréole inflammatoire verte autour du centre de désorganisation. A cette époque, certes, on aurait tort de se mettre à la recherche des pucerons sur ces feuilles ; de même qu'on aurait tort de chercher des troupeaux dans les paquis, après qu'ils en ont épuisé la substance ; de même qu'on a eu tort de chercher l'acare de la gale dans la pustule qu'il produit en passant (755).

757. Marasme des pommiers par le parasitisme du puceron lanigère.

Il n'y a pas encore vingt ans que l'on commence à remarquer en Normandie un puceron qui a fini par devenir le fléau des pommiers de ces contrées. Ce fléau, de proche en proche, est arrivé jusqu'aux environs de Paris où je l'ai fréquemment observé. Ainsi que tous les pucerons, il pullule avec une effrayante fécondité, et arrive à couvrir toutes les jeunes branches de son long duvet cotonneux. La branche finit par mourir, mais sans subir aucune déformation. Les plus jeunes pucerons sont blancs, en apparence apodes, et ressemblent à de simples œufs couverts d'un long duvet de coton, fig. 7, pl. 6 ; seulement, on distingue des anneaux sur ces corps ovoïdes. En grandissant, leur corps devient couleur de brique ; les plus âgés sont ventrus et violacés comme les pucerons du peuplier (758). La figure 10, pl. 6, en représente un dépouillé d'une grande partie de son duvet. La figure 7 le représente avec toute sa coiffure ; les poils de ce duvet ont quatre fois plus de longueur que le corps de l'insecte. Quand on observe de loin ces troupeaux de pucerons, on prendrait le groupe pour une plaque de ouate qui se serait accrochée à la branche, et que la pluie aurait agglutinée à la surface de l'écorce. Si l'on écrase ces insectes sur place, on couvre l'écorce d'une couleur de sang. Cette espèce est donc à sang rouge, tandis que ses congénères sont en général à sang blanc.

On a pensé que ce puceron, que l'on a nommé puceron lanigère, *Aphis lanigera*, nous avait été importé d'Amérique, où il est assez commun. Il est fort possible qu'il ait existé en France, avant l'époque où sa grande multiplication l'a fait remarquer. Car, bien avant ce temps-là, on observait sur le hêtre des pucerons qui ne me semblent différer que par une coiffure un peu moins chevelue, du *puceron lanigère* du pommier. Rien ne débarrasse les pommiers de ce parasite, comme la fumée de tabac et l'odeur de l'essence de térébenthine.

758. GALLES VÉSICULEUSES DES PÉTIOLES DU PEUPLIER. On observe, au printemps, que le sol se couvre, au pied des peupliers, de feuilles qui tombent comme en automne, et dont le pétiole porte une galle marbrée de jaune et de rouge, dont la forme varie, et ressemble souvent à un petit fruit pomacé de la grosseur d'une cerise. Les fig. 1 et 2, pl. 11, en représentent deux de forme différente *vs*. Les feuilles *ft* sont toutes développées, quand cette galle se forme sur le

pétiole, qui ne tarde pas à s'atrophier et à se détacher, par la cicatricule, de la branche d'arbre sur laquelle il est implanté. Sur la fig. 2, la galle *vs* s'est développée, non sur le pétiole, mais à la base d'un jeune rameau. Dans l'intérieur de ces vésicules *vs*, on trouve une colonie de pucerons, de tous les âges et des deux sexes, mais tous dépourvus de cornes anales (749).

Les fig. 4 et 5, pl. 11, représentent les plus jeunes; ils sont vert tendre; la forme de leur corps commence par être quadrilatère. La fig. 5 représente le mâle avec ses quatre ailes, dont deux internes plus courtes, fig. 6, deux externes plus longues, fig. 7, traversées toutes les deux d'une nervure longitudinale, et de trois nervures latérales, et pointillées de petits poils visibles seulement à un grossissement supérieur. Il est violet foncé, et long de trois millimètres de la tête au bout des ailes. La fig. 9 représente la mère ou la grand'mère, ou bien même la trisaïeule de la colonie. Sa capacité abdominale est encore riche en générations; son corps déborde les pattes; sa couleur générale est d'un bleu violet, avec une farine des débris de l'intérieur de la galle qu'elle habite. Sa trompe est très-courte et peu apparente: elle atteint en longueur deux millimètres et demi sur deux millimètres de large. On observe, sur une portion quelconque de ces galles, une ouverture *o* qui tient la capacité de l'organe artificiel en communication constante avec l'air extérieur: mais cette ouverture n'est pas si grande, qu'elle n'échappe facilement à la première vue; et alors la galle paraît comme un fruit coloré, à peau lisse bariolée de vert, de jaune et de rouge. Sa surface intérieure, pl. 11, fig. 8, *vs*, est farineuse, vermiculée, d'une couleur purpurine vers le point d'insertion, et violacée comme les puceronnes, fig. 9, vers le point opposé. Il paraît que c'est sur cette dernière portion que les pucerons opèrent, par leur succion continue, le développement indéfini de la galle.

L'ouverture *o* de ces galles, ouverture qui n'est nullement le produit d'une perforation après coup, démontre suffisamment que le puceron qui en est l'auteur n'a pas pris naissance sous l'épiderme de la plante: car autrement la galle serait imperforée, ou bien la perforation serait, non à bords calleux, mais en simple déchirure. Donc l'insecte en a déterminé la formation, en s'appliquant contre l'épiderme du pétiole ou des jeunes rameaux; dès ce moment les cellules nouvelles que sa troupe anime, féconde et façonne, débordent l'insecte de plus en plus, et à chaque génération de pucerons, ce travail anormal et de superfétation, prenant une plus grande énergie, finit par s'arrondir en une cucurbite, dont le goulot est formé par les bords qui se sont rapprochés.

La piqûre d'un insecte détermine donc, sur un organe normal, d'abord un exanthème, un furoncle fistuleux, sec et ardent, puis un cancer; et elle occasionne à la suite la désarticulation d'un organe complet, et la chute d'un membre.

Pendant mon séjour à la Chapelle, en septembre 1844. M. Suzanne de Bréauté m'a montré des fruits déformés du *Pimpinella magna* de la famille des ombellifères, qui avaient un peu la forme des bourses-à-pasteur, mais qui étaient munis, comme les galles du peuplier vésiculeux, d'une ouverture basilaire. Ces déformations étaient l'œuvre de pucerons qui n'en étaient pas encore sortis, et qui avaient beaucoup d'analogie avec les pucerons du peuplier.

759. GALLES ET VÉSICULES DE L'ORME ET DES CHARMILLES. C'est sur les feuilles de l'arbre que le puceron de l'orme (*Aphis ulmi*) crée des galles dont le développement présente des singularités remarquables. Il paraît que c'est en dessous de la feuille, et sur la page inférieure ou obscure, que, de sa petite tarière anale, il dépose son œuf. Dès ce moment il s'opère, par la présence de ce corps étranger, une bosselure qui s'allonge du côté de la page supérieure, en forme du cornet ou nectaire des *tropœolum* (capucine), des *delphinium*, des *balsamina*, etc.. cornet qui est creux et dont l'ouverture est située du côté de la page inférieure; on en voit à divers âges en *b* de la fig. 12. pl. 10: en *a*, ils sont restés avortés, et sous forme de simples taches lépreuses et bosselées. Quand l'œuf du puceron éclôt, il se trouve donc en naissant dans une cavité protectrice, et à l'abri des insultes de toute espèce d'ennemi; car l'ouverture et la cavité du cornet se hérissent de poils. *f. i*, fig. 12, pl. 10, qui se feutrent en se contournant en spirale, vu que chacun d'eux. *i*, ne renferme, dans son sein, qu'une spire bien visible à un grossissement supérieur, spire veuve et sans antagonisme qui neutralise sa direction (20). Un botaniste à qui on présenterait ce produit à cet âge n'y verrait qu'une de ces fongosités épidermiques. qui bossellent les feuilles en dessus et poussent en dessous leur fructification ou sporanges: pour lui, ce serait un *erineum* à cause de ses pilosités, et un *xyloma* sans ses

pilosités ; pour nous, le cornet et les poils ne sont que l'œuvre de la présence d'un insecte dans le parenchyme de la feuille. Ce fruit artificiel et *aphigène* n'en reste pas à cet état de développement ; il croît en grosseur, à mesure que la colonie de pucerons croît en nombre ; il semble s'enfler et s'arrondir, il se colore comme une petite pomme ; la feuille en a bientôt trois ou quatre de la grosseur *a′*, fig. 12, pl. 10 : ceux-là offrent une ouverture sur un de leurs côtés. On voit cette ouverture *é′*, sur l'un de ces organes qui a été coupé par le milieu *e*, fig. 12, pl. 10, pour faire distinguer les poils qui en hérissent la surface interne. Chez ceux-là la surface intérieure *f* de la page *g*, qui correspond à leur base, m'a paru imperforée, quoique hérissée de poils ; ce qui me porterait à croire que le dépôt de l'œuf a eu lieu par la surface supérieure ; car le développement ayant eu lieu tout autour de ce point, et sans que les bords soient jamais en état de se rejoindre, il faut bien qu'à un certain âge le fruit vésiculeux semble avoir été éventré par ce côté. Il s'ensuivrait de là que, quand le dépôt de l'œuf a lieu par la surface inférieure de la feuille, le parenchyme ne se développe qu'en une tache galeuse ou en un cornet imperforé, qui s'arrête bientôt dans son évolution ; et que les vraies galles, et celles qui atteignent les dimensions les plus extraordinaires, proviennent du dépôt d'un œuf sur la page supérieure de la feuille. Jamais les bords *hh* ne sont attaqués et déformés, comme nous l'avons vu sur les feuilles du prunier sauvage (598). En ouvrant une de ces galles *a*, fig. 12, pl. 10, on y trouve l'ouvrier qui la façonne par ses piqûres, comme un potier enfle l'argile en la tournant avec ses doigts. C'est un puceron, fig. 11, pl. 11, d'un bleu violet, comme celui du peuplier, portant des ailes enfermées dans un étui imperforé *al,* ayant des antennes *at* courtes et assez épaisses, et, au lieu de cornes anales, des tubercules *en.* Cet insecte a deux millimètres et demi de long.

Vers le commencement de l'été, la plupart de ces galles, se gaufrant, se contournant, s'enflant plus sur un point que sur un autre, se présentent avec la forme et les dimensions de la fig. 10, pl. 11 : on les prendrait pour de gros échaudés collés sur une tige *tg*, au moyen d'une collerette chiffonnée, qui n'est que la feuille déformée par cet insolite développement. Gleichen, qui, depuis Réaumur (*), a décrit

(*) *Mém. sur les insectes*, tom. 3, pag. 350, pl. 25. — C'est le professeur Delius qui a puces vésicules de l'orme, dit que les grandes vésicules sont habituellement remplies d'une eau qu'elles transsudent ; j'en ai trouvé dans cet état le lendemain d'une averse ; mais elles ne sont pleines que de vent, quand il n'y a pas eu de pluie ; l'eau y pénètre et s'y accumule, par l'ouverture qui reste béante sur un de leurs côtés, quand cette ouverture, par le poids de la branche ou de la vésicule, se présente dans la direction de l'eau qui tombe du ciel ou qui coule des branches. Les personnes qui voudraient vérifier ou continuer ce genre d'études, en rencontreront tous les ans de nombreux échantillons sur une charmille qui s'étend au pied de la côte de Cachan, petit village qui continue la route d'Arcueil.

On conçoit que, dans les déserts de l'Arabie, une pareille monstruosité végétale puisse présenter au voyageur tous les bienfaits d'un fruit normal, en lui tenant en réserve, pendant le jour, l'eau qui s'y est accumulée par la rosée de la nuit. Et c'est peut-être à ces sortes de productions aphidigènes que les auteurs font allusion, en parlant de ces fruits trompeurs que le voyageur cueille pour se rafraîchir la bouche, et dans lesquels il ne trouve que du vent. Car d'après Pline (*) : « Le térébinthe qui croit en Syrie, près de Damas, est un arbrisseau à fleurs en grappes, et dont les fruits ressemblent à l'olive, à part la couleur qui est rouge ; les feuilles en sont serrées. Cet arbrisseau porte aussi des follicules vésiculeux d'où s'échappent des petits animaux analogues aux cousins, et il coule des crevasses de son écorce une gomme-résine particulière. » Nous trouvons bien dans ce passage le follicule émané de la piqûre d'un puceron que Linné a appelé pour cela *Aphis pistaciæ*. Mais est-ce bien là la *pomme de Sodome* dont parle, entre autres auteurs, Solin dans le passage suivant (**) : « Assez loin de Jérusalem, au bout d'un grand désert, se découvre un triste golfe (mer Morte), qu'y a creusé le feu du ciel, ainsi que l'atteste le sol noir et poudreux qui l'environne. C'est là qu'existent deux villes, Sodome et Gomorrhe, dans le voisinage desquelles pousse un fruit, qui a toute l'apparence de la maturité, mais qui n'est nullement comestible ; car sa peau si attrayante ne renferme qu'une poudre fuligineuse, que la moindre pression des doigts fait

blié, en 1770, le mémoire de Gleichen, sous le titre de *Versuch einer geschichte der blaflaus und blatlaus fresser des ulmenbaums*, in-4°. Nuremberg.

(*) Plin. lib. 15, cap. 6.

(**) Solinus, *Polyhistor*, cap. 58. pag. 571. éd. Vogel. 1646.

échapper en fumée ; en sorte que ce fruit semble se résoudre tout
entier en une vile poussière. » Ici Solin ne parle nullement de l'arbrisseau qui porte ce fruit, et à ce silence on serait tenté de croire
que la pomme de Sodome est un fruit qui pousse seul et sans
fleur, que c'est un fruit de terre, un champignon sans généalogie,
une de ces *vesses-de-loup* (*lycoperdon*),qui, à l'époque de leur maturité, lancent, à la moindre pression des doigts, des bouffées d'une
poussière noire et fuligineuse, et dont à la longue il ne reste plus
que la peau. Mais les *lycoperdon* poussent partout et non pas seulement près de Sodome et de Gomorrhe.

D'après Fred. Hasselquist (*), « les pommes de Sodome ne seraient
que les fruits de l'aubergine (*Solanum melongena*). Ce sont là, dit-il,
les *pommes folles* (*mala insana*) des auteurs. Je les ai rencontrées en
abondance près de Jéricho, dans la vallée du Jourdain, non loin de la
mer Morte. On les trouve à la vérité pleines de poussière, mais pas
toujours. La piqûre d'un insecte (*tenthredo*) fait que la chair de ce
fruit se résout en poussière, et qu'il n'en reste plus que la peau, qui
n'en conserve pas moins sa belle couleur naturelle. »

Quoi qu'il en soit, voilà encore bien des exemples d'une grosse
production tuberculeuse et fistuleuse, qui est l'œuvre de la nutrition
et des piqûres d'un bien petit insecte.

760. Galles strobiliformes des conifères et principalement des
sapins. Un puceron analogue aux deux derniers que nous venons de
décrire imprime aux feuilles des jeunes pousses des pins un développement tel, que chacune de ses feuilles linéaires, si longues à
l'état normal, s'arrondit en une large écaille concave ; en sorte que
la sommité ressemble enfin à un jeune cône (*strobus*) composé d'é-
cailles vertes et imbriquées, sous chacune desquelles on découvre les
pucerons qui les façonnent de la sorte. Tous ces insectes sont enfarinés des débris de l'épiderme qui se détache de la surface interne
de ces produits anormaux, espèces de petits ananas que, d'après
Linné (**), les Lapons mangent, chemin faisant, comme des baies et
des fruits naturels. De Geer a observé, à l'occasion de ce genre de
pucerons, que les puceronnes deviennent ovipares à l'approche de

---

(*) Fred. Hasselquist, p. 560 de son voyage en Palestine, éd. suédoise de 1762.
(**) *Flor. lapponica.* — *Voyez* Réaumur, et de Geer, tom. 5.

l'hiver, après avoir été approchées par les mâles, elles déposent alors leurs œufs dans les bourgeons ; ce sont des corps oblongs qui ont un quart de ligne, et qui n'éclosent qu'au printemps suivant ; observation d'une certaine importance et qui concorde très-bien avec celles que nous avons eu occasion de faire sur d'autres espèces de végétaux.

Le FAUX SAPIN ou la PESSE (*Pinus epicea* Lin.) présente, dans certaines localités voisines de la Seine et autres rivières, une de ces déformations aphigènes qui mérite une place toute particulière dans cet ouvrage. La plupart de ses jeunes rameaux offrent à leur base un faux cône, pl. 13, fig. 16. *a* (*pseudostrobus*) qu'on dirait surmonté d'un rameau *b*, ainsi que l'*ananas*. Mais quand on écarte ces écailles basilaires *a* qui forment ce chaton, on trouve dans leur aisselle, fig. 14, au lieu de la graine, une famille de pucerons, fig. 13, incolores et quadrilatères, tapis dans une cavité hémisphérique *d*, fig. 14. Il est évident alors que chacune de ces écailles basilaires, fig. 15, pl. 13, est une transformation d'une foliole linéaire et aciculaire *b* du rameau, en sorte que si la puceronne n'avait pas déposé un œuf dans l'aisselle d'une foliole, celle-ci aurait conservé sa forme normale et primitive *b*. Or l'acte de la fécondation qui imprègne le bourgeon axillaire de la foliole des conifères, produit, sur la foliole, exactement la même transformation. La piqûre d'un puceron est donc en état de façonner des organes, avec la même puissance que la fécondation elle-même ; cette analogie est grosse de la découverte du mécanisme de la fécondation. Remarquez quelle complication de structure détermine la simple succion de cet animalcule ! Sur le dos d'une large plaque verte bordée d'une frange rouge *e*, fig. 13, s'élève un épais onglet vert qui se termine en une aiguille diaphane *c*, seul reste étiolé et stationnaire de la feuille aciculaire *b*, fig. 16, dont la présence du puceron a détourné le développement ; sur la face interne se creuse une cavité aussi lisse et aussi régulière que la loge d'un fruit, fig. 14, *d*, et qui enferme les pucerons fécondateurs aussi hermétiquement qu'une loge de fruit enferme sa graine (*). Ici le parasitisme ne ronge pas, il féconde : il ne déforme pas, il organise ; il imprime au développement une impulsion

---

(*) J'ai principalement étudié ce fait à Melun : nous avons à Montsouris un pied de faux sapin qui ne m'a jamais offert rien de semblable ; il est vrai qu'il est également stérile de vraies fleurs et de vrais fruits ; il est trop ombragé par des érables.

analogue à une création. Le développement d'un œuf animal produit sur la feuille les mêmes effets que le développement de l'ovule végétal ; la succion d'un insecte équivaut à l'*aura seminalis* du grain de *pollen;* un simple puceron détermine la formation d'un *strobus* dont il remplace les graines !

761. CorolLAIRE NOSOLOGIQUE DES OBSERVATIONS PRÉCÉDENTES. Nous venons de voir que les développements morbides les plus bizarres et les mieux organisés sont le résultat progressif de la simple piqûre du puceron (*aphis*). Si nous n'en avions pas surpris l'auteur, ces effets nous auraient paru le résultat d'une entité maladive, ou bien tout autant de fongosités parasites. La désagrégation des cellules de la surface interne de ces pseudo-organes n'aurait pas manqué de nous fournir les caractères de *sporanges* et de *sporidies*, qui sont les fruits et les graines des végétaux inférieurs. Or la piqûre du puceron étant dans le cas de produire de si étonnants effets, l'inoculation de ses œufs, à la saison avancée, doit enfanter, au printemps, des résultats analogues : car j'ai acquis la preuve que la puceronne, en état de liberté, ne pond pas ses œufs fécondés, au hasard et sans prévoyance, sur la première surface venue. Mais tous les pucerons ont, pour vivre et pour propager l'espèce, les mêmes lois à suivre, les mêmes besoins à remplir que ceux dont nous venons de décrire plus en particulier l'histoire; ils ne vivent qu'en implantant leur trompe dans le parenchyme des feuilles et des tissus herbacés. Il faut donc que là d'où ils retirent leur trompe il se fasse un développement anormal ; sans cela la même cause ne produirait pas les mêmes effets, ou bien la cause en action resterait sans effet. Donc, partout où nous rencontrerons des pucerons vivant en place, là nous devrons nous attendre à voir se former des organes artificiels.

762. Mais ces organes ne doivent se développer que lorsque le puceron retire sa trompe ; et, de même que tous les autres organes, ils doivent mettre un certain temps à parcourir les phases du développement qui les rend visibles à nos yeux. Il arrivera donc qu'à côté de ces productions artificielles, nous ne rencontrerons plus les pucerons dont la piqûre les a engendrées, ce qui pourra bien nous porter à les considérer comme des productions morbides spontanées ; nous ne raisonnons pas autrement en nosologie, dès que la cause phy-

sique du mal nous échappe. Ne perdons pas de vue cette considération fondamentale, en étudiant botaniquement ces produits.

765. Étude des productions morbides végétales qui émanent de la
nutrition ou de la ponte des pucerons. — *Jeunes pousses des branches.* Les pucerons s'attachent aux jeunes tiges avec autant d'avidité
qu'aux feuilles ; pour eux ce sont toujours des tissus herbacés. On les
voit au printemps disposés en spirales serrées, à la sommité de tous
les jeunes rameaux qui ne sont pas trop exposés à la lumière directe :
ils y restent immobiles, la trompe implantée dans le tissu, ne s'occupant de rien de ce qui se passe autour d'eux, et ne quittant plus l'organe vasculaire qui sert à chacun de mamelle, que le développement
continu de la tige ne vienne refouler au dehors, comme une écorce
inerte, la couche corticale dans laquelle la trompe du puceron s'était
implantée. Le puceron change alors de place, monte plus haut pour
avoir encore à sa disposition les produits liquides qui lui manquent
plus bas. Supposons maintenant que la branche soit arrivée à l'épo-

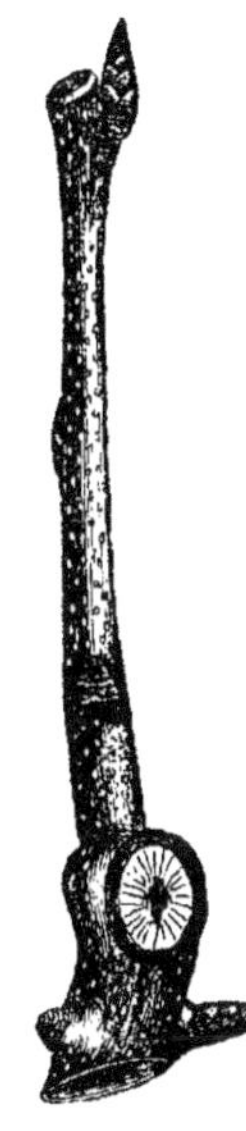

que d'hibernation, à l'époque stationnaire, que devra-
t-elle offrir à un œil attentif? Nécessairement, les traces
plus ou moins saillantes de toutes ces piqûres. Or
qu'on examine avec soin, à cette époque, une branche
semblable, et l'on ne manquera pas d'y remarquer des
essaims de petits écussons ovales, disposés sur une série de spirales espacées, et espacés entre eux, à cause
du développement en largeur de la branche, qui a nécessairement agrandi les distances, lesquelles séparaient entre elles les piqûres des pucerons à l'époque
où les pucerons en vivaient. La figure ci-jointe représente ces écussons épars sur une jeune branche de
poirier observée au mois d'août ; elle était venue après
une seconde taille opérée au mois de juin, taille dont
on observe vers la base la cicatrice. Ces produits morbides sont trop superficiels, sur un rameau qui se
développe si vite en branche ligneuse, pour qu'ils
aient nui en rien à la maturation des bourgeons que
l'on remarque au nombre de trois sur la jeune branche.

Quand on observe de tels rameaux, à l'époque où ils sont encore
herbacés et que les pucerons viennent de les abandonner, on en
trouve la surface pelucheuse, granulée d'une manière très-serrée :

chacune de ces granulations est le germe de l'un de ces écussons.

En cherchant dans les livres la synonymie de ces petits écussons, nous découvrirons que c'est à ces produits que Decandolle avait cru devoir donner le nom de lenticelles, les prenant pour les germes des racines qui poussent à ces rameaux ligneux, quand on les tient plongés dans l'eau ou dans la terre humide ; singulier anachronisme, qui transformait en organes d'avenir un produit inerte, caduc et superficiel d'une élaboration passée (*) ; le germe des racines est dans toute cellule ligneuse, et ne fait saillie au dehors que lorsqu'il est en pleine voie de germination.

764. Sur toutes les espèces d'arbres, ces produits ne s'arrêtent pas à l'apparence d'un écusson superficiel ; car toutes les espèces d'arbres, ou au moins tous les individus, ne vivent pas à un soleil aussi ardent et qui les mûrisse aussi vite. Dès ce moment la piqûre du puceron produit un organe d'une plus grande étendue et d'une plus grande profondeur ; c'est ce que j'ai eu l'occasion d'observer sur un individu de cornouiller sanguin (*Cornus sanguinea* L.), qui végétait à l'ombre de plusieurs autres arbres, et produisait en conséquence de longs jets flexibles, à bourgeons longuement espacés, et qui conservaient tout l'hiver la coloration herbacée, marbrée de rouge, signe évident que ces tiges n'étaient pas arrivées à la maturité ligneuse ; le produit de la piqûre du puceron devait donc acquérir, dans les tissus corticaux de pareilles tiges à végétation, pour ainsi dire, vivace, des développements proportionnels qu'il n'atteint pas sur des tiges dont l'écorce se dessèche plus tôt. Or c'est ce que j'observais en automne, partout où j'avais remarqué des myriades de pucerons noirs au printemps. Les écussons acquéraient ici la grosseur d'assez gros tubercules rouges, productions lépreuses, qui finissaient, en hiver et au printemps suivant, par se fendre en croix et par devenir ligneuses, avec l'aspect de très-petites nèfles en maturité ; la branche en était quelquefois toute galeuse.

Il me paraît probable que ces écussons, désorganisés sur l'écorce herbacée, sont précisément les mêmes qui prennent un développement fongueux, sur la branche morte exposée à l'humidité obscure,

---

(*) *Voyez* notre réfutation de cette idée, dans le *Bulletin univers. des Sc. et de l'Ind.*, 2ᵉ sect., mai 1828, art. sur les *lenticelles*. Il est fort probable encore que Decandolle a même confondu, avec ces écussons, les *kermès* (777) qui s'attachent à certains végétaux.

et apparaissent alors sous forme de têtes de clous jaunes à travers l'épiderme crevassé. Le botaniste leur donne alors le nom de *sphæria*.

765. *Uredo, œcidium, xyloma, puccinia, erineum*, produits divers de la piqûre des pucerons. Puisque la piqûre des pucerons détermine et implante une nouvelle organisation sur une désorganisation, partout où je trouverai des pucerons attachés au printemps, je devrai en surprendre les effets en automne, en l'absence des pucerons ; car il serait contraire à toutes les règles de l'analogie, de vouloir rencontrer les pucerons cherchant leur vie sur des produits qu'ils ont épuisés et déformés (*) ; et malheureusement c'est par suite d'une aussi fausse idée que ce que nous allons dire a, de tout temps, échappé aux observateurs. Quant à moi, j'ai eu soin de marquer d'un signe spécial toutes les feuilles des plantes que j'avais à ma disposition, et sur lesquelles je surprenais des pucerons, des grises (580) ou des *thrips*, et j'étais sûr, en automne, d'y trouver ou des *erineum*, ou des *uredo*, ou des *œcidium*, ou des *puccinia*. Voyez, par exemple, ces tiges languissantes d'*Euphorbia cyparissias*, dont les feuilles linéaires prennent en largeur un développement maladif, se pressent en touffes et en rosaces à l'extrémité : au-dessous de chaque feuille vous rencontrerez la grise (*Acarus foliorum* Nob.). Mais la surface de la page inférieure ne vous offrira pas le moindre accident ; les développements anormaux ne se font pas subitement, pas plus que

(*) Quand on observe, avec cette idée dans l'esprit, les jeunes pousses de nos rosiers, sur lesquelles se pressent en spirales des rangs serrés de pucerons, comme on le voit par la figure ci-jointe, on ne peut se défendre de soupçonner que les épines, comme les lenticelles (765), sont l'œuvre de la piqûre de ces insectes. Dans cette hypothèse, les épines ne seraient que des lenticelles exagérées. En effet, les jeunes pousses, ainsi couvertes de pucerons, n'offrent pas la moindre trace d'épines : celles-ci ne se développent qu'après que la colonie de parasites, ayant épuisé l'épiderme de cette place, a émigré ailleurs. Et on s'assure, alors que les épines sont disposées, sur une spirale, comme l'étaient les pucerons, que seulement elles sont plus espacées entre elles, à cause du développement progressif des interstices corticaux.

les autres ; plus tard et en automne, cette surface vous apparaîtra marquée de petits tubercules, d'abord imperforés, jaunâtres, qui crèvent ensuite par un pore au sommet, et répandent au dehors leurs petites granulations jaunâtres, leur espèce de sciure de bois. Ces granulations, cellules isolées d'un tissu épuisé, ont porté malheur à la classification, et, prenant aux yeux des botanistes les caractères de sporidies analogues à celles des champignons, elles ont donné l'idée de faire, de ces tubercules, des fongosités parasites et épidermiques sous le nom générique d'*æcidium*. Comme on a basé ensuite les caractères spécifiques sur la disposition relative de ces tubercules, leur coloration et leur grosseur, et que chaque plante affecte une coloration et une énergie de développement spéciale, que d'un autre côté le réseau de ses nervures est différent de celui de toute autre plante, il en est résulté qu'en poussant sur une plante donnée, ces productions anomales ont toujours présenté un caractère différent de celles qui poussaient sur les autres plantes, et qu'en dernière analyse, nous aurions fini par avoir autant d'espèces de ces pseudo-fongosités, qu'il existe d'espèces de plantes : aussi ne les distinguait-on plus spécifiquement que par le nom de la plante sur laquelle on les trouvait (*).

Toute piqûre d'un insecte suceur doit produire, sur la surface végétale, une pustule qui n'est qu'une déviation morbide du développement. Le développement ayant lieu par la génération indéfinie des cellules, il s'ensuit que les caractères d'isolement et de forme des cellules de la production morbide varieront, en raison de l'énergie générale du développement de l'organe normal. En effet, toutes les cellules tiennent par un *hile* à la paroi interne de la cellule maternelle ; toute cellule recèle dans son sein les germes d'un développement ultérieur, et est susceptible de se cloisonner de diverses manières. La piqûre d'un acare, d'un *thrips* ou d'un puceron, qui ne produira qu'un *uredo* à granulations simples et isolées sur telle plante éphémère, produira un *æcidium* à granulations pédiculées, ou une puccinie à granulations longues, en massue, et bi ou tricloisonnées, sur la surface d'une feuille qui appartient à une espèce douée d'une certaine énergie et d'une certaine longévité. La différence des

(*) *Voyez*, à ce sujet, notre *Mém. sur les tissus organiques*, 1826. n° 95 : ou tom. 5 des *Mém. de la Soc. d'hist. nat. de Paris.*

unes et des autres productions ne résulte que de la différence des sujets qui les supportent, leur origine morbipare pouvant être exactement la même.

766. En résumé, supposons que la trompe de l'insecte suceur séjourne plus ou moins long tempsdans le tissu cellulaire d'une plante à cellules allongées, mais à feuilles éphémères. La place de la piqûre sera marquée par un long sac qui crèvera en se desséchant, et répandra au dehors des myriades de cellules isolées, à hile très-peu visible, cellules simples en apparence, parce qu'elles auront été trop tôt surprises dans leur développement anormal ; nous aurons alors un *uredo* des botanistes, l'*Uredo carbo* ou le *rubigo vera* des graminacées, par exemple.

Si la succion s'exerce dans le parenchyme d'une feuille à mailles arrondies, le tubercule morbide restant arrondi, et présentant du reste les autres caractères du précédent produit, nous aurons l'*Uredo labiatarum* que la figure 9 *a*, pl. 10, représente, à la vue simple, sur la page inférieure d'une feuille de menthe poivrée. On voit ici que les prétendus gongyles, ou cellules isolées *f*, sont cloisonnées comme chez les puccinies.

767. Que si l'épiderme du tubercule s'ouvre circulairement en un pore, au lieu de se fendre transversalement en une crevasse, à la place d'un *uredo*, le botaniste en fera un *æcidium*. Les genres, aujourd'hui, et même les familles, ne tiennent pas par des liens plus solides.

Mais si les cellules cloisonnées de notre *uredo* des labiées, appartenant à un tissu qui se prête à leur développement indéfini, prennent une extension plus visible à la simple vue, tout en restant attachées à la surface de l'ancienne cellule dont elles ont crevé les parois, alors le botaniste classera ces produits, pl. 11, fig. 15, 16, dans son genre *puccinia*. Nous aurons alors la *Puccinia rosæ*, œuvre du puceron de la rose, comme le *blanc* ou le *meunier* (756) est l'œuvre du puceron du chou.

768. Enfin, si la cellule affectée, par suite de la piqûre d'un insecte, de ce développement morbide et anormal, continue à pousser en longueur, d'une manière indéfinie, nous aurons sous les yeux des amas de filaments, de poils feutrés ensemble ; nous aurons les *erineum* des botanistes, c'est-à-dire, un feutre survenu sur une cavité de la page inférieure de la feuille, correspondant à une callosité vio-

lette ou noirâtre qui se gaufre sur la page supérieure : ce sera l'*Eri-neum vitis*, œuvre d'une ancienne piqûre du puceron vert qui s'attache à la vigne, ou de la grise qui l'habite à côté de lui ; ou bien l'*E-rineum juglandinum*, œuvre du puceron du noyer. Le puceron du noyer se distingue de la foule des autres par des caractères assez saillants : il a en longueur trois millimètres, et en largeur un millimètre et demi ; son corps est ovale, aigu par les deux bouts ; ses antennes courtes, de un millimètre et demi de long, ont leur premier article beaucoup plus long que les autres et que la tubérosité frontale sur laquelle elles sont implantées ; la couleur du corps est jaune-verdâtre, mais chaque anneau porte une série transversale de quatre taches noires quadrilatères et qui laissent entre elles un espace moitié moins long qu'elles ; la tête est noire et luisante, les yeux en sont rouges.

769. Que si les poils de la cavité inférieure tombent ou ne se développent pas, et que l'œuvre du puceron s'arrête à la gaufrure noire et ligneuse de la page supérieure de la famille, au lieu des espèces précédentes, nous inscrirons ces produits au catalogue, sous le nom de *xyloma*, genre infiniment curieux de champignons, naissant, d'après le botaniste, sur la page supérieure des feuilles mortes, tandis que tous les autres champignons ci-dessus lui paraissent naître sur la surface inférieure.

770. Historique philologique de ces produits morbides. Ces idées sont si simples à concevoir, pour les personnes qui ont fait une étude comparée de l'entomologie et de la botanique, qu'il est impossible qu'elles ne soient pas venues, en soupçon au moins, dans l'esprit de quelque observateur, dégagé des préjugés des écoles, préjugés héréditaires et dont on a toujours quelque peine à se dégager. Sous ce rapport, les premiers observateurs sont placés plus près de la vérité que les derniers.

« Je ne ferais point difficulté, avait dit Réaumur dès 1737, de mettre au nombre des galles, un genre d'excroissances assez petites, qu'on trouve sous les feuilles de quantités de plantes, et que je nommerai des galles ou moisissures. Si on observe dans plusieurs mois de l'année, et surtout dans septembre et octobre, le dessous des feuilles de plusieurs plantes, on y voit de petites productions qui ont tout à fait l'air de moisissures. On voit sous les feuilles de certaines plantes, de petits filets chargés de poudres blanches ; sous les feuilles d'autres plantes, on voit des filets chargés de poudres jaunes, et sous les feuilles de quelques autres, les filets chargés de poudres noires. Je l'ai surtout observé sous les feuilles du rosier, du pommier, de la ronce ; le dessous des feuilles du tithymale à port de cyprès est quelquefois tout couvert de tubercules qui ont une poussière jaunâtre et qui sont fort jolis..... Je n'ai pu encore découvrir les insectes à qui je crois que ces productions sont dues. Sous les feuilles du rosier, on voit souvent quantité de bouquets, de filets chargés d'une poussière d'un jaune orangé, semblable à celle des feuilles du tithymale. Dans ces petites forêts de poils, j'ai presque toujours trouvé de très-petits vers sans jambes et jaunes, qui apparemment occasionnent la naissance de toutes ces petites excroissances. » (*Mémoire pour servir à l'histoire des insectes*, tome 5, page 512 ; troisième mémoire.)

771. Ce diagnostic de Réaumur resta comme perdu dans la foule de toutes ses autres bonnes idées. Le botaniste n'étudiait pas Réaumur, et l'entomologiste s'isolait du botaniste. Linné seul aurait pu exploiter ce trait de lumière à son profit, comme il l'a fait souvent ; mais le classificateur chez lui absorbait l'observateur, et il n'avait pas toujours le temps de remonter à l'origine des choses qu'il se contentait de classer ; il passait souvent sous silence ce qui l'embarrassait, et il trouvait que la cryptogamie l'embarrassait beaucoup dans son système. Aussi se hâta-t-il de reléguer dans les moisissures, sous le nom de *Mucor erysiphe*, toutes ces pilosités des feuilles.

772. Bulliard, en sa qualité d'iconographe, à qui il fallait surtout des figures, donna de l'importance à ces petites productions épidermiques ; et dès que le dessinateur de champignons les eut classées dans le nombre de ces cryptogames, les collecteurs d'espèces se ruèrent sur cette veine intarissable de découvertes. Persoon les divisa en classes et genres ; d'autres érigèrent ses genres en familles : et le petit *Mucor erysiphe* de Linné occupe aujourd'hui tout un volume de la flore.

773. Ce n'est pas qu'un retour vers des idées plus saines ne prît quelquefois à la pensée certains observateurs ; mais ce n'était là qu'un éclair qui ne portait pas loin et se dissipait bien vite ; on ne le poursuivait plus dès qu'il avait disparu. Ce que nous avons dit de ces productions, en 1826, dans notre mémoire physiologique sur les tis-

sus organiques, réveilla l'attention des amis de la philosophie de la science. Pour Fries (*Systema mycologicum*), Unger (**Die exantheme des pflanzen**, 1833) comme pour nous, ces pilosités ne furent plus que des développements morbides et anormaux d'une cellule normale. Quelques autres pensèrent que les *erineum* pourraient bien être, comme les bédégars de la rose, l'œuvre de quelque insecte inconnu ; mais cette opinion ne s'étendait nullement aux autres produits analogues : Réaumur avait été plus loin. En 1834, Fée (*) manifesta le même soupçon relativement aux *erineum* seulement ; mais il avoua n'avoir jamais pu surprendre l'insecte autour de ces pilosités, dans les pilosités elles-mêmes, ce qui devait être (762) ; et il le laissa dans les insectes inconnus, que d'après lui on devrait bien se garder de confondre avec les pucerons (*aphis*). Du reste, l'auteur était trop peu familier avec l'étude du groupe d'insectes qui nous occupe, pour pouvoir arriver à des résultats plus précis : les insectes qu'il a figurés sur ses planches ne sont que les dépouilles froissées et chiffonnées du puceron, ou bien le dessinateur s'est montré bien peu soucieux d'exactitude : car nous ne sachions rien de plus informe que la plupart de ces images. Ainsi, par exemple, les prétendues larves de son *Erineum tiliaceum* (*erineum* du tilleul), pl. 1, fig. 1, *bbcc*. ne nous paraissent que l'*Acarus foliorum* (grise) à l'état qu'Hermann désignait spécifiquement sous le nom de *Trombidium tiliarum* (585). Il en est de même des larves *c. c.* fig. 2, qui ne sont encore que des *acares*. Ses larves *b* de la fig. 3, et *a* de la fig. 4, pl. 1. ne sont que des débris de cellules végétales. L'insecte figuré en 3 *c*. pl. 11, n'est pas un *aphis*, comme il le prétend, page 15, mais un *thrips* assez mal dessiné, et ainsi de toutes les autres figures.

L'insecte qui produit les *erineum, uredo, æcidium, xyloma, puccinia*, n'est donc plus pour nous un insecte inconnu, mais un *acarus* (grise), un *aphis* (puceron), ou un *thrips*, qui produit au printemps une déviation, laquelle ne devient appréciable qu'en se développant jusqu'à l'automne. On ne trouve ces productions que sous la page inférieure des feuilles, parce que c'est là seulement que les grises et les pucerons sont assez abrités du soleil, pour vivre à l'aise selon leurs goûts.

774 DÉVIATIONS DES ORGANES FLORAUX, PRODUITES PAR LES PUCERONS.

(*) *Mém. sur le groupe des phylleriées*, in-8°, 1834.

Nous avons vu que les pucerons déposent leurs œufs, à la faveur de leur tarière anale, dans le parenchyme des plantes : cet œuf se trouve là comme un parasite ; car sa nutrition, c'est l'incubation. Cette incubation doit donc imprimer aux tissus ambiants une impulsion que lui imprimerait, toutes choses égales d'ailleurs, le parasitisme de l'insecte adulte. Nous avons vu les œufs des acares implantés dans le derme d'un coléoptère, y déterminer le développement d'un tube cylindrique qui lui sert, sous forme d'un long pédicule, de cordon ombilical (575) : nous avons eu l'occasion plus haut (759) de faire connaître, dans le règne végétal, un produit analogue de l'incubation de l'œuf des pucerons de l'orme ; ce produit, *b*, fig. 12, pl. 10, est un cornet herbacé ouvert par le côté de la page inférieure de la feuille. Or rappelons-nous combien de sépales de calices, et de pétales de fleurs s'ornent de cornets plus élégants sans doute et moins rustiques, vu la différence du milieu, mais entièrement analogues sous tous les autres rapports ; et demandons-nous si ces cornets floraux, que Linné classait dans cette espèce de chaos d'organes qu'il désignait sous le nom de *nectaires*, ne seraient pas par hasard le produit de l'incubation d'un œuf de puceron ?

1° Ces cornets ne poussent pas sur les fleurs de tous les individus de la même espèce. Bien des delphinium, des capucines, des églantines, nous ont apparu, dans nos excursions, dépourvus de leurs cornets floraux.

2° Les jeunes boutons n'en offrent pas la moindre trace ; ces cornets ne surviennent et ne commencent à se dessiner en saillie qu'à une certaine époque du développement de la fleur.

3° On y remarque assez généralement des poils à l'intérieur, comme à l'ouverture des galles de la feuille de l'orme (759). Mais leur sommet porte toujours une glande arrondie plus transparente que le reste, et qui me paraît le réceptacle d'un œuf de puceron. Je n'ai pas, à la vérité, surpris l'instant de l'éclosion ; mais lorsque le bouton de la fleur de la capucine en est encore réduit à l'état le plus jeune et le plus dépourvu de son éperon, j'ai presque toujours rencontré un puceron vert attaché à sa substance. S'il en était ainsi, il faudrait bien renverser la phrase, et considérer, comme des monstruosités aphidigènes, les formes florales que nous considérons aujourd'hui comme les formes normales ; les fleurs normales étant celles que nous classons parmi les monstruosités. Nous pourrions en même temps expliquer le remplacement des unes par les autres, en admettant que les pucerons nectaripares, qui pullulent dans telle région, sont dans le cas de disparaître dans telle autre, sous l'influence d'une cause qui les chasse ou les tue entièrement.

775. Nous conclurons de toutes ces données, que la piqûre des pucerons est en état de couvrir de poils et de granulations les tiges d'aventure les plus lisses. Ce qui expliquerait pourquoi telle espèce à surface lisse à l'état sauvage, devient velue, cotonneuse et piquante dans nos jardins cultivés, et *vice versâ ;* pourquoi enfin le voisinage de l'épine-vinette ou de toute autre plante, ainsi qu'on a cru l'observer, communique la rouille (*Uredo rubigo vera*) aux blés ; c'est une contagion d'insectes ; comme le voisinage d'un galeux est dans le cas d'infecter toute une communauté d'hommes.

776. MIELLAT DES FEUILLES. Le *Petit dictionnaire des sciences naturelles*, qui n'est le plus souvent que la reproduction abrégée du grand de Levrault, attribue le miellat aux gouttelettes de liqueur que le puceron fait sortir de ses cornes anales. Ce n'est là qu'une confusion d'idées assez ordinaire aux compilateurs. Le *miellat* ou liqueur miellée qui recouvre la surface de certaines feuilles, suinte de la piqûre qu'y font les pucerons avec leur trompe.

2ᵉ GENRE : **COCHENILLE**, Galle-insecte, kermès (*Coccus*, L.).

777. La puceronne, avons-nous dit plus haut, est vivipare tout l'été, et elle met au monde une nombreuse lignée. Supposez une puceronne qui, attachée à l'écorce d'une tige ou à l'épiderme d'une feuille, la trompe implantée dans le parenchyme, continue à élever ses petits par une gestation prolongée, de telle sorte que son abdomen enfle progressivement et finisse, épuisé par tant de parasites, par n'être plus qu'une enveloppe protectrice de cette lignée qui lui dévore les flancs : vous aurez dès lors la femelle des cochenilles. Le mâle a tantôt quatre ailes complètes, et tantôt deux ailes complètes et deux ailes rudimentaires en forme de cuillerons. La femelle acquiert des dimensions plus ou moins considérables : elle reste petite et oblongue comme les écussons lenticulaires dont nous avons parlé plus haut (765) ; ou parvient à la grosseur d'un gros pois coloré en

rouge. Dès qu'elle est totalement desséchée, ses petits parricides sortent de cette enveloppe maternelle, et vont se répandre sur les feuilles et sur les écorces, pour y attendre l'approche du mâle et y devenir victimes à leur tour de la fatalité maternelle, après en avoir été les bourreaux. On dirait que la faculté locomotive n'a été donnée à ces femelles que pour changer une seule fois de place, dans le but de choisir une couche conjugale et un tombeau.

778. Les cochenilles ont la propriété d'élaborer les sucs verts des plantes en sang rouge, dont la matière colorante (carmin) est une précieuse ressource pour les arts du dessin. La teinture tire cette substance écarlate, ce magnifique pourpre, de la cochenille du Mexique (*Coccus cacti* L.), ou cochenille du cactier nopal, que l'on cultive exprès, et que l'on a cherché à acclimater, dans ce but, sur le littoral de l'Espagne et de l'Afrique septentrionale.

Nous avons dans nos climats des cochenilles qui nous fourniraient une couleur semblable; j'ai rencontré le tronc d'un jeune cerisier qui était couvert de cochenilles lenticulaires, pl. 15 fig. 25, 24; on n'avait qu'à brunir l'écorce avec une canne, pour la colorer, en écrasant ces insectes, en un superbe écarlate foncé.

La multiplication de ces cochenilles ne peut que produire l'épuisement et le marasme; les feuilles se dessèchent et tombent: la jeune écorce, frappée dans son développement, ne se prête plus au développement de l'aubier, du ligneux et de la moelle; elle se tend de plus en plus sous l'effort de l'accroissement en largeur du tronc, comme la peau d'un tambour; il faut la fendre, pour que l'accroissement en diamètre ait toute liberté d'expansion.

779. Ainsi que les pucerons qui vivent sur les pavots ou sur l'aconit napel, les cochenilles vivent sur les plantes vénéneuses; la cochenille des serres vit sur les feuilles du laurier-cerise.

Les insectes à trompe perforante et aspirante jouissent d'une faculté d'élection qui fait qu'ils pompent les sucs qui doivent les nourrir, sans toucher au poison qui infecte le tissu côte à côte, ou bien ils l'éliminent par une espèce de départ chimique ou le neutralisent par une nouvelle combinaison. Olaus Borrichius raconte (*) qu'une femme portait attachée à son bras, par une chaîne bien petite sans doute, une puce qui se repaissait deux fois par jour du sang de sa maîtresse. Celle-

____

(*) *Actes de Copenhague*, ann. 1676, obs. 52.

ci avait été traitée jusqu'à la salivation, par des préparations mercurielles ; la puce ne s'en ressentit jamais ; elle vécut six ans de la sorte et ne mourut que par la maladresse des domestiques. Les insectes broyeurs mêlent tout en broyant le poison et l'antidote ; les insectes à trompe seulement aspirante, comme la mouche, aspirent tout, parce que leur trompe ne s'applique qu'à la surface ; aussi les mouches crèvent-elles dès qu'elles s'arrêtent sur le cadavre d'une victime d'un empoisonnement par l'arsenic ; et l'on ne voit jamais de larves dans ces cadavres (*).

On voit, pl. 13, fig. 24, le kermès grossi qui infecte l'écorce jeune de nos pruniers, amandiers et autres rosacées, avec une telle puissance de multiplication, qu'on n'a qu'à passer un bâton sur l'écorce pour la rougir du sang de ces insectes ; *a* partie antérieure du corps qui forme le corselet ; *b* abdomen qui s'allonge de plus en plus, et se contourne souvent en s'allongeant ; on y remarque la trace des anneaux ; en dessous, on rencontre les œufs *c* et la jeune larve encore apode, fig. 25, d'un jaune brillant. La cochenille de l'oranger a des rapports de ressemblance avec celle-ci.

La cochenille de l'orme, qui s'attache aussi aux noisetiers, à la vigne, etc., en fait avorter les jeunes pousses ; elle acquiert le volume d'un gros pois et la couleur de la châtaigne, ce qui fait qu'on la confond facilement avec l'écorce de la vigne, dont elle n'a l'air que d'un bourgeon stationnaire. Il en est une autre espèce particulière au midi de la France, qui ne se fixe pas en place ; elle attaque principalement l'*Euphorbia characias*.

780. Effets morbides de la cochenille. Les branches de nos noisetiers, de nos érables, étaient couvertes de cochenilles qui acquéraient la grosseur d'un pois rouge et ridé, et finissaient par dessécher la branche. En examinant en automne la branche envahie, on rencontrait, à la place de chaque cochenille qui était venue marquer là son tombeau, une crevasse en fente, d'où sortait un de ces boutons rouges et d'aspect cotonneux, que Linné, et depuis, Tod et Bulliard ont rangés dans la classe des champignons, le premier sous le nom de *Tremella purpurea*, et les seconds sous celui de *Tubercularia*

(*) In venenatis corporibus vermis non nascitur ; fulmine icta intra paucos dies verminant. (Senec., *Quæst. nat.*, lib. 2, 31.)

vulgaris. Ces boutons galeux étaient évidemment le produit morbide
de la piqûre et de la succion permanente de la cochenille, qui n'a-
vait plus retiré son suçoir de ce point d'élection, et avait laissé en
mourant son dard dans la plaie. Le produit morbide, en grossissant,
avait fini par fendre l'écorce en dilatant l'orifice de la perforation
pratiquée par la trompe de la cochenille.

Depuis que j'ai brûlé du tabac sous les branches de ces arbres, je
les vois moins infectés de ces insectes morbipares.

5e Genre : **THRIPS**, ou Pucerons coureurs (*Thrips*. L.).

781. Les thrips, fig. 8-14, pl. 9, se distinguent des pucerons,
par leur trompe courte et presque invisible, par leurs antennes à articulations renflées, par la forme cylindrique de leur corps et par
l'absence des cornes anales; ils s'en rapprochent par les caractères
distinctifs des sexes, les femelles, fig. 9, étant aptères, et les mâles,
fig. 8, ayant quatre ailes traversées d'une nervure qui est hérissée
de longs poils, fig. 10. Les thrips sont des pucerons vagabonds,
agiles, à mouvements sinueux, qui se débattent violemment contre
les attaques, et fuient vite à l'approche du danger.

Pour avoir le temps d'observer la forme de leur suçoir, il faut les
coller sur le dos, contre la lame de verre du porte-objet, avec un
peu de salive ou de gomme, et les laisser dessécher en cet état. Leur
tête paraît alors, à un assez fort grossissement, comme une tête d'âne
dont les deux antennes seraient les longues oreilles; on croirait y
voir, avec la position des yeux, les saillies frontales, le chanfrein et
le museau. Les pattes sont munies, à l'extrémité, d'ambulacres (366
en trompette, plus visibles sur certaines espèces que sur d'autres.
Je ne connais bien que deux espèces de *thrips*, dont je vais décrire
les caractères distinctifs et les effets morbides.

782. Thrips jaune (*Thrips lutea* Nob.). La femelle est d'une couleur
jaune serin; longue d'environ un millimètre, de la tête à l'anus,
dont le segment cylindrique forme comme le quatorzième anneau du
corps; le cinquième segment se renfle souvent plus que les autres,
sans doute par suite d'une grossesse trop riche en petits; elle est
ovipare; les œufs qu'elle pond sont ovoïdes-oblongs, ayant un demi-
millimètre dans leur plus grand diamètre. On les voit, par transparence, serrés en grand nombre à travers les cinq avant-derniers

segments. La surface de son corps offre une réticulation à mailles
hexagonales, analogue à la réticulation épidermique qui couvre le
corps des pucerons, et qui forme même leur cornée transparente ;
les trois paires de pattes, assez distantes les unes des autres, ont
quatre articulations, lisses et non hérissées de poils, mais terminées
par des ambulacres en trompe évasée. On lit très-bien les spires
dans chacune de leurs articulations, mais leur direction alterne. Les
antennes sont composées de quatre articulations, dont la dernière,
en fuseau ventru, est aussi longue que les trois autres réunies, et
s'effile à son sommet ; l'avant-dernière est sphérique, ainsi que la
première et la seconde ; la seconde est séparée de la troisième ou
avant-dernière par un court pédicule ou étranglement ; les spires
se dessinent en relief sur chacune de ces articulations et se hérissent de poils; leur direction en spirale alterne d'une articulation
à l'autre. C'est à cette espèce-là que s'applique ce que nous
avons dit plus haut, de la ressemblance de la tête avec une tête
d'âne, en sorte qu'on pourrait l'appeler *Thrips onocéphale*. Le mâle
est d'une couleur jaune, à ailes noires ; ses antennes ont six articulations qui se rapprochent assez de la fig. 14, pl. 9 ; c'est peut-
être là l'espèce qu'a figurée de Geer, tom. 5, pl. 1. Bonanni l'a étran-
gement défigurée (*Micr. curios.*, 1691, pag. 52, fig. 58); il a assez
bien vu les ambulacres, qu'il désigne sous le nom de *crumenulæ*.

783. *Effets morbides du thrips onocéphale ou jaune.* Cet insecte
se trouve abondamment sur une foule de végétaux herbacés, et y
produit un *blanc* ou *meunier* analogue presque à celui qui est l'œuvre
des pucerons ; je l'ai étudié principalement sur une julienne des
jardins (*hesperis*). Les feuilles caulinaires, fig. 1, pl. 10, sur lesquelles
broutait et se promenait le thrips, étaient couvertes d'une farine
blanche qui provenait de l'épiderme crevassé et des cellules désagrégées du parenchyme ; mais c'est sur les sépales et les pétales des
fleurs que l'insecte exerçait surtout son influence péloripare ; car il
paraît que c'est sur ces organes jeunes qu'il déposait ses œufs avec
sa tarière anale. Ce dépôt imprimait aux tissus floraux un développement herbacé ; les pétales étaient épais comme les feuilles de nos
plantes grasses : on en voit un, fig. 2, pl. 10 : il est vert, et porte, sur
sa superficie externe, une espèce de pustule confluente qui n'est que
le terrier que se creuse, entre le parenchyme et l'épiderme, la jeune
larve de notre thrips, dès qu'elle vient à éclore de l'œuf. Ces fleurs.

ainsi déviées de leur développement normal, donnaient aux sommités de la plante l'aspect le plus galeux et le plus morbide ; les étamines se trouvaient à demi transformées en ces faux pétales, et le pistil n'était pas à l'abri de la contagion ; il s'était transformé en un ergot herbacé. Tout ce que n'occupait pas le terrier, sur la surface de ce pétale, était blanchi d'une poudre farineuse, analogue à celle qui recouvrait les feuilles caulinaires. En comparant les cellules de son parenchyme, fig. 5, avec les granulations de sa farine, fig. 4, on constatait, par l'égalité du diamètre, que ces granulations n'étaient que des cellules désagrégées, par l'effet morbide de la succion de la larve et de celle de l'insecte (756).

Thrips de nos carrières a champignons. Nos carrières à champignons comestibles ou champignons de couche, à Montrouge et dans les environs, sont infestées de *thrips* qui dévorent quelquefois la récolte, de compagnie avec les *scaphidies* et les *bolétophages*, et forcent souvent les champignonnistes à déserter le terrain. Ces insectes vivent ainsi à soixante et dix pieds sous terre et dans la plus profonde obscurité. Le champignon atteint de ces petits poux est piqueté de cavités noirâtres ; on le dirait quelquefois rongé des limaces. L'influence du milieu prête à ces *thrips* des caractères qui seraient dans le cas de les faire inscrire au catalogue comme espèces nouvelles. Ils ont le corps plus plat que les *thrips* qui vivent au grand jour. Leur tête ressemble à celle du *Podura viridis*, avec deux yeux bien distincts et distants sur le sommet de la tête. Ils sont longs de deux millimètres ; leurs ante nne ont un cinquième de millimètre en longueur ; elles sont cylindriques composées de quatre articulations, et à extrémité mousse et arrondie. La couleur en est jaunâtre dans leur jeune âge, et grise dans un âge plus avancé, avec une bande longitudinale brune sur le dos. Les femelles ont l'extrémité postérieure bifide. Ce thrips, ravageur des champignons de couches, pourrait s'appeler *Thrips cryptarum*, le thrips des carrières. Pour s'en débarrasser, il faut fermer hermét iquement les deux orifices de la carrière, après y avoir allumé du soufre ou du tabac sur un réchaud, ou y avoir versé çà et là un litre de térébenthine.

C'est sans doute aux ravages de cette espèce souterraine de thrips qu'il faut rapporter la maladie des pommes de terre de la Saxe, dont nous avons parlé dans le premier volume (246).

784. Thrips rouge et noir Nob., pl. 9, fig. 8-14 (*Thrips physa*

pus L.). La femelle de ce thrips. fig. 9, très-commune dans les jeunes épis des céréales. est d'un rouge de brique ou d'un beau rouge-carmin ; son épiderme est plus lisse que celui de l'espèce précédente ; les anneaux de son corps. au nombre de douze sans la tête, mais y compris l'anus, sont plus saillants, et la tarière anale plus longue, plus aiguë et plus cornée. plus propre enfin à déposer profondément les œufs dans les tissus des végétaux. Quand elle se contracte de frayeur. elle n'a qu'un millimètre et demi de long, sur près d'un demi-millimètre de large ; quand elle s'allonge, elle atteint jusqu'à deux millimètres. Ses antennes, fig. 15, d'un noir luisant comme la tête et la tarière anale, sont divisées en six articulations. plus une pointe terminale glabre ; les deux premières sont courtes et semi-sphériques : les quatre suivantes sont turbinées, la pointe en bas et la base en haut couronnée de poils ; les pattes, insérées sur les trois premiers anneaux, fig. 11 et 12, augmentent en développement d'avant en arrière : leurs pelotes ambulatoires ne sont pas visibles, et n'existent qu'à l'état rudimentaire.

Le mâle. fig. 8, a, du museau à l'anus, deux millimètres un quart, quand il s'étire ; l'abdomen seul a un millimètre et demi : ses anneaux sont d'un noir luisant, bordé d'une ligne blanche ; ils sont au nombre de huit, y compris la tarière anale que l'insecte allonge ou raccourcit à volonté ; les quatre ailes, pl. 9, fig. 10, insérées sur le troisième anneau du corselet, sont traversées d'une nervure hérissée de poils moins longs que dans l'espèce précédente. Les antennes, fig. 14, ont toutes leurs articulations bordées de poils, et sont toutes turbinées. à l'exception de la dernière qui est en fuseau.

Quelques auteurs ont pensé qu'il en était des thrips comme des pucerons, et que les insectes ailés n'étaient que les insectes parfaits. mâles ou femelles, tandis que les autres, aptères. n'en seraient que les larves. Nous avons vu si souvent les œufs sortir de l'anus de ces prétendues larves, que nous ne pouvons pas les considérer autrement que comme des femelles ; dans cette hypothèse, les individus ailés doivent être nécessairement les mâles.

J'ai rencontré le *thrips noir ailé* vivant sur une femelle morte de ver luisant que j'avais placée sous verre, et ensuite dans un livre tout neuf de la bibliothèque de M. Suzanne de Bréauté, à la Chapelle. La bibliothèque est dans un rez-de-chaussée du château.

785. *Effets morbides du* THRIPS PHYSAPUS. La succion de ces insectes

produit déjà une désorganisation des tissus ; mais l'incubation de
ses œufs détermine un développement anormal d'hypertrophie, qui
transforme un organe normal en un organe d'un tout autre nature (761). Les *Thrips physapus* vivant principalement dans les épis
des céréales, il faut de toute nécessité que nous rencontrions, dans
ces organes végétaux, les effets morbides de leur succion et de leur
ponte. Or, puisque le thrips recherche les organes tendres et succulents, pour y déposer ses œufs et y puiser sa propre nourriture, il
doit paraître évident que, chez les céréales et autres graminacées,
c'est principalement sur le jeune ovaire que la femelle doit jeter son
dévolu. Si cela arrive, et que le thrips dépose son œuf dans l'ovaire
jeune et à peine fécondé par le pollen, cet ovaire prenant un développement aussi insolite et luxuriant que les pétales de la julienne
(785), ses cellules s'isolant de plus en plus en granulations, il arrivera une époque où, au lieu de trouver, dans les balles de l'épi, un
grain de blé, d'avoine, etc., nous ne trouverons qu'une grosse tubérosité qui, en crevant, nous donnera, comme les lycoperdinées, une
poussière d'une couleur plus ou moins foncée. Or c'est ce qui arrive chez toutes les céréales sur lesquelles vous rencontrez des thrips
à l'époque de la fécondation. En effet, c'est à cette époque que les
deux paillettes de la fleur, jusque-là si hermétiquement appliquées
l'une contre l'autre, s'écartent en arrière, pour permettre aux anthères de décharger leur pollen sur les pistils qui étalent leurs fibrilles et frémissent d'amour ; le *thrips* se jette alors dans la fleur,
et inocule son œuf dans l'ovaire de la plante, substituant son germe
à celui du gramen, et paralysant, en faveur de sa propre propagation, la propagation de la graine ; de là résulte un développement
anormal de l'organe ovarien, qui prend des caractères différents,
selon la nature spécifique du gramen qui le supporte.

786. Chez le blé, l'ovaire hypertrophié s'enfle comme une outre,
tout en conservant une surface verte, lisse, pl. 9, fig. 17, et la trace
des accidents normaux qui le caractérisent : stigmate *a*, et nervure
postérieure, fig. 17, *b*; l'intérieur *c*, fig. 19, ne se compose que
d'une pulpe vert-noirâtre, qui se désagrége sous le microscope en
une infinité de globules, fig. 21, noirs par réflexion et jaunâtres ou
incolores par réfraction, et dans le sein desquels on remarque des
granulations de moindre diamètre : l'iode les colore les uns en
jaune, et les autres en bleu-noir foncé. Cet ovaire transformé répand

une odeur de marée pourrie, analogue à l'odeur du *Chenopodium vulvaria*, et cette odeur reste longtemps attachée aux doigts qui ont manié de tels organes. Cela forme ce que les agronomes ont nommé la *carie* du blé. Lorsque ce produit a crevé et répandu en partie dans les airs ses granulations noires, par le mouvement de l'épi qui se balance au moindre vent, si l'eau de la pluie y arrive et y séjourne, il ne tarde pas à s'y développer un vibrion, qui a la propriété de revenir à la vie, après une entière dessiccation.

787. Si l'on veut se reporter à ce que nous avons démontré ailleurs (*), sur le développement de l'épi, on concevra sans peine que toute une sommité d'épi encore enfermée dans une balle inférieure, ou dans les deux glumes, offre au *thrips* les conditions d'incubation qu'il recherche dans l'ovaire, si c'est là qu'il dépose son œuf ; cette sommité restant enfermée dans la balle y jouera le rôle d'un ovaire carié, mais d'un ovaire surmonté çà et là d'arêtes, fig. 20, pl. 9, arêtes plus ou moins courtes et contournées, selon l'époque de leur croissance où l'altération organique aura pu les surprendre. C'est ce qui arrive plus fréquemment chez l'avoine, surtout chez l'*Avena sterilis*; alors la panicule ne semble plus qu'un épi charbonné, dont le charbon serait contenu dans des utricules ou pellicules aussi blanches et aussi transparentes que des pelures d'oignon. L'orge cultivée présente assez souvent un phénomène analogue. C'est dans ce cas l'*Uredo carbo* des botanistes, ou *charbon* des agriculteurs. En comparant sur un micromètre, dont le millimètre est divisé en cent parties, le diamètre respectif des granulations de la carie et du charbon, on trouve que les globules de la carie du blé, pl. 9, fig. 18, occupent une division y compris les deux lignes de séparation, et que les globules du charbon de l'orge ou de l'avoine, fig. 22, n'en occupent qu'environ un tiers ou la moitié. Les premiers ont donc environ un centième de millimètre, et les derniers de un trois-centième à un deux-centième ; rapport à peu près des grains d'amidon du froment avec ceux de l'orge et de l'avoine.

788. Chez le seigle, l'ovaire ainsi dévié, par l'action du *thrips*, de son développement normal, s'allonge, tout en conservant ses accidents ordinaires de surface, et se colore en violet à l'extérieur ; mais ses cellules internes, au lieu de se désagréger comme chez le

---

(*) *Nouv. Syst. de physiol. veget. et de bot.*, tom. 1, § 385.

blé, se développent en un tissu d'une fongosité cotonneuse : c'est l'*ergot* de seigle dont Decandolle a fait un champignon, sous le nom de *sclerotium*. La fig. 15, pl. 9, le représente jeune, et la fig. 16 plus avancé en âge, et crevant sous l'effort du développement intérieur (*). La forme et le tissu de l'ergot varient selon les diverses espèces de graminacées ; j'ai décrit ailleurs ceux de l'*Arundo phragmites* et du *maïs* de nos climats (**).

789. Quand le *thrips* s'attaque à des glumes ou paillettes toutes formées, le produit de sa piqûre est une poudre jaune et pollinique à globules oblongs, égaux entre eux, qui s'échappent en crevant l'épiderme ; ils ont en diamètre un cinquantième de millimètre.

790. La part qui revient au *thrips* dans toutes les transformations précédentes n'avait pas échappé à la sagacité de Linné, qui en avait dit : *Thrips. Loti corniculatæ flores clausos tumidosque reddit : spicas secalis inanit :* « le thrips rend les fleurs du lotier corniculé imperforées et enflées ; il réduit à rien les épis de seigle. » Fabricius a répété la phrase ; mais les botanistes ne l'ont pas lue, et ne se sont pas doutés du fait, dont Linné, du reste, n'avait aperçu que la superficie.

A la base des filets à l'aide desquels la violette se propage en provignant, on rencontre, surtout dans les endroits humides, des renflements étranglés, que l'analogie de structure permet de considérer comme l'œuvre des piqûres de *thrips*. Car le tissu herbacé de ces produits morbides est lardé et comme marbré de vacuoles remplis d'une suie entièrement analogue à celle de l'*Uredo carbo*, fig. 21, pl. 9 ; sans aucune trace de larve. Les globules qui composent cette suie sont noirs par réflexion, et seulement fortement ombrés par réfraction ; ils sont isolés les uns des autres, ils ont à peine un huitième de millimètre.

791. A l'époque de mes recherches (juillet 1840), j'ai observé, au moins sur le plateau de Montsouris, où l'ergot et la carie se montrèrent cette année en fort grande abondance, j'ai observé, dis-je, que le thrips femelle rouge, pl. 9, fig. 9, affectait plus spécialement les

---

(*) Voyez, sur les effets morbides des farines infectées de ce produit, ce que nous avons dit plus haut (540).

(**) *Nouv. Syst. de physiol. véget. et de bot.*, 1856. Voyez aussi, sur le même sujet, Bonnet, OEuvr. compl. — L'ouvrage de France — L. Imbot : *Uvæ uvidæ morbus ad ustilaginem vulgo relatus*, 1784, in-4° de 36 pages. — Gleichen (Guill.-Freder.) : *Auserlesene mikroscopische entdeckungen*, in-4°, 1777, pl. 21 (choix de découvertes microscopiques).

paillettes de froment, où on le trouvait presque vivant en société : tandis que le thrips mâle, fig. 8, se rencontrait plus fréquemment dans les gaines du chaume qui enveloppent les jeunes épis d'avoine. Ce qui expliquerait pourquoi le charbon attaque plus fréquemment les épis d'avoine, et la carie les ovaires du froment.

On trouve dans les *Ephémérides* (*) la figure d'une monstruosité de julienne (*Linaria græca, Viola monstrosa*), qui m'a tout l'air d'être l'œuvre de la piqûre de notre *thrips*. La tige de la plante est d'une grosseur énorme, couverte de feuilles serrées et imbriquées, et terminée par deux gros épis épais couverts de fleurs sessiles, ce qui lui donne l'air d'un *cynomorium*.

———

4ᵉ GENRE : **LES CIGALES** (*Cicada*).

792. La cigale chanteuse du midi de la France, gros puceron à quatre ailes planes, de deux ou trois centimètres de long, fait réellement beaucoup plus de bruit, avec son caquetage fêlé et monotone, que de mal aux végétaux et aux arbres, qui paraissent peu souffrir des ravages de sa progéniture et de sa propre nutrition. Du reste, malgré ce qu'en a écrit Réaumur, à la distance de deux cents lieues, et vu l'insouciance des observateurs du Midi, l'histoire des ravages de la cigale est encore assez problématique.

793. Nous avons aux environs de Paris la larve d'une espèce de cicadaire, dont les ravages sont plus à notre portée. Il n'est personne qui n'ait eu l'occasion de remarquer, sur les luzernes de nos campagnes, et à l'aisselle des feuilles, des petits paquets spumescents, qui ont l'air de la salive humaine qu'un passant aurait crachée dessus : c'est uniquement l'œuvre d'une larve de petite cigale (*Cercopis spumaria* Lamk.) qui rend par l'anus, sous forme d'écume salivaire, le produit de la digestion des sucs aqueux qu'elle suce, en implantant sa trompe dans le bourgeon axillaire du végétal. Cette larve a les habitudes de malpropreté de la larve du criocère du lis (*Crioceru merdigera* L.) ; elle se plaît à s'ensevelir dans sa fiente : prévoyance de Rabelais, pour que personne ne la touche. Cette larve dépasse

____

(*) *Eph. cur. nat.*, cent. 1, obs. 31, 1712.

peu trois millimètres de long, lorsqu'elle n'allonge pas son abdomen ;
mais elle en acquiert bien six, toutes les fois qu'elle veut expulser,
par l'anus qu'elle développe, une bouffée d'écume, qu'elle se ramène
sur le dos ; à l'état de repos, elle a l'air d'une grenouille, avec sa
grosse tête, qui ne se développe en trompe rouge et courte que sur
la poitrine : les pattes ont à leur extrémité une longue ventouse ambulatoire conique. On conçoit tout le mal que peut faire à un végétal
une digestion aussi active ; heureusement que l'insecte ne s'attache
qu'aux végétaux des lieux humides (*), qui sont riches en sucs
aqueux.

5ᵉ Genre : **LES PUNAISES** ou **CIMICIDES** (*Cimex*, pl. 9, fig. 5 et 7).

794. Les individus qui se classent dans ce genre affectent des
formes et des habitudes fort diverses ; la punaise, que nous connaissons le mieux par le dégoût qu'elle nous inspire, pl. 9, fig. 5, 7, est
une exception dans la classification. Les punaises, insectes à trompe,
ne subissent point de métamorphose ; elles sortent de l'œuf avec les
formes qu'elles conserveront toujours, à l'exception des ailes que la
plupart des espèces acquièrent en grandissant ; et dès qu'elles s'en
sont parées, en se dépouillant de la peau de la forme aptère, elles
ne grandissent plus. C'est ce qui a fait considérer la première forme
comme l'état de larve de la seconde. Leur œuf offre un caractère
particulier que nous décrirons ici d'après l'espèce qui les pond sur la
vigne (**). On en voit un sur notre pl. 9, fig. 6 ; la femelle les attache
sur la page inférieure (773), serrés les uns contre les autres comme
des outres, étalant tous leur sommité à l'opposé du point d'insertion.
Cette sommité est fermée par un couvercle à charnière et à fermoir
triangulaire, *a*, fig. 6, qui se rabat sur le bord ; l'aire du couvercle
présente sur chaque bord un assez grand ovale : le fermoir, marqué
de trois lignes noires, se distingue fort bien sur la nacre de l'œuf. Si

(*) C'est la cigale de l'écume du gramen (*Cicada spumaria graminis*) de Geer, tom. 5,
pl. 11, fig. 3, 4, 5, 6, pag. 165 : le *Locusta pulex* de Swammerdam : la *Cigale des œillets* de
Gaspard Stoll, *Cigales et Punaises de la Suisse*, 1784, pl. 13, fig. 66, pag. 55. J'en ai trouvé,
en mai 1840, sur les feuilles des jeunes pousses du *Solidago virga aurea*, qui croissaient à
l'ombre d'un mur exposé au nord : toutes les jeunes feuilles se recroquevillaient.

(**) Cette espèce se rapporte à la punaise bordée de jaune du genévrier de Geer, pl. 14,
fig. 1, tom. 5.

l'on détache ces œufs tout frais de la surface de la vigne, en ayant même soin d'enlever l'épiderme de la feuille, ils ne tardent pas à se flétrir ; car les œufs sont aussi parasites ; la surface de la feuille leur sert de placenta. A l'époque de l'éclosion, il sort de là une petite punaise à fond rouge, la tête, les antennes et le suçoir noirs, les anneaux rouges et marqués de trois taches noires ; elle n'a pas d'ailes en naissant ; il faut qu'elle grossisse sous cette forme et qu'elle change de peau, pour en obtenir quatre, dont deux font l'office d'élytres. Les élytres des punaises en forment la livrée la plus distinctive, par la bizarrerie de leur coupe et de leurs empreintes, et par la variété de leurs ornements en couleur. Presque toutes les espèces de ce groupe répandent une odeur caractéristique, à laquelle elles ont donné leur nom (odeur punais). Le plus grand nombre vit sur les arbres, herbivores et carnivores ; nos punaises domestiques recherchent le bois comme asile pendant le jour, et se répandent dans nos lits pendant notre sommeil, pour implanter leurs trompes dans nos chairs et nous sucer le sang. Les grosses punaises des arbres en font autant sur les plantes. Les habitants des eaux ont leurs punaises, comme les animaux terrestres.

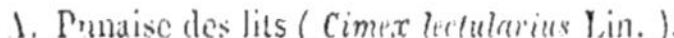

1. Punaise des lits (*Cimex lectularius* Lin.).

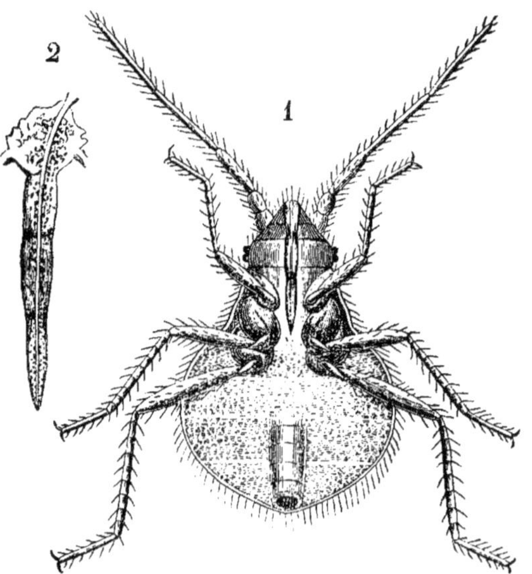

795. Les plus jeunes punaises de nos lits ont la forme ci-jointe,
fig. 1, quand on les examine par le dessous du ventre ; elles sont
d'une couleur jaunàtre. On voit, fig. 2 , leur trompe quadriarticulée
et caniculée à l'intérieur. C'est sous cette forme qu'elles sortent de
l'œuf ; et on les rencontre nombreuses dans les fentes où les femelles
pondent. A mesure qu'elles grandissent et se gorgent de sang, elles
prennent une couleur rouge de plus en plus foncée ; leur épiderme
devient corné : à la loupe, il paraît piqueté de points arrondis,
comme la surface d'un dé à coudre, fig. 5, 7, pl. 9. Leurs anneaux,
peu distincts dans le premier âge, se débordent en recouvrement
à un âge avancé ; à tous les âges ils sont hérissés de poils fort
courts. Quoiqu'à aucun âge elles ne prennent des ailes, cependant
dans leur extrême vieillesse, on en distingue les rudiments comme
deux petits élytres adhérents, fig. 5, pl. 9. Leurs antennes sont
composées de quatre articles, les deux médians plus gros que le dernier, à l'âge avancé ; dans le jeune âge, les articulations vont en diminuant de grosseur du point d'insertion à l'extrémité. L'anus et le
rectum ne se dessinent bien que par transparence et dans le jeune
âge ; l'individu de la figure sur bois avait à peine, en longueur, un
millimètre et demi de la tête à l'anus. Les individus des fig. 5 et 7,
pl. 9, atteignaient jusqu'à cinq millimètres, et on en a trouvé de plus
longs. La forme varie, dans le rapport de la largeur à la longueur,
selon les habitations ; on en trouve de longues qui sont dégoûtantes
à voir, tant elles paraissent tuméfiées de sang. Lorsqu'elles jeûnent
trop longtemps, elles se dévorent les unes les autres, et celles qui
survivent et ne trouvent plus rien à dévorer, reprennent peu à peu
la livrée incolore du jeune âge. Lamarck, un peu trop confiant en
Latreille, énumère une espèce inédite de punaise, sous le nom de
Cimex hirundinis, seu cimex parvulus, pubescens, que Latreille aurait
trouvée dans un nid d'hirondelle ; nous sommes porté à croire que
Latreille n'aura eu sous les yeux que le jeune individu ci-dessus de
la punaise ordinaire, qui s'attache aussi aux oiseaux, et surtout à
l'hirondelle, si toutefois sa punaise n'est pas l'hippobosque (801).

796. *Effets morbides de la punaise.* La punaise n'est pas venimeuse. C'est un insecte puant et incommode, qui trouble notre sommeil sans altérer notre santé. Cet être si fétide redoute les odeurs
qui nous plaisent : on s'en garantit en parfumant son lit ; l'odeur du
camphre surtout les retient à distance : et si on a soin d'en saupou-

drer ses draps, on voit les punaises s'arrêter au bord du lit ; que si elles entrent entre deux draps, elles perdent tout à coup leur agilité ; elles se laissent écraser sans prévoyance, ou bien ne tardent pas à s'asphyxier. Elles abordent peu l'anus ou les parties génitales ; mais elles peuvent s'introduire dans les oreilles et dans le nez, et remonter même jusque sous les sinus frontaux, pour y établir leur domicile, au moins quand elles sont jeunes. Cependant elles ne tarderaient pas à en être dénichées par l'odeur des fleurs ou du tabac. Si elles y séjournaient trop longtemps, on comprendra quelles seraient les conséquences de leur parasitisme, par les effets qu'elles produisent sur notre peau ; car, en implantant leur trompe-suçoir dans l'épiderme, elles attirent le sang qui s'extravase sur ce point, et y produit une tache circulaire, marquée d'un point plus foncé au centre, fig. 17, pl. 17. Un pareil travail, qui oblige ainsi le sang à rétrograder, ne laisserait pas que de jeter un certain trouble dans l'économie générale, ou au moins dans un organe, si le nombre de ces parasites devenait trop grand (*).

B. Punaise-mouche (*Cimex personnatus*, L. *Reduvius personnatus*, Fabric.)

797. La larve de cette punaise, également domestique, se voit en dessus et en dessous, fig. 1 et 3, pl. 9. Elle n'est pas habituellement si propre que la représentent les dessins ; car il suinte de tout son corps une liqueur visqueuse à laquelle s'attache la poussière des appartements, en sorte que, marchant ainsi enfarinée et emplumée, elle a l'air d'un tas d'ordures qu'un courant d'air mettrait en mouvement ; elle se déguise à la manière du plus fou de nos rois de France, Charles VI ; d'où lui vient son nom de *Cimex* ou *Reduvius personnatus*. Son suçoir, fig. 2, ne paraît avoir que deux articles ; ses antennes, fig. 4, en ont quatre très-longs, à l'exception du premier, et de plus en plus grêles en commençant par le second.

L'individu qui est dessiné ici a été trouvé dans les draps de lit, le matin en se levant, et voilà pourquoi il est si propre. Mais l'ayant placé sous un verre, où je l'ai gardé près de huit jours, il ne tarda pas à s'enfariner encore. J'avais placé à côté de lui des feuilles fraîches, ainsi que des punaises ; il n'a jamais touché ni aux unes ni

(*) Joachim Camérius d'après Schenkius, assure avoir vu rejeter, par expectoration, des vers semblables en tout à des punaises. Cornelius Gemma de Louvain (lib. 2, *Cosmogr.*) cite le cas d'un nombre considérable de punaises introduites dans le tuyau auditif et y causant les accidents les plus graves.

aux autres, et cependant les naturalistes pensent, d'après Lamarck surtout, que le réduve, à l'état de larve, suce et fait périr les punaises de lit ; peut-être les faut-il, à ce hideux personnage. toutes fraîches gorgées de sang. Je crois plutôt que, quand il arrive jusqu'à nous, il ne se fait pas faute de nous sucer le sang, sans intermédiaires. Cet insecte est très-dur, et s'écrase avec difficulté ; on voit qu'il peut supporter de fort longs jeûnes ; car probablement je l'aurais conservé bien plus longtemps en vie, si je n'avais pris soin de le coller sur le dos avec ma salive, pour le faire dessiner par le ventre, ce qui l'aura probablement asphyxié, en bouchant les stigmates de ses anneaux. Quand il prend ses quatre ailes, il a l'air d'une longue mouche effilée ; car alors le mâle au moins est moins ventru que sa larve : il vole dans les maisons, et y répand une odeur peu agréable. On le trouve en abondance près des fours de boulanger et de pâtissier (*).

C. Punaises d'eau.

798. Ces punaises déposent leurs œufs dans le tissu des plantes, sur l'épiderme des insectes aquatiques, ou bien, pressées par le besoin de pondre, elles les répandent au hasard en nageant. Ainsi isolés, ces œufs peuvent devenir des causes morbipares pour les animaux terrestres qui s'abreuvent à ces courants. Supposons en effet qu'il s'en introduise en assez grande quantité dans l'estomac d'un herbivore ; ces œufs s'attacheront d'abord aux parois stomacales, par la force même de leur incubation ; ils s'y développeront, car ils y trouveront toutes les conditions nécessaires à leur développement ; la panse étant habituellement remplie de liquides analogues à l'eau douce que ces insectes affectionnent, offre une surface animale dont ils peuvent être parasites impunément. Ce parasitisme ne manquera pas d'occasionner des effets morbides appréciables, selon le nombre de leurs auteurs, et de jeter le trouble dans la première fonction de l'économie, et partant dans toutes les autres. On conçoit que le traitement antiphlogistique, et par l'eau blanche, ne fera qu'accroître l'intensité de ce mal, en ajoutant une condition de succès de plus à celle que ces insectes morbipares rencontraient déjà dans la panse stomacale.

(*) Voyez, pour l'insecte parfait Geoffroy, 1. pl. 9. fig. 5 ; et Schellenberg, *Das geschlecht der land und wasserwanzen.* Zurich. 1800. pl. 8, fig. 1.

799. L'homme des champs est tout aussi exposé que les animaux à ce genre d'accident morbide ; surtout si, dès les premiers symptômes, on le soumet au traitement aqueux.

6e Genre : **HIPPOBOSQUES** (*Hippobosca* Lin.).

800. Les hippobosques forment le passage des insectes sans métamorphose aux insectes à métamorphose. Ils éclosent parfaits (*) : mais leur suçoir n'est pas une simple trompe, comme dans les espèces précédentes ; il a pour gaine un bec bivalve. Par le caractère, ainsi que par la forme générale de leur corps et par les deux ailes que portent deux ou trois de leurs espèces, ils tiennent spécialement aux mouches ou diptères, lesquelles s'en distinguent principalement par leurs métamorphoses, et par la présence de deux balanciers qui sont le rudiment de deux ailes inférieures.

Les hippobosques sont parasites des quadrupèdes et des oiseaux ; on les prendrait, au premier coup d'œil, pour des taons (*œstri*), ou pour des grosses mouches de la viande, quand ils ont des ailes ; et pour de gros poux, quand ils n'en ont pas.

Les effets morbides de ces insectes s'arrêtent à la peau, vu qu'ils ne passent pas par l'état de larve. Mais par leurs piqûres, ils incommodent tellement les animaux, qu'ils les rendent furieux ; et quand ils en trouvent l'occasion, ils n'épargnent pas les hommes. Par leurs habitudes et leur biologie, on peut les considérer comme des punaises ailées ; et c'est à ce genre de parasites qu'il faut attribuer le cas morbide qui suit :

« Allant un jour, à la fin de juillet, du duché de Westphalie à Waersberghen, dit Christ.-Franç. Paullini (**), je rencontrai, près du village, un jeune enfant qui gardait les cochons et qui fondait en larmes ; il s'était déshabillé, et se grattait de toutes ses forces la tête et le reste du corps. Je m'approchai, et je vis voltiger, autour de sa

---

(*) D'où vient que Fabricius, qui les classait parmi les mouches, leur donnait l'épithète de *puppigera* (qui pond des nymphes ou chrysalides). Les œufs que pondent les hippobosques sont, pour ainsi dire, des œufs végétants (578), qui grossissent par une incubation parasite, et permettent au fœtus d'atteindre, dans le sein de leur coquille, la taille de l'insecte parfait.

(**) *Éphém. des cur. de la nat.*, 1687, déc. 2, an. 6, obs. 27.

tête, une multitude d'insectes ailés, qu'il appelait des *poux volants*, et dont quelques-uns me mordirent jusqu'au sang ; je les observai avec attention ; ils étaient noirs, avaient six pattes, et ne différaient en effet des poux que par leurs ailes ; ils me parurent de la grosseur des poux de cochon, et ils bourdonnaient en voltigeant. Cet enfant prétendit que, lorsque les cochons allaient se vautrer dans un endroit marécageux qu'il me montra, ils en revenaient couverts de *poux volants*. Ce que j'allai vérifier, et j'y aperçus des milliers de ces petits insectes ailés. » A cette description, on ne saurait méconnaitre les *hippobosques du cheval*.

801. Nous connaissons, en fait d'hippobosques, l'hippobosque de la chauve-souris (*Pediculus vespertilionis* L., *Nycteribia* Latr. et Lamk.), insecte aptère et à pattes d'araignée ; l'hippobosque des brebis (*Melophagus ovinus* Latr.), également aptère et de couleur rougeâtre ; l'hippobosque du cheval (*Hippobosca equina* L.), mouche brune, à deux grandes ailes, à corselet marbré de jaune et de blanc ; l'hippobosque de l'hirondelle (*Hippobosca hirundinis* L.) (*), dont la femelle, ailée comme le mâle, a une échancrure à la région anale. On trouve cette dernière dans le nid des hirondelles, comme une punaise nocturne (795), et qui attend que sa proie soit endormie ; c'est sans doute à elle qu'il faut rapporter la goutte de sang que porterait habituellement, sous ses ailes, Procné changée en hirondelle, en souvenir du meurtre de son fils Itus (**). L'hippobosque de l'hirondelle s'attache à divers autres oiseaux, et change un peu la couleur de sa livrée, selon la proie qu'elle suce.

DEUXIÈME GROUPE : INSECTES SUCEURS A MÉTAMORPHOSES.

802. Les insectes de ce groupe éclosent de l'œuf sous forme de vers, espèce d'œufs vivants, apodes ou armés de pieds locomoteurs, qui se transforment ensuite en nymphes, ou chrysalides, pour y mûrir les formes qui doivent les distinguer à l'état d'insectes parfaits.

(*) J.-R. Schellenberg, *Genres de mouches diptères*. Zurich, 1803, in-8°, pl. 42, fig. 2 et 3.

(**) Signataque sanguine pluma est. (Ovid., *Met.*, 6.)

Nous diviserons ce groupe d'insectes morbipares en deux sections, basées sur les différences de structure de l'appareil de leur nutrition, ou de leurs armes défensives, mais principalement sur l'absence ou la présence des ailes : les aptères et les diptères.

PREMIÈRE SECTION : APTÈRES.

GENRE UNIQUE : **PUCE** (*Pulex* L.).

805. La puce irritante (*Pulex irritans* L.), espèce unique d'un genre isolé, fig. 1, ci-jointe (651), doit être vue à un grossissement

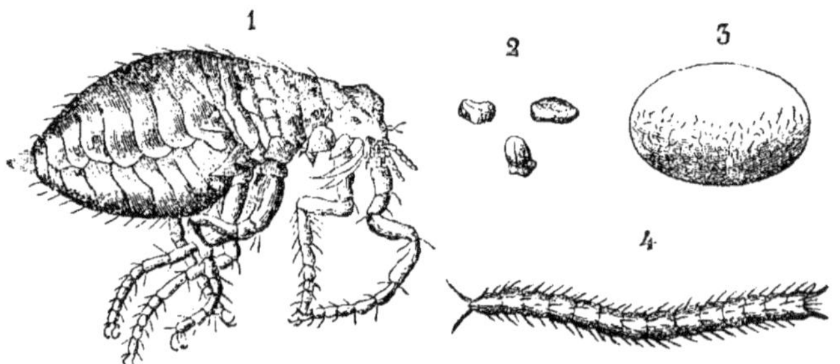

de quarante diamètres au moins, et par réflexion des rayons lumineux, pour qu'on puisse bien en saisir les détails, que ne comporte pas une gravure sur bois. Le corps en est caparaçonné, en dessus et en dessous, de larges écailles cornées et rouges, disposées en recouvrement, qui en marquent les segments et les anneaux. Les deux dernières paires de pattes sont distantes de la première, qui semble s'insérer sous le museau. Leurs antennes sont quadriarticulées ; leur suçoir est renfermé dans une gaine à deux valves triarticulées, et il se compose de deux soies ; à la base du bec, existent deux palpes en forme d'écailles.

La puce pond ses œufs, fig. 2, dans les tapis des fauteuils et les draps de laine, ou bien sous la fourrure des chiens et des chats ; il en éclôt un ver apode, fig. 4, à anneaux bordés de poils, et qui vit de ces tissus ou de toute autre manière qui nous est encore inconnue. Lorsqu'elle a atteint toute sa grosseur, elle se file une coque, fig. 5, se transforme en nymphe inactive, d'où la puce, fig. 1, sort armée de toutes pièces, à l'époque de sa maturité. Par sa coque soyeuse et l'appareil de son suçoir, la puce se rapproche des papillons ; cet insecte vit assez longtemps, et peut sucer impunément le sang des personnes les moins saines (779), et inoculer, sur des personnes saines, le virus dont il semble n'être que le dépositaire.

804. *Effets morbides de la puce.* J'ai vu les puces se multiplier tellement dans certains greniers, que les femmes qui y montaient par hasard, en descendaient les jambes couvertes : leurs bas blancs semblaient s'être teints en noir violet, tant ces insectes s'y pressaient à la curée. Ces greniers étaient pourtant inhabités, et j'y faisais pourrir les racines de l'*iris de Florence*, pour en obtenir les cristaux d'oxalate de chaux mieux isolés. On y rencontra en même temps, je crois m'en souvenir, un chat mort ; ce qui me fit présumer que la larve, fig. 4, pourrait bien vivre de préférence dans le derme des animaux morts. S'il en était ainsi, il en faudrait conclure que la puce n'est pas seulement un insecte incommode et cutané, mais qu'à l'état de larve, elle pourrait bien dans l'occasion exercer, sur notre corps, des ravages plus profonds et plus graves. Ce point de son histoire mérite d'être éclairci, sous le rapport de notre hygiène : il ne paraît pas probable, en effet, que la larve d'un insecte si friand de notre sang ait des habitudes moins carnassières. Or, le fait une fois admis, on se fera une idée de tous les accidents morbides auxquels le parasitisme de la puce peut donner lieu : si la larve d'un si petit insecte se glisse dans les diverses cavités de nos organes, que de désordres n'y fera-t-elle pas naître, dont la cause échappant à nos sens rentrera dans le domaine des interprétations savamment hypothétiques ! Qui se doutera de la présence d'un si petit auteur de tant de maux, alors que l'histoire naturelle elle-même ne lui soupçonne pas de telles habitudes ? Que de maladies d'yeux, d'oreilles, de nez, des parotides, de l'anus et des organes urinaires et sexuels, pourraient bien n'avoir d'autres auteurs que ces larves inappréciables ! Que de cas de migraines et de fureurs maniaques proviendraient de l'introduction de cette larve sous les sinus frontaux !

805. La piqûre de la puce n'affecte pas toujours les caractères de la fig. 17, pl. 17, ceux d'une tache rouge portant un point plus foncé au centre. Il survient quelquefois à la suite, soit une phlyctène de forme variable, ce qui a lieu surtout sur les peaux douces et sur celle des enfants, soit un phlegmon plus considérable et plus profond ; et ce résultat est déterminé alors par une piqûre envenimée.

Car la puce ne vit pas toujours dans des chiffons très-blancs ; sa larve n'a qu'à se développer dans les ordures et les chiffons dégoûtants des chiffonniers, pour qu'en s'élançant sur les passants, au sortir de sa coque, elle empoisonne son suçoir de saletés ; et ces insectes, tout malpropres qu'ils sont, préfèrent encore la chair des étrangers à celle des habitants ordinaires de ces bouges. Toutes les fois que je suis obligé de visiter les malades de ces lieux fétides, je suis sûr d'en sortir les jambes couvertes de petits boutons durs et enflammés, qui me démangent et m'occasionnent, pendant quelques jours, les plus vives cuissons. On remarque, sur chacun de ces boutons, la trace de la piqûre de la puce, comme sur les taches pétéchiales de la figure 17, pl. 17.

806. Si l'on dormait une nuit dans ces endroits infects, on ne s'éveillerait probablement qu'avec la fièvre ; et ce cas maladif ne manquerait pas de se ranger dans la classe des fièvres éruptives, aux yeux d'un médecin qui ne serait pas averti ; en effet, le corps du malade serait couvert de petits boutons enflammés. Les habitants de ces lieux paraissent à l'abri de la contagion, par le fait de leur malpropreté même. Qui ne sait que l'introduction d'une seule puce ou d'un pou dans le tuyau auditif, suffit pour produire des douleurs telles d'oreille, que le malade en devient comme fou ? Si le médecin ignore la cause de ce mal, il ne manquera pas de prescrire tout l'arsenal de la vieille médecine, saignées coup sur coup, vomitifs, purgatifs, etc., etc. à la suite desquelles médications il est probable que plus d'un malade succombe, victime du remède plutôt que du cas maladif.

807. Quand nous trouverons donc des taches ou boutons marqués d'un point ou d'une perforation foncée, l'analogie nous indique suffisamment que ces accidents cutanés ne sont pas des productions spontanées, ni des morbides entités ; l'analogie des effets dénote une analogie de causes.

808. On comprend, par ce que nous venons de dire, que la piqûre d'une puce soit dans le cas d'inoculer la peste, le charbon ou toute autre maladie contagieuse ; toute piqûre d'un instrument quelconque, dans les mêmes circonstances, en ferait autant.

DEUXIÈME SECTION : DIPTÈRES.

809. Pour se faire une idée générale des variations de forme que présentent les innombrables espèces de ce groupe d'insectes, on n'a qu'à chercher à concevoir par combien de transitions brusques ou ménagées la configuration trapue de notre mouche domestique peut arriver aux proportions grêles, effilées et dégingandées du cousin. Population aérienne dont l'inépuisable fécondité peuple, de ses tribus diverses, nos lacs, nos prés, nos étables et nos cuisines : pâture des oiseaux, fléaux des plantes et des quadrupèdes ; auteurs incessants de mille décompositions diverses ; incommodes à l'état parfait, nuisibles et souvent délétères à l'état de larves. Malgré ses soins de propreté, l'homme ne parvient pas toujours à se défendre de leurs ravages intestins ; la plupart des maux dont il ignore la cause, il les tient du parasitisme de ces êtres si chétifs à l'œil nu, si ignobles à voir à la loupe.

Les larves des muscides varient encore plus dans leur conformation, leurs mœurs et leurs habitudes, que les insectes parfaits ne varient dans leurs goûts et leur livrée. Elles vivent dans les eaux, dans les entrailles de la terre, dans le parenchyme des plantes ou sous l'épiderme des feuilles : dans la chair des animaux morts ou vivants, dans la fiente et dans la pourriture ; il n'est pas en ce monde une œuvre de mort, qui ne couve un représentant de leur race ; et la livrée de l'insecte parfait se modifie, à chaque fois, en raison des modifications du milieu où a grandi la larve. Que d'espèces et que de genres ne créerait-on pas, si l'on ne tenait compte des effets immédiats de ces sortes d'influences ! Je suis convaincu que la même espèce de mouche, en déposant un de ses œufs dans le corps d'une chenille, et un autre dans celui d'un ver de coléoptère, donnerait lieu par là à deux modifications de sa livrée, qui prendraient place au catalogue sous deux noms spécifiques différents.

Les diptères pondent des œufs ou des larves : leurs larves apodes se changent en nymphes ou puppes, ou bien ne font, en se métamorphosant, que prendre des formes plus voisines de celles de l'insecte parfait.

Nous n'avons à les classer dans ce livre, que largement, et relativement à leurs effets morbides ; les détails que nous donnerons à leur sujet doivent se renfermer dans ce cadre-là.

1ᵉʳ Genre : **COUSINS** (*Culex*).

810. Le cousin (*Culex pipiens* L.) pond ses œufs sur l'eau. Sa larve est aquatique : elle porte, à la partie postérieure du corps, un tube respiratoire, au moyen duquel elle se tient suspendue à la surface des eaux, la tête en bas, pour y capter sa proie au passage ; elle se transforme en une seconde espèce de larve, qui se meut, comme la première, mais ne vit plus que par la respiration. C'est de ce dernier état que le cousin s'échappe dans les airs, de toutes pièces, pour aller sucer le sang des animaux. Bien grêle auteur d'une grande torture, son suçoir se compose de cinq soies, organisées et assemblées de manière, qu'il peut les enfoncer assez avant dans les chairs et même dans le tissu des étoffes les plus serrées. On voit, par les temps humides et pluvieux, des bandes innombrables de cousins, qui exécutent en montant et descendant des tourbillonnements incessants, se divisent en colonnes obliques en forme de zigzag. Cet essaim de chœurs s'agite au-dessus des arbres, et voyage comme un seul tout. Les cousins préludent ainsi à l'hyménée ; ils s'étudient, se recherchent, se devinent au vol ; et dès qu'ils se rencontrent mâle et femelle, à leur convenance, ils s'unissent et vont consommer leur mariage à l'écart, sur quelque branche d'arbre, pour venir se mêler encore au chœur de leurs congénères, et convoler à de nouvelles amours.

811. En pompant le sang, avec un appareil semblable, le cousin ne laisse pas seulement une trace inflammatoire ; mais il détermine en outre, comme certaines puces, une phlyctène, qui conserve, sous forme d'un point, la trace du passage de sa trompe, fig. 18, pl. 17. Une cuisson très-vive survit à la piqûre ; et notre corps en deviendrait tout en feu, dévoré d'une fièvre brûlante, si ces ennemis ailés venaient nous assaillir en trop grand nombre. On connaît toutes les précautions que prennent les habitants des régions tropicales, pour se défendre, la nuit, de l'invasion de myriades de *maringouins* (*) qui

---

(*) Ce mot ne serait-il pas un composé barbare d'un mot français, *marais*, et d'un mot hébreu, *gouïm* (nation), dont les juifs du Midi se servent, même dans leur langage habituel, pour désigner leurs persécuteurs, les chrétiens? Les cousins seraient ainsi les *gouïm* des marais.

les assaillent, et qui ne sont autres que des espèces de notre cousin (*Culex pipiens*), ou des *moustiques* qui se rapportent au *Culex reptans* Lin., qu'on retrouve aussi en Suède. Les créoles s'en garantissent en tenant leur chambre à coucher fermée dès le soir, et en enveloppant leur lit de rideaux de gaze claire, à travers les mailles de laquelle l'air seul est en état de passer.

812. Le genre de vie de leurs larves indique assez que les cousins doivent se rencontrer de préférence vers le voisinage de grands réservoirs d'eau douce. Il est des pays où on les voit pulluler, et couvrir l'air comme d'une nuée de poussière, qu'agiterait le vent. Insectes cosmopolites, on les rencontre sous tous les climats, partout où il existe des amas d'eau pour pondre, et des quadrupèdes ou des hommes à torturer.

Qui le croirait? la Laponie est encore plus affligée, que les régions tropicales, de cette peste de l'air. Au solstice d'été, alors que la fonte des neiges vient transformer les plaines en flaques d'eau de plusieurs lieues d'étendue, les cousins s'élèvent dans les airs, comme une trombe de poussière, et se rabattent sur les Lapons qui dorment au grand air, ou sur leurs troupeaux de rennes. Le malheureux berger ne peut ouvrir la bouche ou respirer, sans se voir assailli de cousins qui le prennent au nez ou à la gorge ; il a beau s'enduire les mains et le visage avec de la poix, il n'en a pas moins à leur disposition ses yeux et les cavités buccales ; il s'enferme enfin dans sa cabane, pour tenir les cousins à distance, préférant les premiers symptômes de l'asphyxie à la piqûre de ces moucherons. Et les pauvres rennes, à qui le bois repousse, se sentent tellement piqués en cet endroit par les cousins, puis par les taons et les œstres, qu'ils prennent la fuite sur le sommet des alpes, et dans le voisinage des neiges perpétuelles, où ils jeûnent, il est vrai, mais où ils trouvent du moins quelque repos. Les plus riches Lapons ont soin de recouvrir leurs rennes de la même poix qui fait leur défense ; mais c'est là, dans ce pays, un cosmétique de luxe, et que ne comporte pas la bourse du pauvre.

Cependant, comme la nature ne fait jamais le mal pour le mal, il arrive que ces petits *maringouins* du Nord suffisent à nourrir, par leurs innombrables larves, les poissons, et, par leurs mouches, les oiseaux aquatiques qui émigrent en foule en Laponie ; restituant ainsi avec usure, par la chasse ou par la pêche, aux tristes habitants de ces déserts septentrionaux, le peu de sang qu'ils leur ont pris, en les torturant (*) de leurs piqûres.

813. Ne perdons pas de vue les caractères phlycténoïdes de l'ampoule que détermine sur les peaux délicates l'introduction du suçoir des cousins (fig. 18. pl. 17).

———

2e Genre : OESTRE (OEstrus).

814. Semblable à nos grosses mouches, l'œstre s'en distingue par l'absence de la trompe, et par les trois tubercules qui forment tout l'appareil de sa bouche. Aussi ce n'est pas sous la forme d'insecte parfait que l'œstre est nuisible ; il ne semble plus vivre alors que pour choisir la place où il doit déposer en sûreté ses œufs, afin que la larve puisse aller éclore dans les intestins ou dans d'autres appendices du canal alimentaire des mammifères. En pathologie animée, l'œstre joue donc un très-grand rôle dans toutes les affections qui entrent dans la classe des maladies d'estomac et d'entrailles. Nous invitons nos lecteurs à fixer spécialement leur attention sur ce genre d'insectes morbipares.

815. 1° Œstre du cheval (OEstrus equi L.) (**). Cette grosse mouche à abdomen ferrugineux, et à corselet marqué d'une bande et de deux points noirs, a soin de déposer ses œufs sur les épaules et les jambes de devant du cheval. La démangeaison que l'incubation de l'œuf suscite (577) porte le cheval à se lécher en cet endroit, ce qui fait qu'il avale les œufs, et que les larves vont éclore et vivre dans son estomac et dans toute la longueur de son canal alimentaire. D'autres fois elle dépose ses œufs autour de l'anus des bestiaux, des chevaux principalement ; en sorte que la larve n'a plus qu'à s'introduire dans les intestins, pour y trouver sa nourriture. Les larves de l'œstre peuvent donc vivre dans toute la longueur du canal alimentaire ; et les entomologistes, trop enclins à spécifier quelques différences individuelles ou sexuelles, ont tort d'ériger en espèces

(*) *Voyez*, à ce sujet, la dissertation inaugurale intitulée *Cervus tarandus* (Rheno rangifer), soutenue par Charl.-Frédér. Hollberg, tom. 4, pag. 144, des *Amœnit. academ.* — *Culices,* dit Linné ailleurs, *quantâ molestiâ homines et pecora, in provinciis Lapponiæ finitimis afficiant, divere vix possum.* (Syst. nat.. ed. 1744, pag. 104.)

(**) Réaumur. *Mém. sur les ins..* tom. 4. pag. 541. pl. 54. fig. 15-17: et pl. 55, fig. 1-5.

ces différences d'habitation : leurs *OEstrus equi*, *hemorrhoidalis*, *veterinus*, *nasalis*, ne sont certainement que des accidents non transmissibles de la même espèce de ces parasites. Cette mouche n'est pas incommode et importune comme le taon, elle ne pique pas les bestiaux; elle les infeste de sa race; elle a bien des pelotes d'appréhension aux pattes, analogues à celles de la fig. 10, pl. 5; elle s'attache bien aux poils des quadrupèdes: mais ce n'est jamais pour leur sucer le sang; ce n'est point en parasite qu'elle les poursuit, c'est en mère prévoyante.

816. La larve, apode et en cône allongé, est armée de deux crochets mandibulaires, et ses anneaux sont bordés de petits poils ou piquants dirigés en arrière, destinés à l'empêcher de reculer et d'être ramenée vers l'anus, par le mouvement péristaltique des intestins. Lorsqu'elle est près de se changer en mouche, elle vire de bord, et s'abandonne au torrent de la défécation, qui la rejette sur la terre, pour qu'elle y aille se métamorphoser en chrysalide sous les pierres.

817. Il en est de ces larves comme des helminthes, sous le rapport pathologique; en petit nombre, l'animal les couve, sans en ressentir trop de mal; la digestion répare bien vite les désordres de leur succion. Mais tout change avec le nombre et la multiplication de ces hôtes; comment la panse stomacale pourrait-elle suffire à ses fonctions, d'où dérivent toutes les autres fonctions de l'économie, quand sa surface se tapisse de larves qui en épuisent les sucs et en déchirent le tissu à belles dents? On verrait bientôt l'animal languir avec inappétence, baisser la tête, l'œil morne et les naseaux morveux; et à la constipation ne tarderait pas de succéder la dyssenterie; car la surface intestinale serait déchirée, sur des milliers de points, et déchirée d'une manière progressive; et, du début à la terminaison, la maladie, variant de symptômes, pourrait changer vingt fois de nom, si, comme cela arrive presque toujours, on en ignorait la cause entomologique.

Vallisnieri, ce Réaumur de l'Italie, rapporte aux larves de l'œstre la maladie épidémique qui fit périr tant de chevaux dans le Véronais et le Mantouan en 1713. « Le docteur Gaspari, ajoute-t-il, trouva dans l'estomac de quelques cavales du pays une quantité si surprenante de vers courts et ronds, qu'il les compare à des grains de grenade serrés les uns contre les autres. Chaque ver s'était fait une espèce de cellule en rongeant la membrane de l'estomac: et dans chacune de ces cavités, on aurait pu facilement loger un grain de maïs. » On nous demandera si, à l'autopsie des animaux qui succombaient à la gravité du mal, on aurait rencontré les mêmes larves : nous répondrons que non : on n'en aurait trouvé que les traces morbides : car des larves qui se nourrissent de tissus vivants ont hâte de fuir à l'approche de l'agonie, vu qu'elles n'ont pas l'habitude de vivre sur des cadavres. Dans ce cas, la maladie aurait été caractérisée, comme une entité pathologique des plus curieuses, ayant son siége dans l'estomac, et quelquefois dans l'intestin grêle et le côlon ; qui sait si on n'en aurait pas fait une entérite folliculaire ; et si les plaques de Payer n'auraient pas joué un certain rôle dans la description de ces ulcérations en forme d'alvéoles ?

Laurent Heister (*) a été témoin d'un cas semblable. « J'ai rencontré, dit-il, dans l'estomac d'un cheval, surtout près du pylore, et dans le duodénum, une grande quantité ou, pour mieux dire, un monceau de vers changés en nymphes couleur de chair, isolées entre elles par une de leurs extrémités, et tenant intimement par l'autre à la muqueuse dans laquelle elles étaient enfoncées à la profondeur d'une ligne. En les détachant de la place, il restait l'empreinte de leur adhérence, sous forme d'une cavité en cul-de-sac. » Heister en donne la figure prise sur place ; à la forme en barillet de ces nymphes et aux anneaux de leur corps, on ne saurait méconnaître la nymphe de l'œstre intestinal, qui s'était changée là en chrysalide, faute d'avoir pu être entraînée au dehors par le travail de la défécation, que la dissection avait arrêté.

L'Almanach populaire de l'Oise 1841 décrit une maladie fort commune dans le département chez l'espèce bovine, maladie à laquelle les vétérinaires donnaient le nom de fièvre pernicieuse. Un simple berger y vit plus clair que ces docteurs de l'hippiatrie. Il découvrit que le siége de la maladie était dans la première poche audessous de l'herbier, où se trouvaient renfermées une immense quantité de vers qui perçaient la poche au bout de deux ou trois jours, et causaient ainsi la mort de l'animal.

818. 2° ŒSTRE DU MOUTON (*OEstrus ovis* Lin., et *OEstrus nasalis* Fabric.) (**). L'œuf de l'œstre ordinaire, qui s'introduit dans la cavité

1) *Ephem. Cur. nat.*, cent. 3 et 4, 1715, pag. 466, tab. 15, fig. 3.

(**) *Voyez* Redi, *Esper. agli insetti* ; — Réaumur, *Mem. sur les ins.*, tom. 4, pag. 552, pl. 35, fig. 8-10 ; — Brez, *Flore des insectophiles*, Utrecht, 1791, pag. 45.

buccale des moutons, est reniflé au lieu d'être avalé, et c'est dans les fosses nasales qu'il va éclore en larves ; pour cela même, la femelle de la mouche a grand soin de pondre sur les narines plutôt que sur les lèvres du mouton. La présence d'une larve aussi carnassière cause aux bestiaux une fureur qui les porte à se meurtrir la tête contre les arbres, remède analogue à celui qu'employa Jupiter, pour se débarrasser d'un violent mal de tête ; et c'est pour se préserver de l'invasion de ces œstres que, par les temps chauds et au milieu du jour, on voit les moutons se rapprocher, se serrer les uns les autres, et tenir la tête baissée jusqu'à terre et sous le ventre, afin de cacher leurs naseaux pendant leur méridienne.

A cet égard, l'hirondelle rend souvent aux moutons des services de bon voisinage, dont le mouton ne semble pas se douter. Le 25 septembre 1843, en revenant à dix heures du matin de Dieppe à la Chapelle, je remarquai une nuée d'hirondelles voltigeant autour d'un troupeau de moutons, dont elles rasaient presque la laine ; elles ne sortaient pas de ce rayon ; on aurait dit souvent qu'elles passaient sous le ventre des bêtes à laine. J'ai revu le même fait en 1845, en septembre, sur le plateau de Montsouris-Montrouge. Dans l'un et l'autre cas il avait plu toute la nuit, et il bruinait encore. Évidemment, les hirondelles étaient là pour saisir au passage les œstres et autres mouches qui s'attachent aux moutons.

Les effets morbides de cette larve étaient connus des anciens : Alexandre Trallien, médecin grec du sixième siècle, rapporte que Démocrate l'Athénien étant tourmenté, dans sa jeunesse, par des attaques d'épilepsie, alla consulter l'oracle de Delphes sur la cause et les remèdes de sa maladie : d'après Alexandre, la pythie aurait répondu d'une manière qu'on pourrait traduire ainsi d'après lui :

Quos madidis cerebri latebris procreare capellas
Dicitur humores, vermem de vertice longum.

Démocrate n'y comprit rien, et s'en alla consulter à ce sujet un vieillard de quatre-vingt-dix-huit ans, qui était fort au fait du langage des oracles. Ce vieillard lui dit qu'il s'engendrait des vers dans la tête des chèvres, vers la base du cerveau, que les chèvres les rejetaient par le nez en éternuant, et que, pour se guérir, Démocrate n'avait qu'à se procurer de ces vers, avant qu'ils eussent touché la terre.

Le vieillard confondait ici évidemment le remède, sur lequel l'oracle se taisait, avec la cause morbipare qu'il indiquait expressément ; cela ne signifiait qu'une seule chose : c'est que la cause du mal qui affligeait Démocrate n'était pas autre que le *ver long qui s'engendre chez les chèvres, dans les humeurs des repaires du cerveau,* ce qui signifie, en histoire naturelle moderne, qui éclôt sous les sinus frontaux des chèvres et des moutons. Quant au remède, la pythie n'en parlait pas ; le tabac n'était pas encore arrivé d'Amérique, ni le camphre de Bornéo. Quoi qu'il en soit, et quand on réfléchit sur la justesse des indications de la plupart des oracles de la pythie, on est porté à croire qu'il y avait, dans leur fait, une puissance de divination et de somnambulisme dont la science n'a jamais eu le secret.

819. D'après Ch.-Fréd. Hoffberg (*), ces larves nasales attaquent aussi les rennes et les chevaux ; les Lapons les nomment *trumba*, et elles leur paraissent plus funestes que l'œstre intestinal, qu'ils appellent *curbma* : c'est en éternuant que ces animaux s'en débarrassent. Les rennes sont si effrayés à l'apparition de la mouche, que la vue d'un seul taon suffit pour faire mugir un troupeau, fût-il de mille têtes.

Linné assure dans un autre ouvrage, que l'œstre détruit chaque année en Laponie le tiers des jeunes rennes et des agneaux. L'œstre n'est pas seulement le fléau des pays froids : on voit, dit Virgile, voltiger dans les plaines d'Albano, des nuées de mouches que les Romains appellent *asiles* (mot que les Grecs ont traduit par celui d'*œstre*), insecte terrible, dont l'aigre bourdonnement épouvante nos troupeaux, et les chasse des forêts ; Senèque (**) rapporte le même fait, et les voyageurs modernes en parlent dans les mêmes termes.

820. 5° ŒSTRE CUTANÉ (***) (*OEstrus bovis* Fabr., et *Tabanus la-*

(*) *Amœnit. acad.*, tom. 4, dissert. 77, pag. 164. — *Syst. nat.*, 1744, pag. 104.

(**) Hunc, quem Græci *œstrum* vocant, pecora peragentem et totis saltibus dissipantem, *asilum* nostri vocabant, hoc Virgilio licet crederi : « Plurimus Alburnum volitans, cui nomen *asilo* Romanum est, *œstrum* Graii vertere vocantes : asper, acerba sonans, quo tota exterrita silvis diffugiunt armenta. » Puto intelligi istud verbum (asili) interisse. (Senec., *epist.* 58, ad Lucil.) — *Senèque pense à tort que le mot* asilus *avait disparu de la langue latine de son temps, car nous le retrouvons dans Pline, liv.* 52, *chap.* 1.

(***) Réaumur, *Mém. sur les ins.*, tom. 4, pag. 527, pl. 56, 57 ; et 58, fig. 6-8.

Cette espèce d'œstre ne nous paraît pas être autrement distincte des autres, que par les influences de la localité où elle se développe, et où l'œuf est éclos. La peau des vaches *randinus* id. Sur la peau des vaches qui paissent dans les bois, on remarque des tumeurs ou bosselures percées d'un trou fistuleux au sommet. Chacune de ces tumeurs est l'œuvre de la larve de l'œstre qui nous occupe ; elle se repaît des tissus du derme, et respire, en tenant son anus appliqué contre l'orifice de la fistule, le débouchant de temps à autre pour laisser écouler le pus dont se remplit la cavité. La mouche qui en provient est armée d'une tarière anale de quatre anneaux, au moyen de laquelle la femelle perce la peau des vaches laitières, pour leur déposer son œuf entre cuir et chair ; la chair des bœufs et des taureaux ne paraît pas autant convenir à ces larves sous-cutanées. Redi et Réaumur ont observé les mêmes tumeurs sur toute l'étendue de la peau de certains cerfs. Linné assurait à Réaumur (*) que, dans le Nord, les rennes sont sujets à nourrir des vers semblables sous leur peau. Triéval ajoute que, pour préserver leurs moutons de la formation de ces tumeurs entre cuir et chair, les Lapons leur frottent le dos et tout le corps avec une composition de lait, de beurre et de sel (**). D'après Pline (***), les marchands arabes ont soin de frotter leurs chameaux avec la graisse de baleine et celle de poisson, pour en éloigner les œstres. Vallisnieri pense que les daims, les chameaux et les chevaux offrent de semblables tumeurs, œuvres des mêmes larves. Sauvages les désigne sous le nom de *OEstrus rangiferinus* (NOSOL.).

Sauvages décrit encore, sous le nom de *malis cornipedum* (clavelée ou claveau), des tumeurs, furoncles ou clous qui naissent sur tout le corps des moutons, et dans l'intérieur de chacun desquels on trouve toujours un ver ; cette maladie est évidemment un double emploi de la précédente ; ce ver est la larve de l'œstre. Sauvages

laitières peut bien leur offrir les mêmes qualités nutritives que le tissu des intestins des chevaux.

(*) *Mém. de l'Acad. des sciences de Stockholm.* Voyez *Coll. academ.*, tom. 2, pag. 524, 1772.

(**) *Voyez* la 77ᵉ diss. du tom. 4 des *Amœnit. academ. Cereus tarandus.* Hoffberg, l'auteur de la dissertation, ajoute que les corneilles débarrassent assez souvent de ces larves les malheureux rennes, qui semblent se prêter avec reconnaissance à ces soins aussi officieux qu'intéressés. Voyez ce que nous avons dit plus haut des mêmes services que les hirondelles rendent à nos moutons (818). Linné attribuait aussi a la larve du taon les *onglets* ou panaris qui affligent fréquemment les rennes.

(***) Plin., lib. 52, cap. 1.

ajoute que, dans les furoncles humains, on ne rencontre pas de vers, à moins, dit-il, qu'on ne doive considérer comme tels le *bourbillon*. Sauvages, ainsi que la plupart des nosologues, perdait de vue que le médecin n'a pas, pour disséquer un furoncle humain et en rechercher la cause, la même latitude de dissection que le berger et le boucher.

Ce sont les mêmes larves qui s'insinuent au milieu du massacre du cerf, en hiver, et que l'on trouve partout où le bois se détache de la tête, ce qui fait qu'à cette époque, les cerfs, dévorés en un tel endroit par cette vermine, ne peuvent rester en place, et cela dure jusqu'à ce que le bois se détache ; ces larves tombent alors à terre et vont se métamorphoser, sous les pierres, en nymphes, pour se transformer en mouches au printemps.

En tout ceci, on ne parle pas des hommes ; la médecine, alors comme aujourd'hui, évitait avec soin ces analogies insultantes pour les hautes doctrines de l'école. Cependant, puisque ces larves vivent de plusieurs chairs, je ne vois pas pourquoi, dans l'occasion, elles se feraient faute de la nôtre.

821. 4° ŒSTRE DE L'HOMME (*OEstrus hominis* Nob.). Mais la science ne manque pas de faits en faveur de notre opinion.

Razoux, médecin de l'Hôtel-Dieu de Nîmes, a rapporté, en 1758 (*), un cas de mal de tête affreux occasionné par la présence, dans les fosses nasales, des mêmes vers que l'on trouve, dans cet organe, chez les moutons ; la malade en rendit plus de soixante-douze et fut soulagée. Elle avait gagné ces vers, en s'abreuvant à une mare d'eau bourbeuse, où venaient de s'abreuver des moutons. Say (**) cite un cas, où la larve d'un œstre a été, pour un voyageur, la cause des plus vives douleurs.

Humboldt a vu, dans l'Amérique, des Indiens dont l'abdomen était couvert de petites tumeurs produites, à ce qu'il présume, par les larves d'un œstre.

Enfin Howship a lu, le 26 novembre 1832, à la Société médico-

---

(*) Recueil périodique d'Obs. de méd., chir., pharm., tom. 9, pag. 415. — Sauvages a décrit ce cas en maladie, sous le nom de *passio boeica* ; *rabies hypoderoatis*. (Nosol. meth., cl. 10, gen. 22, sp. 1.)

(**) Journal de l'Académie, tom. 11, pag. 465.

chirurgicale de Londres (*), un mémoire étendu sur les cas où l'œstre envahit le corps humain.

822. Nous n'hésitons pas à rapporter aux larves de l'œstre le *fungus cancéreux* de la matrice que Récamier et Marjolin ont extirpé en 1825 (**); nous avons pris soin d'en calquer la figure pour la démonstration; la voici : On voit en A la substance de la matrice re-

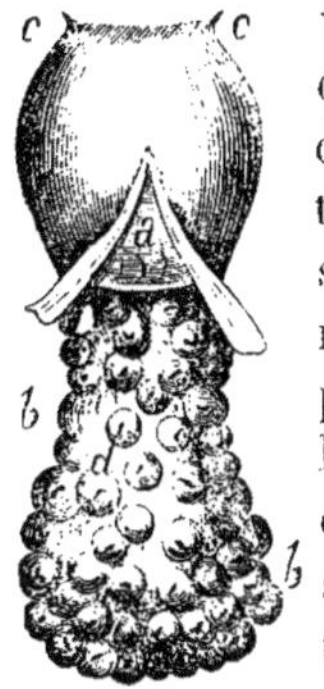

vêtue de la tunique vaginale; en *bb* le *fungus* couvert de bosselures *d*, sur chacune desquelles il est facile de remarquer une cicatricule, qui est évidemment la trace de la fistule qui donne passage à l'air et à l'insecte. Il y a trop d'analogie entre ces caractères extérieurs et ceux des bosselures produites par les larves, pour qu'il n'y en ait pas entre les deux causes du mal. La ligature fut posée en *cc*; l'extirpation fut faite en cet endroit, et la malade guérit. A l'époque de l'observation, on ne pouvait pas prévoir combien l'anatomie fine de cette pièce pathologique était en état de jeter du jour sur l'origine de la maladie. Dorénavant, nous l'espérons, on ne négligera pas de la sorte ces bonnes fortunes de l'observation; mais quelque incomplète que soit l'anatomie de ce cas, il est évident, à nos yeux, que chacune de ces bosselures était l'œuvre et le lieu d'élection d'une larve au moins analogue, si toutefois elle n'était pas identique, à la larve de l'œstre.

823. Léautaud, chirurgien juré de la ville d'Arles (***), a eu à traiter une tumeur de la forme d'un chapeau, survenue sur la hanche droite d'un jeune laboureur; la jambe enfla au bout de quelques mois, de manière que le malade ne pouvait plus marcher : *les émollients n'y firent rien :* on eut recours aux suppuratifs; et quand le chirurgien vint à faire la ponction, quelle ne fut pas sa surprise, en voyant sortir par pelotons plus de quatre mille vers, tous en vie, les uns gros, les autres petits et longs; le malade fut guéri dès lors avec tout le succès possible. Étaient-ce les larves de l'œstre ?

824. 5° Conséquences pathologiques qui découlent des faits précédents. *L'œstre,* que j'appellerais volontiers *intestinal,* ce qui com-

(*) Analysé dans la *Gazette méd. de Paris.* 1834, pag. 71.

(**) *Revue médicale française et étrangère,* 1825, tom. 4, pag. 505.

(***) *Journal de Méd.* de Reux, tom. 17, pag. 550, 1762.

prendrait, comme variétés individuelles ou sexuelles, les cinq à six
espèces d'œstre de nos catalogues ; l'œstre intestinal peut vivre dans
le canal alimentaire de tous les mammifères, depuis les fosses nasales
et les sinus frontaux, jusqu'à l'anus. La disposition de nos appartements, la facilité de nos mouvements, ainsi que nos soins de propreté, préservent en général les hommes de ses ravages, qui se reportent plus fréquemment sur les bestiaux. Cependant l'homme peut
se trouver placé dans certaines circonstances qui l'exposent, pieds et
poings liés, aux accidents de cette invasion. Qu'il s'endorme, la face
découverte et en plein jour, près des chevaux et des bestiaux, dans
les champs ou dans une étable, et l'œstre ne lui épargnera pas plus
ses visites qu'aux animaux de vile espèce. Or une mouche ne pond
pas un petit nombre d'œufs ; elle est, comme tous les insectes, d'une
fécondité surprenante : qu'il en survienne trois ou quatre seulement,
et calculez quelles en seront bientôt les conséquences. L'homme
sortira bien portant de ce lieu si funeste ; ce ne sera qu'au bout de
quatre à cinq jours qu'il commencera à éprouver les premières atteintes d'un mal dont nul ne soupçonnera la cause : céphalalgie de
plus en plus violente, si les larves se portent sous les sinus frontaux ;
la violence du mal étant en raison du calibre de la cause qui l'occasionne, le mal grandira donc avec la larve d'où il dépend ; bientôt
les surfaces nasales, d'où découlera une sanie de mauvais caractère,
ne suffiront plus à la nutrition des vers morbipares ; ils descendront
des sinus frontaux, pour se répandre, derrière le voile du palais,
dans toutes les cavités qui peuvent les mettre à l'abri de la dent et
des mouvements de la langue ; ils tapisseront de leurs effets de désorganisation la trompe d'Eustache, l'œsophage, et, qui sait même,
la trachée-artère et les premières voies bronchiques ; d'où otite aiguë,
toux opiniâtre, catarrhe, suffocations, expectorations striées de sang,
symptômes de pneumonie ; de là aux crampes d'estomac, aux symptômes de gastrite et gastralgie, il n'y a que l'espace du pharynx à
l'ouverture cardiaque ; perte d'appétit, fièvre bilieuse ; vomissements
continus, dès que les larves se seront fixées autour du pylore ; hématémèse, puis vomissements purulents ; enfin inflammation d'entrailles à la suite ; déjections versicolores et de mauvais caractère,
bilieuses, sanguinolentes, purulentes, liquides et fétides ; urines sédi-
menteuses et brûlantes ; fièvre avec intermittence par suite de l'intermittence périodique de la nutrition de ces larves morbipares, par

suite de l'alternative de leurs habitudes nocturnes et diurnes, de leur état de veille et de sommeil, qui sont souvent inverses de notre état de sommeil et de veille; enfin prostration totale des forces et physiques et morales; agonie à peine distincte des autres symptômes de la maladie, et mort; vingt-quatre heures après, autopsie; et pas la moindre trace de larves d'œstre au milieu de leurs innombrables effets. Car les larves d'œstre, qui ne recherchent que les tissus vivants, ont fui avec les excréments, bien avant que le malade ne soit plus qu'un cadavre; ou bien elles ont été décomposées, avant leur œuvre de mort, par l'action désorganisatrice de la fermentation purulente et ammoniacale, surtout si, fuyant devant la décomposition des intestins, elles se sont frayé une route dans les chairs musculaires, d'où il ne leur aura pas été possible de s'échapper à temps, et où le scalpel, qui ne dissèque pas dans de si petites proportions, ne révélera pas aux yeux de l'anatomiste, non prévenu, une aussi vile cause de ce magnifique cas de fièvre typhoïde ou de morve communiquée.

825. La maladie ne parcourra pas, dans toutes les circonstances, le cercle que nous venons de tracer à son développement; les modifications du traitement seront dans le cas de l'arrêter au début, à l'époque où elle n'est encore qu'un rhume de cerveau, qu'un violent mal de tête, qu'un mal de gorge, qu'une gastrite; une prise de tabac peut préserver les fastes de la science de la description longue et minutieuse de l'un des plus terribles cas de pathologie interne; tandis que toute la science de la théorie antiphlogistique ne serait propre qu'à conduire la maladie, doucement et comme par la main, de crise en crise, jusqu'à son fatal dénoûment.

***

5ᵉ Genre : **MOUCHES A LARVES CARNIVORES**

(Muscæ carnivoræ Nob.*)*

826. La mouche est munie, à la vérité, d'une trompe et d'un suçoir y inclus, au moyen duquel elle se nourrit plus copieusement, et se sustente plus longtemps que ne peut faire l'œstre. Mais ce n'est point sous ce rapport qu'elle est morbipare; elle nous incommode de ses importunités, en s'attachant à notre épiderme, mais elle ne le perfore nullement, et ne nous occasionne aucune désorganisa-

tion sous-cutanée ; elle ne s'abreuve que de notre sueur, ou de nos sucreries. Sa larve est aussi désastreuse qu'elle est elle-même inoffensive ; informe série d'anneaux apodes, sa bouche en suçoir est armée de deux crochets ou mandibules, au moyen desquels elle hache menu les tissus vivants ou morts, pour en extraire les sucs par une succion incessante. Nous donnons, pl. 8. fig. 5, l'analyse grossie de la larve de la mouche du fromage, comme type du genre. Le derrière du corps finit brusquement, comme par une tranche un peu oblique *a*, sur le champ de laquelle on distingue les deux orifices de l'organe respiratoire, sous forme de deux yeux ; comme le corps de la larve mineuse s'enfonce progressivement dans la substance du fromage, et que sa partie postérieure est seule en contact avec l'air extérieur, c'est là que sont venus s'aboucher les trachées de la respiration. La tête *t* est si petite et si effilée, qu'on la prendrait pour la queue ; car les animaux qui fouissent ont tous la partie antérieure du corps ou le museau effilé ; leurs deux mandibules *m* proéminent en se croisant, elles sont organisées en paire de ciseaux pour hacher et miner le terrain. On observe, à la base de l'anus, deux appendices en guise de pattes *pp* : elle n'en a pas besoin d'autres pour avancer dans sa galerie, où elle se pousse au lieu de ramper. Aussi quand on la sort de son terrier, est-elle forcée, privée qu'elle est d'appareil de locomotion, de se bander comme un arc et de s'élancer comme une flèche. L'insecte parfait varie de livrée, selon les aliments qui ont servi à la voracité du ver ; considération importante et que l'on ne doit jamais perdre de vue, pour ne pas s'exposer à multiplier les espèces, sur des différences de coloration et de pilosités.

827. Mouche commune (*Musca domestica* Lin.). La taille et les proportions de cette mouche varient selon les saisons. La larve vit principalement dans le fumier de cheval, où la mouche, désertant nos appartements de luxe, va déposer ignoblement ses œufs : mais à défaut de fumier de cheval, il faut bien que la mouche ponde ses œufs sur quelque autre ordure, sur quelque plaie que sa larve envenime, ou bien dans quelques-unes des cavités de notre corps que le hasard des positions lui permet d'atteindre. Heureusement pour nous, que nous ne dormons, le jour, que les fenêtres fermées, et la face voilée ; car les mouches à l'état parfait sont des insectes diurnes, tandis que leurs larves sont des insectes nocturnes et amis de l'obscurité. Lamarck prétend en avoir vu sortir du corps de la chenille

du Psi (*Noctua psi*), dans la chair de laquelle la larve aurait achevé toutes ses métamorphoses. Je ne suis pas éloigné de croire le cas possible, et je conçois que ces larves, faute d'autres substances, soient dans le cas de vivre et se développer dans les chairs des animaux, ou au moins dans leurs intestins; causes dès lors immédiates de désordres intestinaux, sinon par leur mode de nutrition, du moins par celui de leur reptation sur les surfaces du canal alimentaire. Linné a vu en Norwége les maisons remplies de mouches domestiques, qui n'y laissaient rien d'intact (*Voyage en Laponie*). C'est à la larve de cette mouche qu'il faut rapporter le prétendu *Ascaris conosoma* de certains auteurs, à moins que ce ne soit une jeune larve de coléoptère qu'on trouve dans les racines de navets.

828. Mouche géante (*Musca grossa* L.). La larve de cette grosse mouche velue, sur un fond noir, vit principalement dans le fumier des bœufs. Mais comme la précédente, et par occasion, elle n'en mourrait pas, si le hasard en faisait éclore les œufs dans les fèces intestinales de l'homme ou des animaux.

829. Mouche bleue de la viande (*Musca vomitoria* L.) (*), grosse mouche à ventre bleu, qui dépose habituellement ses œufs sur la viande fraîche, dont le développement des larves accélère la décomposition et la venaison. Il est des amateurs qui, sur certains gibiers, aiment assez une viande riche en ces hideux parasites : l'homme est aussi parasite des cadavres. Mais, en laissant de côté ce point d'analogie, on ne saurait nier qu'une larve qui se plait dans la chair fraiche de boucherie ne soit dans le cas de vivre dans la chaire fraiche des animaux vivants. Si ce fait se réalise, sa présence déterminera, selon les organes, ou une fièvre putride et pestilentielle, ou des *anthrax* et des fistules de divers genres et de divers aspects. Ce n'est pas sans une raison pathologique que Linné lui avait donné l'épithète de *vomitoria* : non point parce qu'elle nous cause la nausée en la voyant, mais bien parce qu'en s'introduisant dans l'estomac, et nous rongeant le voisinage du pylore, elle transforme le mouvement péristaltique de la surface stomacale en un

<hr>

(*) Sa larve est connue vulgairement sous le nom d'*asticot* et de *guillot*. On s'en sert, à Paris, pour amorcer l'hameçon, dans la pêche à la ligne. Qui le croirait? Nous avons, à Paris, des pauvres diables qui ne vivent que de l'art de faire pourrir les chiens, pour en avoir les asticots : on en a vu qui les réchauffaient exprès en dormant, et les couvaient, pour ainsi dire, entre leurs matelas.

mouvement à rebours. L'*Ascaris stephanostoma* n'est autre que la larve de cette mouche, trouvée dans les intestins de l'homme comme la précédente. (*Voy.* Bremser, *Vers intestinaux de l'homme.*)

830. MOUCHE DORÉE COMMUNE (*Musca cæsar* L.). Les pieds noirs, l'abdomen vert doré brillant et couvert de poils, distinguent cette grosse mouche de toutes les autres. C'est sa larve qui dévore les cadavres, même les cadavres injectés. C'est elle qui vit souvent dans les plaies des hôpitaux, et les transforme en ulcères fétides. Elle a beaucoup d'analogie avec la larve sauteuse qui vit dans le vieux fromage (pl. 8, fig. 5).

831. MOUCHE PENDULE (*Musca pendula* Lin.). J.-L. Odhelius rapporte qu'une jeune demoiselle de dix-sept ans se plaignant de violentes douleurs et de tranchées dans l'estomac, à la tête, à la gorge, le médecin lui administra du jalap seul et puis mêlé à l'aloès et au mercure doux; ce qui lui fit rendre des larves qu'on reconnut être celles du *Musca pendula* (*Musca scybalaria* Lin.). Cette mouche préfère les excréments de l'homme. (*Nouv. Mém. de l'Acad. de Stock.*, 1789.)

Voyez de plus le fait que nous rapporterons plus bas (857) relativement au syrphe des latrines (*Musca tenax* Lin.).

852. CONSIDÉRATIONS D'HISTOIRE NATURELLE SUR LES HABITUDES ET LES CARACTÈRES DISTINCTIFS DES INSECTES QUI PEUVENT SE RANGER DANS CE GROUPE GÉNÉRIQUE. Nous ne chercherons pas à dépouiller ici le catalogue des espèces ou genres de mouches, afin de les soumettre à une critique de détail. Les règles générales que nous allons poser nous dispenseront de ce travail aride et rebutant :

1° Les caractères de forme et de dimensions de l'insecte parfait se modifient, d'après les circonstances qui ont concouru au développement de sa larve. Il est évident, en effet, que si la larve jeûne et manque d'aliments, elle ne parviendra pas à la taille de son espèce ; elle aura hâte pourtant de se changer en nymphe, laquelle se trouvera bien plus petite qu'à l'ordinaire. Or la mouche qui en sortira ne saurait être plus grosse que la nymphe qui la renferme ; car l'insecte parfait ne se développe plus. Donc la mouche qui en proviendra sera de plus petite taille qu'elle ne l'aurait été si elle était provenue d'une larve mieux nourrie ; et comme la forme générale change avec les dimensions, il s'ensuivra que, sous ce rapport encore, notre mouche apportera en naissant une notable différence. Je conçois facilement que, sous l'influence d'un tel accident, la grosse mouche et la mouche césar se réduisent à la forme et aux dimensions qu'affecte notre mouche domestique en automne.

2° En fait de milieux alimentaires, il en est qui sont plus ou moins nutritifs, quoique de même nature. Il pourra donc se faire que la même espèce de larve donne une mouche un peu différente d'elle-même, selon qu'elle aura vécu dans tel ou tel milieu, si riche qu'il soit en aliments.

3° La nutrition résultant de la combinaison de deux substances complémentaires de la fermentation, substances que la chimie rencontre dans tous les tissus organisés végétaux ou animaux; il ne faudrait pas croire que, parce qu'on aura rencontré telle larve dans tels débris d'un être organisé, elle ne puisse pas se plaire et se développer dans les débris d'une espèce plus éloignée; ayons soin de ne pas généraliser de la sorte nos observations de hasard et de détail. Dans un pays où la mouche des cadavres n'aurait plus de cadavres à sa disposition, elle n'en pondrait pas moins ses œufs sur toute autre substance susceptible de décomposition. De là, dans la livrée de la mouche, tout autant de différences, que le milieu, où le hasard aura déposé la larve, offrira de mélanges et d'accidents.

4° La lumière solaire est le principe de la coloration des animaux, ainsi que des végétaux; l'être organisé semble élaborer sa coloration avec des molécules de lumière. Or, si la larve vit à l'ombre et dans les ténèbres, qu'elle s'y transforme en nymphe, et qu'elle y mûrisse ses formes sous cette enveloppe, certainement la mouche qui doit en éclore n'aura pas la même livrée que si sa larve avait vécu sur un détritus échauffé par les rayons du soleil. Mais que de nuances de jour, depuis l'obscurité complète jusqu'au contact immédiat de la lumière solaire! que de nuances donc de formes et de colorations dans les caractères individuels de la mouche!

5° L'influence de la température est bien autrement puissante sur les modifications de taille et de coloration! Cette règle générale ne comporte aucune exception, dans aucune espèce de classes d'animaux et de végétaux. L'exposition au nord, au vent, au froid de l'arrière-saison ou des hauteurs, donnera donc des formes tout autres que l'exposition de la larve à la chaleur brûlante, à l'état atmosphérique calme et étouffant des vallons et des plaines ou de la saison caniculaire; et ces variations de résultats pourront être aussi nombreuses que le seront les changements brusques ou ménagés de la constitution atmosphérique.

6° D'où il faut conclure qu'on n'en finirait plus avec la classification, si l'on voulait s'amuser à donner un nom spécifique à chaque modification que le genre mouche serait dans le cas de nous présenter dans les dimensions et la livrée de ces individus ; je suis convaincu que toutes ces modifications accidentelles, ainsi décorées du nom d'espèces, peuvent toutes passer les unes dans les autres ; et que, sous ce rapport, quelque riche que soit notre catalogue, cependant nous sommes loin d'avoir tout noté. Appliquons-nous moins à décrire au hasard toutes les formes de mouches qui se présentent à nous dans nos excursions, qu'à observer les mœurs et les habitudes de leurs larves ; nous servirons en cela, et l'histoire naturelle des insectes, et l'histoire pathologique des animaux supérieurs.

7° En thèse générale, les larves des mouches, dont nous nous occupons, recherchent toute substance dont la décomposition revêt les caractères purulents et ammoniacaux ; elles sont friandes de venaison. Or peu leur importe que la substance provienne du règne animal ou du règne végétal ; ce n'est pas l'espèce qu'elles affectionnent, c'est son genre de désorganisation ; la chair du champignon a pour elles le même fumet que les débris d'un cadavre. Je les comprendrais volontiers sous le nom de mouches de la décomposition putride, ou sous celui de larves nocturnes, pour les distinguer de celles qui se plaisent dans le parenchyme des tiges et des feuilles des végétaux vivants. Les larves des diverses espèces de nos mouches putrivores vivent dans la fiente des animaux, dans les latrines, dans les champignons qu'ils décomposent en peu d'instants, dans le gluten et le fromage qui pourrit, dans les cadavres des divers animaux et de l'homme ; on en voit qui dévorent même les os des squelettes que l'on conserve dans les collections, y trouvant assez de graisse pour suffire à leur nutrition, et se préservant, par une espèce de triage, des effets toxiques de l'arsenic des préparations anatomiques. Faites un mélange durci d'albumine ou gluten et de sucre, de graisse et d'albumine, et vous ne tarderez pas à y trouver des œufs et des larves de mouches, si vous l'abandonnez à l'ombre et à l'humidité, en été surtout. Variez ensuite ce mélange en y ajoutant divers autres produits, et variez aussi, par une autre série d'expériences, les expositions et la température ; et avec la même espèce de mouche

vous créerez des espèces de toutes les formes, de toutes les dimensions et de toutes les nuances. La nature de cet ouvrage ne nous
permet pas d'aborder ce point de vue de notre sujet, d'une manière
plus intime (*).

835. CONSIDÉRATIONS PATHOLOGIQUES SUR LES LARVES MORBIPARES DES
MOUCHES. Les larves des mouches s'attachent tout aussi bien à la chair
fraîche, pour la faire tourner à la décomposition putride, qu'à la
chair des cadavres, qui y tourne déjà par sa propre désorganisation (**); il y aurait de l'inconséquence à nier qu'elles puissent s'attacher, si l'occasion se présente, à la chair des animaux vivants.
Quelle différence existe-t-il, sous le rapport nutritif, entre la chair
de l'animal que l'on vient de dépecer et celle de l'animal qui jouit
de la vie? Aucune, si ce n'est que celle-ci étant tenue par l'élaboration et la force vitale, à un degré de température assez élevé, doit
offrir à la larve de plus grands avantages que l'autre. Les larves d'une
foule de mouches vivent, comme les ichneumons, dans le corps des
chenilles et des vers de coléoptères et même des insectes parfaits
qu'elles dévorent et dont elles ne laissent que la peau. Telles sont
les larves des *Musca geniculata* de Geer, *miltogramma* de Meigen,
même les larves de la mouche domestique. La larve de la *Musca fur-
cata* de Fabricius vit sur les os desséchés du chien, du cheval, de
l'âne et du bœuf dont les cadavres pourrissent dans les champs;
quand elle en trouve l'occasion, elle ne dédaigne pas les squelettes
humains; c'est elle qui dépeuple nos collections de pièces anatomiques, en rongeant toutes les parties aponévrotiques ou ligamenteuses
qui ont pu échapper à la préparation du prosecteur. Pourquoi ces
larves dédaigneraient-elles de porter leurs ravages dans l'économie
d'un animal vivant et de l'homme lui-même, si elles pouvaient s'y

(*) *Voyez*, sous le rapport de la classification spécifique, les *Mouches de Suède*, de Fallen :
les *Diptères d'Europe*, de Meigen ; l'*Essai sur les myodaires*, par Robineau-Desvoidy, 1828 ,
in-4° ; *Insectes diptères du nord de la France*, par J. Macquart, 1826 et ann. suiv.

(**) L'influence des larves des mouches sur la décomposition des cadavres est parfaitement bien décrite dans Homère (*Iliad*. T.). Achille dit à Thétis, sa mère : « Je crains bien que
les mouches ne s'introduisent dans les blessures (du cadavre du noble fils de Ménœtius, de
Patrocle) à travers les fentes de sa cuirasse, et n'y engendrent des vers, qui, en rongeant le
cadavre, produiraient la déliquescence de la moelle et la putréfaction des chairs. » Les larves des mouches favorisent et accélèrent la putréfaction du cadavre, en donnant accès à
l'air, dans l'intérieur des chairs que protégerait sans cela l'imperméabilité de l'épiderme, de
plus en multipliant les surfaces des tissus qu'elles hachent, et les imprégnant de la fétidité
de leurs excréments.

introduire par suite de quelque hasard malheureux? Les insectes
n'ont pas de ces répugnances civilisées qui nous portent à préférer
la chair du bœuf à celle de l'âne : tout ce qui est chair et os leur
convient et les attire, parce qu'elles y trouvent les éléments convenables à leur nutrition. L'expérience de tous les jours confirme, de
tout point, cette donnée de l'analogie.

854. Job, étendu sur son fumier, ne tarda pas à être la proie des
vers que le fumier réchauffe ; et sa chair en fourmillait, transpercée
de part en part. Hérode n'en fut pas à l'abri sur son trône ; car, si
la larve ne recherche que la fange, sa mouche a le droit de se poser
sur le nez des rois et d'y déposer ses œufs régicides.

855. Jean Aven a vu rendre, par les urines, des vers semblables
aux larves des mouches de la viande (*). La fille d'un potier d'étain,
dit-il, âgée de deux ans, ayant des appétits dépravés, mangeant avec
avidité de la craie, du charbon, de la terre, du mortier sec, rendit par
les urines, après avoir pris de l'élixir de propriété (teinture d'aloès,
de myrrhe, de safran), une quantité considérable de petits vers semblables aux larves des mouches de la viande. Elle reprit la santé,
mais bientôt on la vit se porter le doigt, de temps à autre, à l'endroit du méat urinaire, et rire d'une voix tremblotante, en urinant,
comme si on l'avait chatouillée ; et l'on trouva des larves dans ses
urines. Deux femmes du peuple témoignèrent au docteur Aven, que
leurs filles, à l'âge d'environ six ans, avaient eu la même maladie.
Timæus (*Cas. med.*, 58, lib. 5, p. 175) rapporte un cas analogue de
la part d'un ecclésiastique de Colberg.

856. Henricius (*Epist. ad Forestum*) a décrit une maladie endémique en Transylvanie, et dans laquelle les malades rendaient par
les urines les larves ou vers du fromage (*vermiculi caseorum*). Les
malades n'avaient point de fièvre, mais des coliques qui redou-
blaient chaque nuit ; et de la constipation, ils tombaient dans le marasme.

857. Les observations de vers des mouches de la viande ou des
cadavres, qui occasionnaient des otites violentes, avec convulsions,
hémorragie ou écoulement purulent, et qui ont été radicalement
guéries par l'extraction de ces larves ; ces observations, dis-je, sont
assez nombreuses dans les fastes de la science (**). La douleur oc-

---

(*) *Éphém. des cur. de la nat.*, ann. 1688, an. 7, déc. 2, obs. 79.
(**) *Voyez*, à ce sujet, Valesius de Tarente. *Obs. medic.* ; — Gothof. Klaunig. *Ephemer. cur.*

casionnée par les incisions de cette vermine, sur une surface aussi sensible, en était si vive, que les malades, disent les observateurs, en devenaient souvent comme fous. La présence d'esprit du chirurgien les en débarrassait bien vite, au moyen de la pince, ou des injections de myrrhe ou d'aloès.

858. Dastros, médecin à Aix (*) eut à traiter, en août 1818, une femme camarde et punaise, qui, s'étant endormie aux champs, devint le point de mire des mouches des cadavres, lesquelles déposèrent leurs œufs dans l'intérieur de son nez. Pendant trois jours consécutifs, elle se plaignit d'une douleur légère, mais sourde, qui semblait partir des sinus frontaux, et s'étendre à la tempe droite. Le lendemain, la douleur se prolongeait jusque dans l'intérieur de l'oreille ; elle était accompagnée d'un fourmillement importun et *d'un bruit tout particulier, qu'entendaient le malade et les assistants, en y prêtant un peu d'attention: ce bruit était comparable à celui des vers qui rongent le bois.* Les deux jours suivants, survint un épistaxis, à la suite duquel on vit sortir des vers de mouche ; on les attira alors en faisant renifler du lait à la malade ; et on en compta jusqu'à cent treize ; après quoi la malade fut guérie.

859. Leeuwenhoeck (**) parle de tumeurs de la grosseur du bout du doigt qui étaient survenues à la jambe d'une dame, et avaient fini par rendre ce membre monstrueux. Le chirurgien apporta une de ces excroissances à Leeuwenhoeck, qui y découvrit les larves de la mouche de la viande. Pour se changer en chrysalides, ces larves ne mirent que cinq jours.

840. En 1718, Saltzman (***) vit arriver à l'hôpital de Strasbourg un jeune homme dont la peau était labourée, sur tous les points,

nat., cent. 7 et 8, obs. 17, pag. 278 ; — les observations de Farjou, médecin de la Charité à Montpellier (*Recueil d'Obs. de méd., chirur., pharm.*, tom. 9, 1758, pag. 156) ; — de Léautaud d'Avignon (*ibid.*, tom. 8, 1758, pag. 145) ; — de Bertrand, chirurgien à Méry-sur-Seine (*Journ. de Méd. chir.* de Roux, tom. 20, 1764, pag. 450) ; — de le Pelletier (*ibid*, tom. 55, 1770, pag. 547) ; — de Filleau, chirurgien à Étampes (*Jour. de Méd.*, tom. 76, 1788, pag. 459).

(*) *Journ. génér. de Méd.* de Gaultier de Claubry, tom. 77, 1821, pag. 257.

(**) Lettre datée du 17 octobre 1687, et insérée dans l'*Anatomia et Contemplationes arcan. natur.*, Leyde, 1722, pag. 96.

(***) Sauvages a décrit cette maladie sous le nom de *malis verminosa* (*Nos. method.*, tom. 5, pag. 419).

par des milliers de vers, les uns plus petits, les autres plus grands ; la substance de l'œil gauche avait été dévorée ; à l'aine et aux jarrets, il manquait des plaques entières de chair ; enfin le malade en mourut consommé. A l'autopsie on ne trouva pas un seul ver dans les intestins. Si ces vers n'étaient pas les larves des mouches dont nous parlons, ils devaient être celles des œstres (816).

841. Enfin on se rappellera sans doute l'observation recueillie en 1826 par Jules Cloquet, sur le pauvre troubadour des rues, qui, ayant un jour pris la fantaisie de cuver son vin dans un fossé du boulevard près de Montfaucon. ne tarda pas à entrer à l'hôpital, grouillant de vers par toutes ses surfaces, les rendant par dizaines, du nez. des oreilles. des yeux, et reproduisant, dans toutes ses circonstances effrayantes, la maladie de Job et d'Hérode. Il était dévoré tout vivant par les larves des mouches des cadavres, qu'avaient attirées. sur toute sa personne, le fumet de sa malpropreté et l'odeur de son vin. Si ces larves avaient pris leur direction à l'intérieur et n'étaient pas venues d'elles-mêmes donner l'éveil sur leur présence et la nature de l'influence morbipare, qui s'en serait douté, et qui n'aurait vu, dans les symptômes généraux et dans l'autopsie, les caractères de la fièvre typhoïde ?

842. Le 7 septembre 1845, Mme ***, de Montrouge, âgée de soixante et dix ans. et parfaitement bien portante. du reste, se sentit atteinte de picotements atroces vers la région de la grande courbure de l'estomac. Comme elle suit à la lettre, depuis cinq ans. notre médication. elle se hâta de prendre aussitôt de l'aloès, du camphre et un lavement au tabac pendant trois jours. au bout desquels elle rendit trois vers, dont deux vivants, que j'ai reconnus pour les larves de la mouche bleue de la viande (829); et immédiatement après elle fut débarrassée de toute sa douleur. C'est un cas analogue qui a fait prendre ces larves pour un helminthe de nouvelle espèce. auquel on a donné le nom d'*Ascaris stephanostoma*, l'observateur ayant vu l'extrémité céphalique dans l'anus de l'insecte. Je conserve ces trois larves dans l'alcool camphré étendu d'eau.

843. Ne pourrait-il pas se faire qu'à l'insu du malade et des observateurs, une larve de mouche, ayant ainsi pénétré dans les chairs, se frayât, en rongeant, une route jusqu'au cerveau et jusqu'à la moelle épinière ? Qui l'empêcherait de le faire, en dévorant les gros nerfs qui en émanent, les nerfs optiques principalement, ou bien

seulement en se glissant entre le nerf et le névrilème! La larve qui dévore des os peut dévorer, à plus forte raison, une substance nerveuse. Dès ce moment cette larve va devenir la cause immédiate d'une foule de maux et de symptômes de diverses dénominations : cécité, avec intégrité du globe de l'œil, si elle ne fait qu'altérer l'intégrité du nerf optique : ophthalmie purulente, si elle pénètre dans le globe de l'œil. Qu'elle continue sa route vers le cerveau : dès lors, fièvre cérébrale si elle s'arrête aux méninges : syncope et paralysie. si les résultats tuméfiés de son érosion compriment le cerveau ; manie, si l'altération est superficielle ; fureur et frénésie, si elle devient plus profonde ; mort à la période de la décomposition ammoniacale. Nous ne décrivons pas là une maladie nouvelle par sa cause ; Paracelse la connaissait bien : «La frénésie, disait-il (lib. 2, *Paramir.*, n° 2). peut venir d'un ver de mouche qui perfore les méninges. » Jean Bauhin en observa un cas de ce genre sur une jeune fille de Cette en Provence. Les vétérinaires donnent le nom de *ver coquin*, et par corruption *versequin*, à une larve qu'ils trouvent dans le cerveau des chevaux attaqués de frénésie. Sauvages a classé ce cas morbide sous le nom de *phrenitis verminosa* (*Nos. meth.*, tom. 2, p. 322). En un mot, la maladie changera de nom, à mesure que la larve changera d'organe et de place ; et les périodes du mal correspondront aux périodes du développement du ver.

Remarquez que les œufs de ces mouches sont assez petits pour se confondre, à l'œil nu, avec les accidents de surface ; la larve qui en éclôt s'introduit dans la peau, sans laisser de trace appréciable de son passage ; car elle ronge les chairs, et n'appelle pas le sang en le pompant ; la peau se referme sur elle, et elle pénètre ainsi, à l'insu du malade, à toutes les profondeurs. D'un autre côté, observez qu'en désorganisant les tissus pour s'en nourrir, elle ne tarde pas à décomposer les liquides, soit par suite de leur propre stagnation, soit par suite de la fermentation putride des excréments qu'elle y dépose. Cette larve va donc déterminer, dans les profondeurs des chairs musculaires, un clapier purulent, un dépôt clandestin de pus, foyer incessant d'infection. qui se communiquera de proche en proche, et sera dans le cas d'empoisonner, en définitive, l'économie générale, si la pointe du bistouri ne vient pas à propos ouvrir une issue à ce venin intestin.

844. Mais les larves de certaines espèces de mouches ne s'atta-

quent pas seulement aux substances molles ; elles rongent les os par prédilection ; dans ce cas, le malade éprouvera des douleurs ostéocopes, les tortures du *spina ventosa*, et d'une vrille qui perforerait ses os : l'os ne tardera pas à devenir un foyer putride ; la carie suivra la route de la larve qui s'y creuse un terrier, en rongeant sa substance. Et quand le pus, rongeant à son tour les chairs, se sera frayé, au dehors, une issue, et qu'il viendra se dégorger en aboutissant à la peau, la plaie des os ou des chairs aura une fistule, une fontaine de sanie qu'alimenteront les ravages d'un insecte morbipare : cause bien simple de maladies que, dans sa superbe ignorance, la classification traduira en une mystérieuse entité (*).

845. Tous ces maux diminueront d'importance, et changeront même de nom, à mesure que les larves diminueront en nombre. Si l'une de ces larves isolées s'attache à corroder un gros nerf, il s'ensuivra, sans cause connue, la paralysie du membre que ce nerf animait ; si son action ne s'est portée que sur un ramuscule nerveux, la paralysie ne dépassera pas une des masses musculaires ; la paralysie ne sera qu'une douleur rhumatismale. La science pourra s'enrichir ainsi d'un volume entier d'observations spéciales, ayant pour but de classer en règles générales les prédispositions, les symptômes précurseurs, la marche, les périodes, les crises et le dénoûment d'une maladie, qui se modifiera de mille manières, au gré d'un être inapercevable, et qui, après tous ses ravages, n'en restera pas moins inaperçu.

846. Enfin combinons toutes ces données avec celles des variations du traitement et des habitudes du malade, et nous aurons ainsi de quoi prévoir et tracer d'avance toutes les modifications que la même maladie pourra offrir, selon que l'individu qui en est le sujet aura la peau plus rude ou plus molle, plus ou moins revêtue habituellement de crasse oléagineuse, les chairs imprégnées de plus ou moins d'odeurs phosphorescentes et ammoniacales, selon enfin que le traitement sera antiphlogistique et fade, ou tonique et aromatisé ; les larves des mouches ayant une aversion pour certaines odeurs qui les empoisonnent, et pour certains liquides qui les asphyxient. On

---

(*) Chez la plupart des peuples anciens, on avait la persuasion que le plus grand nombre des maladies des os, que l'on connaît aujourd'hui sous le nom de carie, étaient occasionnées par un ver rongeur, auquel les Romains donnaient le nom de *teredo*.

conviendra bientôt que, dans ce peu de mots, nous avons expliqué bien des mystères nosologiques !

4ᵉ GENRE : **MOUCHES A LARVES HERBIVORES**
(*Muscæ phytophagæ*)

847. Nous entendons, sous ce titre, les mouches à trompe et à suçoir, dont les larves vivent spécialement dans les tissus herbacés, c'est-à-dire, dans les tissus diurnes, qui élaborent cette matière colorante, laquelle commence toujours par la couleur verte, et que nous avons nommée ailleurs *caméléon végétal*. Les larves qui vivent dans les tissus nocturnes, tels que les champignons, nous les avons rangées, à cause de l'analogie de leur alimentation, dans le genre précédent.

848. Les larves de ce genre ne s'attaquent pas, comme les grises (581), aux végétaux languissants et qui s'étiolent à l'ombre ; c'est sur les organes les plus sains, les plus vigoureux que la mouche attache son œuf ; c'est dans les tissus le plus riches en sucs nutritifs que la larve pénètre : les unes habitent les fruits sucrés et légèrement acides, tels que la cerise et la prune, etc.; les autres vivent dans les racines ; les autres dans le parenchyme des feuilles, où elles se creusent un terrier sous-épidermique. On a bien peu ajouté, relativement à leurs mœurs et à leurs habitudes, au peu de choses que de Geer et Réaumur en ont dit ; depuis quarante ans les naturalistes sont devenus plutôt collecteurs d'espèces qu'observateurs de mœurs. Il nous reste encore bien des faits à découvrir autour de nous, dans ce genre de recherches abandonné depuis longtemps, et bien des créations nominales à effacer à la suite de ces recherches.

Le cadre de cet ouvrage nous impose la nécessité de nous restreindre aux deux faits d'observation suivants, qui ont un rapport immédiat avec notre sujet.

849. MOUCHE DU CHOU (*Musca brassicaria* Lin.). Quand on visite un carré de choux vers le commencement de l'automne, il n'est pas rare d'en trouver un assez grand nombre qui présentent, au point où le collet sort de terre, plusieurs bosselures semi-sphériques juxtaposées, sans trace visible d'ouvertures, et qui donnent à la tige l'aspect

éléphantiasique d'une jambe déformée par la lèpre tuberculeuse. Par la dissection, on s'assure que chacune de ces bosselures est l'œuvre d'une larve apode blanche, assez analogue, par sa forme générale, à celle de la fig. 15, *c d*, de la pl. 10, mais qui en diffère par l'absence des cornes frontales ; sa bouche est armée de deux forts crochets noirs, latéraux et opposés, au moyen desquels elle hache la pulpe dont elle pompe les sucs, d'où il arrive qu'à l'intérieur les bosselures communiquent souvent ensemble ; les mineurs ne tardant pas à se rencontrer, en poursuivant les veines de nutrition qui leur paraissent favorables. Ces larves passent l'hiver dans les abris qu'elles se sont creusés ; sur les choux même arrachés de terre, toutes celles qui habitent les bosselures supérieures de la tige du chou meurent ; mais les autres, dont les bosselures touchent au sol, se conservent vivantes, jeûnant et hibernant ainsi dans un végétal à demi décomposé. Après le rude hiver de 1841, j'en ai trouvé de vivantes encore, le 15 février, dans un trognon de chou que j'avais abandonné couché sur la terre. Au printemps, cette larve se change en nymphe ; et aux premiers rayons d'un soleil un peu chaud, il en naît la mouche connue des entomologistes sous le nom de la mouche du chou (*Musca brassicaria* Lin.), mouche à abdomen cylindrique, ayant le second et le troisième segments roux. Voilà donc des tumeurs ligneuses, analogues aux tumeurs osseuses, aux exostoses des animaux, qui ne sont que le produit de l'érosion d'une larve de mouche, laquelle peut y vivre au moins quatre mois, les poussant au développement par les morsures du jeune âge, les cariant ensuite par l'infection croissante de ses excrétions.

850. En chimie, on ne saurait méconnaître les analogies de la fermentation des plantes nocturnes avec celle des substances animales ; or, par la nature de sa déviation étiolée par la culture, le chou appartient en partie, et sous plus d'un rapport, à la classe des végétations nocturnes. On ne saurait donc nier que la larve du chou puisse s'introduire dans certains de nos tissus, et s'y développer aussi à l'aise que dans la racine moelleuse de la plante de nos jardins. Or, s'il en est ainsi, on verra se former, sur la peau, des élévations ou bosselures, qui enfleront en tumeurs, dont la grosseur et le nombre augmenteront de jour en jour, pendant les quatre ou cinq mois que durera le développement de la larve ; chacune de ces tumeurs sera un clapier de désorganisation et de pus ; et si la larve éta-

blit son gîte dans un organe osseux et spongieux, l'os semblera se
déformer à vue d'œil par des exostoses de divers contours, sa surface
se couvrira bientôt de saillies et de bosselures, sous lesquelles ses
formes normales disparaîtront peu à peu. La classification nosologique aura un nom tout prêt pour désigner cette entité maladive ;
la philosophie nouvelle reconnaîtra désormais l'analogie de la cause
à l'analogie de ses effets de déviation.

851. MOUCHES A LARVES MINEUSES DES FEUILLES (*Musca cunicularia*
Nob.). J'habitais, au mois de juillet 1825, une terrasse au cinquième
étage, sur laquelle ces mouches semblaient se plaire de préférence.
Elles déposèrent leurs œufs sur les feuilles de mes pois de senteur
(*Lathyrus odoratus* Lin.), de mes soleils (*Helianthus annuus* Lin.),
des *Sisymbrium amphibium*, de l'*Agrostemma rosa cœli* Lin., etc.,
ce qui me donna l'occasion d'en étudier avec un certain soin les habitudes et l'histoire. En naissant, la petite larve perçait l'épiderme de
la page supérieure de la feuille, et y traçait, en minant sans cesse devant elle, un terrier sous-épidermique qui s'allongeait de plus en
plus, décrivait des courbes et des sinuosités, selon que la larve était
détournée de la ligne droite par un obstacle plus difficile à franchir,
par une adhérence de l'épiderme au parenchyme plus difficile à
vaincre, en sorte qu'à une certaine époque la page éclairée de la
feuille, labourée ainsi par ce travail sous-cutané, présentait l'aspect
d'une petite carte topographique. Ce terrier, blanc comme une pe-
lure d'oignon sur un fond vert, offrait, de distance en distance, à
travers la transparence de ses parois, des petits points noirs ou violets également espacés. A la loupe, on s'assurait que ces points
noirs étaient les crottes d'une larve qui, ne revenant jamais en arrière, quoique croisant souvent son précédent chemin, creusait le
parenchyme, immédiatement au-dessous de l'épiderme, à travers lequel son corps se dessinait comme une tache oblongue et jaunâtre.

La larve est apode, cylindrique, d'une diaphanéité qui laisse lire,
à l'intérieur de son corps, le jeu de tous ses viscères, et le progrès de
la chylification et de la défécation de ses aliments ; le corps ne m'a
offert que huit anneaux ou segments, non compris la tête et l'anneau
de l'anus ; la tête, par sa structure, ses appendices et les mouvements qu'elle exécute en minant, rappelle assez bien la forme générale et les mouvements d'une tête de lièvre que l'on voit brouter
de loin. Elle offre un orifice buccal armé à l'intérieur, comme de

deux petits mamelons mandibulaires ou en crochet; l'encéphale se bifurque vers la naissance du second segment, ce qui donne à cet appareil l'aspect d'un Y noir et de consistance osseuse ; la matière ingurgitée semble se rendre, par cette bifurcation, dans le canal intestinal qui est simple ; là elle se moule, se solidifie en séjournant de distance en distance, et comme de station en station. On remarque, au-dessus de cette tête, deux petites trompes ou cornes fistuleuses et canaliculées de noir, qui me paraissent deux organes stigmatiques, dont l'orifice, constamment appliqué contre l'épiderme, aspire ainsi constamment l'air tamisé à travers les pores de cette pellicule non encore desséchée. Quand la larve mine la feuille, on voit ces petites cornes rejetées latéralement ; la larve dédouble la feuille, comme l'on fauche, en rongeant de côté et de droite à gauche. Au-dessus de l'anus se remarquent également deux appendices ou mamelons, roides et inflexibles, qui paraissent servir d'étais à la larve, pour tenir l'épiderme relevé, et afin qu'il ne comprime pas le reste du corps de l'animal ; outre ces deux destinations, peut-être ces deux mamelons servent-ils aussi, à leur tour, de stigmates respiratoires. J'enlevai la larve de son terrier, et l'ayant mise sur le porte-objet, dans une goutte d'eau, je la vis avaler l'eau avec la même avidité que le suc du parenchyme. Dès que l'eau était évaporée, la larve semblait privée de mouvement : une nouvelle goutte d'eau remettait en jeu tous ses organes. J'écorçai l'épiderme dans toute la longueur de son terrier, et je la vis reprendre son ouvrage et se faire un nouveau terrier, en minant de nouveau entre le parenchyme et l'épiderme non encore entamé. Quand la larve veut se métamorphoser, elle perfore le parenchyme, va se tracer un terrier sous la page inférieure de la feuille, et là elle devient une nymphe à peu près ovoïde, de couleur marron, offrant dix segments munis, du côté de la tête, de deux mamelons qui sont les étuis des antennes. Au bout de cinq à six jours, par une température de 17 à 18 degrés centigrades, la nymphe (*puppa*) se change en une petite mouche fort analogue à celle des champignons. Ces mouches se sont attachées à un morceau de la pulpe de cerise que j'ai mis à leur disposition ; elles dépassent à peine quatre à cinq millimètres de long.

852. Si, en botanique, on était condamné à ne disséquer une plante que vingt-quatre heures après la mort de l'individu, il est certain que le travail sous-cutané de cette larve aurait constitué une

entité maladive, une maladie de la peau végétale. La petite mouche
que je viens de décrire n'est pas le plus petit insecte de cette branche
de la création : on conçoit que sa taille soit gigantesque par rapport
aux dimensions des mouches que l'on découvrira plus tard ; mais
plus toutes ces espèces morbipares seront petites, plus l'observateur sera enclin à classer leurs effets morbides dans les savantes
entités du cadre de la nosologie végétale.

853. Mais nous avons suffisamment établi plus haut que les larves
des mouches labourent aussi le corps et la peau des animaux ; l'analogie indique que la peau animale doit avoir aussi ses larves mineuses. Si cette hypothèse se réalise, quels en seront les résultats
morbides, si ce n'est une espèce de tatouage en taches guillochées
et gravées, qui gagneront en étendue, en augmentant chaque jour
les spirales du sillon que tracera la larve? Dès lors le malade présentera tôt ou tard la reproduction des figures qu'Alibert (*) a publiées,
comme spécimen de sa lèpre squammeuse alphos, ou de la lèpre
tyrienne et à raies. Rappelons-nous qu'on ne dissèque pas la peau
d'un homme vivant, comme l'épiderme d'une feuille.

854. Nous rapporterions volontiers à la larve de l'une des
mouches de ce genre, la figure ci-jointe que Kerckring, dans ses
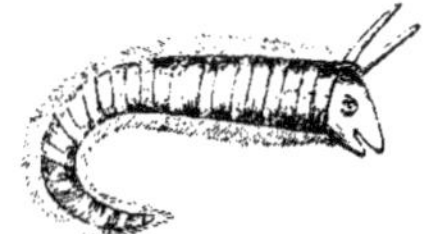
observations anatomiques, donne comme
celle d'un ver long et cornu qui était sorti du
nez d'une femme d'Amsterdam, le 11 septembre 1668, et que Kerckring conserva jus-
qu'au 3 octobre sans lui donner aucune pâture ; il est pourtant tout
aussi probable que cette figure soit celle d'une larve de dermestes,
coléoptères très-friands de chair fraîche. Car ces larves velues ont
deux bandes transversales, l'une brune et l'autre jaune sur chaque
anneau de leur corps. Ambroise Paré (**) et Andry (***) ont reproduit, comme nous, cette figure grossière ; l'imagination du dessinateur a vu des yeux et une bouche fendue dans des accidents de
surfaces. Ambroise Paré ou bien ses éditeurs me semblent avoir
confondu l'histoire de ce ver, avec le cas que nous avons rapporté
plus haut d'après Fernel (559).

(*) Monog. des Dermatoses, in-4°. 1832, pag. 484 et 492.
(**) Édit. de 1664, liv. 20, ch. 3, pag. 471.
(***) Édit. de 1741, pag. 73, tom. 1, Générat. des vers dans le corps de l'homme.

5° Genre : **MOUCHES A LARVES APHIDIVORES** ou **ÉRUCI-VORES** (*Muscæ aphidivoræ seu erucivoræ* (755)).

855. Je me contenterai de décrire ici l'une des espèces de ce genre, dont la mouche, car les entomologistes ne décrivent que l'insecte parfait, me paraît se rapporter assez bien au *Syrphus pyrastri* de Fabricius, et à la fig. 9, pl. 31, tome 3, de Réaumur, *Mém. pour servir à l'histoire des insectes :* elle est grossie ici à une loupe de un pouce, et son œuf est représenté fixé sur une petite tige d'œillet de poëte.

Il sort de cet œuf une larve singulière, et par sa couleur verte, qui se confond avec celle des feuilles et des tiges, sur lesquelles elle chasse, et par la manière dont elle s'y tapit au moindre danger. On la voit en 1, et grossie à la loupe. Dans cette position sournoise et comme à l'affût, *a′* correspond à la bouche et *a* à l'anus. 2 est un anneau isolé pour mettre en évidence la forme et la disposition des neuf piquants dont se hérisse sa surface supérieure, ainsi que ceux qui se groupent, en une paire de pattes, à la surface inférieure. Lorsque la larve se redresse sur son extrémité postérieure, sa partie supérieure prend l'aspect de la figure 5. Les figures 3 et 4 représentent la nymphe ou puppe, forme que prend la larve 1, pour mûrir la livrée de la mouche qui doit en sortir ; la puppe 3 est ici fixée sur une arête de blé encore un peu vert. Cette larve sournoise et hypocrite s'avance en rampant sur les tiges, cherchant et flairant sa proie parmi les troupeaux de pucerons ; on la voit bientôt appliquer sa bouche sur le dos du plus gros et du plus succulent, l'arracher de sa place et le soulever en l'air, pour en sucer les entrailles et le sang, la tête haute et immobile, telle qu'on la voit ci-après sur une tige de rosier. Quand elle lâche sa proie, celle-ci n'est plus qu'une vésicule vide, conservant encore, comme un animal empaillé, les formes caractéristiques de son espèce, mais offrant la trace circulaire de la succion de son

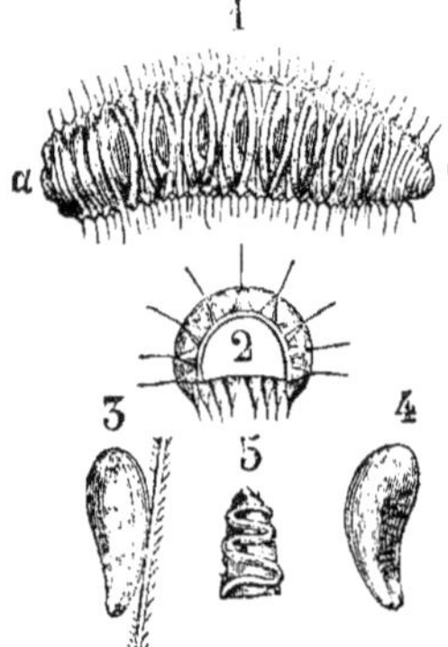

bourreau, par un trou fait comme avec un emporte-pièce, ainsi qu'on l'observe sur la fig. 14 de la pl. 11. Quant à la mouche qui en provient, elle paraît fort innocente des crimes de son premier âge; elle ne vit que du suc des fleurs; elle éclôt au printemps, après avoir passé l'hiver dans le maillot de sa nymphe.

856. Dans le nombre de nos tissus, surtout de ceux de l'enfance, il doit en exister évidemment plus d'un qui soit du goût de cette larve de syrphe, autant que peut l'être la chair tendre et laiteuse du puceron : les surfaces nasales et auriculaires, celles de la trachée-artère, me paraissent, chimiquement parlant, offrir les mêmes conditions d'alimentation. Or cette larve est dans le cas, surtout dans ses premiers jours, et avec la taille de son jeune âge, de s'introduire dans l'une ou l'autre de ces cavités perméables à l'air extérieur; si cela a lieu, et que la larve applique sur ces parois son emporte-pièce et sa ventouse, jugez de la douleur lancinante qui en résultera ! Mais dès que sa larve abandonnera ce point épuisé, pour aller s'attacher à une place plus fraîche, l'hémorragie ne sera-t-elle pas la conséquence immédiate de la solution de continuité que laissera béante la bouche perforante de cet insecte carnassier ; et qui devinera la cause, dans l'apparition de ces symptômes et de ces effets?

857. Il vient de se présenter aux consultations que nous avons fondées, rue des Francs-Bourgeois, n. 10, au Marais, un cas nosologique qui se rattacherait à ce genre de causes morbipares, si la personne qui en est le sujet n'avait pas été dupe de quelqu'une de ces combinaisons de circonstances qui sont capables d'induire en erreur les hommes les plus en garde contre le jeu des illusions. Nous allons narrer le fait, dans le but de prémunir nos lecteurs contre la tendance, que la méditation de cet ouvrage pourrait communiquer, à transformer la possibilité d'une hypothèse en une réalité de faits observés. M. N*** a rendu déjà, il y a deux ans, force ascarides vermiculaires, à la suite de l'administration de *semen-contra*. Il y a trois mois qu'ayant été obligé d'en revenir encore à l'efficacité de cette médication, il aurait rendu, au lieu d'ascarides vermiculaires,

une douzaine de larves analogues à des chenilles. Le 31 janvier 1846, croyant en avoir rendu de semblables, l'idée lui vint de prendre un de nos lavements vermifuges ; il en rendit encore sept à huit qu'il eut la précaution d'extraire des matières fécales et de m'apporter lui-même. Le valet de chambre, que je soigne depuis longtemps, les a observées en même temps que son maître, et toute précaution semblait avoir été prise pour se soustraire à toute cause d'interprétation erronée. Ainsi, il ne restait aucun doute sur l'authenticité du fait ; je n'ai donc pas hésité à étudier ces sortes de larves. Elles étaient vivantes, au nombre de trois, et ont vécu sans nourriture, du dimanche 30 janvier, au mercredi matin, époque où deux sont restées sans mouvement. La troisième, encore très-vivace, s'attachait au plan de position par la tête et par la queue, à la manière des sangsues, et son corps s'aplatissait, comme chez les sangsues qui se contractent à jeun. Je lui servis des petits lambeaux de côtelette de mouton cru, qui ne l'attirèrent pas ; mais à peine lui eus-je présenté un fétide lambeau d'excrément humain, que mon ignoble larve s'y jeta avec avidité, redevint dodue et cessa ses contractions convulsives, pour rester attachée à sa proie. Ces larves desséchées ont trois millimètres de long sur un et demi de large ; la larve vivante s'allonge du triple. A sa marche, à son museau, à ses rides qui lui sillonnent transversalement le dos, elle se rapproche du syrphe précédent. Ses rides noires sur un fond gris, et anastomosées entre elles, remplacent les anneaux ; le fond de sa peau est pointillé de petits points noirs très-rapprochés. Elle porte à l'anus deux petites boules noires ; sa tête diaphane s'allonge en trompe et se retire dans le corps, comme dans un fourreau. Cette larve est donc celle d'un syrphe ; en la confrontant avec les figures de Swammerdam (*), on ne conserve pas le moindre doute sur son identité avec le syrphe des latrines (*Syrphus tenax* Lamk ; *Musca tenax* Lin.). Ce ver ne se change pas en nymphe, comme les autres, en se dépouillant de sa peau de ver ; il se contente de se contracter, de retirer sa tête et d'allonger un peu sa queue, et sa métamorphose s'opère alors en dedans. Tout me porte donc à croire que mes deux individus qui ont l'air d'être morts, ne sont que changés en nymphes.

(*) Swammerdam, *Biblia naturæ*. Traduit dans la collection académique, tome 3 de la partie étrangère, pag. 431, pl. 24, fig. 13-17.

Ce fait nosologique, au premier abord suspect, n'offrait donc rien que de parfaitement explicable. Rien, en effet, dans les lois zoologiques ne s'oppose à ce qu'une larve qui vit dans les latrines trouve toutes ses conditions d'existence dans le côlon, ce boyau qui est la latrine du corps humain. Cependant, comme nous n'aimons à insérer dans cet ouvrage de pareils faits qu'après vérification, nous avons eu hâte de nous rendre le 1er mars à la bienveillante invitation du malade, pour procéder à une exacte investigation; et là ayant constaté que jamais on n'avait trouvé de ces larves dans la cuvette de nuit, mais seulement dans la cuvette des privés, nous avons reconnu, en faisant jouer la soupape, que chaque bouffée d'eau que le mouvement amène pour laver le fond de la cuvette entraînait avec elle deux ou trois des syrphes ci-dessus, lesquels, en se jetant avidement sur le produit des selles, auront semblé être arrivés là par le fait de la défécation.

CONSIDÉRATIONS GÉNÉRALES D'HISTOIRE NATURELLE NOSOLOGIQUE SUR LES
AUTRES GENRES DE DIPTÈRES.

858. Nous ne nous étendrons pas davantage sur les applications, au sujet qui nous occupe, des mœurs et habitudes de ce genre d'insectes. Ces espèces pullulent autour de nous; nous ne nous en apercevons que lorsqu'elles voltigent; et encore sous cette forme nous avons déjà perdu le fil qui aurait pu nous aider à les distinguer et à les classer. L'entomologie moderne n'a tenu compte que de l'âge parfait; elle n'a décrit que la forme ailée. Pour leur histoire, nous en sommes encore presque au point où nous avaient laissés les observations de Réaumur et de de Geer. Collecteurs, avons-nous déjà dit, plutôt qu'observateurs, nous avons en tout négligé la partie essentielle du sujet, pour nous attacher à un accessoire; rapetissant les choses les plus grandes de la nature aux points de vue les plus futiles de la passion de posséder, nous avons fait que les esprits sérieux ont détourné la tête de ces détails, comme de tout autant d'enfantillages, pour se rejeter dans le vague de plus nobles idéalités. L'alliance philosophique de la médecine et de l'histoire naturelle ramènera sans doute les esprits à l'étude des détails de mœurs des insectes, sujet qui a fixé toute l'attention des Bonnet, des Réaumur et des de Geer.

Les diptères, si voisins les uns des autres, par la forme de l'insecte parfait, varient à l'infini par la forme de la larve. Quelle différence entre la larve mineuse des feuilles (851) et la larve aphidivore (855), deux œufs animés dont les mouches offrent entre elles si peu de différences! Eh bien, il est des milliers de diptères dont la mouche est fort bien décrite dans les catalogues, et dont la larve est ignorée dans ses formes, ses goûts et son habitation. Que de causes morbipares, aussi fécondes en maux et en accidents de toute espèce, que peuvent l'être les larves de l'œstre (814), nous échappent donc et échapperont encore à nos prévisions et à notre analogie! Sous chaque espèce de diptère que nous voyons voltiger en chœur au-dessus du sol, il y a une mine féconde en enseignements nosologiques! Comme mouches, elles ne nous causent le plus souvent que des accidents; comme larves, elles causent bien des maladies; et c'est peut-être par le pressentiment inné de ce danger, que naturellement nous éprouvons tous un tel sentiment de répugnance à avaler, même morte, une mouche dans nos boissons et nos ragoûts. Par les œufs qu'elle recèle, une mouche est grosse de bien des fièvres diverses; et notre digestion n'est qu'une incubation pour ces œufs.

859. Parmi les diptères dont les mouches incommodent le plus l'homme et les animaux, en leur suçant le sang, nous citerons plus particulièrement : les taons (*tabanus*), grosses espèces qui tourmentent les bestiaux en été; les asiles (*asilus*), grands suceurs de sang, si bien décrits par les anciens auteurs de géoponiques; les empides (*empis*), qui jugulent des insectes plus gros qu'eux, avec des mouvements qui annoncent une gourmandise raffinée; les conopsides (*conops*), qui nous piquent si vivement les jambes, comme pour nous avertir, plus vite et plus sûrement que nos hygromètres, qu'il va pleuvoir; la mouche météorique (*Musca meteorica* Oliv.), qui paraît au milieu de l'été, en troupes nombreuses, et vole autour de la tête des bestiaux et même de l'homme, pour se jeter dans leurs yeux, leurs oreilles, y sucer les humeurs dont ils provoquent l'écoulement, et y déposer leurs œufs; s'exposant ainsi à se faire pétrir et moudre par les paupières, afin de pondre en se sacrifiant; enfin, et comme simple indication d'économie rurale, la petite mouche qui vole dans les bois du Midi, et à la présence de laquelle, dit Bulliard, les porchers reconnaissent qu'en cette place le sol est riche en truffes; car la larve de cette mouche est tubérophage, et toute mouche pond ses œufs partout où elle sait que sa larve trouvera pâture.

NEUVIÈME CLASSE DE CAUSES MORBIPARES ANIMÉES.

MASTOÏDIENS OU INSECTES BROYEURS.

860. Nous comprenons dans cette classe tous les insectes qui, au moins sous leur forme morbipare, sont munis de deux mandibules latérales, au moyen desquelles ils déchirent ou broient la chair soit des végétaux, soit des animaux. Nous aurions compris, par sa larve, le genre mouche dans cette classe, si la mouche n'avait pas été morbipare à son tour. Ces insectes déchirent les chairs à la manière de pinces aiguës ; ils ne pompent pas leur nourriture, ils la mâchent ; ils ne se contentent pas d'attirer le sang de leur proie, par le mécanisme de la pompe aspirante, ils détruisent les tissus par une série de solutions de continuité et par des déchirements, au moyen desquels ils peuvent avaler chair et sang à la fois. Ils produisent donc des plaies, quand les autres n'enfantent presque que des pustules, des taches et des boutons. Les uns creusent les chairs, les autres exfolient le derme et le font tomber en croûtes ou en écailles furfuracées, sous lesquelles ils s'abritaient, pour continuer leur œuvre de destruction. Nous diviserons cette immense classe en six groupes principaux : les pédiculaires, les sociétaires, les locustaires, les ichneumonidaires, les lépidoptères et les coléoptères.

PREMIER GROUPE : Les Pédiculaires (*pediculi*).

861. Les pédiculaires, analogues aux punaises, par l'absence de métamorphose, se rapprochent des insectes de cette neuvième classe, par l'appareil mandibulaire, au moyen duquel ils suffisent à leur nutrition. Ce sont de petits insectes qui s'attachent spécialement au cuir chevelu des animaux, agglutinant leurs œufs aux poils, aux dépens desquels doit s'opérer leur incubation, et se repaissant de la substance de la peau, qu'ils fouillent à l'aide de leurs mâchoires. De là il arrive que le malade, impatienté de leurs démangeaisons, porte la main à l'endroit envahi, pour en arracher, pour ainsi dire, la cause du mal, en se grattant ; et que par ce remède, pire que le mal, il agrandit la plaie et l'envenime, sans en atteindre l'artisan. Ces plaies multipliées forment croûte, sous laquelle les pédiculaires se tiennent à l'abri de nouvelles attaques, et continuent leur œuvre de destruc-

tion et de propagation indéfinie. La chair des jeunes animaux est celle qu'ils recherchent de préférence: ils infestent le nourrisson et respectent souvent la nourrice; ils disparaissent de la tête à l'âge viril et nous reprennent souvent sur toutes nos chairs, quand nous retombons en enfance. Car l'odeur et la saveur des chairs se modifient intimement avec l'âge, et ces petits insectes ont aussi leurs goûts et leurs préférences.

862. Le pou se développant, au sortir de l'œuf, sans passer par les métamorphoses habituelles des insectes, il s'ensuit qu'il modifie ses formes générales, en grandissant; de manière que ses divers âges, isolément observés, pourraient être pris pour tout autant d'espèces particulières, si l'on ne tenait pas compte de cette considération; et les classificateurs n'en ont pas toujours tenu compte.

863. Ainsi que les acares, le pou offre inférieurement une espèce de plastron, dans les échancrures duquel s'insèrent les paires de pattes; mais la disposition particulière de cet appareil est plutôt celle des coléoptères, ou insectes supérieurs, dont il se rapproche, du reste, par ses yeux latéraux, par l'insertion de ses antennes, son appareil mandibulaire, ses palpes labiaux, son thorax, son corselet, les segments et l'aplatissement de son addomen, et les ouvertures trachéales placées sur les deux côtés de chaque segment; en sorte qu'on pourrait dire que le pou est un coléoptère aptère, et sans métamorphose.

864. Les pattes des poux sont quadriarticulées et terminées par un crochet bifurqué, au moyen duquel ils s'accrochent aux poils ou aux cheveux. Leurs œufs sont blancs, allongés, intimement adhérents aux poils, aux plumes de l'animal, et s'ouvrant au sommet, comme ceux des punaises (794), pour faciliter l'éclosion. La couleur du corps, d'abord d'un blanc de lait, prend, par le progrès de l'âge, une teinte, soit jaune, soit rouge, de plus en plus foncée. La peau de ces insectes est dure et cornée; au microscope, elle est composée, comme celle des acares (724), d'une réticulation interstitielle, dont les mailles sont dirigées transversalement.

865. Poux des oiseaux (*Pediculi avium*). Le pou des oiseaux passe, à mesure qu'il grandit, des petites espèces d'oiseaux aux espèces de plus forte taille, et subit, en avançant en âge, des changements de

forme tels, qu'en prenant les deux extrêmes, il serait impossible
d'en reconnaître la filiation. Lorsqu'il sort de l'œuf, il a, si je puis
m'exprimer ainsi, la tête aussi grosse presque que le corps ; on dirait
un enfant coiffé du chapeau monté ou tricorne d'un invalide. Bientôt l'accroissement de l'abdomen laisse en arrière celui de la tête, et
l'insecte se présente alors à l'observateur, sous la forme qu'exprime
la figure ci-jointe. L'insecte est vu en dessous, à un grossissement

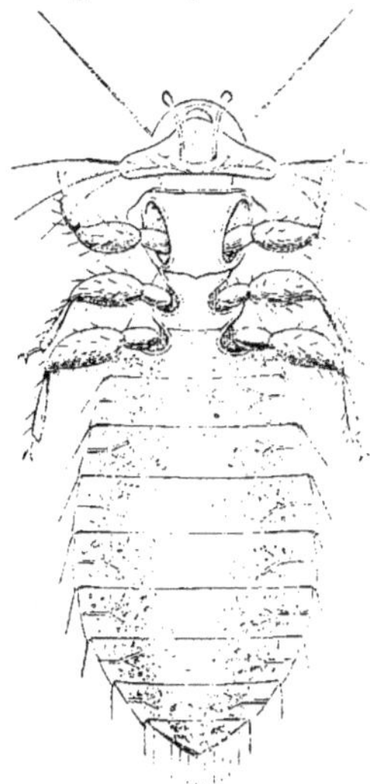

d'une cinquantaine de diamètres. Son chaperon porte trois longs poils. Ses antennes
redressées se dérobent souvent à l'œil.
Sous le chaperon, on remarque un labre
inférieur armé de ses deux palpes, puis un
labre supérieur, qui jouent et se meuvent,
pendant que l'insecte s'abreuve de l'eau du
porte-objet ; puis une paire de mandibules
noires et en demi-croissant, toutes circonstances que la gravure en bois ne peut faire
qu'indiquer. La cuisse des pattes est très-
renflée, et les pattes augmentent en dimensions, d'avant en arrière. Le corselet, sur
lequel s'attache la première paire de pattes,
est triangulaire. On distingue très-bien, à
travers jour, le paquet des lobules respiratoires auquel aboutit de chaque côté la
trachée de chaque segment ; à la région de l'anus, le dernier segment est comme fendu en mitre, pour se prêter à la dilatation de la
défécation et de la parturition.

La figure ci-après représente la moitié antérieure du même
insecte, vue par le dos. On y distingue, sur le chaperon en tricorne,
deux gros yeux noirs, au devant desquels s'insèrent les deux antennes, qui se composent d'un gros tubercule surmonté d'un long poil.
La tête se joint au corselet par un cou qui lui donne l'air d'un chaperon de champignon, avec son pédicule. Les anneaux sont bordés
d'une rangée de piquants, également espacés et couchés horizontalement.

On voit au-dessous une portion de la peau considérablement
grossie, avec ses réticulations en relief et ses cellules en creux. Quand
l'insecte est repu, on remarque, à travers la transparence de l'abdo-

men, une ligne noire, qui dessine le canal intestinal, au moyen des

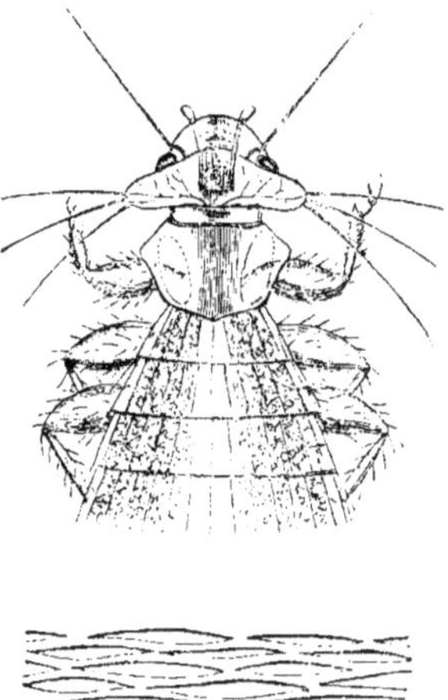

excréments qu'il digère. Je viens de décrire le pou du pinson et des petits oiseaux : il a deux millimètres de long, sur un demi-millimètre de large ; cet insecte est nocturne ; sa dureté cornée oppose une grande résistance à la pression ; je l'ai gardé cinq heures, entre deux verres plongés dans une nappe d'eau, sans qu'il y ait cessé de vivre.

866. En grandissant encore, son chaperon et son abdomen s'allongent de plus en plus ; en sorte qu'à un certain âge le pou est grêle et fluet ; il ressemble, à la simple vue, à une graine de cerfeuil qui se serait attachée au plumage des pigeons ; car c'est sur ces derniers animaux qu'il parvient à ces dimensions et à cette taille.

867. C'est pour ne pas avoir suivi le développement progressif de ces insectes, que de Geer, et surtout Redi, ont multiplié les espèces de ces poux. Mais quand on a ces considérations présentes à l'esprit, on reconnaît facilement que les trois espèces observées par Redi sur l'épervier, et figurées par lui sous les noms de *Pulices accipitris* (*), ne sont que les trois âges de la même espèce ; qu'il en est de même de ses trois *Pulices fulicæ* (macreuse, ou poule d'eau), que les *Pulices cygni*, *pisæ*, *albardeolæ* (héron blanc), *gruis*, *tinnunculi* (crécerelle), *aris pluvialis*, *anseris sylvestris*, *anatis turcicæ*, *querquedulæ* (cercelle), *corvi*, *capi*, ne sont également que les divers âges de son *Pulex columbæ majoris*, qui est l'âge le plus vieux du mâle de cette espèce. L'exemple de Redi entraîna de Geer (*), et celui de de Geer entraîna Linné, Latreille et Lamarck. Cependant le pou du paon me paraîtrait former une espèce distincte, si le crayon de Redi et de de Geer m'inspirait, sur ce point, une plus grande confiance.

(*) Redi, *Esperienze agli insetti*. Je me sers de la traduction latine d'Amsterdam, 1729. L'ouvrage italien avait paru en 1683.

(**) *Mém. pour servir à l'hist. des ins.*, tom. 7, pl. 4.

868. *Effets morbides du parasitisme des poux des oiseaux.* — Les poux laissent assez tranquilles les oiseaux pendant le jour ; ils ont soin de dormir alors accrochés à la hauteur la moins sensible de leurs plumes : c'est la nuit qu'ils exercent leurs ravages, et qu'ils donnent la fièvre aux volailles, en leur rongeant les chairs. La faim les porte à l'émigration ; s'ils sont en trop grand nombre, ils quittent les volatiles, pour se répandre sur les quadrupèdes voisins, et même sur l'homme. Quand la chambre à coucher est située au-dessus d'un poulailler ou d'un pigeonnier, on est exposé à y passer des nuits bien agitées, tant ces petits insectes, alléchés par l'odeur, escaladent les murs et se répandent sur le corps de l'homme qui repose. Le lendemain matin, ils disparaissent de nouveau, pour aller dormir à leur tour, à l'abri de toute atteinte, et y cuver le sang qu'ils ont sucé la nuit.

869. Les oiseaux, dans l'état de nature, s'en débarrassent en se baignant dans l'eau des mares, et ils fuient après, en laissant dans l'eau la vermine qui les tourmentait ; ou bien ils se roulent dans la poussière, et en faisant ensuite vibrer leurs plumes, par une espèce de frisonnement convulsif, ils lapident, pour ainsi dire, les poux qui les dévorent, à coups de petites particules de sable, qui, relativement aux dimensions du pou, sont encore de gros cailloux (*). L'oiseau en cage, en dépit de tous les soins de propreté, s'en délivre plus difficilement ; car ces poux se sauvent à la nage de l'eau de la baignoire, et se rejettent de nouveau sur le pauvre prisonnier, qui n'a, pour s'en défendre qu'un espace assez étroit.

870. Dès que l'oiseau languit, comme affaibli par une fièvre adynamique, les poux plus entreprenants semblent pulluler sur son corps, et en disputer les chairs aux acares. On s'aperçoit bientôt que ses plumes ébouriffées tombent bien longtemps avant ou après la mue ; son front est frappé de calvitie ; son bec se couvre à la base d'une farine dartreuse, et il devient crochu à la pointe, de manière que les deux moitiés finissent par ne plus se toucher que par les bouts. Cet oiseau est dévoré à l'intérieur et à l'extérieur par des

---

(*) *Hoc quidem aves infestat ; phasianas verò interimit, nisi pulverantes sese.* (Plin., liv. 11, ch 55.)

vampires, dont sa position de prisonnier ne lui permet plus de se débarrasser, à l'aide de ses petits moyens hygiéniques.

871. Les petits dindons sont sujets à une maladie qui est l'œuvre de ces parasites, et qui en tue, en certaines années, les trois quarts. Je vais la décrire en détail, parce qu'elle réunit, à un haut degré, les caractères de la plique, et ceux des tumeurs et développements lardacés, connus sous le nom de fausses membranes.

872. Le 28 août 1838, je pris pour sujet de mes expériences un de ces petits dindons malades. Il paraissait languissant, et dans un état complet de marasme ; il glapissait d'un ton plaintif ; il offrait sur tout le côté droit les symptômes d'une hémiplégie commençante, et il ne se traînait qu'une moitié du corps après l'autre ; tout son corps était dénudé de plumes ; sa peau était plissée par l'amaigrissement des chairs. Le peu de petites plumes qui avaient commencé à lui pousser, étaient invaginées trois ou quatre, et même dix ensemble, pl. 7, fig. 2, dans une même gaine *a*, le tuyau non apparent, la penne courte, terne et en désordre, portant çà et là des lentes *b*, ou œufs de poux, larges d'environ un neuvième de millimètre et longs de quatre neuvièmes. Cette invagination de plumes me rappelait le caractère principal de l'invagination de poils ou cheveux, à laquelle on a donné le nom de *plique polonaise*. Mais ce n'était pas là ce qui fatiguait le plus l'animal ; la cause essentielle de tous ces accidents morbides résidait dans une grosse tuméfaction rouge dénudée de plumes, qui s'était développée, comme une large paupière inférieure, au-dessous de l'œil gauche, que le petit dindon tenait toujours fermé. La fig. 1, pl. 7, donne la physionomie de ce mal.

Le nombre de lentes que j'avais aperçues sur les plumes m'indiquait suffisamment que j'avais affaire ici à une maladie pédiculaire ; mais les poux se tenaient trop bien tapis, pour qu'il fût facile de vérifier mes prévisions. J'eus recours à l'eau-de-vie camphrée ; j'en arrosai largement avec une plume le corps du malade ; j'en vis sortir les poux de pigeon (865) et autres volatiles, de tous les âges, et partant de toutes les formes et de toutes les dimensions ; les plus jeunes, gros et courtauds, ayant un millimètre cinq dixièmes de longueur, sur un millimètre de large ; les plus âgés, longs et effilés, ayant trois millimètres de long, sur deux tiers de millimètre de large. Pendant ce temps le petit dindon, qui avait frissonné à la première impression de l'eau-de-vie camphrée, finit par se complaire à ces frictions, et donner des signes évidents de soulagement ; il se redressa sur ses pattes, ouvrit les ailes, s'étira les membres, se mit à piauler et à vouloir marcher ; puis il se recoucha et s'endormit assez tranquillement. Ses chairs, auparavant ternes et farineuses, redevinrent propres, d'un ton rosé ; leurs rides s'effacèrent. Je lui donnai de la pâtée au lait qu'il mangea, et puis il alla redormir.

Le 29 et le 30, je lui graissai le corps avec de l'huile camphrée. Déjà le lendemain ses plumes n'offraient plus de nouvelles lentes : sa chair reprenait sa teinte rosée ; la grosseur de l'œil diminuait, et il en suintait moins d'humeur.

Le 31, il mangeait fort bien la pâtée au lait ; il sortit de son panier, pour aller se promener au soleil, piaulant, redressant et étirant ses ailes, et becquetant les plantes du jardin, comme le font les dindons de cet âge. L'œil droit s'était un peu refermé, les deux paupières s'étaient agglutinées, sans doute par l'effet coagulateur de l'eau-de-vie camphrée ; je le bassinai avec de l'eau de guimauve, et l'œil se rouvrit comme auparavant. La tumeur de l'œil gauche s'était grandement dégonflée. J'eus l'idée de mêler à sa pâtée au lait deux ou trois gouttes d'alcool camphré ; presque aussitôt que l'animal en eut goûté, il eut une selle moitié liquide, moitié solide ; il parut chanceler comme ivre, s'étendit au soleil et y resta assoupi une heure et demie ; à son réveil, il n'en était que plus alerte.

Ce mieux continua jusqu'au 5 septembre, jour où commencèrent la pluie et les orages, ce qui nous força de l'enfermer au fond du jardin, dans un pavillon humide et froid, pêle-mêle avec des lapins. Loin du soleil, l'animal se mit à dépérir de nouveau, triste, languissant et ne touchant plus à sa nourriture ; d'un autre côté, dès ce jour, on interrompit le traitement, et le 9 au matin on le trouva mort ; ce qui me donna l'occasion de faire l'autopsie de la tête, où était, à mes yeux, tout le siége du mal. Le cerveau était sain, et la capacité cranienne n'offrait pas même à la loupe la plus légère trace d'hydatides ; tout le mal était dans la tumeur ; car l'ayant fendue transversalement, fig. 3, pl. 7, il fut facile de découvrir qu'elle ne provenait que du développement énorme d'une substance stéatomateuse *a* dans la fosse nasale gauche (*), développement qui, en s'éten-

____

(*) Les fosses nasales s'étendent sous toute la moitié inférieure de l'orbite des yeux,

dant sous l'œil, y avait produit une cavité monstrueuse, en distendant outre mesure la peau de la joue ; du reste, cette cavité n'offrait pas le moindre amas de liquide, la moindre trace de décomposition purulente. Les parois en étaient ridées et cartilagineuses, fig. 3, pl. 7 *b*, et distendues par ce produit stéatomateux qui en occupait toute la capacité. Cette tumeur avait refoulé tous les organes adjacents, et en dehors et en dedans de la bouche, en sorte que les deux moitiés du bec étaient forcées de se tenir écartées. Le produit stéatomateux se composait de feuillets qui s'emboîtaient les uns dans les autres, ainsi que le montre leur coupe transversale, pl. 7, fig. 3 *a*, et fig. 4 ; épais chacun d'un millimètre, légèrement chagrinés sur leurs deux surfaces, ils présentaient partout la compacité, l'aspect oléagineux et la blancheur du lard ; le volume de ce corps feuilleté ne dépassait pas celui d'une grosse amande. En novembre 1843 j'eus l'occasion d'observer un dindon atteint de la même maladie, et que je guéris en injectant de l'huile camphrée par la narine. Lorsqu'on le tua, en janvier 1844, j'en disséquai la tête, et j'en trouvai les fosses nasales saines et tout à fait dans l'état normal.

875. Nous avions donc sous les yeux la formation de fausses membranes, dont la seconde avait enveloppé la première en date, la troisième la seconde, et ainsi de suite, jusqu'à la dernière en date. Chacun de ces feuillets, fig. 4, était organisé ; car à l'air ils se desséchaient en se racornissant ; dans l'eau, ils ne présentaient aucun signe de dissolution ou d'épaississement ; ils cédaient, sans se désorganiser, à l'alcool un corps gras que ce menstrue abandonnait par évaporation. L'iode les colorait en jaune ; l'acide hydrochlorique les recroquevillait, les racornissait, les blanchissait davantage, et au bout de quatre jours même ces tissus y avaient conservé toute leur blancheur, tandis que l'albumine passe vite, dans cet acide, du blanc au violet, et puis au bleu ; l'acide sulfurique les racornissait aussi, mais leur communiquait, en cinq ou six minutes, une coloration d'abord jaune clair, puis orange, puis purpurine, signe évident d'un mélange d'huile et de sucre qui existe dans tous les jeunes tissus animaux ; de plus, cet acide en dégageait des petites bulles de gaz, qui ne pouvaient provenir que de la décomposition des hydro-

chez les oiseaux, elles sont tapissées de parois cartilagineuses, et elles offrent un enfoncement vers les sinus frontaux.

chlorates, car les autres acides ne produisaient rien de tel.

874. Rapprochons maintenant toutes ces circonstances, et formons-en, pour ainsi dire, une équation. L'intensité du mal coïncidait avec la multiplication des poux de la volaille; les symptômes ont disparu dès que la médication a eu mis en fuite ces parasites de la peau : donc que ces parasites étaient les agents immédiats et les artisans de la maladie. On nous objecterait peut-être que l'hémiplégie imparfaite avait survécu à la disparition des insectes; mais cette hémiplégie, du côté droit, était évidemment produite par la compression qu'exerçait la tuméfaction du sinus frontal sur le lobe gauche du cerveau ; c'était un effet mécanique d'un produit organisé, qui subsistait encore quand la cause qui l'avait engendré avait disparu.

875. Or nous avons dit que les larves et les poux sont dans le cas de pénétrer dans toutes les cavités du corps, qui sont naturellement en communication avec l'air extérieur. Les poux occasionnent, par leur morsure, des effets morbides, variables, selon les milieux, mais qui se réalisent toujours par la production de tissus parasites. Sur la peau et sous l'influence du contact immédiat de l'air extérieur, ces productions ne tardent pas à se dessécher en croûtes de divers diamètres et de diverses épaisseurs; mais sur les muqueuses, et sous l'influence de cette obscurité constamment humide, ces produits s'organisent avec la régularité des tissus internes ; ils deviennent des organes usurpateurs et de superfétation, qui dérangent par leur présence autant que par leur absorption le cadre normal de l'économie; fausses membranes, parce qu'elles sont nées, à contre-temps, aux dépens et sur les parois des membranes vraies, mais membranes aussi bien organisées, sous l'influence créatrice d'une simple piqûre, que les vraies l'ont été sous celle de la fécondation et de la nutrition. Il est évident à nos yeux que les poux de ce dindon, après avoir dépouillé son corps des germes des plumes, s'étaient introduits dans les fosses nasales et y avaient déterminé, par leur succion, ces développements anormaux. Pour rendre complétement la santé à cette volaille, après l'avoir débarrassée thérapeutiquement des auteurs de ses maux, il aurait fallu vider chirurgicalement, et au moyen d'une incision, la fosse nasale de son produit morbide; car un produit aussi insoluble n'était pas de nature à disparaître et à fondre sous l'influence des médicaments, soit internes, soit externes.

876. Quant à la *plique* des plumes, nous savons déjà trop bien le mécanisme de la multiplication des poils sur une surface végétale, par suite de la piqûre d'un simple puceron (774), pour ne pas comprendre que, si les mandibules du pou s'implantent dans le germe d'une plume naissante, et viennent ainsi favoriser les accouplements adultères des spires génératrices, ce germe peut devenir multipare, d'unipare qu'il était, et donner lieu à la naissance de plusieurs pennes invaginées dans la même gaîne. Voyez ce bédegar du rosier, hérissé de longues et verdâtres pilosités ; cette forêt de poils est l'œuvre de la piqûre d'une faible petite larve que l'on découvre à la base, quand on a soin de disséquer l'arbuste vivant. On retrouvera de même l'insecte de la *plique* animale, quand on aura occasion de disséquer le produit morbide sur l'animal vivant.

877. Poux des insectes. Réaumur a donné la figure d'un pou qui s'attache aux abeilles. Il a, dit-il, la tête carrée, la forme d'un puceron, et il est de couleur rougeâtre (*).

878. Poux des quadrupèdes. Les quadrupèdes sont sujets aux poux comme aux acares. Pline avait avancé que, parmi les animaux à poils, l'âne et la brebis étaient seuls exempts de poux (**); Redi a démontré le contraire, et il a donné la figure du pou de l'âne, de celui du chameau, du bélier (***). Mais nous rappellerons, à l'égard des poux des quadrupèdes, ce que nous avons dit de ceux des volatiles ; les différences signalées par Redi et par les classificateurs ne sont que des différences d'âge, de sexe et de nutrition. Quant aux effets morbides que détermine le parasitisme de ces insectes, nous les décrirons en parlant du pou de l'homme ; il suffit, du reste, pour en apprécier les caractères, de les étudier sur les porcs ; on voit ces animaux maigrir et s'émacier au milieu de l'abondance ; leurs soies se dressent en désordre, sales et dépouillées de leur luisant, et leur couenne devient cendrée et lépreuse.

879). Poux de l'homme (*Pediculi humani*). L'homme est sujet à trois espèces de poux : le pou de la tête (*Pediculus humanus* Lin.), le pou sous-cutané, que nous désignerons sous les noms de *Pediculus subcutaneus* Nob., et le pou du pubis ou morpion (*Pediculus pubis* Lin.).

(*) *Mém. pour servir à l'hist. des ins.*, tom. 5, pl. 38, fig. 1, 2, et 5, pag. 715.
(**) *Pilos habentium, asinum tantùm immunem hoc malo credunt.* Lib. 11, cap. 33.
(***) *Esperienze agli insetti.*

1° Le pou de la tête (*Pediculus humanus*), dont les figures ci-après représentent le mâle, fig. 1, et la femelle, fig. 2, n'est pas plus long que les poux des oiseaux (865) ; mais il en diffère par toutes les proportions de son corps, par la forme de sa tête un peu rhomboïdale, par ses yeux *a* proéminents, par ses antennes *b* quadriarticulées et dirigées en avant, par son plastron thoracique que ne déborde pas la carapace dorsale, par le rapprochement de ses paires de pattes et les deux crochets ou ongles *c* qui les terminent et semblent lui servir de doigts, enfin par la manière lobée dont chaque segment de l'abdomen déborde le suivant. Les trachées, dont le stigmate est en *d*, sur le milieu latéral de chaque segment, communiquent l'une à l'autre, et forment, quand on les observe à travers jour, un festonnement dans l'ordre alterne avec le festonnement des lobes des segments. Une ligne rouge, plus ou moins irrégulière, marque la trace du canal intestinal depuis la naissance du corselet jusqu'à l'anus *e* ; chez la femelle, fig, 2, l'anus est situé au fond de l'échancrure du segment.

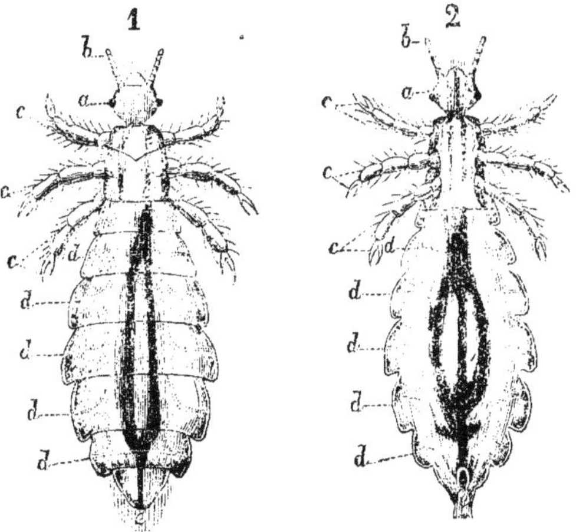

880. Les appareils de la bouche sont moins visibles sur cette espèce que sur les précédentes ; mais l'analogie de la forme générale, des mœurs et des effets morbides nous indique suffisamment l'analogie de la structure buccale. Leur couleur générale est blanc de lait à jeun, et rouge de sang quand ils sont repus ou vieux.

881. Le pou de la tête s'accroche aux cheveux avec les deux ongles en pinces *c* de ses pattes, et la femelle y attache, à la surface du poil, ses œufs ou lentes qui y mûrissent par le mode d'incubation parasite que nous avons reconnu aux œufs de tous les autres insectes (577). Le petit qui en sort diffère beaucoup de sa mère, par l'ensemble de ses proportions, qui se modifient en outre avec l'âge, ce qui avait fait croire à tort aux classificateurs, et entre autres à Lamarck, que les espèces de poux sont très-nombreuses, et que souvent l'individu sur lequel vivent ces parasites en nourrit plusieurs races différentes (*).

882. Le pou de la tête recherche spécialement le cuir chevelu des jeunes enfants, quoique par accident il ne dédaigne pas celui des adultes. surtout des personnes blondes ou lymphatiques ; les ravages qu'il y exerce sont en raison composée et de sa fécondité, de sa puissance de pullulation d'un côté, et de l'élévation de température : car le froid l'engourdit, et la chaleur lui communique une activité et une voracité dont sa fécondité est une conséquence. Ses effets morbides sont donc en raison du climat : aussi voyons-nous rarement dans le nord de la France, sur la tête de nos enfants, ces larges croûtes noirâtres et fétides, œuvres et abris d'une fourmilière de poux, dont se couvre le cuir chevelu des enfants du Midi, et que les habitants désignent sous le nom de *bouyou* ou *bougnou*. Ces croûtes gagnent de proche en proche le derrière des oreilles, le front, et s'étendent souvent sur les joues et à la commissure des lèvres : c'est comme une lèpre hideuse à voir, qui a la plus grande analogie avec la maladie cutanée que les médecins du Nord désignent sous le nom d'*impetigo*. dont la figure 8, pl. 17, représente un échantillon, et quelquefois aussi avec le *rupia simplex*, fig. 6, pl. 17. Le pou produit ces croûtes en fouillant les chairs, et extravasant le sang pour s'en engraisser ; ce qui échappe à sa voracité se coagule et durcit sous l'épiderme, sur les accidents duquel ce coagulum se moule, et dont il fait ressortir encore plus en relief les saillies naturelles ; d'où il arrive que le guillochage de chaque écaille varie d'aspect, selon la région du cuir chevelu aux dépens de laquelle elle s'est formée. Quand le sang s'extravase en trop grande abondance pour pouvoir être absorbé par le pou et desséché par l'évaporation spon-

<hr>

(*) *Anim. sans vert.*. tom. 5, pag. 40.

tanée, il s'établit, sous chaque écaille, un foyer de fermentation putride, dans lequel la mandibule du pou est dans le cas de s'empoisonner, pour aller ensuite inoculer la contagion purulente dans une région saine, et occasionner ainsi, par une simple piqûre, un trouble général dans les fonctions de l'économie animale.

2° Le pou du corps (*Pediculus cutaneus*) offre quelques légères différences avec le pou de la tête, ainsi qu'on s'en apercevra facilement en comparant les figures sur bois ci-dessus avec les figures 1 et 4 de la pl. 6 qui représentent le mâle et la femelle du *pou du corps*. La jonction de l'abdomen et du corselet est plus étranglée, les pattes, beaucoup plus serrées, sont dirigées toutes en avant, par des courbes qni annoncent de la part de l'insecte une plus grande attention à prendre pied, et un plus grand acharnement à chercher pâture. Aussi on éprouve de sa part de plus vives démangeaisons que de la part du pou de la tête ; et les malheureux dont la peau convient de préférence à ce féroce parasite n'ont de trève ni le jour ni la nuit ; ils ne cessent de faire ce que l'on nomme le *tour du gueux*.

883. Il est évident que, friand comme il est de tissus tendres et succulents, ce parasite ne s'arrête pas, pour se conformer à nos habitudes d'observation, aux limites qui séparent la peau et les surfaces muqueuses, et que de proche en proche rien ne l'empêche de pénétrer dans la cavité buccale, dans les cavités nasales, dans le tuyau auditif. Admettez l'hypothèse, et calculez d'avance que de noms la nosologie donnera aux effets de ses morsures, selon la place où le parasite aura fixé le siége de sa nutrition, et de quelle infection morbide il pourra devenir la cause, en inoculant, sur ces tissus vasculaires, le virus dont il aura empoisonné ses traits dans le foyer d'une fermentation purulente ! Voyez toutes ces muqueuses se couvrir de produits tuberculeux, lépreux, d'aphtes purulents, etc., et non de croûtes desséchées, à cause de l'humidité constante du milieu ; cette bouche écumante de bave, ce larynx intercepté par de fausses membranes, le voile du palais tapissé de tubercules, le nez morveux et distillant une sanie fétide, les yeux pleurant le pus, et toutes les fonctions respiratoires et digestives se ressentant de ce trouble qui grossit et gagne du terrain chaque jour : quel nom donnerez-vous à cet ensemble de symptômes, si ce n'est celui de *morve* et de *farcin*? morve contagieuse, par la communication des insectes enfarinés du produit pestilentiel de leur propre infection.

884. Georges Hanneus, dans une lettre à la date de 1674, écrit à Ol. Borrichius (*) qu'un homme affecté de jaunisse, ayant voulu essayer un remède fort préconisé alors par les commères, avala de sept à neuf poux de la tête, ce qui le guérit pour quelques jours. Mais il ne tarda pas à être pris d'une faim canine; il tomba dans le marasme et mourut. A l'ouverture du cadavre, on trouva une tumeur remplie d'une quantité incalculable de poux qui vivaient dans ses intestins. Pourquoi les poux ne s'attacheraient-ils pas, dans l'occasion, aux intestins, eux qui vivent à l'aise sous l'infection de larges croûtes épidermiques ?

Christ.-Franc. Paullini rapporte un cas analogue au sujet d'une jeune paysanne atteinte des pâles couleurs qui, sur le conseil de sa mère, se prenait des poux sur la tête, les enveloppait de cire et les avalait ainsi en pilules. Les poux se multiplièrent d'une manière effrayante, et lui occasionnèrent une maladie pédiculaire dont on eut de la peine à la guérir (**).

885. Le peuple est persuadé que la présence des poux préserve les enfants de toute autre maladie, et cette opinion a été partagée par plus d'un savant : *Pediculus humanus*, dit Fabricius (***), *in pueris gulosis frequentissimus, morbos avertens*. « Le pou de tête pullule chez les enfans goulus ; il les préserve d'autres maladies. » Certes on ne doit pas croire sur parole et à la légère : mais aussi on ne doit pas nier, dès qu'on ne conçoit pas la théorie d'un fait ; une opinion très-répandue a toujours quelque côté de vrai. Nous sommes loin de croire que ce soit par diversion que la présence du pou préserve d'autres maladies : nous ajoutons fort peu de foi à la théorie de la révulsion, et à la prétention de combattre un mal en en faisant naître un autre ; la nature n'a pas créé la thérapeutique pour transposer seulement le siége de la douleur, mais bien pour nous en délivrer tout à fait. Je ne crois donc pas à la nécessité de laisser se propager les poux sur la tête d'un pauvre enfant, au risque de le livrer à toutes les tortures de l'insomnie. Laissant donc de côté ce point de vue de la question, et ne l'envisageant que sous le rapport de l'his-

---

(*) *Actes de Copenhague*, ann.. 1674 et 1675, obs. 84. Cette lettre est reproduite par Thomas Bartholin, *Acta medica*, vol. 5, cap. 91.

(**) *Éphém. des cur. de la nat.*, ann. 1686, déc. 11, append., pag. 37, obs. 60.

(***) *Species insectorum*, tom. 2, pag. 470, édit. de 1781.

toire naturelle, je puis concevoir que les poux, avides de tissus succulents, ne manqueraient pas de s'attacher aux autres parasites du
corps humain avec encore plus de voracité qu'au cuir chevelu d'une
tête enfantine ; dans cette hypothèse, ils ne préserveraient l'enfant
de toute autre maladie, qu'en en jugulant les auteurs, et qu'en le débarrassant de parasites peut-être plus nuisibles qu'eux à sa santé
générale.

886. 3° *Plique.* Cette maladie, à peu près inconnue dans nos climats, est très-répandue dans les classes pauvres et sales de la Pologne, de la Lithuanie, enfin sur les bords de la Vistule ou du Borys-
thène. Son caractère principal est dans une espèce de multiplication
et de développement extraordinaire des cheveux et des poils, sur
toutes les régions du corps qui ont un cuir chevelu, sur la tête comme
sur le pubis. De chaque bulbe part une touffe de poils qui, en peu de
temps, et comme les branches gourmandes des arbres, sont dans le
cas d'acquérir jusqu'à sept à dix pieds de longueur, puis s'entor-
tillent en faisceaux, se mêlent d'une manière inextricable, et finissent
par former des masses lourdes et feutrées. Une telle activité leur imprime une sensibilité douloureuse au moindre toucher : la peau
suinte un ichor fétide et dégoûtant, et se couvre de croûtes noirâtres.
Un désordre aussi grave sur la peau, un développement aussi extraordinaire, ne sauraient apparaître sans jeter le trouble dans toutes
les autres fonctions, proportionnellement à leur intensité et à leur
durée ; mais il se présente, dans l'étude de cette maladie, une coïncidence, dont nos méthodes nosologiques ne font pas la plus légère
mention, quoique dans les localités où la plique est endémique, personne ne l'ignore. Dès que cette maladie se déclare, on voit pulluler
les poux sur toutes les régions du corps : il n'est pas un individu affecté de la plique qui soit exempt de cette vermine. Cette coïncidence est pour nous une explication : la *plique* est un *bédegar*, dont
les mandibules du pou sont les artisans et la cause organisatrice.
Cette espèce de pou, en s'attachant de préférence au bulbe générateur du poil, y facilite les accouplements adultérins des spires qui
président au développement des organes (2) ; de là la naissance, sur
le même bulbe, d'une foule de poils au lieu d'un seul, avec accom-
pagnement de croûtes ichoreuses, que nous avons vu plus haut
être l'œuvre habituelle de l'érosion des poux qui fouillent sous l'é-
piderme.

887. La plique se communique des chiens à l'homme, de l'homme aux chevaux, etc.; mais sur les chiens et les chevaux, on remarque alors la même espèce de poux que sur l'homme. On a vu même les lions et les lionnes de la ménagerie du landgrave de Hesse la gagner en 1807 (*).

888. L'espèce de poux, auteurs de la plique, diffère-t-elle de celle de nos poux de tête? Je suis porté à le croire, d'après la différence de leurs effets morbides (**) ; ce qui expliquerait fort bien pourquoi la plique est si fréquente en Pologne et dans toute l'étendue de la nation slave, et se montre si rarement chez nous. Les races d'insectes ont, comme les races d'animaux, des contrées de prédilection ; en deçà des Cévennes et du Dauphiné, nous ne retrouvons plus la cigale chanteuse du midi de la France. Nous invitons les médecins nationaux de la Pologne à nous donner des figures exactes du pou de la plique.

889. 4° Pou du pubis ou morpion (*Pediculus pubis* Lin.). Le pou du pubis se plaît sur le pubis de l'homme; il vit au milieu des poils qui recouvrent les parties génitales, de ceux de la barbe, des sourcils, des cils et des poils de l'aisselle ; on ne le trouve jamais sur le cuir chevelu. Il diffère du pou de la tête autant par ses formes que par

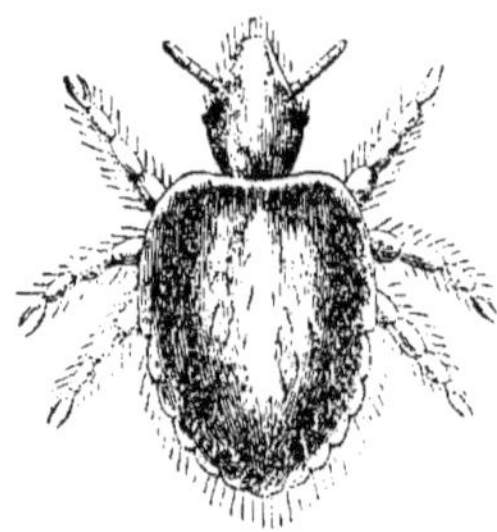

ses goûts ; il est plus court, plus arrondi, se rapprochant ainsi des proportions d'un acare. Cette espèce de pou est connue aussi anciennement que le pou de la tête : Celse parle de la phthiriase des paupières, occasionnée par la naissance de poux entre les poils des paupières (***). Cœlius Aurelianus dit que ces poux ne sont pas des poux ordinaires, qu'ils sont quelquefois d'une forme particulière, plus larges et plus durs que les autres, que leur morsure est plus sensible (****) ; quelques-uns, ajoute-t-il, les appellent *Pediculi ferales*, comme qui dirait des poux qui mena-

---

(*) Observations de Roussille Chamseru, consignées dans le *Journ. gén. de Méd.*, 1807, tom. 50, pag. 62 et 201.

(**) *Voyez* la thèse soutenue par Reydelet, le 15 frimaire an 11, à Paris, sur *la Différence des poux de la tête et de ceux du corps.*

(***) *Corn. Celsi.* lib. 6, *de Pediculis palpebrarum.*

(****) *Cœlii Aureliani. Tardar.*, lib. 5, cap. 2.

cent de la mort, car ils pénètrent dans les chairs par-dessous les poils (*). La peau se couvre bientôt de petites gouttes de sang, provenant de la saignée capillaire qu'opère la lancette mandibulaire de ces insectes, puis de petites taches rouges produites par leur succion, enfin de papules, phlyctènes et autres dégénérescences du tissu cutané. Ces insectes se transmettent surtout d'un sexe à l'autre, dans l'acte de la copulation ; voilà pourquoi leur présence, chez un malade, indique en général des fréquentations de mauvais lieux et de mauvaises personnes.

Christ.-Franc. Paullini rapporte, entre autres cas, celui d'un noble français de Lyon qui était, à la lettre, dévoré de morpions, lesquels lui sortaient par tous les pores de la peau, passant des yeux dans les narines, des narines dans la bouche, s'attachant au palais, aux gencives ; ses larmes, ses crachats, ses urines, ses fèces étaient pleins de ces animalcules ; le malade en mourut comme dévoré (**).

890. L'école galénique ne voyait, dans l'apparition de ces poux, qu'un effet consécutif d'une maladie préexistante : C'est, dit *Cœlius Aurelianus*, une maladie du genre relâché, causée par une bile rougeâtre, qui, passant au travers de la peau, engendre ces morpions. L'école actuelle n'ose plus dire, depuis Redi, que ces insectes s'engendrent de la bile ; elle sait qu'ils naissent et se propagent d'après les règles immuables de la génération ; leurs lentes sont des œufs. Aussi se trouve-t-elle un peu embarrassée, pour faire concorder la doctrine de Galien qu'elle professe en d'autres termes, et celle de Redi qu'elle ne saurait plus révoquer en doute ; elle se décide à ne voir, dans la présence des poux, qu'un simple accident de la maladie, un simple cas de parasitisme. Cependant comment ne voir qu'un simple accessoire, dans le parasitisme d'insectes capables de produire des papules, des taches et tubercules, toute une éruption enfin confluente ! Comment donc ? une éruption constitue une maladie ; et un insecte qui, en pullulant, est capable de produire une large et profonde éruption, ne serait que l'accessoire d'une maladie !

(*) Les Grecs, et Aristote lui-même, connaissaient fort bien la propriété qu'ils ont de faire tomber les poils, et de produire la calvitie en corrodant les bulbes des poils. C'est pourquoi ils leur appliquaient les épithètes de τριχοβρῶτοι, τριχοτρῶκται, τριχοῦνται, τριχοβόροι.

(**) *Éphém. des cur. de la nat*, déc. 11, ann. 1686, append., pag. 25, obs. 58, pag. 27, obs. 42.

Il y a là plus qu'un vice de raisonnement, il y a une absence complète de logique.

891. Et à ce sujet je pourrais me contenter de poser les deux questions suivantes : N'est-il pas démontré que la plus petite piqûre de la pointe de la lancette inocule le virus et la mort dans le corps le plus sain? Pourquoi la lancette du *Pediculus pubis* ne serait-elle pas capable de produire les mêmes ravages? Ne procède-t-elle pas exactement de la même manière que la pointe de la lancette du chirurgien? S'il en est ainsi, calculons toute la gravité d'un mal qui est, à chaque instant, inoculé sur d'aussi larges surfaces, par des milliers d'insectes, qui travaillent nuit et jour à leur nutrition et à leur propagation, aux dépens de nos tissus; et puis, d'applications en applications, nous pourrons tracer d'avance le tableau des symptômes et des désordres occasionnés par l'envahissement de ces insectes, si nous les suivons s'introduisant sous les paupières, dans les organes pudiques, partout enfin où ils peuvent rencontrer, dans les tissus, l'odeur et la saveur qu'ils convoitent. Or, dès ce moment, il nous prendra sans doute, à nous héritiers du microscope, une espèce de vergogne de ne pas nous être aperçus de ce qui n'avait pas échappé à la sagacité de Celse et des auteurs de son temps, eux qui n'avaient, pour apprécier ces faits, que le secours de la simple vue. *Quod*, dit Celse (*genus vitii, sive pediculi palpebrarum), quum ex malo corporis habitu fiat, raro non ultrà procedit; sed feré, tempore interposito, pituitæ cursus acerrimus sequitur, exulceratisque vehementer oculis, aciem quoque ipsam corrumpit; his alvus ducenda, caput ad cutem tondendum, diuque quotidiè jejunis perfricandum* (*loco citato*) (*).

892. La simple piqûre du *Pediculus pubis* est en état de propager sur mille points différents, de varier de mille manières les accidents de la maladie syphilitique. Il serait contradictoire dans les termes, même dans ceux de l'école, de nier cette induction.

893. 4° Pou sous-cutané ou pou de la maladie pédiculaire (*Pediculus subcutaneus*). Ce pou participe des habitudes du ciron de la gale; il

---

(*) « Quand la maladie ne provient que de la malpropreté extérieure du corps, elle ne fait pas beaucoup de progrès : mais, quelque temps après, la pituite prend un cours inusité, l'ulcération la plus violente s'empare des yeux, et en vient même à en altérer la vue. Il faut alors évacuer les humeurs, raser la tête, et la frictionner à jeun chaque matin, pendant longtemps, avec des pommades et des onguents. »

pond ses œufs sous l'épiderme. Chaque nid devient une phlyctène,
une petite ampoule, d'où s'échappent, dès qu'ils sont éclos, les petits poux, pour aller se répandre et multiplier sur les portions ad-
jacentes du corps, ce qui fait que la maladie s'étend de proche
en proche, que son intensité augmente à chaque nouvelle génération de ces insectes rongeurs de chairs. Ce nombre incalculable
de démangeaisons microscopiques forme une somme de douleurs
nerveuses qui ne permettent au malade ni le sommeil ni le repos ;
une agitation fébrile, un frisson continuel le tourmente et l'épuise ;
sa pâleur est excessive ; il éprouve une débilité d'estomac et d'entrailles qui lui rend pesantes les nourritures les plus légères, une faiblesse de tête qui ne lui laisse plus l'usage de l'attention et de la réflexion ; tous ses organes sont, pour ainsi dire, distraits de leurs
fonctions, par les désordres qui se concentrent sur la surface cutanée. Tuez tous les poux qui l'assiègent, vous rendez au malheureux
la santé, le repos et la vie ; vous le débarrassez de tous les symptômes de sa maladie ; car ce n'est pas sa maladie qui engendrait cette
vermine, c'est la vermine qui occasionnait la maladie ; maladie atroce
et dévorante (φθειρίασις de φθείρω corrompre) qui a tué Hérode, Sylla (*),
Philippe II, roi d'Espagne (**), ces trois grands tueurs d'hommes ; le
poëte Alcman ; le grand acteur tragique Phérécyde ; qui affligea aussi
Acastus, fils de Pélias ; Callisthène Olynthien ; Mutius, jurisconsulte,
lequel dégoûtait ses clients et leur faisait mal au cœur ; Eunus Antiochus ;
et, d'après Laerte, le divin Platon lui-même (car l'histoire désigne les
calamités de la même manière que les triomphes, par les noms des
héros, des grands hommes et des tyrans). Mais il ne faudrait pas croire,
à cette énumération, que ce fléau cutané n'attaque que les peaux illustres et ne se glisse pas, de temps à autre, dans des tissus plus vulgaires et moins soignés. Cependant il est déjà, et dès le début, une réflexion que l'on peut faire, en dépouillant les observations consignées
dans les divers auteurs ; c'est que la maladie pédiculaire respecte en général les peaux sales, crasseuses et calleuses, et s'attaque de préférence

(*) *Et fœdo se vidit ab agmine vinci.* (Serenus Samonicus, cap. 45, lib. 7.)

(**) Un poëte latin de la Belgique disait plaisamment alors, en parlant de Philippe, ce
roi qui avait pour garde des bourreaux :

> Ce grand roi succomba sous un tas de vermine,
> Repaissant de sa chair la faim de ses bourreaux,

aux peaux vieilles, mais proprettes et délicates. Les ouvriers qui travaillent dans les huiles, les acides, les odeurs, la céruse, etc., en sont exempts ; car leur métier oppose à chaque instant un remède au poison ; ces ingrédients empoisonnent les insectes, les corps gras les asphyxient. Il faut bien l'avouer, pour la consolation de l'ouvrier, le travail est hygiénique, jusque dans sa malpropreté.

894. Comment de pareils parasites ne seraient-ils pas la cause immédiate de la maladie pédiculaire, quand on les voit se multiplier sur toute la surface du corps, avec une si effrayante fécondité? Les historiens nous disent qu'on les voyait sortir du corps d'Hérode, comme une source qui sort de terre. On rapporte, d'un noble portugais, que deux de ses nègres n'étaient occupés, toute la journée, qu'à porter à la mer des paniers pleins de poux qu'on lui raclait sur tout le corps. On serait tenté alors de croire que le corps tout entier se résout (φθειρίασις) en poux, et que le cadavre sue les poux (*).

Cazal, médecin à Agde (**), eut, en 1806, occasion d'observer le cas d'un vieillard de soixante-seize ans atteint d'une fièvre intermittente pédiculaire, avec éruption prurigineuse au cou et à l'épaule ; il ne pouvait se gratter sans faire sortir un essaim de vermine, qui se multipliait avec une rapidité étonnante ; en même temps il éveillait une douleur très-vive dans le gros doigt du pied de l'extrémité pelvienne droite, et à ce moment l'estomac était affecté de telle manière, qu'il ne pouvait avaler la moindre goutte de liquide. Au moment où une goutte de boisson touchait l'orifice cardiaque, il criait qu'on lui pressait le doigt du pied, et il avalait ensuite avec plus d'aisance. Le quinquina, qui est insecticide, fit disparaître, en même temps que les poux, la fièvre et la névralgie dont ces poux étaient la cause première ; mais si les poux, auteurs de ces ravages, s'étaient logés dans une cavité, au lieu d'envahir la superficie du

---

(*) Sed quis non paveat Pherecydis fata tragœdi,
Qui *nimio sudore* fluens, animalia tetra
Eduxit, turpi miserum quæ morte tulerunt.
Serenus Samonicus, loc. cit.

Fr. Chr. Paullini a observé cette même circonstance chez un paysan atteint du scorbut, et qui mourut à la longue faute de soins. Il sortit alors de son corps *une sueur fétide*, dans laquelle on apercevait une infinité de poux. (*Éphém. des cur. nat.* déc. 2, an. 6, 1688, append., obs. 1.)

(**) *Journ. gén. de Méd.* de Sédillot, tom. 30. pag. 169, 1807.

corps, comment aurait-on caractérisé la maladie? Quelle bizarre entité n'en aurait-on pas faite alors? Or les *Pediculi subcutanei* pénètrent très-avant dans la chair et dans les organes; en voici des exemples.

895. Un cardeur de laine (*), ayant perdu l'usage des pieds et des mains, fut obligé de garder le lit pendant deux ans, au bout desquels il ressentit une vive douleur entre les deux épaules, et s'aperçut qu'il s'était formé, à l'endroit douloureux, une tumeur de la grosseur d'un œuf de pigeon qui lui causait une démangeaison si incommode, qu'il ne dormait ni nuit ni jour. Il se décida à appeler alors un chirurgien qui lui ouvrit cette tumeur *stéatomateuse* (872) le 12 août 1679; mais à peine avait-il pratiqué une incision à la peau, qui était extrêmement mince et rouge en cet endroit, qu'on reconnut que ce qui avait *l'apparence* d'une tumeur n'était qu'un sac rempl d'une très-grande quantité de poux blancs de différentes grosseurs; on les retira tous, et la tumeur se cicatrisa.

Pierre Forestus (**) a vu des vésicules pleines de poux sur le dos et dans la bosse d'une jeune fille; les frictions les en faisaient sortir. Il cite aussi une tumeur strumeuse qu'il a trouvée pleine de poux.

Pierre Borellus (***) parle d'un soldat qui, après s'être guéri d'une maladie chronique, parut tout à coup couvert de vessies remplies de poux; preuve évidente que cette maladie chronique n'était due qu'à la présence des poux dans le siége du mal, et que leur apparition sur la surface du corps n'était qu'un simple déplacement de ces insectes.

La plupart des circonstances que nous venons de mentionner nous semblent permettre de soupçonner que le pou sous-cutané offre quelque analogie avec le puceron des plantes, sous le rapport de son mode de multiplication rapide et presque instantané (747); et nous ne serions pas éloigné de croire qu'il est encore plus vivipare qu'ovipare.

896. Pou des antiques (*Pediculus vetustatis*). Il y a près de vingt ans qu'en visitant des graines de céréales trouvées dans les momies de la

---

(*) *Éphém. des cur. de la nat.*, déc. 2, ann. 5, 1683, obs. 15.
(**) *In Schol.*, obs. 15, lib. 8, obs. 58.
(***) *Hist. medica*, cent. 1-20.

collection de M. Passalaqua, je rencontrai le pou que représente la fig. 5 de la pl. 6. Je ne publiai pas alors cette figure, parce qu'à cette époque de stupide délation, il me parut inutile, pour un pou, de m'attirer quelque dénonciation anonyme de la part d'un entomologiste de ce temps-là, aux yeux de qui toute publication de ce genre passait pour une usurpation de sa propriété. Il y a progrès aujourd'hui, on ne dénonce plus pour si peu de chose. Le 24 novembre 1843, je l'ai retrouvé dans mes vieux livres, avec tous les caractères du pou égyptien. Le corps, non compris la tête et les antennes, a un millimètre de long. L'énorme épaisseur de ses cuisses annonce un pou sauteur. L'anus se voit à travers la transparence du corps, à une certaine distance de l'extrémité de l'abdomen. Ses pattes sont terminées par deux crochets divariqués. On remarque des réticulations sur ses cuisses. Cet insecte doit vivre aux dépens des autres petits insectes qui se cachent dans les vieilles boiseries et dans les bouquins, et ne doit pas négliger, quand il en trouve l'occasion, la peau des animaux de plus grande taille, et celle de l'homme même.

897. Poux des végétaux (*podura*). Les podures sont remarquables par un appendice caudal, bifurqué à l'extrémité, et qui s'applique sous le ventre comme une double patte ; c'est un appareil propre à sauter, par l'élasticité du ressort de son articulation. Nous connaissons autour de nous plusieurs espèces de podures, mais nous avons fort peu étudié leurs mœurs, leurs goûts, et leurs habitudes ; nous sommes donc tous les jours exposés à prendre, pour des espèces nouvelles, des différences de sexe, d'âge et d'habitation. Je me contenterai donc d'appeler ici l'attention sur deux espèces, que j'ai observées le plus fréquemment, et que je crois être entièrement herbivores.

898. 1º Podure écailleuse (*Podura squamosa* Nob., comprenant, comme variété d'âge et d'habitation, les *Podura aquatica, villosa* et *plumbea* de Linné). Cet insecte a deux millimètres en longueur de la tête à l'anus, quatre millimètres du bout des antennes à l'anus, et six millimètres de long du bout des antennes à celui de sa queue fourchue ; il n'a qu'un tiers de millimètre en largeur ; son corps est couvert d'écailles analogues à celles des papillons, mais ovales et lisses, et ayant à peine un dixième à un vingtième de millimètre. Ces écailles sont les unes blanches et les autres noires, ce qui fait que le corps en paraît tout noir ou à fond blanc avec des anneaux

noirs; entre ces écailles s'échappent aussi des poils roides et longs.
La tête est en museau de chat, la bouche triangulaire au bout du
museau, mais n'offrant pas la moindre trace ni de palpe ni d'appareil mandibulaire apparent ; au devant des deux yeux noirs s'insèrent
les antennes à quatre articles presque égaux, cylindriques, hérissés
de poils ; les trois paires de pattes, également hérissées de poils,
sont assez rapprochées de la tête ; le tarse et le tibia égaux, la cuisse
très-courte, l'extrémité du tarse aiguë et terminée en deux crochets.
Quand l'animal a la queue repliée sous le ventre, il a l'air de nos
poupées à robes en sac, avec une frange au bord inférieur.

Cet insecte habite dans nos papiers, sur nos tables à écrire, sur
le bord des eaux ; il saute comme une puce, mais ne paraît nullement s'attaquer à la peau des insectes ou à celle de l'homme.

899. 2° Podure verte (*Podura viridis*, comprenant les *Podura
atra, viridis* Lin., et *signata* Fabric.). Ce pou a le corps très-
ventru, et la peau jaune et lisse, la tête sphérique, deux yeux rouges
et en réseau sur la nuque ; les antennes ont leurs articles de plus en
plus gros et longs, en procédant de la base au sommet. Les spires décrivent en saillie, sur la surface de chacun d'eux, des tours très-
serrés ; on les observe aussi, quoique moins en relief, sur les deux
cornes de la queue : ces deux cornes s'implantent autour de l'anus,
qui est rejeté vers le dos, lorsqu'elles se redressent. Les jambes ont
quatre articulations, celle de la hanche la plus enflée, et celle du
tarse la plus longue et la plus effilée.

Cet insecte ne vit que sur les plantes fraîches dont il suce les liquides, car sa bouche est plissée par des rayonnements qui semblent
former un sphincter musculaire.

900. Peut-être faut-il placer, à côté de ce genre, ces forbicines
écailleuses qui ressemblent à de petits poissons argentés, se glissent
dans toutes nos ordures, se sauvent par toutes les fissures, sans salir
leur livrée, ni briser les trois longs poils qui terminent leur queue
pointue. De quoi vivent ces parasites dans la poussière des coins
abandonnés de nos maisons ? Sont-ils morbipares par eux-mêmes ?
Je l'ignore.

DEUXIÈME GROUPE D'INSECTES BROYEURS MORBIPARES : Sociétaires.

901. Les insectes sociétaires ne sont pour nous des causes de
maladies que dans l'intérêt de leur propre défense ; ce sont des in-

sectes organisés en société, et vivant en république, avec un ordre dans la distribution du travail, une harmonie dans les efforts et dans les moyens de défense, une intelligence d'instinct enfin dans tout ce qui concerne la chose publique, qui fait honte à notre intelligence d'esprit et de raison. Oh! que les peuples seraient heureux s'ils avaient en partage la sagesse gouvernementale de l'abeille et de la fourmi!

902. Abeilles, guêpes, bourdons. Ces insectes ne vivent que du miel des fleurs et du pollen des anthères, avec lequel ils pétrissent leurs alvéoles. Ce n'est donc pas par leurs mandibules, mais par leur aiguillon caudal, qu'ils sont redoutables aux autres espèces animales; ils ne blessent que pour défendre leurs personnes et leur cité. Leur aiguillon distille dans la plaie un venin acide, car l'ammoniaque en est l'antidote; mais ce venin s'arrête aux capillaires; il coagule donc rapidement le sang, et a pour effet de supprimer, par la coagulation, toute communication vasculaire. Les effets morbides de leur piqûre s'arrêtent donc à la superficie du derme, et y déterminent tout au plus une petite phlyctène, dont le frottement est dans le cas d'envenimer le caractère, et dont les effets ne peuvent être mortels que par leur nombre. Régulus, exposé aux piqûres des abeilles, le corps nu et enduit de miel, ne doit succomber qu'à la fièvre générale qui résulte enfin de la somme de toutes ces petites fièvres locales. Cependant nous ne manquons pas d'exemples de bubons, ulcères de mauvaise nature, furoncles survenus à la suite de piqûres de guêpes, dont probablement l'aiguillon s'était préalablement empoisonné au contact de quelque cadavre ou autre substance organique putréfiés. *Voyez* divers cas de ce genre dans les *Ephémérides des curieux de la nature*, cent. 1 et 2, append., p. 135 et 505. Nous en citerons, nous, un autre qui prenait d'abord un aspect très-grave, et qui céda en peu de temps à l'action de l'eau sédative; nous le renvoyons au chapitre spécial du traitement des maladies. Le miel des abeilles devient même vénéneux, quand elles butinent sur les fleurs d'arbres qui ont une propriété toxique, ainsi que Xénophon et Pline le rapportent de l'*Azalea pontica*, arbrisseau à belles fleurs jaunes et à odeur de chèvrefeuille, qui communique au miel des abeilles une qualité si malfaisante, que, dans la retraite des dix mille, beaucoup de soldats, pour en avoir mangé, furent pris de vomissements, de diarrhée et d'une ivresse passagère, et que

trois cohortes de l'armée de Pompée furent victimes de semblables accidents (*).

905. FOURMIS. La fourmi, plus rustique que l'abeille, en partage les instincts, les mœurs et les goûts : elle n'a point d'aiguillon pour sa défense, elle se sert de ses mandibules à cette fin ; elle ne pique pas. elle mord ; elle n'envenime pas la plaie. elle la déchire. Le nègre de la Sénégambie peut impunément monter sur leurs énormes buttes pour s'orienter : mais malheur à lui s'il y porte un seul coup de pioche ; les remparts de la république se couvrent tout aussitôt d'une nuée de combattants qui font payer cher à l'audacieux le crime d'avoir profané ainsi le sol sacré de la patrie. Dans nos climats plus tempérés, les mœurs de la fourmi sont plus douces et plus philanthropiques ; cependant il ne faudrait pas trop se fier à la longanimité de la fourmi des bois.

La fourmi n'a point d'aiguillon empoisonné, mais elle s'en dédommage par la malfaisance de sa transpiration. que l'irritation envenime encore davantage : elle défend la république envahie, avec l'acide volatil et acétique qui s'exhale de sa sueur.

Hieronymus Tragus (*Hist. stirp.*, lib. 1, cap. 91) avait dit, en parlant de la fleur de chicorée. qui est bleue, qu'elle a la propriété de rougir, comme de peur, quand on l'enferme dans une fourmilière. Jean Bauhin fait observer qu'Othon Bransfeld avait fait mention de ce fait avant Tragus.

Jean Wray (**) confirma ces assertions par l'expérience de Hulse sur les fleurs de chicorée, et par celles de Samuel Fisher. lequel dit que, si l'on remue une fourmilière avec un bâton, et qu'on tourmente les fourmis, celles-ci laissent tomber une liqueur qui affecte l'odorat, comme le ferait l'huile de vitriol (acide sulfurique) : les fourmis, distillées par la voie sèche ou humide, ajoute J. Wray, donnent un esprit semblable au vinaigre rectifié (c'est l'acide qui revient à notre acide formique).

Lister (***) fait les mêmes remarques à l'égard des iules à corps long et cylindrique, de couleur rouge (556).

Enfin A. Roux a consigné dans son journal (****) des observations

(*) Plin., lib. 51, cap. 15.
(**) *Trans. philos.*, ann. 1670, n° 68, art. 1.
(***) *Ibid.*, n° 68. art. 11.
(****) *Journ. de Méd.. chir.. pharm..* tom. 17. 1762, pag. 257 et suiv.

fort intéressantes sur les effets morbides de cette transpiration acide des fourmis. Il y rapporte que si l'on expose une grenouille vivante à la vapeur d'une fourmilière, sous une cloche, elle y meurt en moins de quatre à cinq minutes, sans qu'elle ait reçu la moindre morsure. Cette vapeur tue les fourmis elles-mêmes; on n'a, pour l'expérimenter, qu'à les enfermer dans une bouteille : on les voit remonter d'abord vers le goulot; mais à peine sont-elles arrivées au milieu de la bouteille, qu'elles retombent pour ne plus se relever.

Ayant passé une après-midi à remplir ainsi une bouteille de fourmis, pour servir à d'autres expériences, Roux se sentit le soir un peu de chaleur aux doigts, qui enflèrent et s'enflammèrent; le lendemain l'épiderme se sépara de la peau, comme si l'on y eût appliqué un vésicatoire, et les doigts des deux mains se pelèrent entièrement.

Le baron d'Holbach rapporta à Roux, à cette occasion, que le nommé Tessier, maître maçon de Sussy en Brie, voulant détruire une fourmilière qui s'était établie dans son jardin, imagina de la recouvrir avec une cloche de verre, espérant que la chaleur du soleil suffirait pour faire périr les fourmis. Ce moyen lui réussit; mais ayant voulu relever la cloche, et ayant imprudemment approché le visage de l'ouverture, il fut pris tout à coup d'un violent mal de tête, et se sentit suffoqué par la force de l'odeur. Peu à peu le corps lui enfla : il éprouva des agitations et des anxiétés qui lui faisaient craindre pour sa vie, ce qui dura toute la nuit. Le lendemain, il lui poussa une éruption cutanée, et le calme lui revint par degrés. Au bout de trois jours, la peau lui tombait en écailles.

Huit ans plus tard, nous voyons tous ces faits confirmés par les expériences de Mareschal de Rougères, médecin à Plancoet, en Bretagne (*).

J'ai rencontré beaucoup de gens de la campagne qui m'ont certifié le même fait, et m'ont donné à cet égard des détails qui ne laissaient pas le moindre doute sur la véracité de leur relation; ce fait était connu, à ce qu'il paraît, des paysans, bien avant qu'il ait été recueilli dans les livres. C'est sans doute à ces émanations acides de la fourmi, qu'il faut attribuer la terreur qu'elle inspire à l'araignée qui

(*) Journ. de Méd., chir., pharm., de Roux, tom. 52. 1770, pag. 128.

fait son nid dans les trous des murailles. « Pour faire sortir de son trou, dit Walkenaër, l'araignée des caves (*Segestria perfida*), il suffit d'y jeter une fourmi vivante. L'araignée est dès lors dans une agitation extraordinaire, frappe avec violence sa toile de ses pattes antérieures, se remue de toutes ses forces, comme pour effrayer son hôte incommode (*) .» L'araignée finit par abandonner la place ; elle se tient à deux ou trois pouces de son trou, où elle ne rentre que lorsque la fourmi en est sortie. Évidemment ce n'est pas des mandibules de la fourmi que veut se garantir l'araignée en fuyant, elle qui enveloppe de sa toile des insectes bien plus puissamment armés ; c'est l'asphyxie qu'elle redoute ; c'est l'odeur qui la suffoque et lui donne des attaques de nerfs.

Il est inutile de rappeler, je le crois, que les ablutions avec notre eau sédative à base d'ammoniaque seraient, dans ce cas, le meilleur antidote à cet empoisonnement miasmatique d'acide formique.

904. On connaît, dans l'Amérique méridionale (475), une espèce de fourmi (*Formica cephalotes* Lin.) qui voyage par bandes considérables. A leur approche, chacun ouvre ses armoires de confitures et de provisions, et sort ensuite de sa demeure, pour laisser à la fourmi la liberté de chasser sur ses terres, et de nettoyer la maison des rats et de tous les insectes qu'elle peut trouver. Ces précautions ainsi prises, la colonie se retire d'une manière aussi inoffensive qu'elle s'était présentée ; il n'en est pas de même de l'espèce suivante.

905. FOURMIS BLANCHES OU POUX DES BOIS (*Termes destructor* de Geer, tom. 7, p. 50 ; *Termes fatale* Lin.). Ces fourmis sont étiolées et fuient la lumière du soleil, qui les tue ; elles n'émigrent et ne vont à la chasse qu'en se creusant des souterrains ou galeries, du diamètre d'une plume à écrire, qu'elles tapissent d'argile. C'est de cette manière qu'elles s'insinuent dans les coffres, dans les bois de lits, pour venir la nuit mordre et ronger les chairs de ceux qui dorment. Les malheureux nègres se préservent de leurs morsures en se frottant le corps avec de l'huile de *palma-christi*, ou de lamantin ; ils les empoisonnent en jetant de l'arsenic ou de l'eau bouillante dans leurs trous. Pour en garantir leurs demeures, ils construisent leurs cases

(*) *Aranéides de la Faune française*, pag. 203.

sur un lit de brique ou au-dessus de piédestaux de pierre. S'ils les
suspendaient aux branches d'arbres ou sur des poteaux en bois, les
termès parviendraient jusqu'aux habitants, en creusant leurs galeries
entre l'aubier et l'écorce. Ces insectes respectent le bois de citron-
nier, à cause de son amertume, ainsi que les bois enduits de goudron, et les lettres imprimées des livres, dont ils ne dévorent que le
papier. On les trouve en Amérique, à la Martinique et aux Antilles,
au Sénégal, en Arabie, et partout sous la zone torride (*). L'espèce
en a été importée à la Rochelle, où elle commence à menacer la solidité des constructions en bois.

TROISIÈME GROUPE D'INSECTES BROYEURS MORBIPARES : Locustaires.

906. Les locustaires, sauterelles, criquets, taupes-grillons,
mantes, sont moins morbipares que nécipares pour les plantes, dont
ils fauchent les tiges en si peu de temps. La femelle est armée d'une
tarière anale, au moyen de laquelle elle dépose dans la terre ses œufs
en paquets, qui prennent la forme d'une petite ruche. Quelques
espèces s'écartent un peu des habitudes herbivores de ce groupe, et
se nourrissent indistinctement de toutes sortes de débris. Il paraît
que les sauterelles se multiplient d'une manière effrayante sous la
zone torride et dans les sables brûlants de l'Afrique, d'où elles
émigrent en traversant la mer, quand la nourriture leur manque,
pour venir se rabattre, en nuées innombrables, sur les riches mois-
sons de la Calabre et de la Sicile, qu'elles rasent et fauchent en un
instant. Contre de pareils fléaux, l'homme semble impuissant, avec
tout son arsenal de précautions et de remèdes.

Les sauterelles étaient un des fléaux de l'Egypte du temps de Moïse.
En 1815 elles envahirent l'Algérie au mois de mai, et y laissèrent
une telle quantité d'œufs, que la population d'Alger se porta en masse
pour détruire les larves qui en naquirent. En avril 1845 elles y ont
reparu, comme un nuage qui interceptait la lumière du soleil ; elles
se dirigèrent, après bien des détours, et poussées par le vent du nord,
au sud, dans le désert d'Angui. Leur passage dura plus de trois
heures. Le lendemain elles revinrent du sud au nord, faute d'avoir

---

(*) *Voyez*, à ce sujet, Rochefort (*Hist. des Antilles et de l'Amérique*, pag. 254, 1658) ; —
Rolander ; — Franc. Moores (*Voy. en Afrique*, 1731-1735) ; — Chanvalon (*Voy. à la Mar-
tin.*, pag. 115) ; — Adanson (*Voy. au Sénégal*, pag. 99) ; et enfin Forskhaal (*Voy. en Arabie*).

trouvé de quoi brouter dans le désert. Elles se rabattirent dans la plaine, sur la frontière du Maroc, et y laissèrent une odeur infecte provenant de leurs excréments ; elles reparurent en juin près de Coléah : les broussailles en étaient chargées. On donnait 15 centimes de prime par kilo, à ceux qui les ramassaient pour les détruire. On en couvrit de chaux quarante-sept quintaux métriques, ce qui, à quatre cents sauterelles par kilo, ferait un million huit cent quatre-vingts sauterelles qu'on parvint à détruire sur cette bande.

Tous les peuples de l'Arabie et de l'Afrique paraissent affectionner comme mets les sauterelles. Les habitants du Sahara en font des provisions en les pétrissant avec du sel, et les conservant dans l'huile : ils en composent ensuite, avec du maïs, une espèce de *couscoussou*. Ils disent qu'ils les mangent pour s'indemniser de ce qu'elles leur ont mangé. Les Arabes mahométans donnent à leurs goûts, à cet égard, une origine plus pieuse ; ils s'appuient sur cette parole que la tradition prête à Mahomet : « Celui qui ne mange pas de mes sauterelles, de mes chamelles, de mes tortues, n'est pas de moi et je ne suis pas de lui. » Mais cet usage remonte bien plus haut ; car nous trouvons dans l'Évangile de saint Mathieu, que Jean-Baptiste vivait, dans le désert, de sauterelles et de miel sauvage. *Esca ejus erat locustæ et mel silvestre.* (Cap. 3, v. 4.)

907. Il paraît que si les Arabes du Sahara, en mangeant les sauterelles, n'ont pour but que de se venger de leurs ravages, les sauterelles ont, après leur mort, de quoi user de représailles, et de quoi faire payer un peu cher cette vengeance gloutonne.

Strabon et Diodore de Sicile rapportent que les Ethiopiens acridophages (mangeurs de sauterelles) sont sujets à avoir, dans leur vieillesse, leur corps tellement dévoré de vermine, que leur chair semble se changer en vers. Diodore de Sicile désigne cette maladie par l'expression d'ἀπόθρίωσις des acridophages, comme qui dirait la métamorphose en vermine des acridophages. D'après Marcellin Donati, ces vers sont ailés, ils commencent à naître dans l'intérieur du corps, puis se mettent à ronger le ventre, et de là tout le reste du corps (*). Sauvages, sur le rapport de Drack, décrit la même maladie sous le nom de *malis acridophagorum*. Il dit que les acridophages dépassent rarement l'âge de quarante ans ; qu'à cet âge, ils éprouvent un prurit

---

(*) *Hist. med. mirab.*, lib. 1. cap. 5 pag. 50.

incommode, et que dès ce moment, leur corps fourmille d'insectes qui leur dévorent l'abdomen, la poitrine et enfin tous les organes jusqu'aux os (*).

Il me paraît probable que ces insectes ailés ne proviennent que de l'éclosion des œufs nombreux de la sauterelle, qui, faute d'autre nourriture, et par suite des nécessités de leur position exceptionnelle, se mettent à ronger la tombe vivante qui a dévoré leurs grands parents. On nous objectera que ces peuples ne sont ainsi dévorés que dans leur vieillesse, quoiqu'ils mangent des sauterelles dès leurs jeunes ans ; mais à cette objection, qui se reproduira à l'article des vers intestinaux, il est facile de répondre que la digestion paresseuse des vieillards fournissant des produits moins corrosifs, l'éclosion des œufs de sauterelles ne rencontre plus les obstacles que lui opposait la chymification dévorante d'un âge moins avancé.

Voici, au reste, un fait qui viendrait à l'appui de cette opinion. Olivier Jacobæus (*Actes de Copenhague*, ann. 1677-1679, obs. 105) rapporte qu'Edouard Tyson conservait de son temps, dans son cabinet, une nymphe de sauterelle, qu'un Anglais, sujet à la gravelle, avait rendue vivante par les urines. Cet Anglais, ajoute-t-il, avait souvent pris de la poudre de sauterelles pour se guérir du mal qui l'affligeait ; et ce témoignage ajoute un nouveau poids à un fait analogue rapporté par Ambroise Paré et révoqué en doute par Leclerc (**) et Michel-Fréd. Lochner (***), dans une lettre adressée à Vallisnieri. D'après Ambroise Paré (édition de 1628), le comte Charles de Mansfeld,

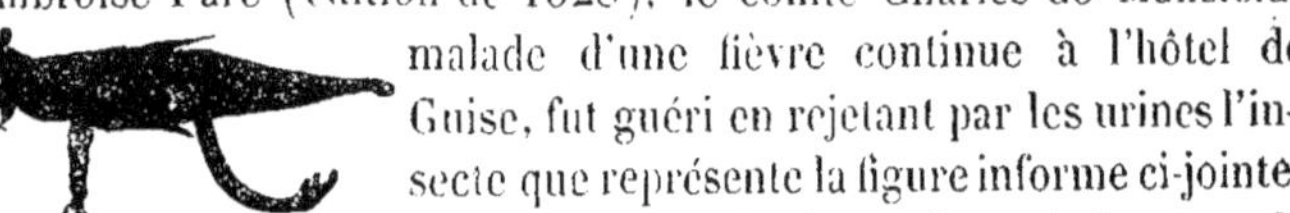

malade d'une fièvre continue à l'hôtel de Guise, fut guéri en rejetant par les urines l'insecte que représente la figure informe ci-jointe. Andry, en extrayant ce fait (****), a remplacé cette figure informe par la suivante, qui est exactement la figure d'une jeune sauterelle. Nous n'avons pas le temps de vérifier (mais pourtant nous pensons que oui) s'il l'emprunte aux éditions précédentes d'Ambroise Paré, éditions plus soignées que l'édition posthume de 1628.

(*) *Nosol. Method.*, tom. 5, cl. 10, pag. 421.
(**) *Hist. humér. lat.*, p. 276.
(***) *Ephem. cur. nat.*, cent. 7 et 8, obs. 99.
(****) *De la Génér. des vers*, 1741, tom. 1, pag. 122.

908. Nous comprenons dans ce groupe les tétraptères, ou mouches à mandibules, dont la femelle, armée d'une tarière oviducte insérée au devant de l'anus, dépose ses œufs dans les chairs d'un animal vivant, ou dans le tissu herbacé des plantes, dépôt qui occasionne, dans le tissu organisé, une tendance à des développements anormaux et monstrueux, quoique constants dans leurs formes habituelles. L'incubation de l'œuf et l'éclosion de la larve sont deux causes incessantes de ces nouvelles créations. Je diviserai ce groupe en trois ordres : les ichneumonides, qui déposent leurs œufs dans le tissu herbacé des végétaux qu'ils déforment (*cynips*) ; les ichneumonides proprement dits, qui déposent leurs œufs dans les chairs des animaux vivants (*ichneumon*) ; enfin les tenthrèdes (*tenthredo*), dont les larves ravagent les troncs des arbres et ne les déforment pas ; sans nous arrêter, du reste, aux différents démembrements génériques que Fabricius et Latreille ont cherché à établir, dans ce groupe, d'après des observations anatomiques malheureusement trop superficielles.

Premier ordre : *Cynips.*

909. Les femelles des cynips ont, en général, la tarière anale bien plus longue que les ichneumons, parce qu'elles sont obligées de traverser des tissus plus durs et d'arriver à une plus grande profondeur, pour y déposer leurs œufs dans des conditions favorables à l'incubation. Les mâles, privés de cet organe, peuvent être facilement pris de la sorte pour des espèces différentes. Dès que l'œuf est parvenu à sa destination, et que le cynips a retiré sa tarière, la plaie du tissu végétal se referme, et l'œuf commence ce genre de développement que nous nommons incubation : il s'applique sur la surface de la cellule artificielle qui lui sert d'*uterus*, par une portion indéterminée de sa périphérie, qui devient dès lors organe placentaire et d'aspiration. Mais ce genre d'aspiration imprime au tissu ambiant une impulsion nouvelle, y attire les liquides en plus grande abondance, facilite les rencontres adultérines, mais régulières, d'un plus grand nombre de spires, et partant devient le germe créateur

d'un organe de nouvelle espèce ; organe parasite, mais aussi parfait dans ses formes, sa constance et ses produits spéciaux, que peuvent l'être les organes émanés de la fécondation végétale. La galle du chêne n'a-t-elle pas toute l'organisation et toutes les qualités d'un fruit acerbe et astringent? La larve continue l'œuvre de son œuf, car la larve est un œuf mouvant ; et lorsque son milieu ne suffit plus à son accroissement, elle s'y change en nymphe, puis en mouche, qui, au printemps suivant, perfore son berceau et s'échappe dans les airs, pour recommencer cette œuvre, en vertu d'une fécondation nouvelle, et sur des tissus herbacés nouveaux. Les cynips ne sont morbipares que par leurs œufs et leurs larves.

La larve du *Cynips gallæ tinctoriæ* produit, sur les jeunes branches des chênes du Levant, la noix de galle ; dans nos climats, la femelle de ce cynips dépose ses œufs sur les feuilles de chêne, ce qui fait que la galle qui en résulte n'est jamais ni aussi grosse, ni aussi riche en produits astringents.

La larve du cynips du rosier (*Cynips rosæ* Lin.) occasionne, sur les tiges herbacées de l'églantier, ces galles hérissées d'un chevelu mousseux, que l'on nomme des *bédegars* (*).

Le rosier porte, sur ses feuilles, une belle galle lisse, colorée comme une pomme, qui est encore l'œuvre d'un cynips différent du précédent, mais dont toute la différence, peut-être, n'est que dans son produit. La feuille, en effet, ne saurait être le siége d'une élaboration du même type que la tige. Elle n'a pas d'épines (765*), qui, en se développant comme par une espèce de plique (886), se transforment en long filaments ramifiés.

La larve du cynips du lierre terrestre (*Cynips glechomæ* Lin.) fait naître une belle galle sphérique sur les tiges de cette plante.

910. De pareilles transformations, dans le cadre de la nosologie animale, prendraient les noms de tumeur strumeuse, goitre, ostéosarcome, exostose, tumeur indolente, trichome et plique, éléphantiasis.

911. 1° DANS LES ALLÉES OMBRAGÉES DE TILLEULS, on observe assez sou-

---

(*) La mouche de ce cynips aime à se rouler l'abdomen contre le thorax, comme le fait sa larve dans la galle qu'elle crée. L'individu que j'ai observé faisait sortir, du segment anal, un emboîtement conique de segments, qui, en se désemboîtant, acquérait la longueur de l'abdomen ; puis, on voyait suinter de l'extrémité une gouttelette liquide.

vent, sur les jets qui poussent terre à terre, et vivent privés de lumière,
des déformations assez singulières ; les sommités offrent une rosace
de feuilles qui, en se pressant, et faute de pétiole, se chiffonnent
de mille façons différentes. Tout cela dérive d'un ou plusieurs œufs
de cynips que la femelle est venue implanter à la base du bourgeon
terminal, à l'instant où il est sur le point d'éclore : ce qui fait que
les pétioles absorbés par ce parasitisme se confondent avec la masse
commune de l'entre-nœud, et que le limbe seul de la feuille continue
à acquérir quelques-unes de ses dimensions et de ses formes habituelles. Le bourgeon s'arrête ainsi dans son accroissement en longueur ; il se déforme en largeur de la manière la plus bizarre et la
plus éléphantiasique, et offre successivement sur sa surface toutes
les colorations d'un fruit qui marche à la maturité.

Les trois figures ci-après, copiées d'après nature, donneront une
idée de toutes les autres modifications de cette déviation. Celle du
bas avait l'air d'un bouton de rose, ou d'une petite pomme d'api,
surmontée de son calice épanoui et à cinq sépales inégaux. Quand on

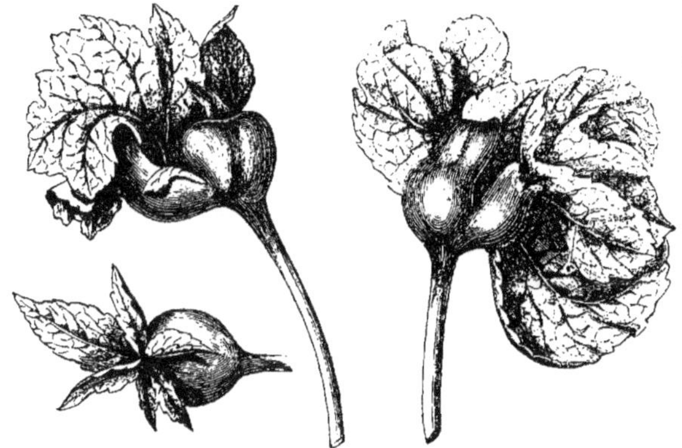

ouvre ces galles irrégulières, on y trouve autant de larves qu'à
l'extérieur la déformation offre de bosselures ; quatre à cinq au moins
par galle ; chacune y occupe une loge distincte correspondant à une
bosselure externe. Le tissu de la loge est spongieux, cristallin et
cotonneux, comme la chair des poires beurrées. Les larves que j'y
ai observées, le 2 juin 1838, avaient à peine deux tiers de millimètre
en longueur, et n'étaient visibles qu'à une assez forte loupe, au moins

quant à leurs principaux détails. Elles sont apodes, jaunes, lisses, bordées longitudinalement, ayant douze anneaux et deux petites antennes roides sur le devant de la tête, sur laquelle elles s'appliquent de haut en bas, de même qu'on le voit sur la larve de la fig. *c, g,* fig. 15, pl. 10. Dès que cette larve se voit extraite de son berceau, elle cherche de la tête avec anxiété à retrouver le chemin qui y mène; puis on la voit rapprocher sa tête de sa queue, et s'élancer ensuite comme un arc qui se débande : elle parcourt ainsi d'un saut jusqu'à quatre et même huit centimètres de distance; sur une lame de verre, elle semble perdre cette faculté.

Avant qu'on eût observé les insectes générateurs des galles d'arbres, ces déformations constituaient des entités maladives, dans lesquelles la séve et les humeurs devaient jouer un très-grand rôle. La découverte de l'insecte nous sert à tout expliquer bien plus simplement.

J'ai aperçu, voltigeant autour de ces tilleuls, le cynips dont la larve cause d'aussi jolis ravages ; mais je n'ai jamais pu le prendre sur le fait.

912. 2° LES FEUILLES DE TILLEUL sont sujettes, à leur âge adulte, à des déformations de leur tissu cellulaire, qui sont l'œuvre d'une autre espèce de cynips. La femelle ayant déposé son œuf dans l'une des cellules du parenchyme de la page supérieure, cette cellule prend un développement si rapide et si étendu, qu'à l'époque où la larve a acquis certaines dimensions, sa place est marquée sur la feuille par un *talus* circulaire et osseux, qui sert de base à un cône rougeâtre et fermé à son sommet par un petit opercule rouge, analogue à celui de l'urne de certains *bryum*. On le voit en cet état et de grandeur naturelle en *a, a*, sur le fragment d'une de ces feuilles de tilleul, fig. 15, pl. 10. A une époque plus voisine de la sortie de la larve, cet opercule commence à se détacher, comme il paraît en *b* ; et par suite, sans doute, d'un mouvement brusque de la larve qu'il renferme, il sort alors de cette plaie comme un noyau ou un pepin, qui laisse sur la feuille un enfoncement strié, analogue à l'intérieur du petit champignon qu'on nomme *Cyathus striatus;* on en voit un de ce genre, entre les trois états que nous venons de décrire sur ce fragment de feuille. A la loupe, on s'assure que le noyau, ayant un millimètre en diamètre, fig. *i* 15, se compose d'une partie conique

externe operculaire et boutonnée au sommet, et d'une seconde
moitié marquée de côtes longitudinales, et qui auparavant était tout
entière plongée et enchatonnée dans le parenchyme de la feuille. Ce
noyau a, pour ainsi dire, pour amande une larve rouge, apode, que
les figures *c, d, e* 13, pl. 10. représentent par la surface abdominale,
latérale, courbée et comme sur le point de sauter. La fig. *g* 13 est
vue à un plus fort grossissement. pour mettre mieux en évidence
les deux petites antennes, la bouche et les stigmates de chaque
anneau. On voit la disposition intérieure de ce noyau, la niche de la
larve, fig. *j* 13. J'ai vainement cherché à rencontrer la nymphe de
la larve dans la cavité de ces noyaux, à moins qu'on ne voulût considérer, comme une nymphe. le corps *h* 13. que j'y ai trouvé une
fois ; mais je crois plutôt que c'est une larve déformée et malade. et
je pense que ce n'est pas dans l'intérieur de cet organe que s'o-
père cette métamorphose ; l'expulsion du noyau indique suffisamment que la larve a besoin de se déplacer. afin de se métamorphoser
plus facilement. Les larves des cynips. du reste. sont fileuses ; or,
sur la page inférieure de la plupart des feuilles de ce tilleul. que
j'observais au village de Cachan, près d'Arcueil. j'ai rencontré des
coques soyeuses blanches, fig. 13. pl. 10. qui renfermaient la nymphe,
laquelle, à ce qu'il m'a semblé. se rapportait assez bien à la larve de
ces galles. Dans certains de ces noyaux. j'ai rencontré le corps *f*,
fig. 13, pl. 10, lequel pourrait bien être l'œuf à un état avancé d'incubation. L'insecte parfait est connu sous le nom de *Cynips tiliæ* ;
il faudrait l'appeler *Cynips folii tiliæ*, pour le distinguer du précédent.
ou *Cynips gemmarum tiliæ*. Quoi qu'il en soit, et en ne tenant pas
compte de la présence morbipare de la larve, trouvez-moi, parmi les
dermatoses ou fièvres éruptives. une entité maladive qui ait une marche
plus régulière ? Voyez combien de périodes on serait en état d'y noter.
toutes marquées par un ou deux septénaires ; un prodrome, des
symptômes précurseurs, même une prédisposition. une marche régulière, une crise et une issue fatale. etc.

913. 5° Cynips des feuilles de bouleau. En juillet 1840, j'ai rapporté d'une haie placée au bas des coteaux qui dominent Cachan,
des feuilles de bouleau, dont la tige offrait une foule de petits tubercules osseux. semi-sphériques. analogues à des verrues proéminentes
sur les deux pages. Sur la page supérieure, elles sont vertes et ar-

rondies ; sur l'inférieure, elles forment un cône tronqué, logé dans un enfoncement circulaire. Ces verrues ont à peine en diamètre un millimètre et demi. On n'a qu'à les percer avec la pointe d'une aiguille, pour en tirer une larve qui a à peine un sixième de millimètre en longueur, et qui se meut à l'aide de deux paires de pattes assez longues. La forme du corps imite assez bien celles de la fig. 15, pl. 10, mais la queue fléchie latéralement. L'intérieur de la loge que s'organise cette larve est tapissé de globules comme polliniques, dont le diamètre dépasse à peine un vingt-quatrième de millimètre. Le temps ne me permit pas d'aller étudier la mouche qui en résulte ; mais je suis persuadé qu'on trouvera dans quelque herbier ces feuilles de bouleau, au nombre des *xyloma*, ou autres prétendues urédinées (766) : car les botanistes n'y regardent pas de si près, quand il s'agit de l'œuvre d'un insecte de un sixième de millimètre. Ces feuilles ont ainsi une belle et bonne galle, qui n'est que l'œuvre d'une larve.

914. 4° CYNIPS DES AMPOULES DE L'OSIER (*Cynips viminalis* Rœsel, tom. 2, pl. 10. *Bombyx et vespa* Réaumur, mém. 12, tom. 5, pl. 57. fig. 1-9, 1727). On rencontre, sur certains osiers et saules marseaults, des feuilles dont les bords sont enflés en longues ampoules vertes et lavées de rouge, comme nos pommes d'api, et qui atteignent jusqu'à un centimètre et demi de long sur un centimètre de diamètre ; elles s'étendent du bord de la feuille jusqu'à la nervure médiane, et la même feuille en offre ainsi trois ou quatre, sans communication entre elles. En les ouvrant, on les trouve grandement vésiculeuses et pleines de vent ; leurs parois, en effet, ont à peine l'épaisseur d'un millimètre : elles ne présentent pas la moindre ouverture, ni la moindre solution de continuité, qui établisse une communication immédiate avec l'air extérieur. L'intérieur est tapissé de granulations sphériques, qui réfléchissent la lumière comme des diamants, et donnent à cette surface l'aspect d'une feuille de *Mesembryanthemum cristallinum*. On ne trouve dans chaque vésicule qu'une larve, au moins quand la vésicule est imperforée ; c'est une larve apode, effilée vers la queue, à tête cornée, et n'offrant point d'appareils mandibulaires, mais plutôt trois lames convergentes au sommet, appareil que la larve peut faire rentrer dans l'épaisseur du premier anneau. Cette larve atteint jusqu'à sept millimètres de long ; elle se file alors une coque soyeuse, dont la longueur varie de quatre à six

millimètres. En quelques jours, les nymphes se changent en deux formes de mouches, qui sembleraient indiquer deux espèces différentes de cynips, à moins d'admettre que l'une des deux est le mâle de l'autre, ou que la différence, toute considérable qu'elle est, provient de l'exposition où s'opère la métamorphose.

Première forme. La mouche est toute noire, et atteint cinq millimètres de la tête à l'anus, au devant duquel s'insère une tarière ou soie longue de trois millimètres. L'abdomen est cylindrique, tantôt gris en dessous, et tantôt marqué, sur ce fond gris, de deux rangées longitudinales de taches carrées noires, disposées deux par deux sur les quatre premiers anneaux.

Deuxième forme. Celle-ci est toute jaune, à abdomen ventru et court. Elle n'a que trois millimètres de la tête à l'anus, plus trois millimètres de tarière. Ses ailes, dont les supérieures ont quatorze grandes cellules, et les inférieures six, dépassent le corps de un millimètre et demi. Sur sept à huit coques qui se sont métamorphosées dans mon cabinet, je n'en ai obtenu qu'une seule de cette deuxième forme.

J'ai dit plus haut que chaque vésicule ne renferme qu'une larve, et pourtant on en rencontre où il s'en trouve deux, de forme et de longueur différentes. Mais la deuxième y est venue par une perforation qu'elle a pratiquée sur la paroi de la vésicule ; elle peut même se glisser d'une vésicule dans une autre, en creusant une galerie de l'une à l'autre. Ces deux larves vivent de compagnie sans se nuire. La larve étrangère est celle d'un *tenthredo*, ou *fausse chenille* : elle a des mandibules, trois paires de pattes antérieures, blanches et cornées, terminées par une pointe ; sa tête est blanche, cornée, avec deux yeux noirs ; ses anneaux sont plissés et velus ; ils portent tous deux mamelons à partir du quatrième. La fausse chenille ronge les granulations cristallines que la succion de la larve du cynips fait naître sur la paroi interne de la vésicule ; la chenille détruit ce que la larve crée ; elle détapisse les parois de leurs brillants ; et elle a donné le change à bien des naturalistes qui ont observé ces produits morbides : ils ont pris le parasite pour l'artisan de ces magnifiques créations. Réaumur s'y est trompé ; il a même pris la perforation pour un trou de sortie de la larve, qu'il compare à une chenille rose. Swammerdam est tombé dans un autre genre de méprise et de *quiproquo*, en avançant que cette larve donne naissance à un charançon (*). Leeuwenhoeck (**) a cru que le plus gros ver dévorait le plus petit; cependant il a assez bien figuré la larve du cynips. Fabricius n'a connu que la forme jaune de la mouche (*Cynips viminalis*, dit-il, *flava, thorace nigro*), observation superficielle qui l'a conduit à faire autant d'espèces de cynips, qu'il a eu occasion d'observer le *viminalis* sur des arbres divers : *Cynips capræ, salicis, strobili, amarinæ*.

Ainsi le suçoir d'une larve n'a qu'à s'implanter successivement dans les parois de sa loge, pour l'agrandir de jour en jour, en déterminant dans ces tissus une impulsion de développement extraordinaire. Ce suçoir fait naître une phlyctène pleine d'air, qui serait rangée dans les cas maladifs, si la loupe ne découvrait pas que c'est un cas d'histoire naturelle. Les végétaux n'ont pas donné lieu à une nosologie systématique, parce que la faculté que nous avons de les disséquer vivants nous permet d'arriver sur-le-champ à la cause animée du mal, et de la surprendre sur son fait morbide.

915. 5° CYNIPS DES FEUILLES DU HÊTRE (*Diplolepis fagi* Nob., pl. 13, fig. 1-12). Rien n'est plus commun en automne et sur la fin de l'été que de rencontrer sur la page supérieure des feuilles du hêtre, pl. 13, fig. 11, une petite galle en général solitaire, qui a la forme, la consistance ligneuse et la coloration d'une jeune noisette, laquelle serait acuminée, et qui, sortie de sa cupule calicinale, aurait été implantée par la base sur la feuille dont nous parlons; il est des feuilles qui portent jusqu'à quatre de ces galles. La figure 11 représente cette production grossie de moitié sur une feuille de grandeur naturelle. Pendant mon séjour à la Chapelle près de Dieppe, où le hêtre est l'essence privilégiée des aménagements des forêts et des parcs, il y avait peu d'arbres sur lesquels M. Suzanne de Bréauté ne m'ait montré de ces sortes de galles; grâce à l'obligeance avec laquelle il a entretenu mes petites provisions de ce genre, j'ai pu compléter l'histoire de l'insecte qui en est l'auteur.

Cette galle, fig. 11, ne dépasse pas un centimètre de long; sa superficie lisse, blanc verdâtre d'abord, se lave de carmin en mûrissant, comme la peau d'une pomme d'api. Elle est très-dure à fendre avec le canif, aussi dure qu'une noisette dont elle a l'épaisseur; la fig. 7 en donne une idée : à l'intérieur on remarque, comme dans

(*) *Biblia naturæ*, trad. dans la collect. académ., tom. 5, de la partie étrang., pag. 510, pl. 28, fig. 9 et suiv.

(**) Epist. 156, 26 juin 1701. *Continuatio arcanorum nat.*, Leyde, 1719.

l'intérieur de la noisette, des nervures longitudinales et anastomosées au sommet. On y trouve emprisonné l'auteur et le créateur de ce pseudocarpe, dans la forme d'un ver apode blanc, ovale, bordé sur les côtés par la saillie des anneaux, pl. 13, fig. 6, et qui ne dépasse pas en longueur quatre millimètres. On conçoit que jamais cette galle ne renferme qu'un ver. A la chute des feuilles, ce ver se transforme en une nymphe que représente la fig. 5 de la pl. 13. Les ailes, les antennes et les pattes se dessinent en relief sur le devant à travers leur étui, de la manière la plus élégante, et sous la forme d'un joli mantelet violet noir piqué en tuyaux d'orgue. L'abdomen *b*, de couleur marron, présente déjà cinq grands anneaux. Cette puppe ne dépasse pas trois millimètres et demi; au printemps, la puppe se change en un singulier diplolèpe que les figures 2 et 4 représentent un peu plus grand que nature, et la figure 3 grossie au microscope. L'effort que fait la nymphe pour opérer sa métamorphose détache la galle de la feuille, sur laquelle il ne reste plus que l'empreinte en godet, fig. 1. Dès ce moment, l'insecte n'est plus séparé de l'air extérieur que par une soupape blanche circulaire, analogue à la pellicule de l'œuf de poule, qui cède tout d'une pièce devant la puppe, dès que celle-ci cherche à sortir : la puppe laisse son étui pelliculeux à moitié engagé dans cette ouverture. La fig. 8, pl. 13, représente ce fait d'observation : on y voit l'étui de la puppe *a*, la soupape pelliculeuse *b*, et la tranche des trois zones ligneuses de la galle *c*.

L'insecte parfait, fig. 5, se distingue des cynips par la forme en cueilleron de ses deux ailes inférieures *c*, fig. 5 et fig. 12, ce qui le ferait prendre, sans ses antennes *a*, pour une espèce de mouche, et nous porterait à la nommer *Diplolepis myodes*. Les grandes ailes, fig. 5 et 12 *d*, qui ont six millimètres de long, n'offrent que trois nervures qui sont rouges : l'intermédiaire, de moitié plus courte que les deux autres, se soude au sommet avec la costale, laquelle se soude, au bout de l'aile, avec la nervure interne. Une troisième, fort peu distincte, vient se perdre vers le milieu du bord membraneux et interne de l'aile. Les antennes, fig. 9 *a* et 12, sont composées de seize grains de chapelet, enveloppés chacun d'une collerette de poils ; la tête *t*, le corselet *cc*, et les cuisses *f*, sont d'un noir luisant. L'abdomen *b*, long de quatre millimètres, est caréné en dessous, plat en dessus ; il offre sept à huit anneaux couleur de brique et bordés de poils assez courts. Les deux premières articulations des pattes, fig. 10 *a*, sont jaunes, les trois dernières rouges. Les yeux, très-grands, occupent les deux côtés de la tête. Il m'a semblé que l'on rencontrait cette galle plus fréquemment sur le *hêtre à feuilles vertes* que sur la variété à feuilles d'un rouge brun, qu'on nomme en Normandie *hêtre noir*. Mais nous l'avons également observée sur la singulière variété de hêtre à feuilles de fougère (*Fagus filicifolia*), dont les agronomes me sauront gré de leur donner ici l'histoire et l'analyse ; mes lecteurs philosophes me pardonneront cette digression, qui aussi a son côté nosologique.

A la première vue, et en ne considérant que ses feuilles, cet arbre ne semble pas avoir le moindre rapport avec un hêtre, mais plutôt avec quelque fougère du genre *acrostichum*.

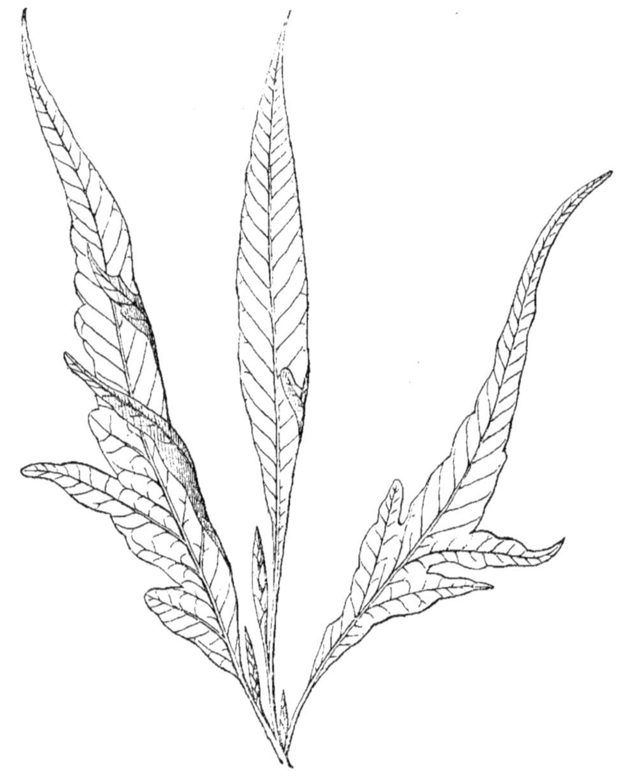

Ce hêtre a été planté. il y a trente-huit ans. dans le parc de la Chapelle, par M. Suzanne de Bréauté. qui l'avait acheté chez un marchand d'arbustes de Rouen. Il provenait d'une greffe par approche ; aussi n'a-t-il jamais atteint que la taille d'un pommier à cidre, et sa végétation est si peu active, que toutes ses branches se couvrent de lichens. Chose remarquable ! depuis quelques années, il reprend vers le haut le feuillage du hêtre commun. Nous en avions planté à Montsouris quelques boutures qui avaient assez bien repris, mais qui n'ont pu résister à la sécheresse de l'été. La figure 1 du carré ci-dessous en représente les bourgeons de grandeur naturelle, après la chute

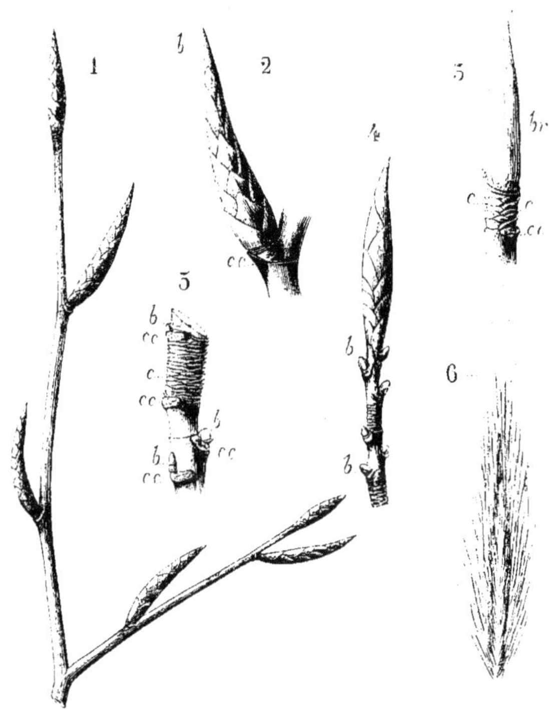

des feuilles ; dans la figure 2, le bourgeon est vu à la loupe ; dans la figure 3. j'ai enlevé toutes les écailles extérieures en ne conservant que les plus internes *b* de la figure 2. On voit en *c* les cicatrices que laissent ces écailles, et en *cc* la cicatrice de la feuille tombée, dans l'aisselle de laquelle était éclos ce bourgeon. La figure 4 montre de grandeur naturelle la disposition des bourgeons *b*, qui hibernent, et dont le développement a été paralysé par celui de la sommité du rameau. La figure 5 montre la même disposition grossie à la loupe; *b* bourgeons hibernants; *cc* cicatrice de la feuille tombée; *c* cicatrices des écailles gemmaires qui sont tombées aussi après l'éclosion des rameaux qu'elles recélaient; ces cicatrices restent empreintes sur le rameau jusqu'à la chute de l'écorce. La figure 6 représente en germe la feuille encore emprisonnée par les écailles du bourgeon 2. Cette feuille, qui acquerra plus tard la forme de celles des fougères, est linéaire, verte et couverte de poils soyeux blancs, qui en cachent aux yeux la structure et la couleur : ces petites feuilles modifient leur forme en grandissant.

Deuxième ordre : Ichneumon.

De même que nous l'avons fait à l'égard des cynips, nous nous arrêterons, au sujet des ichneumons, à deux ou trois exemples qui suffiront pour faire évaluer les circonstances variables de tous les autres; les limites de cet ouvrage, et l'imperfection de la classification actuelle, ne nous permettant pas d'entrer dans de plus amples détails.

Les ichneumons ont en général la tarière oviducte beaucoup plus courte que les cynips : chez certaines espèces même, la tarière, après la ponte, leur rentre tout à fait dans l'abdomen.

916. 1° ICHNEUMONS PUPIPHAGES. La mouche de ces ichneumons se pose sur le corps d'un ver, ou plutôt d'une chenille, et lui insinue ses œufs dans l'intérieur du corps, en lui perforant l'épiderme. Dépositaire de ces œufs parasites, la chenille continue à vivre et à se développer, nourrissant de sa graisse et de ses tissus le ver rongeur qui la mine, sans qu'elle semble s'en douter, et sans qu'on puisse s'en apercevoir. Mais à l'époque de la métamorphose, on est fort étonné de voir sortir de sa dépouille, au lieu d'une chrysalide ou nymphe, un essaim de petites mouches, qui ont subi toutes leurs métamorphoses dans cette prison vivante, dans ce milieu de chairs en mouvement. D'autres fois, et lorsque la mouche a insinué ses œufs dans la chenille, à une époque trop rapprochée de sa métamorphose, la chenille

se change en chrysalide : et les ichneumons, en la dévorant par leurs larves, l'empêchent de ressusciter en papillon. Le 1ᵉʳ juillet 1828, je vis sortir ainsi une multitude de petites mouches de la chrysalide du papillon du peuplier. Elles avaient à peine trois millimètres de la tête à l'anus, les ailes dépassant le corps. Leur couleur était totalement cuivrée, et gorge-de-pigeon : la tête en traversin : l'abdomen ovale lancéolé, aigu par l'anus et par son point d'insertion, ayant sept segments vert bouteille, bordés de jaune, avec une bande jaune longitudinale, qui, de chaque côté, séparait la surface dorsale de la surface ventrale ; les antennes coudées, marquées de treize petites articulations noires sur leur portion supérieure ; yeux latéraux, ovales et violets ; pattes d'un beau jaune, à hanche d'un beau vert : cuisse lisse ; tibia velu ; tarses pentamérés et terminés par une petite pelote visqueuse (566).

917. 2ᵉ Ichneumons aphidivores (855). J'ai rencontré deux espèces d'ichneumons qui se plaisent à confier l'incubation de leurs œufs et la nutrition de leurs larves au corps des pauvres malheureux pucerons. L'histoire de l'une et de l'autre est assez intéressante, sous le rapport qui nous occupe, pour que je la rapporte avec tous ses détails.

Première espèce : ichneumon à coque (*Ichneumon textor. Nob.*). La mouche, pl. 12, fig. 1, ne dépasse pas la longueur ordinaire des plus gros pucerons. L'abdomen, fig. 4, tient au corselet par un pédicule étroit, *a*, qui est composé des trois premiers de ses sept anneaux ; sa surface dorsale, *b*, est d'un beau violet, et sa surface ventrale, *c*, est jaune diaphane ; le corselet et la tête sont d'un violet foncé. Les antennes, fig. 3, sont noires, grêles, moniliformes, velues, à vingt et une articulations. Les pattes, fig. 2, jaunes et velues, se composent d'une grosse hanche *a*, d'une cuisse très-longue *b*, d'un tibia *c*, de la même longueur que la cuisse, et d'un tarse pentaméré *e*, avec une pelote terminale. Les ailes supérieures *a*, fig. 5, lavées de violet et piquetées de petits piquants, offrent une réticulation de dix cellules, dont la dorsale triangulaire à fond noir. Les ailes inférieures, beaucoup plus courtes et plus étroites, fig. 5, *b*, quoique de la même teinte et de la même structure, n'offrent que trois cellules, dont la dorsale noire est en même temps basilaire.

918. On voit, en mai, cette petite mouche voltiger sur les troupeaux de pucerons de la rose, de l'œillet, des pois élamaris, etc.

comme un aigle qui s'apprête à enlever une tête de bétail. Elle s'arrête sur l'un de ces petits insectes, qu'elle juge sans doute du goût de sa larve future, lui implante dans le dos sa tarière oviducte *d*, fig. 4, pl. 12, ce qui est fait en moins d'une seconde; et le puceron, ainsi atteint du trait, semble ne pas s'en apercevoir. D'abord il reste cloué à l'espace qu'il occupe; seulement on le voit enfler de jour en jour, par suite de cette grossesse inoculée; et bientôt il a l'air d'une outre soufflée, pl. 12, fig. 7; seulement on remarque sur son dos la trace tuberculaire de l'inoculation. Si on l'ouvre à cette époque, on y trouve une larve verte, apode, roulée sur elle-même, et qui remplit toute la capacité du corps du puceron, réduit à une simple pellicule vésiculeuse. Avant de se transformer en nymphe, la larve crève la peau du ventre du puceron ainsi ballonné, et vient filer sa coque entre la feuille et le puceron, qui y reste attaché au sommet par le ventre, comme une enseigne, ou plutôt comme un épouvantail ou un moyen de dépister l'ennemi, pl. 12, fig. 8 *a*. En effet, les insectes ichneumons, friands à leur tour de la chair de leur propre race, ne trouvant là qu'un puceron dévoré, ne s'imaginent pas qu'en dessous se soit caché autre chose; on remarque, à la base de la coque, un talus soyeux *b* attaché à la feuille, et qui est le point de départ du travail de la larve. Quand la coque est filée, la larve se change en la nymphe fig. 14, pl. 12, ayant de dix à douze anneaux, et offrant, sur un fond jaune, deux écussons violets latéraux, qui sont les étuis des ailes futures. La fig. 6, pl. 12, représente, sur une feuille d'œillet, la même coque perforée par la mouche qui est provenue de cette larve; il ne reste plus au sommet que des débris des pattes du puceron.

919. Deuxième espèce : ichneumon aphidivore à longues ailes (*Ichneumon macropterus*), pl. 12, fig. 10, 11. La mouche a l'abdomen, fig. 9, plus court que le corselet, et les ailes presque deux fois aussi longues que tout l'insecte. On voit, à côté de la fig. 10, les deux mesures de sa grandeur naturelle, avec et sans ailes. Sans ailes, l'insecte, de la tête à l'anus *a*, ne dépasse pas deux millimètres. La tête et ses antennes, le corselet et l'abdomen sont d'un violet noir : les pattes jaunes, affectant la même conformation que celles de l'espèce précédente. Les ailes piquetées, et lavées de violet par transparence, fig. 10, jettent des irisations gorge-de-pigeon par réflexion, fig. 11; leur réseau cellulaire offre quelques différences

avec l'espèce précédente. J'ai vu sortir cette mouche de tous les pucerons. fig. 15, pl. 12, que j'ai trouvés atteints de bouffissure et immobiles, sur la page inférieure des rosiers et autres arbustes. La larve ne file point de coque à l'extérieur du puceron ; elle subit toutes ses métamorphoses dans l'abdomen de cette pauvre victime ; elle s'y change en nymphe, qui affecte la forme générale de la fig. 13. Je crois avoir remarqué que les pucerons ailés seuls, ce qui est le signe de l'âge le plus avancé de ces insectes, ont le privilége de servir de pâture à la larve de cette forme d'ichneumon. Cette larve ne paraît se développer que dans l'abdomen de sa victime, dont elle respecte le corselet. L'abdomen en devient sphérique et énorme ; c'est un vrai ballon, sur lequel on distingue fort bien la trace des deux rangées jadis latérales des stigmates respiratoires, fig. 15. Dans l'intérieur de ce ballon ventral, on rencontre le paquet de corps violacés de la fig. 12, qui sont les excréments de la larve.

920. La mouche, fig. 10 et 11, serait-elle le mâle de la fig. 1 ? Dans ce cas, il faudrait admettre que la différence des sexes se signalerait déjà chez la larve, par une différence de goûts et d'habitudes ; car la larve de l'une file une coque au dehors du corps du puceron, et la larve de l'autre se contente de tapisser de soie l'intérieur de l'abdomen dont elle a épuisé la substance. Du reste, toutes les différences spécifiques des deux mouches ne résident que dans la forme de l'abdomen, c'est-à-dire que ces deux mouches ne diffèrent entre elles que comme, dans les autres classes d'insectes, le mâle diffère de sa femelle.

921. Synonymie. Leeuwenhoeck a eu l'occasion d'observer à son tour ces pucerons desséchés ; il y a trouvé des larves qui lui ont également donné deux mouches différentes (*) : il a figuré le puceron dévoré et la mouche qui en provient.

Nous croyons pouvoir rapporter à l'ichneumon aphidivore à longues ailes les fig. 5, pl. 46, et 7, pl. 45, tome 5, que Réaumur donne comme celles des ichneumons auteurs des galles du rosier et de la groseille ; mais il nous paraît probable que Réaumur les aura obtenues sortant du corps des larves du *Cynips bedegaris*, qu'elles auront dévoré, comme elles dévorent les pucerons ; les cynips des galles ont toujours une longue tarière anale. Ce qui m'autorise à éta-

____

(*) Épist., 16 août 1695, *Continuatio arcan. nat.*, tom 1, 1722, pag. 10 ; — Épist., oct. 1700, *Continuat. arcan. nat.*, 1719, pag. 174.

blir ce rapprochement, c'est que j'ai eu occasion d'observer des chenilles velues du poirier, que la larve de notre *Ichneumon textor* avait cousues par le ventre à la sommité de sa coque, comme elle l'aurait fait d'un simple puceron ; ce qui prouve que cet ichneumon peut vivre dans le corps d'une foule d'autres insectes, et dans le corps même des espèces de sa race, et c'est pour ne pas être atteinte à son tour par des congénères, qu'elle leur donne le change et se sert du corps de sa victime comme d'un *trompe-l'œil*.

922. INDUCTIONS PATHOLOGIQUES. Le petit nombre de faits que nous venons de rapporter, sur les mœurs et les habitudes des ichneumonides, nous suffiront pour évaluer les caractères pathologiques de tous les effets morbides que le parasitisme de leurs larves est en état de produire. La variété des formes de ces produits n'étant que le résultat des circonstances accidentelles de leur mode de nutrition, les dimensions de ces organes de superfétation ne proviennent que de la durée de ce parasitisme, et du nombre des larves que la ponte de la mouche a pu rassembler dans ce tissu organisé.

Or, il est évident que ces larves, qui se plaisent ainsi à dénaturer les tissus des végétaux et des insectes, pourraient trouver, dans la plupart des organes des animaux supérieurs, les conditions qui conviennent à leur nutrition spéciale. Les tissus charnus de certains enfants, de certaines dames, et même de certains individus lymphatiques et étiolés, présenteraient certainement, au goût de ces vers apodes, les qualités nutritives, la sapidité fade et succulente de la chair des chenilles et des pucerons. Que faut-il pour que cette hypothèse se réalise ? que l'homme, ou tout autre animal endormi, se laisse atteindre et piquer par l'ichneumonide, aussi paisiblement que la chenille et le puceron se prêtent à ce genre d'inoculation ovuligère. Si l'œuf de l'ichneumon est assez bien logé pour que, d'un coup ou d'un seul frottement musculaire, il ne soit pas broyé ou écrasé avant terme, la petite larve qui en éclora, se mettant à l'œuvre, modèlera chaque jour sa demeure, comme un potier tourne et modèle l'argile, créant çà et là, à chaque piqûre, de nouvelles formes et de nouveaux reliefs ; treillageant, pour ainsi dire, les spires créatrices, par des rencontres adultérines, par une incessante promiscuité : tricotant, en un mot, des chairs avec l'aiguille de son suçoir et les fils des diverses paires de spires. Douée de la puissance d'organiser à son profit l'orgie des créations anormales et

bâtardes, cette infiniment petite larve est en état de défier, par l'inépuisable fécondité de ses piqûres, l'inépuisable imagination de la
caricature ; imitant, déformant, tordant, enflant, grimant, ridiculisant
enfin les organes et la physionomie humaine, avec une verve de
conception et une hardiesse d'exécution, dont l'art du dessin, bien
loin de se constituer rival, a de la peine à être copiste. Quand une

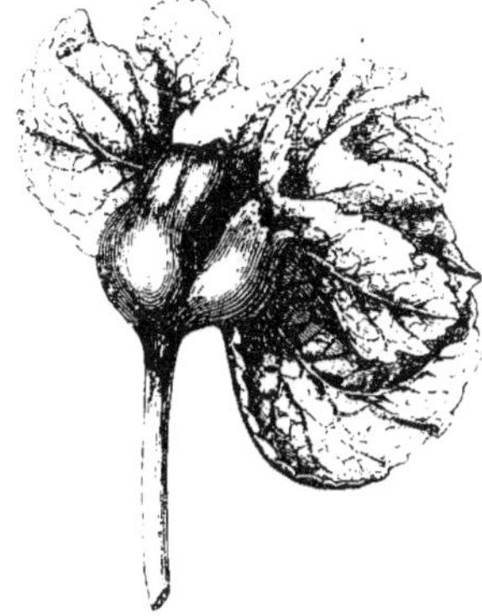

simple larve est dans le cas de réduire
toute une longue branche de tilleul aux
formes et aux dimensions de la figure
sans nom que nous avons déjà donnée,
et que nous reproduisons ici pour faire
parallèle, jugez de ce qu'elle serait en
état de faire, si le hasard de la naissance lui avait fourni pour canevas le
visage, le cou ou le nez d'un homme ?
En bosselant de la sorte, en saillies de
toutes les façons, la surface des organes, ne lui serait-il pas aisé de nous
donner tout autant d'éditions nouvelles des cas divers que nous allons
recueillir dans les fastes de la science, et que nous avons pris soin
de placer graphiquement sous les yeux du lecteur.

925. Voyez ce brave paysan, dont la figure a dû servir de cadre au
travail intime d'une cause morbipare analogue, et dont la physionomie a disparu sous un masque de nouvelles chairs : comptez le

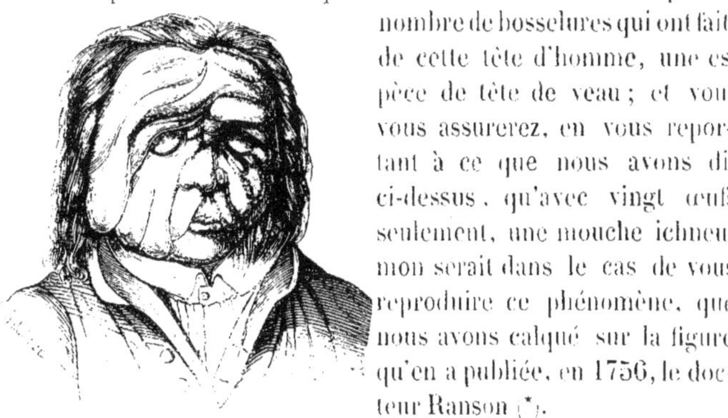

nombre de bosselures qui ont fait,
de cette tête d'homme, une espèce de tête de veau ; et vous
vous assurerez, en vous repor-
tant à ce que nous avons dit
ci-dessus, qu'avec vingt œufs
seulement, une mouche ichneumon serait dans le cas de vous
reproduire ce phénomène, que
nous avons calqué sur la figure
qu'en a publiée, en 1756, le docteur Ranson (*).

924. Alibert (*) nous a donné, de grandeur naturelle, la figure 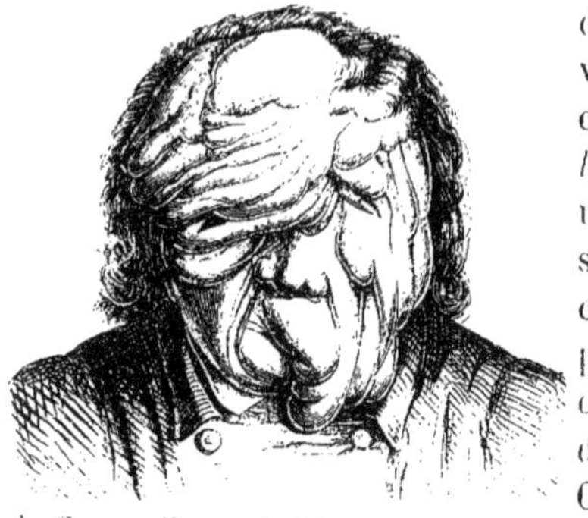 d'un cas semblable; nous l'avons réduite ici : il désigne ce cas sous le nom de *dermatolysis faciei*. Alibert le croyait unique dans les fastes de la science, ignorant sans doute celui que nous venons de rapporter. Cet homme, du nom de J.-B. Lemoine, était né dans un petit village près de Gisors et habitait la commune de Courcelles, où bien des médecins venaient de loin le visiter. A l'époque où ce portrait a été pris, cet homme était âgé de quarante-cinq ans. Avec trente œufs seulement, un ichneumon est dans le cas de déformer, d'une manière aussi hideuse, cette face que la nature avait faite à l'image de Dieu.

925. Nous empruntons au même ouvrage (**) la figure réduite du jardinier Delaître, dit la *Taupe*, sur laquelle le ravage des bosselures n'a endommagé que le front, la racine du nez, l'œil gauche, mais cela par des granulations violettes, d'une variété de formes et d'un nombre incalculable. Nos troncs d'arbres ont des bosses et des xy-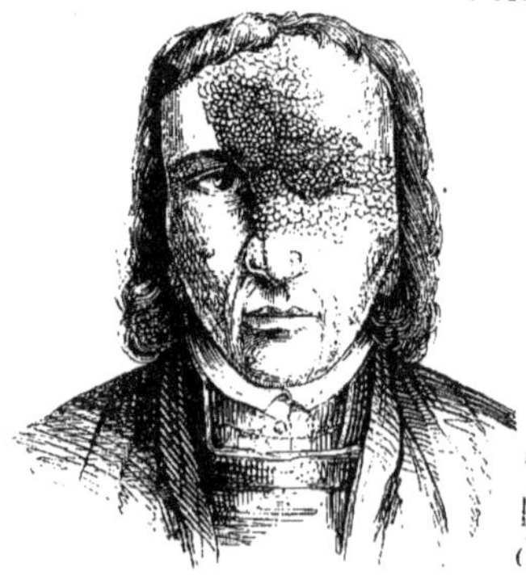loma (769) qui sont moins travaillées que ce sarcome, dont la coloration violette a envahi même tout le côté gauche du front. Cette difformité était un vice de naissance, que la mère attribuait à l'effroi que lui avait causé la vue d'une *taupe morte*, qu'on lui avait montrée, dans le commencement de sa grossesse. Nous croyons peu à la puissance organogénique d'une idée ; et nous sommes porté à ne voir, dans cet effet morbide, que le résultat d'un parasitisme qui aura atteint le fœtus à travers les membranes du chorion et de l'amnios (***).

(*) *Monog. des Dermatoses*, par Alibert, in-4°, 1832, pag. 796.

(**) Alibert, *Dermatoses*, pag. 805.

(***) J'ai rencontré souvent des incommodités analogues, et M. Vallot, Dr méd. de Dijon,

926. Transportez le théâtre de ces ravages sur le fanon et sur la

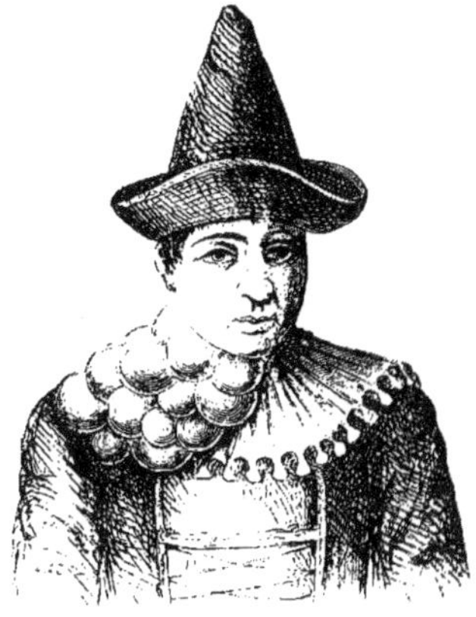

peau du cou, n'aurez-vous pas bientôt les mille et une modifications du goître, depuis la forme en grappes d'hydatides, qui est la plus fréquente chez la race des Tyroliens qui portent le costume de la figure ci-jointe, jusqu'à cette forme en longue mamelle de chèvre, qui est si commune chez une autre race des montagnards de la même chaine des Alpes rhétiques, qui porte le costume de la figure placée ci-dessous (*) ?

927. Je ne saurais mieux rapporter qu'aux larves d'ichneumon ce

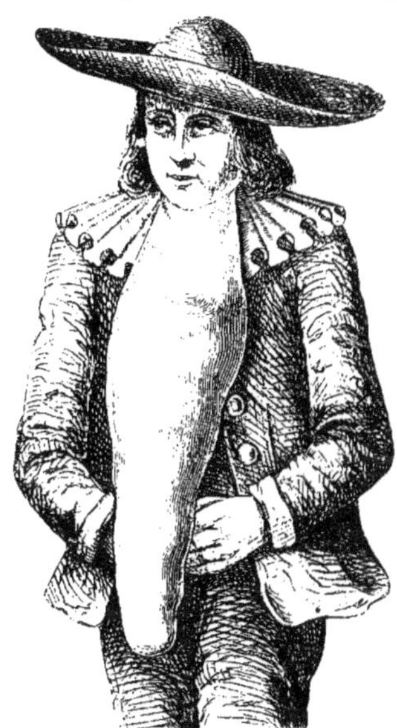

que dit Redi (**) d'une vieille femelle d'aigle qui avait les doigts et le tarse du pied droit prodigieusement grossis, et couverts de tubercules gros et saillants. Elle mourut soit de ce mal, soit de vieillesse ; et en observant ce pied tuméfié, Redi reconnut que tous les tubercules renfermaient des petits vers imperceptibles jaunes ; les os en paraissaient criblés et vermoulus.

928. Sans aucun doute, si, dans le fait qui va suivre, on avait procédé avec cet esprit d'observation qui distinguait Redi, on n'aurait pas manqué de rencontrer les mêmes auteurs d'analogues produits morbides. Dans une lettre adressée au

nous écrit que, dans cette ville, il existe un individu dont la figure présente une disposition analogue à celle du jardinier Delaître, et qu'on nomme la *joue rouge*.

(*) Nous empruntons ces deux figures à Daniell, traducteur latin de *la Nosol. méthod.* de Sauvages, édit. de 1765.

(**) *Degli animali viv. negli anim. viv.*

Journal des Savants (*) Leibnitz donne la description et la figure

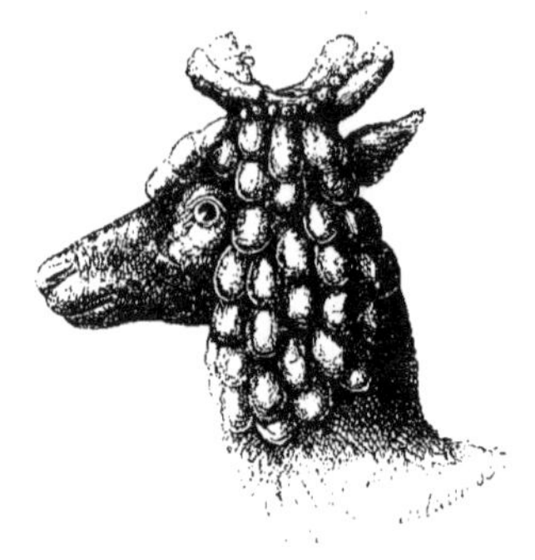

d'un chevreuil assez singulièrement coiffé. Ce chevreuil fut pris auprès de Dassan, dans le pays d'Anhalt, par un sieur Winckel, qui le fit nourrir dans ses terres. Ce animal n'offrait d'abord rien d'extraordinaire ; seulement on fut obligé de l'attacher, parce qu'il se ruait sur les passants ; et ce fut dès ce moment qu'on vit naître sur sa tête cette singulière coiffure de pendeloques ; nous donnons ici le calque de la figure que Leibnitz a jointe à sa lettre.

Mais ce fait n'est pas un phénomène unique dans la classe des quadrupèdes. En effet, Wolfang Christian, médecin ordinaire du roi de Prusse (**), après avoir rapporté que le goître est endémique dans quelques districts de l'Helvétie, surtout dans le Valais, où le proverbe dit qu'un Valaisan sans goître se croit un homme sans membres, ajoute : « Ce qu'il y a de remarquable, c'est que les chiens y sont sujets au goître comme les hommes. » Or, plus haut le même auteur parle d'une autre maladie également endémique qui s'attache aux doigts des mains et des pieds des enfants, surtout de ceux qui jouent sur le sable, laquelle, dit-il, a le plus grand rapport avec les effets produits dans l'Inde par le dragonneau et en Amérique par la chique. On appelle vulgairement cette maladie *la bête*. Il est évident que si la bête se niche dans les ganglions du cou, au lieu de le faire dans les articulations des doigts, elle deviendra la cause de désordres d'un autre caractère et d'un autre genre de développement.

929. Je ne grossirai pas la liste de ces jeux de la nature ; ils sont aussi peu faciles à compter que les formes des feuilles et que celles des sables de la mer ; quand une modification dépend du caprice et d'un simple mouvement d'un tout petit insecte, l'imagination se perd dans

(*) *Journal des Savants*, lundi 5 juillet 1677.
(**) *Ephem. cur. nat.*, cent 5 et 6, append., pag. 118, ann. 1717.

le possible de semblables créations. Sous la trompe magique de cette toute petite larve, cette jambe peut devenir un tronc noueux, où toute la longueur du pied disparait dans le diamètre du mollet ; ce *scrotum* peut s'enfler comme une outre, en sorte que le pauvre nègre semble monté à cheval sur un pénis colossal ; cette mamelle pourra, en s'allongeant, être rejetée par-dessus les épaules comme le bout d'une pelisse, etc., etc. Esprit follet et invisible qui se glisse dans les chairs de notre corps, pour en détruire l'harmonie et la symétrie, pour en altérer la beauté, pour en humilier de mille façons l'orgueil et la superbe, pour transformer le roi Nabuchodonosor en animal sauvage, et le faire descendre du trône, comme ayant dégénéré après coup.

Remarquez, en effet, qu'en général ces malheurs, ces dégradations physiques ne surviennent qu'aux gens de la campagne, et épargnent l'habitant des villes, lequel, dans le fond de ses appartements, est moins exposé à la rencontre de ces milliers d'insectes qui s'abattent dans les bois et les prés, pour inoculer leurs œufs dans les tissus propices. Remarquez que le goitre n'est presque jamais l'apanage que des habitants des pays froids, là où les larves en plein air sont rares, et où les ichneumons, manquant de tels sujets, sont bien forcés de se rejeter sur des anomalies, en vertu de la loi qui les pousse, ainsi que tous les autres êtres de la création, à croître et à multiplier.

J'ajouterai enfin, comme dernière induction, que chez les animaux supérieurs, l'œuvre de déformation de la larve doit survivre à la sortie de l'insecte, et qu'elle doit même se développer avec des dimensions plus considérables, à cause que ces excroissances superficielles sont alors alimentées par la vie générale qui n'a pas trop à en souffrir ; tandis qu'un pareil parasitisme absorbe tout à coup toute la vitalité d'un puceron ou d'une chenille, tarissant jusque dans sa source le torrent de la circulation, sans laquelle il n'y a pas de développement possible. Le développement de ces carnosités sera donc dans le cas de continuer, alors que leur artisan aura émigré de ces organes ; car la loi qui préside aux développements organisés ne gît que dans une impulsion qui féconde, et dans la vitalité qui nourrit. Le mâle, d'où émane l'impulsion créatrice, ne s'incruste pas à la femelle, pour que son œuvre ait la puissance de se développer ; ici l'appareil buccal de la larve fait l'office de mâle ; l'organe femelle, c'est la chair de sa victime ; la larve a beau s'en échapper plus tard, son œuvre n'en sortira pas moins son plein et indéfini effet.

Poursuivons cette voie d'analogies. Le développement de l'œuf d'un puceron, avons-nous déjà dit (760), transforme un rameau de sapin en un cône, absolument semblable au cône émané de l'imprégnation du pollen. L'œuf d'un autre puceron (758) fait naître, sur le pétiole ou la feuille des peupliers, une galle qui a tous les caractères extérieurs d'un fruit. Nous venons de voir que la larve des cynips détermine les mêmes phénomènes sur le tilleul (911), et avec un art tel, qu'on prendrait souvent ces galles pour de petites pommes ; de même le cynips du hêtre crée, sur les feuilles du hêtre, une coque absolument semblable, sauf les dimensions, à celle d'une noisette. La présence et le développement d'un œuf parasite et de sa larve impriment donc, à la cellule qui lui sert de matrice, la même tendance au développement que la présence et le développement de l'œuf légitime. Car, à peine, chez les mammifères, l'œuf est-il descendu de l'ovaire dans l'utérus, et s'est-il implanté en parasite sur les parois de ce dernier organe, qu'il le façonne, pour ainsi dire, chaque jour par sa succion. L'utérus grossit de plus en plus sous l'influence de ce parasitisme qu'il alimente ; l'utérus dans ce cas est un cancer dont l'artisan est son ovule ; ses parois épaississent et se feutrent d'un inextricable réseau de vaisseaux ; il acquiert un diamètre dix fois plus grand que le diamètre normal, jusqu'à ce qu'enfin le fœtus se sente apte à recevoir le bienfait de l'air et de la lumière, et qu'il brise les portes du berceau qui ne serait plus pour lui désormais qu'une tombe. Dès ce moment, l'utérus, débarrassé du parasite qui le fécondait, reprend peu à peu son volume primitif, jusqu'à ce que l'approche du mâle vienne l'enrichir d'un parasite nouveau. Comment ce parasite fécondait-il ainsi les parois de sa vésicule nourricière? n'est-ce pas par le mécanisme de la simple succion ? Les larves qui se nourrissent au moyen de suçoirs sont des larves créatrices de tissus : celles qui rongent et mastiquent ne sont que destructrices. Ainsi tout tissu se développe en nourrissant ; toute cellule grandit en devenant mère ou nourrice ; l'ovule qu'elle couve l'engraisse et la féconde à son tour. Tout développement part donc du centre à la circonférence, et émane de l'emboîtement dernier en date et infiniment petit, qui anime de son aspiration créatrice les cellules qui l'enveloppent, qui l'engendrent et l'allaitent, qui l'imprègnent de leur amour, le cou-

vent de leur tendresse, le nourrissent de leur sang. et enfin qui s'é-
macient ou se flétrissent pour lui céder leur place au soleil (*).

TROISIÈME ORDRE : les Tenthrèdes (*Tenthredo*).

950. La larve des tenthrèdes se rapproche de celle des coléoptères
et des papillons. par les pattes de ses anneaux et la conformation de
l'appareil buccal. Aussi n'est-ce pas une larve créatrice de tissus:
elle s'en nourrit en les rongeant, et non en les suçant: elle procède
par des solutions de continuité, et non par des piqûres ; ses œuvres
sont des pertes de substance, et non des déviations du développement. Les véritables tenthrèdes, à l'état de mouches, ont une tarière
ovuligère, dentée en scie des deux côtés, avec laquelle elles perforent.
en sciant, l'écorce tendre des jeunes rameaux d'arbres et d'arbustes,
pour y déposer leurs œufs. La tenthrède du rosier pond de cette manière par plusieurs étages, dans chacun desquels elle dépose un
œuf; la larve qui en éclôt se creuse une cellule dans le plan hori-
zontal de la tige, en sorte que, lorsqu'on fend longitudinalement une
pareille tige. on la dirait divisée en tout autant d'alvéoles que la tenthrède y a laissé de larves.

951. On trouve sur le rosier une autre larve de tenthrède qui
ronge la moelle de la tige, se fait un terrier du canal médullaire, et.
s'avançant de haut en bas, finit peu à peu par frapper de mort la plus
longue tige. J'ai rencontré la même larve sur tout un arpent de vignes, entre lesquelles se trouvaient des rangées de rosiers ; sur des
groseilliers à grappes et même sur des pommiers. Cette larve passe
l'hiver dans son gîte ; elle atteint plus d'un centimètre de long ; elle
est verte et marquée de deux raies longitudinales jaunes, couverte
enfin d'un fort léger duvet ; on la prendrait pour le jeune âge de la
chenille du chou. Lorsque la mouche dépose son œuf à l'extrémité
des jeunes rameaux de pommier et de poirier, les feuilles de la sommité tombent ; le bout du rameau noircit comme par l'engelivure ;
il reste pointu comme un piquant ; mais on voit la couleur noire de
l'escarre descendre peu à peu, à mesure que la larve fait des progrès dans le bas de la moelle ; les feuilles inférieures tombent suc-

(*) *Voyez* de plus ce que nous avons exposé dans le *Nouveau Système de chimie organique*, tom. 2. pag. 575. éd. de 1838, sur l'analogie de l'ovule des végétaux et de l'œuf des
animaux.

cessivement, une à une, et le rameau est bientôt flétri. La taille et l'épamprage préservent la vigne de cette moucheture, mais la larve n'y arrive pas moins pour cela du voisinage : elle s'y insinue par la cicatrice, et l'on en reconnaît la présence au canal qu'elle s'y est creusé. En un mot, dès que, sur une tige encore jeune, vous voyez, dans une certaine étendue, l'écorce perdre sa couleur herbacée, devenir lépreuse, granulée, plissée, crevassée, et s'exfolier par petites pellicules, soyez sûr que sous ce symptôme morbide se cache la larve qui en est l'auteur. Depuis que nous avons donné l'éveil à ce sujet, une foule de vignerons, ainsi que nous l'écrit M. Vallot de Dijon, ont retrouvé cette tenthrède sur leurs vignes. Les miennes en ont été débarrassées, après qu'en automne 1845, j'en eus arraché mon rosier *cuisse-de-nymphe* : cependant en mars 1846 elles m'ont offert encore un ou deux de ces vers.

Mais pour que les poiriers, rosiers et vignes s'attirent ainsi la préférence de la tenthrède, il faut que ces arbustes croissent dans un terrain sec, pauvre et peu profond ; il faut qu'ils soient mortifiés par le jeûne, pour que leurs tissus conviennent à la nutrition de la larve : une végétation luxuriante est un poison que sa mère reconnaît à l'odorat et dont elle la préserve : il y a toujours dans le sujet une prédisposition qui appelle et attire le parasite. La salade, le chou, les chardons, qui conviennent à l'alimentation de l'homme, ce parasite à son tour sur une grande échelle, ne sont pas des plantes *porte-graines* et dans la force de leur végétation ; ce sont des individus voués, par les artifices de la culture, à une superfétation maladive, à un étiolement qui paralyse leur fécondité : ce sont les chapons du règne végétal, que nous engraissons par leur stérilité même.

952. Les groseilliers sont exposés aux ravages d'une autre espèce de tenthrède, qui multiplie avec une incroyable fécondité. J'ai vu, en mai 1845, une trentaine de groseilliers à maquereau (*Ribes grossularia* L.), sur lesquels ces chenilles n'avaient pas laissé une seule feuille. Elles n'en avaient respecté que le pétiole et quelques nervures ; le pauvre fruit, isolé sur la branche, se flétrit avant d'arriver à la maturité : elles passaient d'un groseillier à l'autre, à mesure qu'elles avaient ainsi dépouillé le précédent. En juillet suivant, nouvelle invasion de ces fausses chenilles sur les groseilliers à maquereau ou à grappes qui avaient été épargnés en mai. Leur tête est jaune clair comme l'anus ; elles ont trois paires de pattes noires et cornées, et

cinq paires de pattes membraneuses, en tout seize pattes ; elles ont sur les côtés une bande jaune, mais le reste du corps est vert. Chaque anneau présente trois rangées transversales de points noirs, au nombre de quatre sur la première rangée, six sur la deuxième, et de huit sur la troisième, avec un point surnuméraire de chaque côté, entre la deuxième et troisième rangées.

Ces chenilles vont filer leurs coques dans la terre ; quand on les enferme dans un bocal avec des feuilles, elles filent entre deux feuilles, qu'elles agglutinent ainsi au moyen d'une coque noire, luisante comme de la poix, ovale, mais aplatie nécessairement par les deux faces. J'en ai obtenu de la sorte le 30 mai ; et le 10 juin j'ai retrouvé mes tenthrèdes écloses. Elles ont l'abdomen tout jaune, la tête et le corselet noirs et les ailes brunes. Les tarses sont de couleur marron. Leur longueur est de huit millimètres de la tête à l'anus. Les antennes, de sept millimètres de long, ont neuf articles, dont les deux premiers, aussi longs que larges, ont l'air de deux godets, et les sept autres cylindriques, allongés, égaux entre eux. Les ailes, à réseau en relief, sont chatoyantes et gorge-de-pigeon. Ces tenthrèdes étaient d'une agilité qui dénotait une envie de pondre égale au moins à l'envie de dévorer qui distingue leur chenille. Elles se rapprochent de la *Tenthredo rufiventris* de Fab., et de la *Dolerus abdominalis* de Lepelletier Saint-Fargeau ; on pourrait les désigner sous le nom de *Tenthredo grossulariæ*.

CINQUIÈME GROUPE D'INSECTES BROYEURS MORBIPARES : Lépidoptères ou Papillons.

935. Les lépidoptères, sous le rapport qui nous occupe, tiennent de près aux ichneumonidaires, en ce que l'insecte parfait, papillon, est aussi inoffensif pour l'homme et les animaux que pour les plantes, tandis que sa larve, ou chenille, est également funeste aux deux règnes, et ne cesse d'être un instrument de destruction ou une cause occulte de bien des formes de maladies. Sous le rapport de l'histoire naturelle pure, leur place devrait être à côté des diptères, à cause de la conformation de l'appareil buccal, bien différent chez le papillon que chez la chenille. Le papillon ne vit que pour s'accoupler, pondre et mourir ; aussi la dépense qu'il fait pour sa nourriture n'est pas lourde ; il ne se nourrit presque que pour se rafraîchir. On le voit déroulant péniblement sa longue trompe hors de son double étui,

effleurer à peine du bout le fond des corolles, y prendre une imperceptible gorgée de sucs mielleux, comme par mode de passe-temps, et en attendant une bonne fortune. La fleur qu'il a sucée n'en est certes pas plus malade pour cela. Mais cet insecte n'était pas aussi inoffensif avant sa métamorphose et sa résurrection ; malheur à la plante sur laquelle il dépose le millier d'œufs qu'il est en état de pondre : les sauterelles de la Libye ne fauchent pas les herbes plus promptement que les chenilles ne dépouillent un végétal de ses feuilles, ou qu'elles n'épuisent un tronc d'arbres de ses sucs.

954. Les chenilles ont deux fortes mâchoires, et au-dessous de l'orifice buccal un petit trou, qui est la filière de leur soie. Leurs anneaux sont au nombre de douze à treize ; mais, et c'est ce qui les distingue des larves ou vers de coléoptères, tous ces anneaux ne sont pas armés de pattes : il y en a au moins quatre qui en manquent ; trois paires de pattes écailleuses pour les trois premiers anneaux, une paire de pattes membraneuses pour le dernier, c'est ce qu'on retrouve chez toutes les espèces : mais les paires intermédiaires sont au nombre de trois chez certaines espèces, de deux chez certaines autres, et d'une seule chez les chenilles dites arpenteuses. Les œufs de chenilles résistent à l'abaissement de température le plus fort dont nous soyons témoins dans nos climats.

955. Nous diviserons ce groupe en deux sections : les chenilles herbivores et les chenilles carnivores.

A. Chenilles herbivores.

956. Les chenilles herbivores, ou plutôt phytophages, peuvent, à leur tour, se diviser en trois catégories fort distinctes, par leurs habitudes et la nature de leurs ravages : 1° les chenilles qui rongent à ciel ouvert les feuilles et les tiges vertes, ou bien les racines sous la terre (chenilles phytophages) ; 2° les chenilles qui creusent le parenchyme des feuilles et se traînent sous leur épiderme (chenilles phyllophages) ; 3° les chenilles qui minent les écorces des arbres, en creusant entre l'écorce et l'aubier, ou bien en pénétrant jusqu'au cœur de l'arbre (chenilles xylophages). C'est à ces deux dernières catégories que s'applique plus spécialement la dénomination de chenilles morbipares : les autres sont trop évidemment ravageuses pour

qu'on puisse se méprendre sur la cause des effets morbides qu'elles produisent, et les attribuer à une entité nosologique.

937. 1° Chenilles phytophages, qui rongent les feuilles, tiges, racines, en procédant à l'extérieur. Les papillons de ces chenilles déposent leurs œufs sur la plante même que la chenille affectionne, tantôt isolément, tantôt agglomérés dans un feutre qui leur sert de placenta, tantôt côte à côte les uns des autres, ou disposés en spirales serrées autour d'une jeune tige; enfin toujours, et dans tous les cas, ils les collent sur une surface organisée qui puisse suffire à leur incubation (577). A peine sortie de son œuf, la jeune chenille se met à ronger la feuille ou la racine, et on ne tarde pas à avoir des traces de son œuvre destructrice dans les échancrures du tissu végétal. Quand c'est à la feuille que ces chenilles s'attaquent, on les voit se placer à cheval sur les bords du limbe, et les échancrer par le jeu de leurs mâchoires, qui agissent dans une direction perpendiculaire aux deux pages. Le mouvement de la tête, qui pivote sur les premiers anneaux, fait que l'échancrure est toujours taillée sur le même patron, dans ses diverses courbures. En général, les chenilles des papillons diurnes mangent le jour et se reposent la nuit, c'est le contraire des chenilles des papillons nocturnes; celles-ci mangent la nuit et se reposent le jour, quand leur habitation est exposée aux rayons de la lumière solaire, à moins qu'on ne leur administre dans l'obscurité la feuille qu'elles affectionnent. Après chaque repas, elles font une assez longue sieste; en sorte qu'on peut dire que le végétal qui en est rongé doit éprouver, par suite de leur invasion, des fièvres intermittentes de diverses périodes, selon l'espèce de chenilles et selon les variations météorologiques, chaque accès correspondant à un redoublement d'appétit de la part de l'insecte.

938. Parmi les nocturnes, nous citerons succinctement :

Le ver à soie (chenille du *Bombyx mori*) dont le papillon ne pond bien ses œufs que dans l'obscurité d'un tiroir ou d'une armoire, sur du papier, mais surtout sur du drap de laine de couleur foncée. La chenille, dans nos climats, ne prospère bien que dans des lieux garantis du vent et des trop brusques variations de la température, ainsi que de la lumière directe du soleil; elle mue quatre fois pendant sa vie de larve, et chaque mue est précédée d'un engourdissement qui a l'air d'un sommeil. Ses repas quotidiens sont aussi bien réglés que ses mues. On l'élève pour le cocon qu'elle file, et c'est ce qui fait que ses habitudes sont si bien connues, qu'elles peuvent nous servir de point de départ pour en déduire, par analogie, les habitudes de ses congénères. Ces chenilles préfèrent la feuille du mûrier ; mais, dans le cas de nécessité, elles savent se contenter de feuilles de scorsonère, d'aubépine, etc. ;

La chenille du grand paon (*Bombyx pavonia*), si grande, si remarquable par les belles étoiles bleues qui hérissent ses anneaux d'un vert émeraude. On la rencontre endormie le jour sur les poiriers, les haies d'aubépine, les arbres fruitiers où elle file, à la fin de sa vie, de grandes coques d'une bourre grossière, dure et brune :

La chenille processionnaire (*Bombyx processionaria*), qui file sur le chêne de longues toiles cloisonnées par des rues et carrefours de gaze, où elle vient dormir et se réfugier en longues files de concitoyens. Les poils qu'elle dépose sur ses toiles, en se changeant en chrysalide, sont funestes aux jardiniers qui émondent les arbres ; car ils s'implantent sur la peau, et y produisent des affections érésipélateuses, ou au moins des démangeaisons pires que celles de la gale et du *prurigo* ;

Les chenilles arpenteuses (*phalæna*), que l'on trouve tordues en zigzag et la tête haute, comme à genoux, pendant leur sommeil de jour, sur nos branches d'arbres, dont elles ont l'air d'être un rameau tourmenté par la taille et la serpette ;

Les chenilles des noctuelles (*noctua*), qui vivent sur le frêne, le peuplier, l'osier, et donnent un papillon à ailes blanches et farineuses, avec une ou deux cocardes de diverses couleurs.

Parmi les diurnes :

Toutes les chenilles du genre papillon (*papilio*), depuis la chenille verte du chou (*Papilio rapæ*) jusqu'à celles des papillons plus poétiques que Linné avait divisés en deux classes homériques, les grecs et les troyens ; toutes chenilles voraces qui ne vivent pas de peu, surtout quand elles vivent en société, et sont le fléau de nos arbres fruitiers ainsi que de nos potagers.

Enfin il est une autre classe de chenilles qui tiennent le milieu entre les nocturnes et les diurnes, qui évitent également et la trop grande lumière et la trop grande obscurité : elles s'éveillent alors qu'il ne fait plus jour et qu'il n'est pas encore nuit ; elles ne donnent la fièvre au végétal qu'au crépuscule ; ce sont entre autres les chenilles crépusculaires des *sphinx*, qui sont des papillons crépusculaires.

939. 2° Chenilles phyllophages, ou qui vivent plus spécialement et même exclusivement de feuilles ou de fruits charnus, se creusant un terrier sous l'épiderme ou dans l'intérieur de la chair des fruits. Ces chenilles sont en quelque sorte nocturnes, en ce qu'elles s'abritent du soleil, sous la tente de l'épiderme desséché ou dans les profondeurs de la drupe. Les premières rongent le parenchyme, à la manière des larves mineuses de mouches 851 , mais elles soulèvent l'épiderme en larges vésicules et sans tracer de terriers étroits ; la plupart vivent en société dans cette mine qu'elles exploitent de compagnie.

940. Dès les premiers jours de l'été, on remarque que certaines feuilles du lilas, du troëne, du baguenaudier, se tachent de jaune sur le bord ou à l'extrémité ; de jour en jour la tache s'étend, l'épiderme se gaufre et se détache du parenchyme, la feuille paraît atteinte d'érésipèle. Déchirez cet épiderme frappé de mort, et vous trouverez en dessous la cause animée de cette maladie, dans une toute petite chenille qui se repait du parenchyme et s'abrite de l'épiderme décollé ; c'est la chenille d'une fort petite pyrale, laquelle, le soir, vient déposer ses œufs blancs, côte à côte les uns des autres, sur les bords de la feuille.

941. Une autre espèce se fait, avec sa soie, un cornet des feuilles du lilas, pour en ronger le parenchyme, à l'abri des feux du jour, de l'éclat de la lumière et de l'œil des oiseaux ses ennemis. Pour cela elle applique l'extrémité d'un premier fil sur l'un des lobes de la feuille, et puis va implanter l'autre extrémité, pendant que le fil est encore mou et glutineux, sur l'autre lobe ; le retrait de la soie rapproche d'autant ces deux lobes ; au second fil, nouveau retrait et nouveau rapprochement ; de fil en fil elle parvient à faire toucher les deux bords de la feuille et elle en fait un cornet. Quand elle a épuisé le parenchyme de la page supérieure, elle se met à en coudre un autre autour de l'ancienne par le même procédé, et s'enveloppe ainsi dans ses provisions de bouche. C'est une petite chenille de douze à quatorze millimètres de long, d'un fond violet lisse, à trois paires de pattes intermédiaires, ce qui lui fait quatorze pattes en tout ; les anneaux portent une rangée de fort petits piquants qui partent d'un tubercule ; la tête est noire, et, sur le deuxième anneau, elle porte

une plaque noire, bilobée en arrière. Sa nymphe s'attache par l'extrémité à la surface d'une feuille ; elle est d'un rouge brique. La pyrale qui en naît a les ailes en chape, pointillées d'or sur un fond d'argent.

Presque aussitôt après la cessation des pluies qui eut lieu le 20 juillet 1844, tous nos lilas ont été attaqués par les deux pyrales dont nous venons de parler, et en deux jours de sécheresse, on aurait dit que les arbres avaient été arrosés avec de l'urine ; ils n'avaient pas une seule feuille qui n'eût l'air d'avoir été brûlée. Les branches inférieures du frêne offraient le même aspect provenant de la même cause. On trouvait quelquefois jusqu'à quatre chenilles vivant de compagnie dans le cornet de la même feuille, tant la feuille commençait à leur manquer.

942. D'autres chenilles de pyrales vivent dans les pommes, les prunes, les poires, les noisettes, et s'y pratiquent, en les rongeant, des galeries salies par les crottes qu'elles laissent en arrière, en avançant ; elles y occasionnent une carie qui exerce son influence morbide tout autour du foyer du mal, en sorte que la chair voisine s'ossifie, se granule, perd sa saveur et sa consistance. La présence de la chenille déforme tout ce qu'elle ne ronge pas ; on en reconnaît la présence à l'extérieur, par la fistule dont elle a laissé la trace béante.

Quand la pyrale éclôt après la saison du fruit, elle ne laisse pas que de trouver subsistance, en s'attachant à ce qui ressemble le plus au fruit, au bourgeon de l'arbre qu'elle affectionne. Mais à la suite de son travail de nutrition, le bourgeon se développe avec certains caractères qui le rapprochent du fruit. L'érosion de la pyrale produit une transformation analogue à celle qu'occasionne la présence des pucerons des conifères (760). Ainsi, vers le premier printemps, on voit souvent les bourgeons du noisetier des jardins prendre un développement et une forme insolites ; ils acquièrent presque le volume d'une noisette, avec la forme d'une jeune figue. Les écailles qui les composent sont imbriquées, comme celles de jeunes cônes de certains chatons ; elles sont épaisses ainsi que les feuilles rudimentaires qu'elles recouvrent ; chacune de ces petites feuilles a sa surface interne tapissée de la même bourre rougeâtre qui tapisse la paroi de la noisette non encore mûre, en sorte qu'à la simple vue chaque foliole a l'air d'un fragment de la coque de la noisette. La larve, qui ne dépasse pas sept millimètres de long, est apode, terminée en cône par les deux bouts; elle a la tête noire, et un large écusson noir sur le premier anneau; l'anus est noir, le reste du corps blanc transparent, et lavé d'un peu de jaune chez les plus petits. Elle se tient au centre du bourgeon où elle se creuse un gîte comme dans la noisette, pour se défendre du froid qui l'engourdit, dès qu'on ouvre le bourgeon. Au mois de février 1844 j'ai rencontré, vivant en compagnie avec ces larves, des acares analogues à celui des fig. 9 et 10, pl. 4 de cet ouvrage.

Chose bien digne d'une sérieuse attention de la part du physiologiste, que la simple succion d'un parasite puisse imprimer au bourgeon de la plante les caractères que la fécondation communique au bourgeon de la fleur, ceux du fruit!

943. La pyrale de la vigne dépose en automne ses œufs blancs et très-allongés, presque cylindriques, sur les ceps, très-près d'un bois de l'année; au mois de mai, la chenille qui en sort, en perforant le sommet, se jette d'abord sur les bourgeons qui s'épanouissent, et puis sur les grappes naissantes qu'elle égrène en peu de temps; elle se change en chrysalide sur la fin de la saison avancée, et passe quelquefois l'hiver sous cette forme, pour subir sa métamorphose à l'époque de la pousse de la vigne et pondre alors ses œufs (*).

944. 3° Chenilles xylophages. Lorsque vous voyez un orme, un marronnier, une aubépine, etc., qui se déchausse et se ronge sur son écorce et même à fleur de terre, par une ulcération qui détache l'écorce de l'aubier, laquelle s'enlève par plaques feston-

(*) Sur les ravages de la pyrale de la vigne, voyez *Ephem. cur. nat.*, *append.*, cent. 7 et 8, pag. 8. *Constitutio epidemica Hungariæ inferioris*, ann. 1715 : — Aldrovande, lib. 4, insect., c 1 : — Johnston, lib. 5, II. X. p. 86; — Columelle, *de Arboribus*, c. 15 : — Théophraste, etc. —On sait à combien peu de choses se sont réduites les investigations officielles sur la pyrale, confiées dans ces derniers temps à feu Audouin, membre de l'Institut, et professeur d'entomologie au Jardin des Plantes. La montagne académique en travail a enfanté quelques pages imprimées avec luxe et distribuées gratis. Comme exemple de la manière dont le délégué, assisté de M. Payen, procédait à sa haute mission scientifique, nous dirons qu'un jour, en dînant chez l'autorité locale d'Argenteuil, et entre la poire et le fromage, ce bon M. Audouin, tout en se frappant le front, s'étant écrié : *Je donne cinq francs à celui qui m'apportera la pyrale accouplée*, les paysans se mirent aussitôt à la recherche, et il arriva tant de ces *spécimens* d'accouplements, que les émoluments et subventions de M. Audouin n'auraient pu suffire à tenir le pari, s'il n'avait jugé plus prudent de filer par une porte de derrière, sans attendre le café. Le grand naturaliste buvait ; le paysan observait, et celui-ci en fut quitte pour les frais de sa course ; il fut puni d'avoir trop vite résolu le problème qui embarrassait le savant.

nées et laisse voir au-dessous une plaie, soit sèche, soit baveuse ; si vous en faites l'autopsie sur le vivant, et à coups de hache, vous ne manquerez pas de reconnaître que ces ravages profonds sont l'œuvre d'une énorme chenille lisse, rougeâtre, qui a l'air d'un ver de grand coléoptère. Cette larve ronge l'aubier au-dessous de l'écorce, se creuse, en montant, des galeries en vermiculation, frappe de mort l'écorce qu'elle laboure, le liber qu'elle détruit, le développement en diamètre dont elle épuise les produits ; le mal gagne l'arbre par les pieds, et lui remonte au cœur, dès que l'insecte ne trouve plus dans l'aubier les sucs qui lui conviennent ; l'arbre languit et ne profite guère : il arrive une année où il s'arrête, après avoir donné, par ses premiers bourgeons, quelques signes équivoques de végétation. J'ai eu cette année (1842), dans mon jardin, un orme qui m'a permis d'étudier l'étendue de ces ravages ; cet arbre avait à peu près vingt ans. Au commencement du printemps, m'étant aperçu de la maladie, je l'écorçai au pied, jusqu'à la hauteur de soixante centimètres, et je rencontrai là jusqu'à deux cents de ces chenilles que j'écrasai : mais je m'assurai que le travail de ces parasites ne s'arrêtait pas à la superficie de l'aubier. En effet, quoique l'écorce fût verte au-dessus de cette large perte de substance, l'arbre ne donna pas le moindre signe de vie pendant tout l'été ; ses bourgeons se contentèrent de gonfler un peu. Au reste, les chenilles devaient avoir eu pour complices de leur travail désorganisateur les larves de la callidie sanguine (*Cerambix sanguineus* Lin.) ; car, dès les premiers jours d'avril, il descendit une procession innombrable de ces coléoptères du sommet à la racine, et en deux jours ils avaient tous disparu. Au commencement de l'hiver j'ai abattu l'arbre pour en étudier les ravages ; je l'ai scié de place en place, et j'ai poursuivi les terriers de la chenille depuis la racine jusqu'à la couronne, à travers l'aubier et le cœur du bois ; quant aux rameaux, à chaque embranchement on remarquait une grosse nodosité d'ancienne date, qui portait les traces de plus d'une érosion. La carie à laquelle avait succombé cet arbre était donc l'ouvrage au moins d'une chenille, qui est la chenille du *Bombyx cossus*, le fléau des ormes et des marronniers de nos promenades. Les jardiniers l'appellent la *coquette*.

La femelle du *Bombyx cossus* est armée d'une pondoire jaune cylindrique, douée d'un mouvement rétractile, au moyen de laquelle elle peut déposer ses œufs assez avant dans les fissures de l'écorce des arbres. Quand on pique une de ces femelles sur une planche, la pondoire tourne de gauche à droite, de droite à gauche, remonte et redescend comme pour chercher une fente où elle puisse déposer ses œufs; en désespoir de cause elle les dissémine au hasard. Mais à l'état libre elle sait les arranger côte à côte, aussi adroitement que le font les femelles des cousins : elle en compose comme une petite nacelle capable de flotter au-dessus des flaques d'eau que les pluies forment dans le creux des arbres. La chenille, au bout de ses deux ans de vie, rentre dans la terre, pour y filer sa coque qui a beaucoup d'analogie avec celle du grand paon de nuit ; cependant j'ai recueilli des coques de bombyx sur les tiges de mes rosiers : ces coques m'ont donné des papillons femelles ; le papillon en sort au premier printemps. Les poules ne dévorent ces redoutables chenilles qu'en prenant la précaution de les mettre d'abord en lambeaux, pour leur ôter tout moyen de nuire. Quels ravages en effet n'opérerait pas ce parasite dans le gésier de la volaille, s'il y arrivait avec sa voracité et ses moyens de destruction, lui qui ronge le bois le plus dur, et finit quelquefois par couper en deux le tronc des arbres, quand il vit en société.

On reconnaît la présence de cette larve dans le tronc d'un arbre, à la sciure de bois qui tombe du trou qu'elle s'est ménagé sur l'écorce, pour ne pas se priver de l'air extérieur. On doit aussitôt se mettre à la piste, en écorçant, dans la direction qu'indique la sonde et le son creux de l'écorce, ou bien boucher exactement l'orifice avec de l'argile pétrie avec de l'essence de térébenthine.

Les Romains, du temps de Pline, étaient tout aussi friands de la chenille dont nous parlons, que les Chinois le sont de la chenille du mûrier ; aussi avaient-ils l'art de reconnaître son gîte. « Les arbres, dit Pline (*), sont plus ou moins exposés à être rongés de vers : mais aucun n'en est tout à fait exempt ; les oiseaux reconnaissent leur gîte au son creux de l'écorce qu'ils frappent de leur bec. Ce n'est pas d'aujourd'hui que ce mets est entré dans le luxe de la table ; les chenilles préférées pour la délicatesse de leur chair sont ces énormes larves du chêne qu'on appelle *cossus*; on les accommode en beignets avec de la farine. »

_____

(*) Pline, lib. 17, cap. 14.

B. Chenilles carnivores.

945. Nous comprenons, sous ce nom, les chenilles qui vivent spécialement de substances azotées, prises soit dans les organes des végétaux, soit dans ceux des animaux.

Les unes recherchent les tissus glutineux et musculaires ou albumineux ; ce sont :

1° La chenille de la teigne des grains (*Tinea granella* Lin.). Elle se fait un fourreau soyeux en attachant les grains de blé aux surfaces sur lesquelles elle travaille ; elle se sert ainsi de ses provisions, comme de tout autant de matériaux de construction, les ronge à l'intérieur, et continue de la sorte à étendre son terrier à la manière des vermets et autres insectes. Cette chenille redoute le grand jour ; son papillon est nocturne. J'avais abandonné, dans un caveau humide, une petite caisse de bon blé ; je l'en retirai un an après, infesté de ces chenilles, qui avaient tellement cimenté, avec leur soie, les quatre coins du couvercle, à l'intérieur de la boîte, que j'ai été obligé de le rompre à coups de marteau, ne pouvant plus l'ouvrir. On purge le blé de ces chenilles, en le remuant au soleil, surtout au soleil de la canicule ;

2° La chenille de l'alucite des céréales (*Alucita cerealella* Oliv.), qui habite le midi de la France, ronge les grains de blé, en se creusant une loge dans l'intérieur, comme le font les vers de charançon.

946. Les autres préfèrent les tissus adipeux et oléagineux : ce sont :

1° Les chenilles des teignes des pelleteries (**Tinea pellionella**), des draps de laine (*Tinea sarcitella* et *Tinea trapezella* Lin.), qui rongent les brins de poils et de laine, en se faisant un fourreau des brins qui ne leur conviennent pas ;

2° La chenille de l'aglosse de la graisse (*Aglossa pinguinalis* Fab., *Phalœna pinguinalis* Lin.) qui vit dans le lard, la graisse, le beurre qu'elle dispute aux dermestes.

947. Le cadre de cet ouvrage ne nous permet pas de grossir ce catalogue d'un plus grand nombre d'exemples ; nous ne devons prendre, dans la classification, que les exemples qui sont dans le cas de nous fournir d'heureuses applications. Quant à ces applications au point de vue qui nous dirige, c'est-à-dire, quant à l'évaluation des effets morbides des chenilles chez l'homme et chez les animaux,

nous renvoyons ce que nous avons à en dire à l'étude du groupe suivant, dont les larves ont, avec ces chenilles, tant de rapports de mœurs et d'habitudes.

———————

SIXIÈME GROUPE D'INSECTES BROYEURS MORBIPARES : Coléoptères.

948. Les coléoptères se distinguent, sous le rapport qui domine dans cet ouvrage, de presque tous les insectes morbipares précédents, parce que l'insecte parfait peut être aussi nuisible aux plantes et aux animaux que sa larve même. L'insecte parfait a les deux ailes supérieures cornées concaves, et qui servent, pendant le repos, de couvercle protecteur aux deux ailes inférieures, et de carapace à l'abdomen ; son appareil buccal est plus compliqué encore que celui des crustacés (509) ; on y distingue en général deux lèvres, l'une inférieure, l'autre supérieure, deux mâchoires latérales qui sont destinées à appréhender et à amener l'aliment, et deux mandibules cornées qui le broient et le préparent à la déglutition ; le labre inférieur et les mâchoires sont munis de palpes, organes d'exploration, de goût et d'odorat.

La larve est une chenille (954) dont tous les anneaux sont munis de pattes ; elle prend plus spécialement le nom de ver. Comme la chenille, ce ver mue plusieurs fois, et sa nymphe diffère de la chrysalide en ce que toutes les parties de l'insecte parfait se dessinent à travers son maillot ; la larve de certaines espèces reste plusieurs années à se transformer en insecte parfait. Ces vers, nocturnes et amis de l'obscurité, vivant dans la terre ou sous l'écorce des arbres, sont en général voraces : les uns grands destructeurs de racines et d'aubier, fort peu phyllophages ; les autres, au contraire, carnivores, ainsi que leur insecte parfait. Chez les chenilles, les espèces carnivores sont l'exception à la règle, et encore on en connaît peu qui dévorent la chair palpitante d'un animal vivant.

PREMIER ORDRE : Coléoptères herbivores.

949. Les larves de ces espèces rongent ou les feuilles des plantes herbacées, ou les racines des plantes annuelles et vivaces, ou bien

le liber et l'aubier des arbres un peu vieux ; l'insecte parfait vit de feuilles ou de fleurs. Quand on voit un légume bien arrosé se faner tout à coup et étaler sur la terre ses feuilles en rosace chiffonnée, enlevez la motte de terre, et vous trouverez la larve qui achève de trancher la racine de la plante et de frapper au cœur le végétal : c'est le plus souvent la larve du hanneton ou de l'émeraudine qui est coupable de ce ravage. De même si, dans un excellent terrain, et après un développement non interrompu pendant plusieurs années, vous voyez un arbre languir, s'arrêter dans sa pousse et ne donner plus que quelques signes équivoques de végétation, fouillez au pied, et si ses racines ne sont pas ravagées par les mêmes larves, vous en trouverez d'autres, en soulevant l'écorce, qui labourent l'aubier et le cœur du tronc. Il n'existe pas un cas de maladie végétale dont nous ne puissions découvrir sur l'heure l'auteur animé, quand la maladie ne provient ni de la pauvreté du terrain, ni de la sécheresse, ni d'un empoisonnement par des arrosages corrosifs et désorganisateurs ; car on n'a pas besoin d'attendre la mort du végétal pour avoir le droit d'en faire l'autopsie.

950. Larves et insectes coléoptères phyllophages, ou larves qui vivent en rongeant les feuilles des végétaux. Nous n'en connaissons pas qui correspondent aux pyrales, dont les larves mincenses se creusent des terriers sous l'épiderme de la feuille.

1° Forficules (*forficula*). Coléoptères dont la nymphe est douée de mouvement, et dont l'insecte parfait est muni vers l'anus de deux crochets, au moyen desquels ils cherchent à se défendre, et qui leur ont fait donner vulgairement le nom de *perce-oreilles*. Lamarck traite de prévention sans fondement la crainte que ces insectes inspirent à plusieurs personnes. Pour moi, je ne me suis jamais trompé, en ajoutant plus de confiance aux craintes du peuple qu'aux dénégations des esprits forts de cabinet ; car c'est en général le peuple des champs qui observe, et c'est nous qui enregistrons. Les perce-oreilles à l'état parfait sont nocturnes ; pendant le jour, on les trouve tapis dans le creux d'une feuille, le cornet d'un pétale. Le *dahlia* a le privilège de les attirer plus que toute autre plante ; j'en ai trouvé jusqu'à dix dans une même fleur ; ils sortent le soir de ce berceau de rose, et se mettent à ronger les feuilles à belles dents : ce que l'on reconnaît le lendemain aux larges échancrures des feuilles. Quand les dahlias sont jeunes et suffisamment abrités, il est souvent difficile de

les amener à bien, tant les forficules les rongent jusqu'au cœur ; à
mesure que le cœur s'épanouit et qu'une feuille se développe, on la
voit disparaître, pour ainsi dire, sous ses yeux. Mais je suis porté à
croire que ces insectes, herbivores par nécessité, sont dans le cas de
devenir carnivores par occasion. Exposez, en effet, sur un treillage,
du linge infecté de sueur ou de sang, des torchons de cuisine, etc.,
et vous serez sûr le lendemain d'y prendre un assez grand nombre
de forficules tapies dans les divers replis. Au reste, quand même ces
insectes ne chercheraient pas une proie dans les diverses cavités de
notre corps, il est évident qu'ils peuvent y trouver un abri dans l'occasion ; qui les empêche de se nicher dans l'oreille ou dans le nez
d'un homme endormi par les champs, et d'y sommeiller au moins
pendant douze heures ? Or, si cela arrive, les forficules deviendront
de la sorte morbipares, sinon par leurs morsures, du moins et accidentellement par leur seule présence et leurs mouvements de
déplacement.

2° Criocère (*crioceris*). La larve et l'insecte parfait vivent en rongeant les feuilles et les tiges herbacées des lis ou de l'asperge, etc.
La larve du criocère du lis (*Crioceris merdigera*) a soin de se couvrir de sa fiente pour se protéger, pendant son sommeil diurne, par
le dégoût qu'elle inspire, contre la rapacité de ses ennemis et des oiseaux. Elle fait la nuit un grand ravage aux feuilles des lis ; et quand
les feuilles sont épuisées, elles ronge la tige et la coupe en morceaux. L'insecte parfait, à livrée d'un magnifique rouge, est bien
moins vorace que sa larve ; il est même presque inoffensif, car les
insectes parfaits ne vivent que pour pondre.

3° L'altise, tiquet, puce des jardins (*Altica oleracea* Lamk.,
Chrysomela oleracea Lin.). L'insecte parfait ravage, pendant la nuit
surtout, les plantations de choux, de navets, de betteraves, à l'époque
où le plant n'a que deux ou trois jeunes feuilles ; en sorte qu'on voit
des semis tout entiers qui sont ruinés et perdus. L'insecte parfait
paraît petit comme une puce, et saute comme elle ; ses dernières
cuisses, fortement enflées, lui donnent cette propriété. Sa livrée est
d'un vert luisant. Sa larve doit vivre de racines et dans la terre ;
mais on n'en connaît ni la forme ni les habitudes. Ce serait un point
fort utile à éclaircir, afin d'en purger nos champs, en atteignant
les œufs, ou au moins la larve de l'insecte. Les chrysomèles, congénères de l'*altise*, atteignent les feuilles de l'orme, qui en paraissent

souvent toutes festonnées (*Chrysomela ulmariensis* Lin.) ; d'autres le noisetier (*Cryptocephalus coryli* Fab.), la vigne (*Cryptocephalus vitis* Oliv., ou gribouri), le peuplier (*Chrysomela populi* Lin.), etc.

4° Les CANTHARIDES (*Meloe vesicatorius* Lin.), insectes à élytres molles, à livrée toute verte, et à odeur spéciale très-forte, que l'on rencontre par troupe, sur le frêne, le troëne, le lilas au printemps. C'est l'insecte parfait qui sert aux vésicatoires. Administré à l'intérieur, il a une action qui se porte d'une manière affreuse sur les organes génitaux, et leur communique une puissance de satyriasis qui dépasse toute croyance, mais à laquelle le malade ne survit pas longtemps. On cite des cas d'empoisonnement par cette substance, qui ont poussé l'homme à répéter, cinquante fois de suite, avec une égale vigueur, un acte qui ordinairement épuise les forces à la première ou à la seconde. Pauvres humains, dont la vertu ne résiste pas à l'influence de quelques grains d'une vile poussière !

951. LARVES RHIZOPHAGES, ou larves qui vivent sous terre, de racines, de plantes et d'arbres.

1° LARVE DU HANNETON OU VER BLANC (*Melolontha vulgaris* Fabr.). C'est la larve la plus fatale à l'agriculture. Elle ronge toutes les racines qui se trouvent sur son passage, et porte la mort dans tous les carrés de jardin ; car elle atteint quatre centimètres de long, et se repaît en conséquence. Dans certains pays, on fait suivre la charrue par les poules de la ferme, qui savent bien, en grattant, les découvrir dans la motte que le versoir a retournée ; les cochons, qui en sont tout aussi friands, ne savent pas aussi habilement découvrir la larve. Dans d'autres pays, les communes donnent un prix du boisseau de hannetons que rapportent les enfants. L'insecte parfait est fort peu nuisible par lui-même ; mais il pullule dans nos climats d'une manière alarmante. Les autres espèces de hannetons sont aussi voraces à l'état de larves ; mais elles pullulent moins.

2° LARVE DE L'ÉMERAUDINE OU CÉTOINE (*Cetonia aurata* Fabr.). Après celle des hannetons, cette larve, tout aussi grosse que la première, est une des plus ravageuses. Son insecte parfait, que l'on voit si souvent, comme un chaton d'émeraude, incrusté au fond d'une rose, se contente de brosser la poussière des anthères avec les poils de ses mâchoires, et vit ainsi presque à la manière des abeilles.

3° Je serais porté à croire que c'est la larve d'une cétoine qui, en rongeant les racines du *Centaurea calcitrapa* Lin., détermine par là, sur tous les organes de la fleur, les déviations péloriques qu'une observation superficielle avait fait prendre pour des caractères spécifiques de bon aloi. J'ai, en effet, démontré ailleurs que le *Centaurea calcitrapoides*, nom sous lequel on a désigné cette monstruosité, n'était redevable de ses prétendus caractères qu'à l'érosion de ses racines (*).

4° RAVAGES DU TRICHIUS. Il y avait bien longtemps que je remarquais un pied de sumac (*Rhus coriaria* L.) qui végétait chétif et languissant, à l'ombre d'une haie d'ormes, de baguenaudiers, de *rhamnus*, de lilas, d'érables de Montpellier et de faux ébéniers. Il avait fleuri, mais non porté fruit l'année 1844: je le vis mort en avril 1845 ; son tronc grêle et galeux offrait une foule de trous, traces de la perforation de quelques larves, surtout à la base et près de terre, où il était creusé par de longues galeries remplies d'une poudre onctueuse au toucher et d'un noir tellement beau, qu'on l'aurait volontiers pris pour du noir à fumée. Ce terreau était l'œuvre du *Trichius fasciatus* que j'y trouvai enfariné et en assez grand nombre. Ces trichies sont longs de huit millimètres, entièrement noirs avec trois bandes enfarinées de jaune sur les élytres, qui sont sillonnées longitudinalement et plus courtes que l'abdomen ; les antennes courtes trilamellées ; le chaperon carré, les mâchoires hérissées de poils jaunes. La larve, qui vit de compagnie avec l'insecte parfait, atteint jusqu'à vingt-deux millimètres de long ; elle est demi-cylindrique, jaune luisant, à peau dure et écailleuse ; elle porte à l'anus deux petites cornes en croissant, et un appendice en guise de pattes ; elle a trois paires de pattes cornées près de la tête. La poussière noire, œuvre de l'érosion du sumac par une larve, donnerait peut-être une excellente couleur noire à l'industrie.

Le faux ébénier (*Cytisus laburnum* L.) est sujet à être rongé par une larve qui creuse l'aubier, et produit, sur l'écorce, de larges solutions de continuité, orifices de larges galeries où l'on retrouve la même poudre noire que chez le sumac, ce qui indiquerait l'œuvre de la même trichie. La couleur jaune de l'écorce indique toujours que la larve a dirigé ses galeries sous ce point qui sonne creux. Les oiseaux insectivores ne tardent pas à la déchirer, pour y fouiller l'objet de leur convoitise.

(*) *Nouv. Syst. de physiolog. végét.*, tom. 2, § 1465.

952. LARVES XYLOPHAGES DE COLÉOPTÈRES, ou larves qui dévorent l'aubier des arbres, en se frayant des galeries sous l'écorce. Toutes ces innombrables vermiculations, qui labourent la superficie d'un vieux tronc d'arbre écorcé, sont l'œuvre de certaines larves plates, et comme à bords pentagonaux, blanches, ratatinées, plissées par leurs anneaux, que l'on prendrait enfin volontiers pour des vers cucurbitains. Ce sont les larves des leptures, cerambix ou capricornes, nécydales, callidies (944), des buprestes, lyctus. Les bostriches rongent le bois mort et le réduisent en poussière; le bostriche typographe a reçu ce nom de la bizarrerie des figures qu'il trace sur le bois coupé. Les scolytes ne sont pas moins destructeurs, et c'est l'une ou l'autre de ces larves qui produisent les fortes explosions que fait entendre, dans nos âtres, la bûche de bois qui commence à brûler; quand ce bois détone, c'est la larve qui crève dans son gîte hermétiquement fermé par la sciure de bois. La larve du *Nosodendron fasciculare* Latr. produit ces larges ulcères de l'orme, d'où découle une sanie que Vauquelin a analysée comme un produit morbide spontané, et qui n'est autre que la séve des vaisseaux éventrés par la larve; à l'époque de Vauquelin, il y avait divorce complet entre la chimie et les notions d'histoire naturelle. Les insectes parfaits font peu de mal aux plantes; ils ne vivent que pour aimer et pondre; dans toutes les classes d'animaux, l'amour ne semble se nourrir que d'aspirations et d'haleine. La gomme qui exsude des troncs et rameaux crevassés des arbres, *mimosa*, cerisier, prunier, pêcher, abricotier, véritable hémorragie des longues cellules de ces végétaux, ne saurait être que l'œuvre de l'érosion d'une larve qui éventre les réservoirs de cette séve et lui ouvre une issue au dehors.

953. LARVES GLUTINOPHAGES, ou larves qui se creusent leur nourriture dans les organes glutineux et les tissus fortement azotés. Nous comprenons sous ce titre les larves mycétophages, les anobies des bolets (*Anobium boleti* Fabr.), le *Chrysomela quadripustulata* Lin., du bolet; les *agathidies* et les *xylophiles* des vieux troncs qui visent au développement fongueux, et sentent le champignon; la *diapère* du bolet; la *phalérie des cuisines*, qui vit aussi dans les tas de blé; les *tétratomes* des champignons; le *bolétophage agaricole*; les larves de taupin (*elater*); les *scaphidies* des champignons vermoulus; les charançons, dont la larve se développe dans l'intérieur d'un grain de blé, d'un pois vert ou sec, ou dans la moelle des arbres, dans la noi-

sette (*Calandra granaria* Fabr.: *Curculio nucum* Lin.: *Rhynchœnus pini* Fabr., etc.). J'y joindrai les *Ptinus fur* Lin., qui dévorent nos herbiers et nos collections d'insectes; les vrillettes (*Anobium striatum* Fabr.), espèces dont les larves sont accusées de vivre dans nos vieux meubles, et d'y occasionner ces petits trous où entrerait à peine la tête d'une aiguille, et dont l'insecte parfait vole si souvent sur les rideaux de mousseline de nos fenêtres, comme un petit cousin qui aurait pour ailes deux houppes soyeuses en vibration. Cet insecte n'est pas plus gros qu'une puce de grande taille ; il est de couleur marron, a les élytres striées et le corselet bombé, de manière que sa tête s'y cache presque par un mouvement de genou. On attribue à cet insecte ce bruit qu'on entend souvent le soir dans les appartements, à la faveur du silence de la nuit, bruit analogue à celui d'un mouvement de montre, et que produit l'insecte qui creuse son trou et se tranche sa nourriture.

954. J'ai de bonnes raisons pour croire que ce cénobite du bois s'émancipe assez souvent dans des goûts d'une certaine friandise, et qu'il ne vit pas toujours de nos vieux meubles. J'avais enfermé dans un bocal des fragments de pain trouvés dans les momies égyptiennes, et qui, par conséquent, avaient au moins trois mille ans de date. Malheureusement j'abandonnai le bocal dans une armoire humide, et dont les murs suintaient l'eau de tous leurs pores. Lorsque je visitai mes pains antiques, je les retrouvai devenus bruns comme une vieille éponge, et perforés de milliers de petits trous, dans chacun desquels je rencontrai la vrillette striée (*Anobium striatum*) à l'état de larve, de nymphe et d'insecte parfait : il ne restait plus de mes vieux pains pourris que les cloisons qui séparaient entre elles ces larves archéophiles. Aussi pensons-nous que cet insecte, ainsi que les mycétophages, forme le passage naturel des coléoptères herbivores aux carnivores.

DEUXIÈME ORDRE : Coléoptères carnivores.

955. A peu d'exceptions près, les insectes parfaits de ces larves sont carnassiers à leur tour :

1° Les larves des dermestes dévorent dans nos maisons le lard, nos pelleteries, les tissus gras que nous perdons de vue ; et l'insecte parfait a une livrée comme huilée, sombre et terne, avec des taches graisseuses blanches ; quelques espèces ne dédaignent pas le cadavre et sans doute l'animal vivant (854).

2° Les larves des bousiers (*Scarabæus sacer* Lin.) vivent dans la fiente, et l'insecte parfait a soin de déposer son œuf au centre d'une boule de matière fécale, qu'il roule avec ses pattes, pour aller la placer en lieu de sûreté. Si ce Sisyphe est rencontré chemin faisant par un de ses congénères, qui ne soit pas occupé des mêmes soins, l'instinct de la sociabilité porte celui-ci à prêter main-forte à son concitoyen ; et ils roulent à deux la boule dépositaire de l'un des espoirs de la génération future.

3° Les géotrupes (*Scarabæus stercorarius* Lin.) creusent la terre au-dessous de la fiente où ils vivent, pour y déposer leurs œufs.

4° Les trox (*Scarabæus sabulosus* Lin.) ont l'habitude de ronger les substances tendineuses qui se dessèchent sur le sable.

5° Les boucliers (*Silpha quadripunctata* et *obscura* Lin.) ne vivent que dans les cadavres et les charognes.

6° les fossoyeurs, porte-morts, enterreurs (*Silpha vespillo* Lin., *Necrophorus vespillo* Oliv.), répandent au loin l'odeur des cadavres ; on les trouve au-dessous des cadavres des petits quadrupèdes, mulots, taupes, etc., occupés à creuser la fosse d'une dimension convenable, où ils les enterrent pour les dévorer à loisir, et déposer leurs œufs dans ce qui en reste.

7° Les nitidules (*Nitidula obscura* Fabr., etc.) prennent moins de précaution, et dévorent les cadavres en plein air : aussi s'attachent-elles aux cadavres des animaux de toutes les tailles.

8° Les escarbots (*Hister unicolor* Lin., etc.), d'une forme convexe, d'un deuil si luisant, vivent aussi dans le fumier et les cadavres, dans les bouses et le crottin de cheval.

9° Les staphylins (*Staphylinus hirtus* Lin., etc.), fort reconnaissables à leurs élytres courtes, hideux à voir par leur forme et leur livrée noir sale, sont encore plus à redouter que les autres par leur audace à se défendre, et à mordre qui veut les attraper. S'ils ne vivent que de cadavres, du moins savent-ils prouver aux vivants, qu'au besoin leur chair vivante leur conviendrait assez. On voit les larves et les insectes parfaits se jeter avec acharnement sur les autres insectes, et les ronger à belles dents. On rencontre quelquefois une grosse larve qui, poussée par l'ardeur de la chasse, s'aventure en plein jour, dans les allées des jardins, attachée comme un vampire à un ver de terre, ou à tout autre insecte de grande dimension. Sur le dos, elle est d'un vert bouteille sombre et presque noir ; sous le ventre, qui est fond gris, chaque anneau porte jusqu'à neuf à dix taches, six longitudinales noires, disposées par trois de chaque côté ; puis une grande hexagonale et transversale vert bouteille tendre, au-dessous de laquelle trois ou quatre autres petites carrées, qui semblent tout autant de cristaux à facettes. L'anneau anal est armé de deux grosses cornes, à la manière des *perce-oreilles* (950). La tête, qui est rouge, porte des antennes à quatre articles, rouge-brun, bordés de blanc, et puis des palpes maxillaires et labiaux, et deux très-fortes mandibules: c'est avec ces mandibules qu'elle saisit sa proie ; si celle-ci s'impatiente, la larve, relevant la queue, vient la piquer de ses cornes anales, et la forcer à la résignation. Cette larve a l'air de ces diables dont on garnit les jouets d'enfants. C'est une chose curieuse à voir que la manière dont le vampire torture les vers de terre qu'il a attrapés dans leurs trous : on croirait voir un anthropophage acharné sur le corps d'un malheureux vaincu. L'insecte parfait, plus complet et plus fort, procède avec moins de rage et avec plus d'aplomb, mais pourtant tous ses mouvements rappellent ceux de la larve ; on le voit même relever la queue pour vous piquer, comme si la métamorphose ne l'avait pas débarrassé des deux aiguillons de la larve. Dans la Finlande et dans la Russie, dit Linné (*), les staphylins dévorent jusqu'au pain et aux habits de toute espèce, en sorte que les habitants désertent leur domicile au plus fort de l'hiver, pour laisser périr ces insectes de froid.

10° Les cicindèles (*Cicindela campestris* Lin., etc.), dont les larves se tiennent en embuscade dans les trous qu'elles se creusent dans le sable, pour se jeter de là sur les insectes qui viennent à passer.

11° Les carabes, ou Marie-Jeanne (*Carabus sycophanta* Lin., etc.), à belle livrée vert doré ou cuivrée, qui courent si vite dans nos carrés de jardin, sortant d'un trou pour rentrer et s'enfoncer dans un autre, ne sont pas moins voraces, par leurs larves et leurs insectes parfaits.

12° Et ces coccinelles, bonnes *bêtes du bon Dieu*, dans le langage de nos enfants, insectes demi-sphériques à livrée rouge, jaune, verte, avec des taches noires et blanches, arrangées avec tant de symétrie.

(*) Obs. in regn. anim., pag. 104, *Syst. nat.*, ed. 1744.

Elles font les mortes quand on les prend ; mais elles pondent çà et là, sur la page inférieure des feuilles, des œufs végétants (578), d'où sort une larve hexapode, très-grosse par devant, très-effilée à l'anus, bariolée sur le dos de jaune et de noir, et qui fait aux pucerons une guerre d'extermination, comme la larve du syrphe (855). On trouve ces œufs tellement agglutinés contre les nervures médianes des feuilles tendres et herbacées, que l'on croirait qu'ils sont recouverts par l'épiderme de la plante. Ces œufs atteignent, en se développant, jusqu'à un millimètre de long, sur un demi-millimètre de large ; ils sont ponctués comme un *dé à coudre ;* et, quand on les observe dans l'eau, on les voit s'imbiber, de manière qu'ils s'entourent d'une auréole membraneuse, au milieu de laquelle l'œuf parait enchatonné.

13° L'*Anthrenus musæorum* dont la larve (528), ressemblant à un cloporte soyeux, opère, dans nos collections anatomiques et zoologiques, de si graves ravages, et n'en opérerait pas de moins graves, si elle pénétrait par hasard dans la charpente osseuse des animaux vivants.

14° Enfin, les dytiques (*dytiscus*), les gyrins (*Gyrinus natator,* Lin., etc.), les élophores (*Sylpha aquatica* Lin.), insectes aquatiques, et qui, à l'état de larves et d'insectes parfaits, font une guerre acharnée à tous les autres habitants des eaux, peuvent se développer, par l'ingestion de leurs œufs, jusque dans le corps des animaux de grande taille (495). Le dytique s'introduit quelquefois dans les petits bassins où l'on élève des cyprins de la Chine ; on voit alors ces petits poissons mourir un à un sans cause appréciable, jusqu'à ce que le hasard fasse surprendre en flagrant délit le dytique attaché au flanc de sa victime ; un seul dytique peut dépeupler ainsi tout un bassin.

Je m'arrête à cette énumération succincte, mais qui suffit à notre sujet, pour nous mettre en état d'indiquer les goûts et les habitudes morbipares des principaux groupes de coléoptères carnassiers.

APPLICATIONS DES INDICATIONS PRÉCÉDENTES,

ou Effets morbides des chenilles des papillons, des larves et insectes parfaits des coléoptères, sur les animaux et sur l'homme.

956. APPLICATIONS THÉORIQUES. Si je demandais à mes lecteurs de me dire s'ils croient possible que les chenilles et les vers herbivores

s'introduisent et vivent dans les chairs des animaux, ils éprouveraient sans aucun doute un certain embarras à résoudre, d'une manière ou d'une autre, la question ; car il faut être un peu avancé dans les théories générales de la chimie organique, et beaucoup plus avancé que nos chimistes ne l'étaient il n'y a pas encore quinze ans, pour se familiariser avec cette idée que, dans le plus grand nombre de cas, la différence qui sépare les substances animales des substances végétales n'est qu'une distinction nominale et de classification ; en sorte que le parenchyme du chou, sous le rapport de la nutrition, peut être, pour certaines organisations, le succédané de la viande, et la viande le succédané du chou. Pour moi, je conçois fort bien que la chenille du chou puisse s'accommoder de nos tissus, si le hasard des circonstances en introduit l'œuf ou la larve jeune dans l'intérieur de nos organes, et qu'elle puisse s'y développer tant qu'elle s'y trouvera dans les conditions convenables à son mode de nutrition.

957. Mais nous n'éprouverons pas les mêmes hésitations à répondre, si, laissant de côté cette classe de larves habituellement herbivores, et limitant notre question à la classe de larves carnivores, nous demandons à nos lecteurs : 1° Pensez-vous que la larve de l'*Aglossa pinguinalis* (946), qui vit dans le beurre et le lard de nos boutiques, ne pourrait pas s'accommoder également des tissus adipeux d'un animal vivant, si le hasard venait lui en ouvrir l'accès? Qui l'en dégoûterait? Le développement des insectes ayant lieu en raison de la température, ces larves trouveront certainement plus d'avantages dans la couenne, le lard, ou dans le tissu adipeux d'un animal réchauffé par la vie, que dans le beurre ou le lard refroidi après la mort. La difficulté n'est que de s'introduire dans nos tissus ; et cette difficulté est plus grande pour l'homme, dont les aliments en général passent tous par le feu, que chez les animaux de basse-cour ou d'étable, chez les cochons, par exemple, à qui l'on sert à froid tous les rebuts abandonnés de nos boucheries et de nos cuisines. Cependant l'homme mange à froid bien des substances qui sont dans le cas d'avoir été envahies par ces chenilles : on doit donc admettre qu'il n'est pas tout à fait à l'abri de l'invasion de ces parasites lardivores. Or, si cette hypothèse se réalise, il est facile de tracer d'avance la marche, les symptômes, les accès fébriles, l'issue heureuse ou funeste de la maladie dont la larve sera l'unique cause ; car cette larve vorace tranchera, de proche en proche, bien des mailles du réseau

circulatoire, bien des cellules fibrillaires des muscles, bien des anastomoses et des correspondances du système nerveux ; chaque place
qu'elle occupera donnera lieu à une maladie d'une dénomination et
d'une gravité différente.

958. De là passant aux larves hideuses et carnassières des coléoptères, nous admettrons sans peine que les bousiers, dont l'œuf éclôt
dans la fiente, puissent vivre dans le côlon des animaux qui barbo-
tent dans la fange, et même dans celui de l'homme, si, par suite de
quelque négligence des soins de propreté, d'un coup de vent, et d'un
de ces mille hasards qui sont capables de faire tomber un germe d'insecte dans les aliments que l'on nous sert ; si, dis-je, par suite de
quelqu'une de ces circonstances inappréciables, il arrive que l'œuf
d'un bousier ou d'un géotrupe s'introduise dans notre canal alimentaire ; or leur présence seule dans le côlon pourrait devenir la cause
des plus graves désordres, en supposant même que, de leurs mandibules incisives, ces larves se contentassent de toucher à la matière
des fèces, sans s'attaquer aux tissus de l'intestin.

959. Quant aux larves des staphylins, qui dévorent les insectes
vivants ; quant aux larves et aux insectes parfaits des sylphes ou
enterre-morts, qui s'attachent aux cadavres non décomposés des
animaux, ce serait manquer à toutes les règles de l'analogie, que de
prétendre que, dans l'occasion, elles ne s'attacheraient pas avec le
même acharnement aux tissus des animaux vivants. Si ces vampires
s'attachaient à notre peau, nous nous en débarrasserions bien vite,
car nous les verrions à l'œuvre ; mais s'ils s'insinuent jamais dans nos
chairs, à l'âge où leur taille est moins visible, qu'ils pénètrent dans
nos organes, à l'état d'œuf ou dans leur extrême jeunesse, jugez des
ravages dont ils vont être les invisibles auteurs, selon la place qu'ils
occuperont, l'organe qu'ils envahiront, et le genre de médication que
les symptômes de leur présence feront adopter de préférence. Par
les temps chauds et par les sécheresses opiniâtres, la poussière qui
nous vient des champs peut être riche de pareils germes, et la rose
des vents peut nous apporter la contagion, par un point ou par un
autre. Soumettons ces idées au calcul. Un nécrophore femelle est
dans le cas de pondre jusqu'à un millier d'œufs. Supposons que les
champs, tenus avec une certaine propreté, n'offrent à sa progéniture
qu'un seul cadavre de petit quadrupède à dévorer ; ce millier de
larves ne pouvant pas arriver à bien avec ce peu de provisions de

bouche, toute la race de ce vorace parasite des cadavres pourra
s'éteindre à cette génération. Mais supposons qu'une centaine de
ces nécrophores, géotrupes, carabes, cicindèles, etc., attirés par
l'odeur d'un champ de bataille, se ruent sur les corps morts abandonnés à leur propre décomposition, ces cent parasites mettront au
jour approximativement jusqu'à trente mille œufs, qui, venant à
bien par l'abondance des vivres, donneront trente mille insectes,
dont la moitié au moins de femelles : soit quinze mille mères capables de mettre au jour en tout au moins quarante-cinq millions
d'œufs. Mais tout à coup les cadavres décomposés manquent à l'éclosion de tant d'œufs de parasites ; les tissus putréfiés tombent en
poussière sur le sol. Dès ce moment voilà quarante-cinq millions
d'œufs que la force du vent peut soulever dans les airs, et amener,
par la respiration, dans les organes de l'homme ; contagion effrayante
et pestilentielle, dont le germe sera dans les airs, comme une émana-
nation d'un foyer de putréfaction animale. Remarquez que la chaleur
de la décomposition du cadavre maintiendra, même en hiver, autour
de ces larves, l'atmosphère de l'été, et que la pullulation de ces insectes n'éprouvera pas d'intermittence et d'hibernation. Quant aux
effets morbides que sera dans le cas de produire l'introduction de
ces parasites dans nos organes, il est facile de les déduire de leurs
habitudes et de leur habitation. Ces œufs, imprégnés d'une sanie
putride, déposeront sur le tissu envahi le germe d'une infection, que
la mandibule de la larve éclose ne manquera pas d'inoculer dans les
chairs ; et ce sera là une inoculation de la décomposition et de la
mort. De là bubons pestilentiels à l'extérieur et à l'intérieur, et sur
toute l'étendue du canal alimentaire ; perforation des intestins, chute
des membres, si la larve s'attache aux tendons ; délire frénétique, si
la larve prend sa direction vers le cerveau. Quel tissu pourrait résister à la voracité d'une larve qui déchire et qui broie, et qui est dans
le cas de se frayer une route à travers les os, comme à travers les
tissus mous ? Quel spectacle effrayant que celui d'une population en
proie tout à coup à d'aussi petites, mais innombrables causes d'aussi
rapides ravages !

960. Les contagions de cette nature peuvent se propager tout
autant par le véhicule des eaux que par celui des vents. Les insectes
carnassiers pullulent dans les eaux stagnantes, les mares et les marais ; ils y déposent par myriades leurs œufs, que les animaux terres-

tres sont dans le cas d'avaler, en s'abreuvant à de pareilles sources. Or les liquides de l'estomac peuvent offrir à ces œufs les conditions favorables d'incubation qui se trouvent dans les eaux croupissantes ; donc, malgré tous leurs soins de propreté, les hommes, même ceux qui habitent les bords des rivières, sont exposés à l'invasion de ces corps organisés ; il suffit pour cela qu'une grande inondation vienne à transvaser dans le lit de la rivière l'eau des marais et des mares, des eaux croupissantes enfin des environs de la localité. De là, en effet, les épidémies qui, après le débordement des rivières, viennent compliquer, de tant de façons effrayantes, les maladies qui émanent déjà de l'influence de l'humidité et de la putréfaction des matières organiques.

961. Si ces cas divers d'introduction se réalisent à notre insu, un seul de ces insectes est dans le cas de faire repasser devant nos yeux, sur un seul malade, tout le cadre du système nosologique, à l'état le plus complet, et cela en se contentant de changer de place et d'organe ; de promener, enfin, l'inflammation, l'ulcère et la fièvre dans tous les recoins de notre économie, et de varier le thème des symptômes et des crises de mille manières différentes ; se jouant à chaque instant de nos pronostics et de nos divinations ; transportant la désorganisation dans le foie ou la rate, à l'instant où nous en avions surpris les signes dans l'estomac ; puis dans les intestins, puis à l'œsophage, puis dans les poumons, puis dans les muscles des membres, et même jusque dans le cerveau. Quel tissu organisé opposerait un obstacle insurmontable aux mandibules qui broient le cœur du bois, et broieraient tout aussi facilement le verre ?

962. DÉMONSTRATIONS PRATIQUES. De tous les temps la médecine scolastique a manifesté la plus grande répugnance à admettre, comme authentiques, les cas d'introduction des chenilles ou des vers dans les organes de l'homme. Cet ordre de faits a toujours eu l'air d'ébranler, jusque dans leurs fondements, les doctrines humoriques, c'est-à-dire, de tendre à renverser le temple d'Esculape, et à réduire ses pontifes et ses professeurs au simple rôle d'observateurs vulgaires ; atteinte évidente portée à une antique propriété. Quand donc nous aurons les médecins eux-mêmes pour garants du fait, on ne pourra pas nous accuser d'une crédulité facile ; car remarquez bien que chacune de ces révélations était une mystification médicale, et que c'est le mystifié qui en faisait l'aveu en se rendant à l'évidence.

1° On connaissait déjà, du temps de Pline, l'action de l'ingestion d'un coléoptère analogue aux cantharides (*Meloe maialis* ou *proscarabœus*), et que l'on nommait bupreste, ou enfle-bœuf, insecte rare en Italie, dit Pline, assez semblable au scarabée à longues pattes, qui trompe les bœufs en se cachant sous l'herbe, se laisse dévorer et leur enfle tellement le foie, qu'ils en crèvent (*). Les paysans et nos vétérinaires attribuent encore aujourd'hui à quelque chose d'analogue la météorisation de leurs vaches et de leurs bœufs ; mais c'est là plutôt un cas d'empoisonnement par une espèce de cantharide, qu'un cas du genre de ceux qui nous occupent ; c'est un venin, et non un parasite qui est la cause de cet accident.

« 2° Une femme de quarante-deux ans, dit le *Journal des Savants*, 1695 (**), se sent prise de la fièvre, le 27 août 1694, en sortant de son jardin, où elle s'était fort échauffée à travailler. Nuit suivante, grand mal de tête, défaillance, qui se termine par un vomissement ; *on la saigne*, et le mal de tête redouble ainsi que la fièvre : sueur abondante avec syncope. La fièvre ayant diminué, on lui donna le soir un lavement et un *julep somnifère* qui calma quelque peu ses grandes douleurs. La fièvre se rallume jusqu'au 15 septembre, et alors un peu de relâche ; mais le mal de tête continue toujours. Le 8 du même mois, la fièvre recommence plus fort qu'auparavant, et ce jour-là la malade se plaignit d'une très-grande douleur dans l'oreille droite, *sentant*, disait-elle, *quelque chose qui semblait lui ronger le dedans de cette partie* ; bourdonnements, élancements tels, qu'elle en tombait en syncope ; puis quelque relâche, pendant lequel on la purgea. Au bout de quelques jours les symptômes recommencèrent ; vésicatoires au cou, cataplasmes anodins derrière l'oreille ; calme. Au commencement d'octobre, le mal recommence comme auparavant, avec de si grands élancements dans l'oreille, que la malade se vit obligée de s'instiller dans l'oreille de l'huile d'amandes amères et d'absinthe, de l'eau-de-vie, etc. ; *cinq jours* après, il sortit de son oreille cinq petites chenilles toutes vivantes, de différentes grosseurs et couleurs, les unes grosses de trois à quatre lignes et longues de six, les plus petites grosses de deux à trois lignes et longues de trois à quatre ; les plus grandes étaient entièrement blanches,

(*) Pline, lib. 30, cap. 4.
(**) J'extrais ce cas de la *Collection académ.*, tome 7, pag. 22.

et les plus petites mêlées de rouge et de blanc ; il en sortit près de quatorze à diverses fois. A la fin d'octobre, la malade ayant senti redoubler les élancements dans l'oreille, y porta le doigt assez rudement, ce qui occasionna *une hémorragie considérable, et en même temps la sortie d'une chenille* vivante de l'espèce des *arpenteuses ;* elle avait de dix-huit à vingt lignes de long sur cinq à six de grosseur ; le ventre était entremêlé de lignes vertes et jaunes, et son dos marqué de rouge, de vert et de brun ; son corps était tout couvert d'un duvet assez long ; elle avait douze pattes, c'est-à-dire, quatre intermédiaires, et sur le devant de la tête deux cornes assez analogues à celles des limaçons ; sa queue avait quelque rapport avec celle de la carpe. »

On ne saurait nier, à tous ces caractères, que la cause de cette violente *otite* ne fût une chenille, dont les œufs étaient sans doute tombés par hasard dans l'oreille de cette campagnarde. Les relâches et les recrudescences résultaient de la mue de ces insectes, qui paraissent avoir pris tout leur accroissement dans ce milieu de chair. Ne perdez pas de vue avec quelle facilité la marche des symptômes s'explique, dès que la sortie des chenilles vient en révéler les auteurs !

5° Andry (*) publie une lettre qui lui avait été transmise par M. le procureur général Joli de Fleury, à qui elle avait été écrite d'Alais, en 1725, par M. de Rochebouet, alors vicaire général du diocèse d'Alais, et ensuite curé de Saint-Germain le Vieil, à Paris. Il y avait près de deux ans que cet ecclésiastique avait été atteint de vapeurs violentes qui l'avaient pris à une lieue de cette ville ; elles furent si terribles, que le malade se tenait le menton appuyé sur l'estomac, et qu'il perdait connaissance, dès qu'il faisait un effort pour relever la tête, et qu'il éprouvait des mouvements convulsifs ; point de fièvre ni perte d'appétit. La première attaque ne tarda pas à être suivie d'une seconde moins violente, et pendant trois semaines les attaques se succédèrent jour par jour ; mouvements convulsifs par tout le corps, et souvent dans les genoux, qui l'éveillaient la nuit en sursaut, et toujours dans des songes épouvantables : le jour, idées tristes et noires. Enfin un jour, au sortir du réfectoire, il éprouva une attaque

---

(*) *De la Génération des vers dans le corps de l'homme,* tome 1, pages 332-337, édition de 1741.

plus violente que toutes les autres ; on le reconduisit à sa chambre
en le tenant sous le bras ; le médecin lui administra un purgatif fait
avec séné, rhubarbe, manne, fleur de pêcher, absinthe et quelques
grains de jalap ; quinze ou seize selles, mal de cœur ; eau tiède pour
provoquer le vomissement, au moyen duquel le malade rend les
truffes qu'il venait de manger, et puis une chenille qui vécut encore
quatre minutes, et dont cet ecclésiatique adressa à Andry la figure de
grandeur naturelle que nous copions ici. Le narrateur dit qu'elle

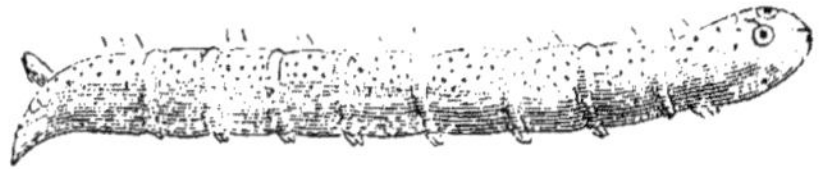

était noire comme de l'encre et luisante; mais il est possible que la
couleur naturelle de l'insecte fût altérée par la couleur de la sauce
aux truffes ; car aux formes générales du dessin nous croyons pouvoir
reconnaître la chenille du *Bombyx cossus* dont nous avons parlé
plus haut d'une manière spéciale (944), à moins que ce ne soit la
larve d'un gros coléoptère, l'une de ces larves qui vivent sous cette
forme jusqu'à trois et quatre ans. Le dessinateur inhabile a donné à
cette larve les caractères informes du ver à soie.

4° Le docteur Deleau Desfontaines, exerçant à Saint-Germain en
Laye vers le commencement de ce siècle, rapporte un cas où figure,
je le pense, la chenille dont nous venons de parler (*). « La réunion
des symptômes semblait indiquer, dit le narrateur, *un état saburral*
des premières voies, et faisait en même temps soupçonner l'embarras des viscères abdominaux ; les délayants, le petit-lait, l'eau de
veau, les minoratifs, les amers, les lavements anodins, les cataplasmes émollients, les vermifuges, tout fut impuissant; en six semaines le malade expira... L'estomac se trouva plissé comme une
bourse avec quelques points gangréneux ; les intestins grêles étaient
boursouflés et distendus par de l'air ; le pancréas était engorgé, la
vésicule du fiel vide, presque desséchée et d'une capacité fort inférieure à sa capacité ordinaire. On y trouva dix petites pierres biliaires dont deux ressemblaient à des œufs de serin pour la forme et

<hr>

(*) *Recueil périod. de la Soc. de méd. de Paris.* tome 15, page 45. an 10.

la grosseur ; le foie était diminué de volume, *dur et squirreux* dans plusieurs de ses parties ; sa couleur était pâle et livide. En le disséquant on aperçut, vers le milieu de la partie concave du grand lobe, une espèce de cavité d'environ six à sept lignes de diamètre et de quatre à cinq de profondeur, remplie d'une humeur épaisse et noirâtre, du milieu de laquelle il sortit une larve encore vivante ; sa longueur était de quatre pouces, sa grosseur semblable à celle du ver à soie parvenu à son plus grand développement ; *sa couleur d'un rouge brun,* les anneaux marqués d'un petit piquant, et la partie postérieure du corps se terminant en queue d'écrevisse. »

Le docteur Desfontaines s'était hasardé, dans sa relation, à attribuer la maladie aux ravages de cet insecte : mais F.-J. Double, alors rédacteur en chef du journal, en sa qualité de dépositaire des saines doctrines de la société, s'élève hautement contre la théorie du narrateur, et il ne voit la cause de la maladie que dans les calculs cystiques et le squirre hépatique : en sorte qu'une chenille aussi longue, et aussi vorace, aurait pu s'introduire dans le foie, y vivre et s'y développer, sans toucher le moins du monde aux tissus de l'organe ; elle y aurait vécu, sans se nourrir, si ce n'est de l'air du temps et des gaz des viscères. Quelle pétition de principes se permettent les galénistes ! tantôt c'est la maladie qui produit les calculs et les squirres ; tantôt, et par un revers de plume, c'est le calcul et le squirre qui sont cause de la maladie ; c'est le père qui engendre le fils, après que le fils a engendré son père ; en tout cela la mère n'y contribue en rien. Demandez à F.-J. Double, de cette époque, ce qui a produit les calculs et le squirre, il vous aurait répondu : C'est la maladie ; mais si vous aviez commencé par lui demander ce qui a produit la maladie, il vous aurait certainement répondu : Ce sont les calculs et le squirre. Car en ce temps-là la nature avait encore horreur du vide en médecine.

5° Nils Rosen, à la suite d'observations très-judicieuses sur l'histoire du ténia, publie le cas suivant (*), que nous reproduisons sous sa propre responsabilité. « Une dame eut une fièvre pourprée dont elle se rétablit difficilement : elle ressentait des maux de tête et des douleurs aiguës dans les bras, depuis l'aisselle jusqu'au coude ; le bas-ventre était quelquefois dur, enflé, constipé ; perte d'appétit,

____

(*) *Mém. de l'Acad. de Stockholm,* 1772 : extrait dans la *Coll. académ.,* tome 11, page 510.

maigreur, tour des yeux livides, visage extraordinairement changé, et point d'autres symptômes. Un purgatif très-doux de feuilles de séné lui fit rendre trois espèces de cosses semblables à des cocons de chenille, grosses comme une noisette, mais plus longues. On les ouvrit et on les trouva remplies de plusieurs insectes, dont les uns étaient entiers et les autres à demi consommés, à savoir le petit scarabée pilulaire noir, à fourreau des ailes gris (bousier ou *copris* de nos systèmes); le charançon noir, à trompe de la longueur du corselet (*Calandra granaria*, sans doute), quatre araignées tout entières, un ver de scarabée, plusieurs chenilles à seize pattes, le ressort ou maréchal tout brun (taupin ou *elater*), une petite mordelle, etc. »

Ce cas pourrait s'expliquer par quelques mauvais goût de la dame qui se serait mise à manger des insectes, comme Lalande et sa nièce dévoraient les araignées, genre d'amusement très-propre à enfermer le loup dans la bergerie, et à faire entrer des petits Jonas dans le ventre de la baleine.

« 6° En juillet 1789, dit Letual Dumanoir (*), médecin à Bayeux, la demoiselle Lefrançois, âgée de dix-sept ans, ayant les pâles couleurs et traînant une vie languissante depuis deux ans et demi à peu près, éprouve, le 15 au soir, un violent mal de tête; il avait été précédé de maux d'estomac et de picotement dans l'œsophage qui fut suivi de convulsions; la malade portait toujours ses mains à la gorge et paraissait près de suffoquer. Les parents, ne sachant plus que faire, l'engagent à prendre un peu d'eau sucrée tiède; convulsions effrayantes, suivies du vomissement d'une gorgée ou deux de matière glaireuse et spumescente; les convulsions cessent, et la mère, ayant jeté les yeux sur ce que sa fille venait de vomir, fut surprise d'y apercevoir cinq petits vers bien vivants et qui s'agitaient avec précipitation; elle rassembla avec soin ces vers et pria le docteur de passer chez elle, après lui avoir envoyé ces vers. Le médecin les enferma dans une boîte de cristal fermant à vis; ils avaient à peu près huit lignes de long; ils étaient lisses, jaunes et à six pattes; ils sautaient comme des puces, dès qu'on les touchait avec le doigt ou un stylet. Le médecin les montra au docteur Vernet et les fit dessiner; ils les a conservés pendant un an. Pendant tout ce temps ils ne

____

(*) *Journ. de Méd., chir., pharm.*, page 78, tome 86, 1791.

touchèrent en rien aux substances végétales ; mais l'un deux étant mort, les autres le mangèrent, et en quatre jours ils l'avaient dévoré en entier ; un second fut dévoré de même, enfin le troisième et le quatrième devinrent la proie du cinquième qui grossissait singulièrement ; dès lors on le nourrit avec des mouches. Tous les mois il se dépouillait après une mue, et il dévorait sa peau de préférence à celle des mouches. Il se changea le 5 juin en nymphe, et au bout de quinze jours il en sortit un scarabée que l'auteur fit dessiner à M. Toustain. Ce scarabée était d'un violet foncé, et ne vivait à son tour que de mouches. »

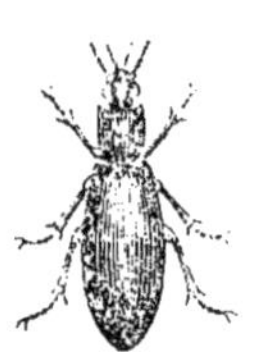

a   *b*   Voici la figure de la larve, fig. *b*, et du scarabée, fig. *a*, que nous avons eu soin de calquer sur les figures qui accompagnent le mémoire de Dumanoir, page 85. A la courte description qu'il donne des habitudes et de la livrée de l'insecte parfait, ainsi qu'à la figure, nous croyons avoir reconnu la larve et le mâle du *Carabus cærulescens* ou *vulgaris* Fabr., dont nous joignons ici la figure de la femelle que nous avons fait dessiner d'après nature. La larve de ce carabe carnassier est inconnue des naturalistes : il serait curieux que nous l'ayons exhumée

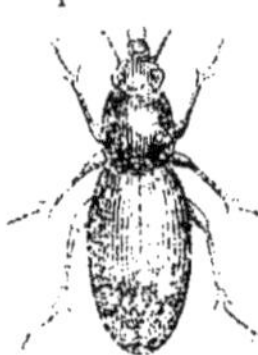

d'un recueil de médecine, où elle serait restée ignorée encore bien longtemps. L'insecte parfait est trèscommun dans nos jardins ; on le voit entrer et sortir de la terre avec une vivacité qui est une preuve de sa voracité et de l'instinct qui l'entraine à la chasse.

7° Le docteur Bonté, médecin à Coutances (*), a publié, sur un ver rendu par le vomissement à la suite d'un purgatif, une observation trop incomplète, sous le rapport d'histoire naturelle, pour nous permettre de déterminer l'insecte avec une certaine approximation. D'après lui, cette espèce n'aurait été décrite nulle part ; elle approcherait cependant de celle dont Tulpius donne la figure sur la planche où il a représenté le ténia ; par le corps ce serait une chenille de trois lignes de long (sept à huit millimètres) et pas tout à fait une de grosseur (deux millimètres) ; sa couleur en était rouge ; par ses six pattes,

(*) *Journal de Méd. , chir., pharm.*, tome 14, page 52. 1761.

ce ne serait qu'un ver de coléoptère ou de certains cynips (913) ; la
tête paraissait fort grosse, elle était armée de deux crochets recourbés en dessous comme ceux des vers de la viande ; mais voici des
anomalies qui ne viennent que du défaut d'observation du médecin :
« Entre les crochets aurait été un barbillon ou une corne aussi longue
que l'insecte ; au-dessous de la tête étaient quatre antennes (*quatre
palpes, sans doute ?*), deux antérieures (*les palpes maxillaires ?*) plus
longues, deux postérieures plus courtes (*les palpes labiaux ?*) ; la
queue recourbée et fourchue se serait terminée par deux mamelons. » Que l'auteur ait eu devant les yeux une larve de cynips ou
un papillon à ailes avortées, dernière hypothèse qui expliquerait
assez bien par la trompe, les fourreaux et les deux antennes, les appareils de la tête de l'insecte proposé, il n'en est pas moins avéré
par ce témoignage qu'il a été rendu, par le vomissement, une larve
ou un insecte dont la larve avait causé tous les accidents qui avaient
nécessité la visite du médecin.

8° Vétillart du Ribert, médecin au Mans (*), est moins inexact
dans la description qu'il nous a donnée d'une chenille rendue, le
8 juin 1762, par le vomissement, chez une demoiselle atteinte, depuis environ trois mois, de phthisie pulmonaire. Cette chenille, dit-
il, appartenait à la première classe de Réaumur, longue de onze lignes (deux centimètres sept millimètres), elle était brune, avec trois
bandes longitudinales brunes, la ligne dorsale divisée dans toute sa
longueur par une ligne noire, et terminée de part et d'autre par une
ligne rousse qui était suivie d'une autre ligne noire ; les quatre paires
de pattes intermédiaires se trouvaient placées du sixième au neuvième anneau, et chaque anneau portait un petit paquet de poils en
forme d'aigrette sur le milieu. Cette chenille a refusé toute autre espèce d'aliment, à l'exception de la viande et du pain mâché. Or
cette pauvre demoiselle ne vivait que de laitage, ainsi l'ordonnait le
médecin ; aussi, de juin en septembre, époque de sa mort, rendait-
elle une multitude d'ascarides vermiculaires. (La note de Vétillart
est accompagnée d'un certificat signé de la malade, de sa tante, de
deux de ses sœurs et d'une autre personne qui attestent avoir vu
sortir la chenille de la bouche du malade.)

Cette chenille, qu'à la description on pourrait reconnaître pour

____

(*) *Journ. de Méd., chir., pharm.*, tome 17, page 443, 1762.

celle du *Bombyx chrysorrhœa* Lin., ou du *Phalæna pruni*, chenille si commune en certaines saisons sur toutes nos pomacées, ne voulait toucher qu'à la viande ou au pain mâché, par l'habitude qu'elle en avait contractée, en sortant de l'œuf dans l'estomac même ; car l'habitude de la nourriture se contracte en naissant ; et telle chenille, dont l'espèce est habituellement friande de feuilles de telle plante, n'y touchera pas, si, à dater du jour qu'elle vient d'éclore, on ne lui sert qu'un aliment d'une tout autre qualité : l'habitude est une seconde nature, a dit la sagesse des nations. Dans l'observation que nous venons de rapporter, le sujet ne vivant que de laitage et de pain mâché, le parasite retrouvait ses goûts et ses habitudes dans le pain mâché qu'on lui servait ; il était né dans cet aliment. Si le malheur et la disette faisaient qu'on habituât l'enfant que l'on sèvre à manger de la chair du rat et du cheval, il ne concevrait pas, à l'âge adulte, la répugnance que nous éprouvons tous pour ce genre de nourriture.

9° Christian-Franç. Paullini (*) rapporte un cas de vomissement où nous retrouvons encore la chenille dont nous venons de nous occuper, ou enfin une chenille bien voisine (*Phalæna wavaria*, ou *grossulariata* Lin.). Un jeune garçon de treize ans sentait depuis long-temps dans la région précordiale des érosions et des inquiétudes. On lui administra de l'émétique, dans un véhicule abondant, qui lui fit rendre une chenille velue, pointillée de jaune sur un fond gris-brun, avec une grande raie dorsale rouge ; puis un paquet d'une douzaine de plus jeunes, enfoncées dans une racine de groseillier, et qui sont peut-être les chenilles du *Sphinx tipuliformis*, qui rongent la moelle du groseillier ; puis une feuille de groseillier, un brin de balai de bruyère, une aiguille, un fragment de tige de gramen, une plume de duvet, un morceau de cuir, et deux morceaux de fiente de pigeon ; toutes choses dont Paullini a pris soin de donner la figure, page 40. « Tout le monde, ajoute Paullini, connaît si bien ce fait dans ma ville, que personne n'oserait le révoquer en doute. »

La réunion d'objets aussi dégoûtants indique que cet enfant était enclin à quelque mauvais goût, et qu'il se plaisait à manger des ordures ; ce qui est plus fréquent chez les petites filles que chez les garçons. Le même auteur (*Ephem. cur. nat.*, dec. 2, ann. 6, 1687,

(*) *Ephem. curios. nat.*, dec. 2, ann. 5, 1686, append., pag. 75, obs. 119.

obs. 15) cite plusieurs cas de larves trouvées dans le cœur de l'homme et des animaux, larves qui me paraissent se rapporter, les unes aux ichneumons, les autres aux capricornes et aux chenilles, d'autres aux helminthes ; la plupart s'étaient métamorphosées en insectes parfaits.

10° Théodore Zuinger (*) cite un cas analogue, encore plus extraordinaire, mais qu'il serait difficile de révoquer en doute, attesté qu'il est par un grand nombre de témoins oculaires, tels que le curé du village, les pères capucins du lieu, les membres de la famille, et l'archiatre du duc de Montbeillard. Il s'agit d'une jeune fille du comté de Bourgogne, âgée de dix-huit ans, qui, pendant deux ans, ne pouvait rester assise, se promenait sans cesse, et passa quinze semaines dans la plus complète insomnie. Les menstrues avaient lieu par le nez, les oreilles et les mamelles. Le vendredi saint 1688, elle tombe en syncope et rend trente-sept fourmis par le vomissement, avec hématémèse. En traversant un cimetière, elle vomit le *Meloe maialis*, puis des masses de poils analogues aux cheveux humains ; ensuite cent *forficules*, la plupart vivantes : un autre jour un colimaçon ; un autre jour une grenouille ; un autre jour une araignée et enfin des morceaux de soufre. Vers la fin de 1690, elle mourut d'hydropisie. Sa sœur attribuait le commencement de cette maladie à une pomme que lui avait donnée une femme suspecte ; c'étaient là les idées du temps. Mais évidemment cette fille était affectée de mauvais goûts, et se plaisait à avaler toutes sortes d'ordures animées ou inanimées, qui finirent par lui donner la mort.

Je soigne, en ce moment, un enfant de neuf à dix ans, atteint de convulsions et d'un état voisin de l'aliénation mentale qui ne lui permet pas de garder un instant de repos ; il se jette sur tout ce qu'il rencontre, et mange avec avidité tout ce qu'il saisit, herbe, terre, linge, chiffons de papier ; la nuit, il décroche les fenêtres et s'enfuit dans les champs, comme poussé par un lutin qui le torture. Nous avons réussi à reculer l'époque des crises, en le traitant comme s'il était atteint du ténia ; mais ce pauvre enfant est exposé, par ses mauvais et invincibles goûts, à contracter toutes les maladies entomogènes possibles.

11° Des personnes dignes de foi m'ont certifié qu'un enfant atteint

______

(*) *Ephem. cur. nat.*, cent. 7 et 8, 1719, obs. 26.

des plus violents maux de tête accusait sans cesse des mouvements de reptation qu'il disait ressentir dans le crâne ; l'enfant mourut à la suite de cette terrible maladie. Le père consentit et voulut même, comme une dernière satisfaction, qu'on en fit l'autopsie ; et l'on trouva dans les méninges la *fausse chenille* de la *tenthrède du rosier* (951). On se souvint alors que ce mal avait débuté la dernière fois que ce pauvre petit enfant avait eu occasion de flairer un prise de tabac dans une rose, fleur pour laquelle il avait toujours montré une prédilection.

12° Olaüs Borrichius a vu rendre dans un crachat un vers à treize anneaux, à tête noire et aplatie, dont le corps cylindrique et dur, finissant en pointe, avait six pattes près de la tête : il était long comme la moitié du doigt. Le malade était atteint d'un abcès dans la poitrine, il avait craché plusieurs fois des morceaux de chair pourrie (*). Qui ne reconnaîtrait à cette description une larve de coléoptère?

13° Nous avons eu l'année passée (5 août 1844) un vieux chien de la maison, qui fut pris tout à coup de vomissements qui n'avaient pas de cesse, et qu'il provoquait encore en se gorgeant d'eau. Cela dura près d'un quart d'heure, et ne cessa que lorsqu'il eut rendu tout entière et encore vivante la blatte des cuisines (*Blatta orientalis* Lin.), insecte qui abonde dans tous les murs contigus au four du boulanger qui est à notre porte. On se rappela alors que le chien avait été ronger des os qu'on amassait dans un cabinet infesté de ces insectes ; il en avait avalé un sans le mâcher.

14° Au rapport de Thomas Bartholin (**), à Vidinge, village de Fionie, un paysan étant à travailler dans les champs, se sentit tout à coup pris d'une cardialgie si violente, qu'il fut obligé de quitter son ouvrage et de s'en aller chez lui, où, à la suite d'un vomissement considérable, il rejeta, au milieu d'une matière pituiteuse, près de deux cents petits vers velus vivants, de la longueur de la moitié d'un travers de doigt, ayant la tête ronde et des pieds très-visibles ; à la suite de quoi il fut débarrassé entièrement de sa cardialgie. Ce fait paraîtra extraordinaire au premier abord ; mais il est parfaitement explicable. Il suffit de penser qu'en avalant du beurre un peu vieux, on est exposé à avaler des nids entiers de jeunes *aglosses* de la graisse

(*) *Actes de Copenhague*, 1676, obs. 46.
(**) *Ibid.*, 1677-1679, obs. 54.

(*Aglossa pinguinalis*) qui, une fois leur provision épuisée, ne manqueraient pas de se jeter sur les parois de l'estomac; et d'y provoquer tous les symptômes que nous venons de décrire.

15° J'ai été témoin d'un cas de ce genre chez une dame âgée que je soigne depuis cinq ou six ans, ou plutôt que je préserve de bien des maladies ; car elle se porte à merveille, et soutient son âge avancé, comme une femme de quarante ans, c'est à la lettre. Il y a près d'un an qu'elle souffrait de maux d'estomac, accompagnés de diarrhée. Je l'invitai à bien observer ce que les médicaments lui feraient rendre. Elle m'apporta enfin des gros grumeaux de matière butyracée, pl. 13, fig. 22, qui n'étaient autre qu'un feutre de filaments blancs et soyeux, fig. 21, pratiqué dans un morceau de beurre, et dans lequel se trouvaient les fourreaux de l'*aglosse* de la graisse. La chenille avait été digérée sans doute ; les fourreaux lisses, plissés de rouge à l'un des bouts, étaient composés des filaments soyeux qui feutraient le grumeau butyracé; mais ces filaments en formaient le tissu en se plaçant côte à côte et par couches superposées ; ces fourreaux étaient longs de six millimètres. La malade fut dès lors débarrassée de tous ses accidents. On voit le fragment de beurre ainsi entrelardé de filaments, pl. 13, fig. 22; la figure 21 montre les filaments qui traversent un groupe de globules butyreux. La figure 18 représente un fourreau entier vu à la loupe ; la figure 17, son orifice un peu plus grossi; et la figure 20, les filaments soyeux et blancs qui en forment le tissu, en s'agglutinant parallèlement les uns aux autres.

Au reste, ces sortes de cas, révoqués en doute par les observateurs de cabinet, se présentent fréquemment dans les relations des habitants de la campagne, plus à portée que nous de les observer; ne récusons pas de pareils témoignages ; l'histoire de l'insecte de la gale a dû nous servir de leçon à cet égard (916); ne le perdons pas de vue, quand il nous prend fantaisie de trancher ces sortes de questions. Je pose en fait, que si le peuple des champs savait écrire, et qu'il se méfiât moins de son propre jugement, nous aurions déjà, dans les fastes de la science, des milliers d'observations exactes, qui nous fourniraient la clef de bien des énigmes, lesquelles nous mettent l'esprit à la torture, et finissent par faire, de nos sciences scolastiques, des sciences de mots qu'il faut désapprendre tous les vingt ans.

963. Les chenilles et les vers de coléoptères n'ont pas la puissance de déterminer le développement de nouveaux tissus et d'organes de

superfétation, comme le font les vers de cynips, d'ichneumon, de certaines mouches, etc. La manière dont ils pourvoient à leur nourriture ne les rend propres qu'à la destruction et à la déformation. Ces larves hachent les chairs, tranchent les nerfs et les vaisseaux, rongent et pulvérisent les os. Les symptômes que le malade éprouve de leur présence doivent donc être les suivants : un sentiment plus ou moins insupportable d'une reptation, et du déplacement d'un ver ; un bruit de petits craquements caractéristiques de l'érosion d'un os, bruit que le malade distingue parfaitement bien, quand c'est aux os du nez ou du crâne que la larve s'attaque ; douleurs ostéocopes et de *spina ventosa*, quand c'est au tibia, au fémur, aux cubitus et radius, etc., que la larve a pris sa place d'élection ; suppressions de mouvements dans les muscles dépendants, quand la larve ronge le cordon nerveux qui les anime ; hémorragie, quand la larve a tranché quelques gros vaisseaux ; ou suintements, crachats, humeurs catarrhales, striés de sang, quand elle n'a entamé que les capillaires de la superficie d'un organe ; clapiers purulents, quand elle se nichera au centre d'un muscle ; fistules toutes les fois qu'elle se frayera une route du dehors au dedans ; perte de la vue, de l'ouïe, du goût, avec des symptômes plus ou moins douloureux, quand son érosion altère les nerfs dont ces organes divers ne sont qu'une expansion ; fièvres cérébrales, si la larve exerce ses ravages autour des méninges ; hémorragies cérébrales, si elle arrive au sinus et aux gros vaisseaux ; idiotisme, folie, fureur et rage, si elle pénètre plus avant dans la substance cérébrale. Cause unique de mille genres de destruction, qui prendront ainsi le nom de mille genres de maladies ; à chaque pas qu'elle avancera, elle fera naître un nouveau symptôme et une nouvelle réaction ; invisible vampire, qui en se plaçant, pour ainsi dire, au clavier de nos souffrances, peut à son gré nous en faire parcourir, sur tous les tons, la gamme entière, en quelques heures, tout aussi facilement qu'en quelques jours.

DIXIÈME CLASSE DE CAUSES MORBIPARES ANIMÉES.

ANNÉLIDES ET HELMINTHES OU VERS INTESTINAUX.

964. On entend par annélides et helminthes, que nous réunissons ici, des vers apodes, anguiformes, sans métamorphoses, mous, et dont

le corps se plisse transversalement, dans la locomotion, comme s'il
était divisé en anneaux. Quelques-uns sont articulés à la manière de
certaines plantes, en sorte que chaque articulation peut être considérée
comme un germe complet; d'autres sont ramifiés comme les polypes.
Ces animaux ne vivent que dans les liquides, ou les milieux humides :
le plus grand nombre est parasite des tissus internes des autres animaux. C'est dans la classe des helminthes que se trouvent les vers
rongeurs qui prennent l'homme au berceau, et ne le quittent qu'à
la tombe, pour l'abandonner en pâture à d'autres genres de vers plus
âpres qu'eux à la curée (833, 955).

Tous ces animaux se distinguent par la simplicité de leur canal
alimentaire, l'immense capacité de leur péritoine, où se logent leurs
organes sexuels, ce qui fait que souvent leur corps ne semble qu'un
ovaire, ou qu'un testicule ; par la petite capacité, au contraire, de
leur thorax et de leurs organes respiratoires à peine mesurables.
Leur derme se fend plutôt transversalement que longitudinalement,
à cause de la direction transversale des cellules et du réseau inter-
stitiel, et, pour ainsi dire, siliceux dont il se compose, qui oppose une
résistance presque insurmontable, et à l'instrument tranchant, et aux
efforts de traction. Enfin, le corps est, à l'extérieur, marqué de quatre
vaisseaux longitudinaux, équidistants, et qui divisent le corps en
quatre parties égales. La bouche est armée d'appareils plus ou moins
visibles de perforation et d'un appareil de succion, espèce de ventouse qui attire les sucs dans le canal alimentaire. Ces vers sont ovipares, vivipares, ou gemmipares ; hermaphrodites ou unisexuels.

Notre but principal n'étant pas de réformer la classification de ces
êtres du bas de l'échelle, nous nous contenterons de décrire les
espèces, dans un ordre qui nous permette de déduire les applications
nosologiques les unes des autres, dans un ordre qui fasse, de tout
ce que nous allons dire, une progressive induction. Nous commencerons par les vers cylindriques ; passant ensuite par les verts plats,
mais libres, nous arriverons, en vertu de cette transition, aux vers
plats composés et articulés, dont l'étude nous donnera la clef des
vers multiples.

PREMIER GROUPE : HELMINTHES CYLINDRIQUES.

PREMIER GENRE : **LOMBRIC** OU VER DE TERRE (*Lumbricus terrestris* L.).

965. Tout le monde connaît assez la structure extérieure de ces vers qui voyagent dans la terre humide, en avalant les remblais du trou qu'ils se creusent pour s'ouvrir un chemin, et viennent les rendre, comme des excréments vermiculés, à la surface du sol. Chacun des plis de leur corps, qui en forment les anneaux, est hérissé, comme chez les larves des *mouches domestiques*, de petits piquants dirigés en arrière, qui leur servent de moyens de locomotion, les aident à avancer et ne leur permettent pas de reculer ; on remarque, sur le milieu de leur corps, un renflement annulaire, et plus rouge que tout le reste, que les naturalistes nomment le bât (*clitellus*).

966. Ce n'est que par de rares hasards que les lombrics terrestres sont dans le cas de s'introduire dans le canal alimentaire des animaux de grande taille, ou d'y éclore après l'introduction fortuite des œufs ; et l'homme, à cause de sa nouriture toujours salée et épicée, doit être moins fréquemment exposé à leur invasion que les autres animaux. La diète et le traitement antiphlogistique rigoureusement observés pourraient seuls offrir à ce ver les conditions d'existence qu'il recherche dans le sein de la terre. Les épines qui bordent ses anneaux rendraient ce cas de parasitisme plus douloureux et plus désastreux encore que ne peut l'être la présence des *ascarides lombricoïdes*. Ces vers recherchent les lieux frais, mais ils ne sont pas amphibies, et ils ont besoin de respirer l'air, sans autre véhicule que l'humidité. Dans le corps de l'homme malade et alité, ils ne pourraient que rencontrer un milieu convenable.

967. Les autorités ne manquent pas pour démontrer que les lombrics s'introduisent dans le corps de l'homme. Linné certifie qu'ils s'y étiolent et deviennent blancs, ce qui les ferait facilement confondre avec les *ascarides lombricoïdes*. Godefr.-David Mayer (*) rapporte qu'une femme de quarante ans atteinte d'une boulimie extraordinaire, de suffocation, tremblements nerveux, vertiges, vomituritions, en fut débarrassée par l'expulsion d'un lombric long, cylindrique, acuminé

(*) *Ephem. cur. nat.*, cent. 3 et 4, 1715, obs. 140.

par les deux bouts, dur, blanchâtre et un peu velu, ayant tous les caractères d'un lombric terrestre : Mayer l'avait chassé avec un mélange de
coloquinte et de calomel. Pacchioni, Van Phelsum, Vanden Bosch, Nils
Rosen, Buniva, Rauch, Dehaën, Rosenstein, Moutin, ont vu des malades traités pour des maladies vermineuses, rendre, avec des ascarides, des véritables vers de terre. Pourquoi les œufs des vers de terre,
ingérés par mégarde avec les aliments crus, n'écloraient-ils pas dans
un milieu, où séjournent quelque temps ces matières fécales que les
lombrics recherchent dans la terre humide des jardins fumés avec
les mêmes déjections?

2e Genre : SANGSUE (Hirudo Lin.).

968. Annélide ayant la propriété de faire le vide, tout aussi bien
par un disque d'appréhension qui termine la partie postérieure de son
corps, que par l'appareil buccal. Ces annélides amphibies nagent ou
rampent sur un plan, à la manière des chenilles géomètres ; elles se
gorgent du sang de leur proie, et ne quittent la place que lorsque
leur capacité intestinale ne peut plus en contenir davantage. Cette
propriété les a fait rechercher de tous les temps, comme un succédané
de la saignée, et pour dégorger les tissus enflammés ; on se sert, à cet
effet, de l'espèce désignée sous le nom de sangsue médicinale (*Hirudo
medicinalis* Lin.) ; mais les eaux tranquilles en renferment plus d'une
espèce. La trace de la piqûre de la sangsue est circulaire, ayant un
centimètre environ de diamètre, rouge-brun, bordée d'un rouge plus
brun encore, et portant au centre une empreinte tricorne plus rouge
encore que toute l'aire, de deux millimètres de côtés environ, et à
côtés concaves ; c'est l'empreinte des trois lames, ou lancettes à tranchant courbe, au moyen desquelles la sangsue perfore la peau, pour
en sucer le sang.

969. La sangsue s'attache aux jambes des animaux qui se baignent
dans les eaux qu'elle habite ; et, s'ils s'y abreuvent, ils sont exposés
à les avaler ; dès lors les accidents les plus terribles se déclarent, selon la place sur laquelle il a plu à l'annélide de s'attacher (*). Les ha-

____

(*) On a vu l'application d'une simple sangsue sur le muscle sternomastoïdien produire
le trismus cervical, la flexion du cou, et les accidents nerveux intenses. Ayant appliqué un

bitants des Alpes, des pays plats et dépourvus de cours d'eau, sont plus exposés à cette calamité que les habitants des bords des rivières ; car la sangsue ne se plaît pas dans les eaux courantes ; elle pullule dans les flaques d'eau, dans les marais et les eaux dormantes. Les bestiaux, en tout pays, y sont plus exposés que les hommes, et les enfants de la campagne beaucoup plus que les enfants de la ville.

970. Comme animal morbipare, la sangsue agit de deux manières violentes à la fois ; sa piqûre produit d'abord une vive douleur, surtout sur les parties maigres, tendineuses et dépouillées de tissus adipeux ; ensuite elle détermine une hémorragie le plus souvent des capillaires, mais quelquefois aussi des gros vaisseaux, selon que les gros vaisseaux sont plus près de la superficie sur laquelle elle s'applique. Avec ces deux seules données il est facile d'obtenir, par mille et mille combinaisons, les symptômes et les caractères variables d'une foule de maladies aiguës et promptement mortelles, et dont la cause peut échapper à toutes les suspicions du médecin. Du reste, je ne sache pas un cas semblable, dont la cause, quand elle a été reconnue, ne l'ait été sur les seules indications du malade ou par les révélations du vomissement ; jamais il n'est arrivé que le médecin l'ait soupçonnée, il ne l'a reconnue qu'en la voyant sous ses yeux.

971. Quand la sangsue pénètre dans la trachée-artère, elle peut déterminer, par occlusion, une asphyxie assez prompte, mais toujours des accidents alarmants ; et si elle pénètre plus avant encore dans l'organe respiratoire, jugez du trouble que sa présence et sa succion apporteront dans la fonction de cet organe, et par le sang que l'hémorragie accumulera dans les anfractuosités pulmonaires, et par le déchirement des surfaces d'application.

972. Si la sangsue s'introduit dans l'estomac, le malade se sentira pris subitement de défaillance, de déchirement d'entrailles, d'hématémèse, de convulsions atroces, accompagnées d'un sentiment d'érosion froide qui en indique le siége. Hâtez-vous de faire avaler au malade, non pas de la gomme et du sucre (transgressez tout à coup tous les axiomes de la théorie antiphlogistique), attaquez

---

jour quatre à cinq sangsues sur la surface externe de la boîte du genou, je fus fort surpris d'entendre le malade pousser des cris affreux, qui durèrent depuis le premier moment de l'application jusqu'à ce que les sangsues lâchèrent prise. Que serait-ce si, dans l'estomac ou autres cavités splanchniques, la piqûre de la sangsue tombait sur des tissus nerveux d'une aussi grande sensibilité ?

cette effrayante inflammation par les remèdes incendiaires, le vin le plus fort, l'assa fœtida, le sel marin, le vinaigre ; car chacun de vos tâtonnements est funeste, et la mort survient, pendant que vous vous amusez à ausculter le pouls ou les battements du cœur.

973. C'est dans son jeune âge que l'annélide est le plus à craindre, parce qu'avec ces dimensions on la soupçonne moins, et que, par une gorgée, il peut s'en introduire un plus grand nombre. Lorsque les sangsues viennent d'éclore, si elles s'insinuent dans nos organes, rien certainement, avec nos méthodes d'observation médicale, n'en révélera la présence, pas plus au malade qu'au médecin ; et dès ce moment la maladie prendra rang parmi les entités nosologiques.

Du reste, les faits de ce genre ont été tant de fois constatés dans la pratique, qu'on ne pourrait plus en nier la possibilité en théorie. Nous avons déjà eu occasion de citer à ce sujet l'autorité d'Hippocrate, de Pline, d'Hérodote, etc. (560) ; nous compléterons en cet endroit la citation par l'énumération détaillée des cas que nous n'avons fait qu'indiquer à la page 313.

1° Galien a décrit des accidents semblables ; il faisait rendre la sangsue par les émétiques. (*De loc. affect.*, lib. 4, cap. 5.)

2° Bartholin rapporte, sur le témoignage de Donzelli de Naples, qu'un prince napolitain ayant bu, à la chasse, de l'eau d'un ruisseau, fut pris bientôt d'un vomissement de sang ; on provoqua le vomissement, et le malade rendit une sangsue. (*Hist. anat.*, cent. 2, hist. 23.)

3° Timœus cite le cas d'un enfant qui, en buvant à un ruisseau, avala plusieurs sangsues. Arrivé chez lui, il rendit beaucoup de sang par la bouche, se plaignit de cardialgie, de coliques. Timœus prescrivit une dissolution de sel marin, avec addition d'aloès, puis une décoction d'aneth avec oxymel, pour les faire rendre par le vomissement, puis la thériaque et les semences de cresson alénois ; mais l'événement devança toutes ces prescriptions polypharmaques, et l'enfant mourut dans des convulsions comme épileptiques, avant qu'on eût pu exécuter l'ordonnance du médecin. (*Casus medicinales*, page 324.)

4° Zuinger cite le cas d'un homme qui, depuis six mois, était attaqué chaque jour de cardialgie, de convulsions, et qui s'en débarrassa par l'émétique, qui lui fit rendre en quelques jours jusqu'à quatre sangsues qui s'étaient développées dans son estomac. (*Ephem. cur. nat.* cent. 7 et 8, ann. 1719, obs. 25: *cardialgiæ hirudinosæ*.)

5° On trouve dans Rodius un cas de cardialgie produite par des sangsues qu'on avait appliquées aux narines, pour produire une hémorragie, et qui s'étaient glissées dans l'estomac, où elles déterminèrent les accidents les plus graves qui ne cessèrent que par l'ingestion du sel marin. (*Obs.*, cent. 11, obs. 72.)

6° Rivière parle d'un paysan atteint, depuis plusieurs jours, d'un vomissement de sang que rien ne pouvait arrêter. On prescrivit deux onces d'huile d'amandes douces, qui déterminèrent le vomissement de plusieurs caillots de sang et d'une sangsue qui remuait encore ; le malade se rappela alors qu'il s'était abreuvé un jour à un ruisseau où abondaient les sangsues. (*Obs.*, cent. 4, num. 26.)

7° Dana, en décrivant l'*Hirudo alpina*, atteste combien les accidents semblables sont fréquents dans les Alpes et aux environs de Turin, à cause de la grande quantité de sangsues qui pullulent dans les environs des sources où s'abreuvent les pauvres paysans. (*Mém. de la Soc. roy. de Turin*, année 1762-1765, tome 5, page 199.)

8° Zacutus Lusitanus, Borelli, Etmuller, Larrey (*Relation chirurg. de l'armée d'Orient*), Fortassin (*Thèse inaugur. sur l'hist. nat. et méd. des vers du corps de l'homme*, ventôse an 12, 1804), F.-J. Double (*Journal général de médecine*, tome 25, page 577), Grandchamp (*ibid.*, tome 26, page 242, 1806), Guyon (*Journal des connaissances médico-chirurgicales*, tome 6, première partie, page 143, 1859), ont eu de fréquentes occasions d'observer des cas semblables sur les bords de la Méditerranée, en Égypte, en Asie, en Algérie, et aux environs de Paris. Tantôt c'est une sangsue qui, appliquée à l'anus pour combattre des hémorragies, s'introduit jusque dans les intestins, et y occasionne les plus grands ravages; tantôt c'en est une autre qui, appliquée à la vulve, s'introduit dans le vagin et jusqu'à l'orifice de l'utérus; ou bien qui, appliquée sur les gencives, et peu docile à l'ordonnance du médecin, prend sur elle de s'introduire dans l'estomac, après avoir fait plusieurs stations dans l'œsophage ; enfin d'autres fois ce sont des soldats épuisés de fatigue, qui s'abreuvent à des mares bourbeuses, et en reviennent les entrailles déchirées et vomissant le sang à grands flots, etc., tous accidents dont le mécanisme seul est d'une gravité incontestable, alors même que la piqûre de la sangsue ne serait pas envenimée par les saletés putrides et les miasmes exhalés de la bourbe des marais.

974. C'est surtout de ces sortes de vomissements spontanés que le vomissement provoqué est le remède ; *vomitus vomitu curatur*, Hipp. ; car le vomissement artificiel et provoqué par le médicament arrête tous les effets de l'hématémèse, en entraînant au dehors la cause animée qui les déterminait, et à qui l'action du médicament a d'abord fait lâcher prise.

5ᵉ Genre : **ASCARIDE** (*Ascaris*).

Première espèce : Ascaride vermiculaire (*Ascaris vermicularis* Lin.; *Oxyurus vermicularis* Lamk.). Pl. 14 de cet ouvrage.

975. Anatomie de l'ascaride (*). L'ascaride vermiculaire est un petit ver filiforme, d'un blanc de neige à l'œil nu et par réflexion, d'une longueur variable, selon l'âge, mais qui ne dépasse jamais plus d'un centimètre. La plus petite des trois figures du carré 4, pl. 14, le représente de grandeur naturelle. On le voit souvent dans les selles liquides de l'homme, s'agiter en serpentant, pour arriver à la surface, et se sauver à la nage de l'asphyxie qui le menace hors du contact de l'air. Ce ver offre trois régions assez bien limitées : 1° la région antérieure et thoracique, *b* et *th*, fig. 1 (**) ; 2° la région abdominale, qui, sur les dix millimètres de la longueur totale, en occupe bien sept, elle s'étend de *gl* en *an*, place de l'anus, fig. 1 ; 3° la région caudale, qui dépasse souvent trois millimètres, de l'anus *an*, à la hauteur de laquelle elle prend naissance, jusqu'à sa pointe, qui est si acérée, que la pierre à aiguiser ne saurait jamais arriver à de telles dimensions sur une aiguille d'acier.

976. Cet animal si grêle, si transparent, est doué d'une rigidité, pour ainsi dire, cornée. Quand on le soulève hors du liquide avec la pointe d'une aiguille, il casserait plutôt que de fléchir ; on dirait

(*) Nous avons jeté les premières bases de ce travail dans la *Gazette des hôpitaux*, 17 et 29 nov., 1, 8, 13, 20, 22, 25, 27 déc. 1838.

(**) Cette figure a été dessinée théoriquement, et pour mieux faire comprendre, par un simple dessin linéaire, la topographie des organes.

une tige de métal qu'on essaye de sortir de l'eau, et qu'il semble tenir à la surface de l'eau par ses deux extrémités, comme le fléau de la balance est retenu et fléchi par le poids de ses plateaux, dès que le mouvement de la tige les isole du plan de position. Les leviers de cette rigidité résident dans quatre muscles longitudinaux et équidistants *mmm*, fig. 1, espèces de bandes ou coutures plus opaques que tout le reste du derme, et qui s'étendent depuis la tête jusqu'à l'extrémité de la queue. On en voit trois sur la fig. 1, et la moyenne des figures du carré 4, la quatrième étant cachée par la médiane. Sur cette dernière figure, on voit que tous les autres tissus sont transparents, à l'exception des muscles et de l'ovaire. Le relief de ces quatre tendons ou muscles imprime au corps du ver une forme légèrement tétragonale. On conçoit qu'avec un tel appareil musculaire, l'animal ne saurait se mouvoir que par des mouvements en spirale, et en décrivant d'ondoyantes sinuosités. Quant à la queue, elle s'articule avec le corps à la hauteur de l'anus *an*, de manière qu'elle peut se couder à angle droit, comme on le voit fig. 1, 3, 4; et toutes les fois que le ver rampe sur un plan qui le gêne, ou se débat contre un obstacle, il se coude de telle sorte, qu'il peut plonger sa queue roide et acérée dans les tissus vivants, avec la puissance de la perpendicularité et de l'angle droit.

977. Le derme qui remplit les intervalles de ces quatre muscles est un tissu corné, composé de cellules aplaties, ayant la forme de parallélogrammes transversaux, dont les interstices forment un réseau vasculaire, analogue à l'épiderme d'une foule de plantes monocotylédones, pl. 14, fig. 10, mais à côtes plus prononcées dans le sens transversal que dans le sens longitudinal, et qui forment comme tout autant d'anneaux ou segments d'un soixante-dixième de millimètre d'épaisseur, que l'instrument tranchant a les plus grandes peines de fendre dans le sens de la longueur du corps du ver. La fig. 2, pl. 14, représente les effets de cette réticulation sur un tronçon de ver desséché; mais ce derme présente de plus, avec l'épiderme des graminacées, par exemple, une analogie chimique. En effet, nous avons établi ailleurs que le tissu qui forme la couche épidermique de la paille s'y trouve combiné avec de la silice et le rend de la sorte imperméable. Or il paraît qu'il existe quelque chose de semblable dans l'épiderme réticulé de l'*ascaride vermiculaire*; car le ver conservé dans l'ammoniaque liquide ou dans l'acide sulfurique concentré

s'y conserve, comme dans l'eau pure, au moins pendant quarante huit heures à l'air libre, ce qui n'aurait pas lieu, même pendant le court espace d'une minute de séjour dans ces menstrues, si le tissu dont nous parlons était de nature albumineuse ou même simplement cornée. Que si, au contraire, on a soin d'éventrer l'helminthe, avant de le plonger dans ces réactifs, on voit se déformer, s'étendre et se dissoudre tous les organes internes, œufs, ovaires, canal intestinal, qu'auparavant l'épiderme insoluble et imperméable protégeait contre l'action corrosive des menstrues alcalins ou acides.

Pour apercevoir distinctement la disposition réticulée de l'épiderme, on n'a besoin que de laisser dessécher l'animal sur le porte-objet, après une certaine macération dans l'eau, ou bien de l'éventrer en long avec la pointe d'une aiguille, et d'en étaler la peau sur le porte-objet dans une goutte d'eau. Sans aucune autre préparation, et sur le vivant, il est encore facile de lire cette structure, sur la partie antérieure *b*, fig. 1, pl. 14, du corps du ver. Cet organe transparent et vésiculaire, et qui sert de ventouse et d'appareil de succion à l'animal, se présente au microscope sous l'aspect illusoire de deux segments de cercle, accolés contre un canal opaque, segments marqués de stries transversales du plus joli effet. Ces stries sont les effets visuels du réseau épidermique de cette vésicule céphalique. Le pôle antérieur de la vésicule est creusé en entonnoir, et renferme l'appareil à suçoir de la bouche *a*, appareil dont l'analogie seule est en état de faire deviner les détails (968). C'est là que doit se renfermer le point de départ du système nerveux, du système respiratoire, à moins qu'on ne voie les traces de ce dernier appareil dans les deux glandes *gl*, *gl*, fig. 1, qu'on remarque dans la région thoracique.

978. Le canal alimentaire qui commence en *a* s'enfle en œsophage *oes*, avant de communiquer avec la panse stomacale *st*, qui est une boule sphérique; puis vient un pylore pyriforme, ou plutôt l'organe de la digestion duodénale *duo*, qui s'amincit bientôt en un canal cylindrique rectiligne, lequel vient se terminer sans circonvolution à l'anus *an*. Là commence la queue, qui n'est qu'un organe de locomotion et de perforation. Quand on observe ces organes par réfraction des rayons lumineux, et que l'animal commence à s'émacier, on obtient la fig. 3, pl. 14. Si, au contraire, on observe par réflexion des rayons lumineux, et sur un fond noir par conséquent, le

ver se dessine, sauf quelques modifications de position, avec l'aspect de la grande figure du carré 4, pl. 14. Mais sur la partie postérieure, les bords du canal alimentaire se bossellent de diverses manières, selon que le ver est à jeun ou repu, et qu'on l'observe à une époque plus ou moins avancée de sa digestion, vivant et animé, fig. 4, pl. 14, ou desséché sur le porte-objet, fig. 5, même planche. En sorte qu'une observation superficielle, en attachant une trop grande importance à ces accidents, serait dans le cas de multiplier les dénominations spécifiques, au moyen d'un seul et même individu observé à plusieurs fois différentes, et à un état plus ou moins avancé de la dessiccation.

979. L'ouverture de l'anus *an*, fig. 1, pl. 14, ne paraît pas distincte de celle de la vulve, à nos moyens d'observation microscopique. Quant aux organes internes de la génération *ov*, *ut*, ils occupent toute la région abdominale, c'est-à-dire, les sept dixièmes de la longueur totale de l'animal ; sur la fig. 1, pl. 14, ils occupent l'espace qui est ombré au pointillé. On dirait, à voir cet organe si prodigieusement développé, que l'animal n'est qu'un long ovaire muni d'une tête et d'une queue, qu'un simple étui d'œufs enfin. En effet, quand on coupe l'ascaride par le milieu, comme on l'a fait sur la moyenne des trois figures du carré 4, pl. 14, on voit ces myriades d'œufs se répandre sur le porte-objet, comme d'une bourse éventrée. L'ovaire est double, et chaque lobe est divisé, par un étranglement *et*, en deux portions, l'une supérieure et qui nous paraît être plus spécialement l'ovaire *ov*, et l'autre inférieure, qui correspond plus spécialement à l'utérus *ut*. A la hauteur de la commissure *et* et des deux lobes, on remarque deux organes innominés *in*, qui ont l'air de deux reins sessiles, si toutefois, avec un troisième plus inférieur, ce ne sont pas des organes spermatiques ; car ces helminthes sont hermaphrodites.

980. Lorsqu'on examine au microscope l'animal vivant, on voit, à travers l'utérus, les myriades d'œufs dont cet organe est dépositaire, refoulés de bas en haut, de haut en bas, par des contractions utérines que suit bientôt la parturition ; et alors le porte-objet se couvre d'une nuées d'œufs qu'éjacule la vulve anale *an*. Que si par un effort de constriction désespérée, l'helminthe s'éventre à la hauteur de la commissure *et* des deux ovaires, ce qui arrive assez fréquemment pendant l'observation, on voit alors sortir, de la solution

de continuité, un paquet d'anses et de filaments blancs, entortillés autour de la hernie utérine. Ce sont les longues extrémités supérieures de l'ovaire et de l'utérus, dont les deux cornes analogues à celles de l'utérus de la brebis, effilées d'abord, doivent, à mesure que la capacité abdominale se développe, se développer à leur tour en largeur, par la fécondation, l'incubation s'exerçant sur une plus grande échelle ; ce sont des bouts qui allongent chaque jour la capacité de l'ovaire, à mesure que l'helminthe grandit.

981. Au microscope et par transparence, ce ver s'offre sous les aspects les plus variés, selon qu'il se présente à l'observateur, à un état plus ou moins avancé de gestation : après la ponte, il semblerait constituer une espèce différente du même individu observé la veille de la parturition.

982. Les œufs, fig. 14, pl. 14, sont ovoïdes, légèrement gibbeux : ils ont environ, et par simple approximation, un douzième sur un seizième de millimètre. Ils offrent des granulations à la surface, comme certains granules de graisse, dont ils ont l'aspect au premier coup d'œil ; ils aspirent fortement l'air qui les enveloppe ; car, si on les abandonne sur le porte-objet un instant sans liquide, et qu'on les recouvre ensuite d'une lame d'eau, il se forme tout à coup, dans leur sein, des bulles noires, qu'il est impossible de méconnaître pour des bulles d'air. Plongé dans l'acide sulfurique, l'œuf s'étend, s'éclaircit ; et, à la faveur de sa transparence, il laisse lire à l'intérieur trois zones concentriques, dont la plus externe correspond au chorion, la suivante à l'amnios, et la plus interne à l'embryon, fig. 8 ; en même temps que les tissus se colorent en carmin, ce qui y dénote un mélange d'albumine et de sucre. A la loupe, et dans leur état d'intégrité, ces œufs se présentent avec les dimensions et l'aspect de la fig. 5, pl. 14.

On peut évaluer approximativement le nombre d'œufs qu'est en état de contenir l'ovaire d'une ascaride d'un centimètre de long : ovaire, avons-nous dit, qui occupe une longueur de sept millimètres : car en donnant à l'œuf un douzième de millimètre de long, nous aurons une somme de quatre-vingt-quatre tranches transversales pavées d'œufs. Or il m'a semblé que je ne dépassais pas trop les limites de l'approximation, en admettant trente-six œufs à chaque tranche ; car j'ai pu en compter jusqu'à dix-huit sur une ligne égale à la largeur du ver. Dans cette hypothèse, l'ovaire entier renfermerait donc un nombre d'œufs égal au produit de quatre-vingt-q uatre par trente-six ; soit trois mille vingt-quatre œufs environ par ver. Admettons maintenant que chaque ver, en s'appliquant, par sa ventouse orale, sur la surface des intestins, y occupe à lui seul un carré d'un millimètre de côté, lorsqu'il est parvenu à la taille du ver adulte ; il s'ensuivra qu'une seule ponte, parvenue à l'âge adulte, est en état de couvrir, en se nourrissant et se pressant au butin, une surface intestinale égale à une aire de trois mille vingt-quatre millimètres carrés ; aire équivalente à un carré de cinquante-cinq millimètres de côté. Une pareille surface, en nosologie, commence, on le voit, à sortir du domaine des observations microscopiques.

983. *Mœurs et habitudes de l'ascaride vermiculaire.* L'ascaride vermiculaire ne vit point, comme certaines larves (826), dans les excréments humains ; on ne le trouve jamais vivant ou mort au centre des cylindres excrémentiels ; il périt vite plongé dans les selles liquides ; il périt dans l'eau chaude, et encore plus vite dans l'eau froide ; sa mort est moins prompte, si on le laisse nager à la surface des selles liquides, ou si on le tient humecté d'eau, mais non submergé, sur le porte-objet du microscope, à la température ordinaire. Le canal intestinal du ver paraît toujours incolore; or, s'il vivait de nos excréments ou du bol alimentaire, son canal intestinal se dessinerait, sur toute la longueur du corps, et cela en vertu de la transparence du derme, avec des couleurs aussi variables que peut l'être celle de nos aliments. C'est ainsi que les *strongles*, qui habitent les vaisseaux sanguins, ont le canal intestinal coloré en rouge ; c'est ainsi que le canal intestinal du pou se dessine, à travers son corps, par la couleur rouge des caillots de sang qu'il a sucés.

984. La structure de la bouche indique assez que l'animal s'attache aux parois des organes, à la manière des sangsues (968); qu'il se nourrit par le mécanisme de la succion et de l'aspiration, et non au moyen de solutions de continuité; en un mot, qu'il ne déchire pas nos tissus, mais qu'il les épuise ; en sorte que les sucs qu'il digère sont toujours incolores et lymphatiques ; que si la surface à laquelle il s'attache se trouve appauvrie de sucs, et que l'aspiration du parasite commence à ne plus s'exercer que sur des tissus épuisés, il peut, en plongeant sa queue roide et acérée (976) dans l'épaisseur des parois, pénétrer jusqu'aux couches des cellules turgescentes, et faire arriver de cette manière à son suçoir, des liquides que lui refusaient les sur-

faces devenues imperméables par épuisement. Cet animal capillaire ne saurait donc causer une hémorragie sérieuse, mais seulement un simple suintement incolore ou légèrement lavé de la couleur rouge ou jaune qu'est en état de fournir une gouttelette de sang, si toutefois la pointe de la queue venait à s'égarer par hasard à travers la paroi d'une artère ou d'une veine.

985. En y prêtant une attention un peu plus soutenue, on remarque que l'extrémité de la queue, toute cornée qu'elle est, se contourne en spirale et à la manière d'un petit tire-bouchon. Lorsque l'animal se meut dans les selles, on l'y voit reculer avec autant de facilité qu'il avance; il décrit en serpentant des tours de spire, et pénètre à travers les selles liquides, comme une vis à travers un écrou. Il est donc évident, qu'en vertu du même mécanisme, ce ver peut pénétrer à travers les membranes dans lesquelles il plante sa queue, tout simplement en continuant de l'enfoncer; dans ce cas, tout le corps doit suivre le mouvement de la queue ; et si, pour émigrer d'un parage dangereux ou épuisé, l'helminthe n'a que cette unique porte, il a par devers lui le pouvoir de passer à travers les cloisons fibrineuses qui le séparent d'une région plus favorable à sa sûreté et à sa nutrition. Or ce passage ne laissera pas la moindre trace de perforation accessible à nos moyens d'observation, pas plus que n'en laisserait une aiguille des plus fines; et nous n'en possédons pas d'un calibre aussi fin que cette aiguille vivante et avide de nos sucs. On doit donc s'attendre que, malgré sa prédilection pour le canal intestinal de l'homme, l'ascaride vermiculaire pourra se rencontrer encore, par des exceptions plus ou moins fréquentes, et selon les circonstances de la digestion, dans des organes où l'anatomiste n'a pas eu, jusqu'à ce jour, la pensée de le soupçonner.

986. L'ascaride est hermaphrodite; car, nous en sommes sûr, on n'a pas rencontré un seul individu sans ovaire et sans œufs. Mais il paraîtrait, qu'à l'exemple des limaces et des mollusques univalves, ces vers ne peuvent se féconder eux-mêmes, qu'ils ont besoin pour cela de s'accoupler, faisant alors réciproquement le rôle de mâle et de femelle ; car, lorsque l'aiguillon de l'amour, le plus puissant des anthelminthiques, force ces parasites à abandonner leur proie, qu'un bourroulement sourd et vagabond succède à ces gargouillements stationnaires, signes infaillibles de la présence de ces helminthes dans nos intestins, c'est qu'alors ces vers acquièrent tout à

coup ce sentiment de sociabilité qui renaît, à l'époque du rut, dans le cœur des êtres les plus égoïstes. Ils se recherchent avec fureur, mais sans distinction de sexe, puisqu'ils n'ont point de sexe distinct; sans distinction d'individus, puisque tous les individus peuvent également leur suffire, s'accouplant aussi nombreux qu'ils se rencontrent, se roulant les uns autour des autres en spirale, comme les pilosités du péristome de la mousse (*Tortula muralis*), ou plutôt comme les faisceaux mouvants des serpents en orgie : la vulve contre la vulve, la queue vibrante et frappant le sol en cadence, pour former les pieds de ce nouveau tout, la tête sibilante d'amour et rejetée en arrière, comme honteuse de cette promiscuité infernale, et cherchant, pour ainsi dire, à éviter un baiser, que la nature n'a donné en auxiliaire qu'à l'amour qui s'accomplit à deux. La longueur du canal intestinal ne suffit plus alors à l'impétuosité de leurs courses voluptueuses, et on les rencontre ainsi accouplés dans les déjections alvines, emportés au dehors du milieu qui les fait vivre, sans songer, même en présence du danger de mourir, à rompre les nœuds qui les enlacent. Malheur aux mortels, si ces races presque invisibles de vipères, d'aventure plus prudentes, réservent à nos entrailles les fruits innombrables de leurs immondes amours (982).

987. L'ascaride vermiculaire n'est point vivipare, comme certains autres helminthes, et les *strongles* en particulier ; il ne pond que des œufs, mais des œufs qui conservent leur vertu germinative au dehors du corps humain, sur le sol, dans nos ustensiles et dans notre linge, et qui montent en poussière dans les airs, avec la légèreté des grains d'amidon. Ces œufs sont donc dans le cas de revenir dans notre corps, par la voie de la respiration, et par le véhicule de toute autre poussière, que dis-je ? par la voie de l'alimentation, et cela en dépit de tous les soins de propreté, qui sembleraient devoir suffire à nous débarrasser de cette peste.

988. Aussi ne saurait-on recommander avec trop de soin, aux personnes qui soignent les enfants, de chercher à désorganiser par le feu, la cendre et les alcalis, les helminthes qu'elles ont l'occasion d'extraire de l'anus, ou de remarquer dans les selles ; et c'est sous ce rapport que les immondices qu'on laisse se dessécher, et se réduire en poudre au pied des murailles de nos habitations, sont plus dangereuses peut-être par leur poussière que par les miasmes de leur

putréfaction ; c'est alors, et sous cette forme physique, que la contagion vole, pour ainsi dire, sur les ailes des vents.

989. Ce n'est pas cependant que l'ascaride cherche à pondre ses œufs dans les produits de la défécation, et à rendre nos excréments dépositaires de fœtus qui ne sauraient y vivre, rien n'est prévoyant, au contraire, pour le sort de leur progéniture, comme les animaux du bas de l'échelle. Hors du corps humain, l'ascaride ne pond qu'en mourant; c'est une parturition de désespoir, plutôt que de prévoyance. J'ai étudié minutieusement, au microscope, les selles liquides et solides des personnes chez lesquelles j'avais constaté préalablement l'existence des ascarides, et je n'y ai jamais rien observé d'analogue aux œufs de ces helminthes. Il faut donc nécessairement admettre que le parasite confie l'incubation de ses œufs aux tissus mêmes dont il s'alimente; et pour arriver à son but, l'organisation de sa queue, ainsi que la position de sa vulve, le servent admirablement. En effet, une fois la queue plongée à angle droit dans les tissus de la surface intestinale, l'animal n'a qu'à pondre pour que les œufs passent d'eux-mêmes de la vulve dans le trou qu'a perforé sa queue, et que ses mouvements d'ondulation tiennent béant. Quant à la détermination spéciale des tissus dans lesquels les helminthes déposent leurs œufs, nous nous en occuperons, en recherchant par l'expérience les régions que l'ascaride habite, et les effets morbides qu'il y détermine.

990. ÉVALUATION *à priori* DES EFFETS MORBIDES DE L'ASCARIDE VERMICULAIRE. La structure et les habitudes intimes de cet helminthe ayant été déterminées d'une manière rigoureuse, par suite de minutieuses dissections, il est possible de déduire *à priori* les effets qu'il peut produire sur nos organes, sans craindre d'être démenti, en ce que l'induction présentera d'essentiel, par l'expérience et par l'observation directe. Nous allons procéder de la sorte à la démonstration ; nous chercherons à prévoir avant de vérifier ; la prévision rationnelle et logique est le guide le plus sûr de l'expérience, dont l'observation directe est l'œil immédiat.

1° L'ascaride vermiculaire, ne se nourrissant que par le mécanisme de la succion, doit agir sur nos tissus à la manière des sangsues (968); il aspire les sucs, les attire sur la surface, à laquelle il s'attache, sucs lymphatiques ou sanguins, et détermine de la sorte, sur le point qu'il occupe, une rubéfaction plus ou moins intense, selon la nature des tissus et le temps qu'il y séjourne. Mais la succion d'un si petit helminthe ne produirait aucune hémorragie appréciable, alors même que son orifice buccal serait pourvu des mêmes lames que la sangsue, parce que la membrane épidermique, qui revêt la muqueuse du canal alimentaire, serait encore trop épaisse pour se laisser perforer jusqu'aux capillaires par un aussi petit appareil. Si le tissu envahi est plus lymphatique que sanguin, la tuméfaction qui résultera de la succion de l'helminthe prendra les caractères d'une pustule, d'une tumeur, d'une phlyctène, d'un tubercule, etc., selon les circonstances variables de la structure intime du tissu.

2° Que dis-je? cette élaboration anormale sera dans le cas de donner naissance à des tissus anormaux, lorsqu'elle s'établira sur une région favorable au développement des tissus, c'est-à-dire, dans toute région soustraite à l'action du hâle qui étouffe le développement dans son germe : car, ainsi que nous l'avons déjà établi (150), la nutrition normale ne répare qu'en remplaçant; elle crée des tissus à la place de ceux qui ont vieilli et qui tombent : elle chasse au dehors les tissus épuisés, les tissus de la périphérie, en fournissant au développement des tissus plus internes qui vieilliront à leur tour : succession incessante de générations emboîtées, où les anciennes servent d'abri protecteur à celles de nouvelle formation, où les nouvelles se développent aux dépens des plus anciennes, où enfin la vie est le parasite de la mort. Donc la nutrition anormale créera des tissus anormaux aux dépens des tissus normaux ; appelant le sang autour des cellules stationnaires, elle portera une vie inusitée dans leur sein jusque-là paresseux et infécond ; elle les féconlera successivement en organes dont l'évolution prendra l'essor que leur tracera leur structure primitive ; glandes, bubons, taches, fibrilles, expansions, fausses membranes, tissus usurpateurs capables de souder les surfaces les plus hétérogènes, d'obstruer les canaux les plus amples de notre corps. La pointe d'une aiguille, en titillant nos chairs, enfanterait toutes ces choses : pourquoi la queue acérée et siliceuse de l'ascaride n'en ferait-elle pas autant et davantage, elle dont la pointe microscopique est dans le cas, sans blesser l'intégrité de la cellule, de ménager entre les spires génératrices les plus illégitimes accouplements (19, 21)? L'ascaride vermiculaire sera ainsi le cynips et l'ichneumon de nos entrailles (909, 919).

3° Nous venons d'indiquer l'action locale de l'ascaride vermiculaire :

mais de cette action locale peut découler une action générale, une influence morbide dont l'activité s'étende à toute l'économie. L'ascaride se nourrissant à la manière des sangsues, afin de mieux rendre notre pensée, prenons pour terme de comparaison le mode d'action de la sangsue ; or la succion de la sangsue n'opère rien moins qu'à la manière de la saignée ; la saignée n'intervertit pas le cours du sang, elle ne fait qu'ouvrir une nouvelle issue au sang veineux, au sang de retour ; elle désemplit un canal, mais n'en fait pas remonter le liquide vers sa source. Appelée au contraire sur une surface par la force d'aspiration, la circulation change de direction, le sang veineux et le sang artériel étant entraînés tout à coup et ensemble vers le même point ; ce qui est dans le cas d'imprimer à la circulation une impulsion inverse de la direction normale, la veine devenant une artère, et l'artère une veine. Au moyen de la ventouse, le sang abandonne peu à peu les régions sur lesquelles l'aspiration maladive l'avait entraîné, avec une impétuosité funeste à l'élaboration des organes, pour refluer, au gré de la prévoyance du médecin, sur les surfaces par lesquelles on peut lui donner un écoulement salutaire, et désemplir le trop-plein, par une solution de continuité facile à se ressouder. Dès ce moment, la chaleur, que la circulation accumulait dans les organes internes du corps, se porte sur la périphérie, et laisse, sur les régions qu'elle abandonne, un sentiment de bien-être, résultat immédiat du rétablissement de la température propice à l'élaboration des tissus. Mais si l'application de la ventouse avait lieu sur les surfaces internes des organes, sur celles, par exemple, du canal intestinal, tous les effets consécutifs de son application auraient lieu dès lors en sens inverse ; la chaleur et la circulation qui l'engendre, abandonnant la périphérie du corps, se porteraient, en raison de la puissance d'action qui les appelle, sur les organes où leur accumulation est funeste et mortelle ; le frisson crisperait notre derme, par suite du simple contraste de la chaleur qui nous brûlerait intérieurement, et par suite du rapprochement des papilles dermiques que la chaleur habituelle tenait dilatées auparavant ; et dès lors tout serait interverti dans l'économie, la chaleur et le froid se succédant, dans nos organes, au gré des intermittences de la succion des vampires qui nous dévoreraient à l'intérieur, et selon qu'ils sommeilleraient après s'être repus, ou qu'ils se remettraient à l'œuvre, affamés ; enfin la fièvre, avec son cortége de mille et mille désordres, de mille et mille rhythmes divers, changerait de nom et de siége, par le simple déplacement d'une cause unique par sa nature, multiple par ses individualités, et capable, passez-moi l'expression, de transporter l'aspiration pulmonaire sur les organes d'une tout autre fonction.

4° Mais une telle activité anormale ayant été transportée de la sorte, et artificiellement, sur des surfaces destinées à alimenter, par leur élaboration digestive, tous les autres systèmes d'organes du corps humain, l'émaciation des organes non envahis en sera la conséquence immédiate, puis le marasme et l'épuisement même des organes envahis ; car tous les produits destinés ordinairement à la nutrition générale pourront finir par passer immédiatement au profit des parasites qui se seront prodigieusement multipliés.

5° A la moindre interruption de l'action artificielle qui entretient la vie de ces développements anormaux, chacune de ces superfétations sera frappée de sphacèle et de décomposition ; le sang stationnaire et extravasé se décolorera en pus, le pus subira la fermentation putride ; la gangrène, cette carbonisation émanée de la putréfaction, cette cautérisation par les combinaisons ammoniacales, la gangrène envahira de proche en proche ces végétations que la vie aura cessé d'entretenir, et la mort de ces développements accessoires deviendra le poison des tissus normaux qu'ils auront envahis. Ajoutez à ces causes naturelles d'infection, dans le cas spécial de parasitisme qui nous occupe, que si l'ascaride pique un tissu sain avec sa pointe caudale, qu'il aura préalablement trempée dans le pus d'un produit morbide de sa création, l'empoisonnement des tissus vivants sera d'autant plus prompt, que l'inoculation sera plus mécanique.

6° Le titillement de la pointe caudale de l'ascaride donnera lieu à un dégagement de gaz de différentes natures, dégagement inséparable de toute espèce de fermentation. L'air, dont les tissus titillés étaient normalement imprégnés, s'en échappera par l'issue qui lui est ouverte, et se répandra en nature sur des surfaces qui ne devaient le recevoir qu'élaboré et tamisé par le tissu cellulaire ambiant ; mais ces gaz ainsi emprisonnés dans un tube distendu, soit par des liquides, soit par des fèces solides, obéissant à la loi de la pesanteur et de la légèreté spécifique, s'échapperont en montant à travers les matières solides et liquides, et détermineront ainsi dans les intestins un bruit de spumescence, de borborygme, de gargouillement, de glouglou qui se modifiera à l'auscultation, selon les modifications de la matière fécale.

7° De la ballonnement et météorisation des intestins dont le mécanisme seul, étant déjà morbide, se compliquera d'accidents plus graves, si les gaz se composent d'hydrogène sulfuré, de phosphures et sulfures ammoniacaux, c'est-à-dire, de gaz capables de promener l'empoisonnement sur les surfaces saines, mais encore plus puissamment sur les surfaces déjà décomposées et entamées par de nombreuses solutions de continuité.

8° Dans l'évaluation des phénomènes produits et par la succion et par les titillements de l'ascaride, il faut bien tenir compte de la nature chimique et de la structure intime des tissus envahis. Il est évident, en effet, que la piqûre de la pointe caudale de l'ascaride, pratiquée dans un tissu éminemment adipeux, n'aura rien moins que les résultats du même stimulus dans un tissu sanguin ou lymphatique, ou simplement albumineux, ou enfin dans la papille d'une dichotomie nerveuse. La même cause de désordre ne produira donc point chez les personnes douées d'embonpoint les mêmes accidents morbides que chez les personnes habituellement maigres et décharnées. On conçoit que, chez les premières, cette cause de titillations déterminera de la réplétion, des embarras gastriques ; quand chez les autres, plus irritables, parce que les papilles nerveuses de la surface intestinale seront plus à découvert, les titillements de la pointe caudale de l'ascaride provoqueront des névralgies de tous les symptômes et de tous les genres d'intensité ; c'est le cas d'une piqûre d'épingle qui agace si violemment telle personne, et qui pénétrerait inaperçue jusqu'aux os chez telle autre.

9° On professe encore dans les écoles de médecine, en dépit de nos premières révélations (de tous les temps les Facultés ont été retardataires), on professe, dis-je, que le siége des ascarides vermiculaires est spécialement dans le *rectum ;* cependant, et nous le démontrerons plus bas, longtemps avant nos premières publications de 1858, les archives de la science ne manquaient pas de documents authentiques qui indiquaient que l'helminthe peut s'aventurer dans d'autres cavités du canal alimentaire. On peut donc concevoir que ce vampire s'attache aux surfaces de l'estomac, d'où l'on peut conclure qu'il est en état de s'aventurer dans l'œsophage ; mais, s'il en est ainsi, on ne doit nullement se refuser à admettre qu'il puisse s'introduire et vivre plus ou moins longtemps dans les cavités nasales, dans les voies respiratoires, dans le canal cholédoque et ses ramifications les plus ténues. Dès lors, et en transportant par la pensée, dans ces divers organes, tous les effets immédiats que nous avons décrits comme découlant du mode de nutrition de l'ascaride, on aura autant d'affections diverses, de phlegmasies diverses, de fièvres diverses, etc., que cette cause, toujours identique de désordre et de désorganisation, se portera sur la surface d'organes diversement situés et chargés de fournir des matériaux différents à l'élaboration générale, d'où résulte la vie d'un individu. Je pourrais donner à ces observations le développement d'une assez longue dissertation ; en les formulant en syllogismes, elles n'en paraîtront que plus évidentes aux esprits positifs qui n'ont jamais assez de temps pour s'amuser à lire : Cause de gastrite, de saburres et d'embarras gastriques, chez les personnes douées d'embonpoint ; — cause de gastralgie chez les autres, lorsque l'ascaride pullulera dans l'estomac ; d'entérite de diarrhée, quand les ravages de l'ascaride s'étendront du duodénum sur la surface des intestins grêles ; de coliques et de météorisation quand l'helminthe pullulera dans la capacité du côlon ; — cause d'ictère et de pâles couleurs, d'ascite et d'hydropisie, quand l'helminthe, s'attachant au canal cholédoque, à l'instant où l'écoulement de la bile sera suspendu, parviendra à obstruer de ses tissus parasites les divers canaux de communication de la vésicule et de l'intestin où la bile se déverse ; — cause de maux de gorge, s'il parvient au larynx ; de catarrhes et rhumes, s'il descend plus avant dans la trachée-artère ; de bronchite et d'asthme, s'il s'établit sur les surfaces des bronches ; de phthisie pulmonaire, s'il s'attaque à la superficie des cellules respiratoires ; d'hépatisation de poumon et de péripneumonie, s'il s'enfonce dans ce tissu spongieux ; — cause de coryza et d'affections des voies nasales, s'il monte, derrière le voile du palais, jusqu'aux cavités du nez ; — cause de migraine, s'il vient titiller les papilles nerveuses des sinus frontaux ; cause d'écoulements sanieux à l'angle interne de l'œil ; de fistule lacrymale, si, réduit aux proportions du jeune âge, il se complaît dans le canal nasal ; — cause d'ophthalmie, s'il pénètre dans la conjonctive, d'où il pourra introduire, dans l'intérieur de l'œil, tous les accidents morbides qui remplissent le cadre de l'oculistique, etc.: et dans ces diverses stations de ses innombrables migrations, cause de mille symptômes mille fois variables, selon que la

pullulation de l'helminthe aura rencontré plus ou moins d'obstacles,
que les effets de sa présence seront devinés par l'observateur à telle
ou telle époque, selon enfin les modifications plus ou moins irration-
nelles de la médication. Or, en toutes ces inductions syllogistiques,
il n'y aura de hardi que le refus d'avancer dans la voie des conséquences et l'envie de s'arrêter arbitrairement au premier pas; une
fois que l'on aura admis que ces helminthes sont dans le cas de s'a-
venturer dans toutes les localités diverses de la topographie du corps
humain, on ne saurait ne pas admettre qu'à eux seuls ils ne soient
dans le cas de devenir les auteurs de tout le cortége de désordres pathologiques, dont je ne pousserai pas plus loin en cet endroit l'énumération.

10° Nous avons établi plus haut 985) qu'à l'aide de sa queue acérée et de ses mouvements en spirale l'ascaride vermiculaire a la faculté de pénétrer fort avant et très-vite dans la substance de nos tissus
mous, de les traverser de part en part, comme le ferait une aiguille
des plus grêles, sans laisser après lui la moindre trace sensible de
perforation.

S'il arrive donc que la capacité du canal alimentaire ne lui offre
plus un milieu propice à son alimentation ou aux circonstances de sa
propagation, l'ascaride a, par devers lui, tous les moyens possibles
d'émigrer sans obstacle et de porter les désordres dont il est cause,
dans le sein des viscères qui communiquent le moins entre eux ; il
peut se loger sur la surface et dans l'épaisseur du mésentère et du
péritoine, sur la surface externe du foie, des reins, de la rate, de la
vessie, de l'utérus, pénétrer même par les trompes de Fallope,
jusque dans l'épaisseur et la cavité de l'utérus lui-même, pour y déterminer, par sa présence, tous les développements anormaux et parasites que la succion d'un ver de certaine nature détermine et
greffe, pour ainsi dire, sur tous les tissus normaux des règnes végétal et animal ; développements qui s'arrêtent au rôle d'embarras
gastriques et de simples saburres sur la surface du canal intestinal,
grâce à l'effet des circonstances de la digestion et de la médication,
mais qui, réfugiés dans ces milieux inaccessibles, sur ces séreuses
sans communication aucune avec le dehors, revêtirent de toute nécessité d'autres caractères, des caractères dont la variabilité dépendra entièrement de la nature des organes, de la durée de l'invasion, des
habitudes et de la constitution physique de l'auteur de tant de maux.

Ces principes une fois posés *à priori*, passons à l'observation directe des effets morbides qui découlent de la présence de l'ascaride dans les organes du corps humain.

991. Evaluation expérimentale et directe des effets morbides de l'ascaride vermiculaire. La seule méthode rationnelle d'étudier les habitudes d'un animal vivant, c'est de l'observer là où il trouve sa vie; et si cet animal est le parasite d'un autre animal vivant, le simple bon sens indique qu'on l'étudie en son lieu et place pendant la vie de la victime. Attendre la mort de celle-ci, pour constater les mœurs du parasite, ce serait s'exposer à confondre les sympathies d'un être avec ses antipathies, et à prendre les choses qu'il redoute et évite pour celles qu'il recherche. Or, s'il était vrai que les helminthologues aient procédé à peu près de la sorte à l'étude des helminthes, chez un certain nombre d'animaux, il est certain qu'on a précisément procédé d'une manière toute contraire, à l'égard du corps humain. Au lieu de poursuivre ce genre d'études dans les tissus de l'homme mort de mort violente, dans les cadavres que nos usages permettent de livrer au scalpel, immédiatement après la mort, et encore tout chauds de la vie qui les abandonne à peine, on s'est contenté, au contraire, de rechercher ces helminthes chez l'homme qui ne passe dans le domaine de l'autopsie que vingt-quatre heures après la mort, c'est-à-dire, alors que la certitude de la mort est acquise au prix de la décomposition avancée de tous les liquides et de tous les tissus, c'est-à-dire, enfin, alors que depuis un jour l'ascaride a cessé de trouver, dans nos entrailles, les conditions indispensables à son existence et à sa nutrition; d'où il est arrivé que, prenant, pour le siége habituel de cet helminthe, l'asile où il se réfugie immédiatement, pour se mettre à l'abri du débordement du médicament, de la maladie et de la mort, bien des anatomistes ont été portés à penser que sa place naturelle était dans le *rectum*, et quelquefois dans le *cæcum*; et quand il leur est survenu d'en rencontrer dans d'autres tissus, ils se sont demandé si ce phénomène, jusque-là inaperçu, n'était point un phénomène après coup, un effet insolite des influences de la mort, un résultat cadavérique enfin. Aussi je ne sache pas de point d'histoire naturelle qui soit resté plus longtemps aux premières indications de l'enfance de l'art d'observer, que l'histoire des vers intestinaux de l'homme.

992. Sans doute il serait encore mieux que tout ce que nous ve-

nons de poser en principe, de pouvoir observer l'helminthe parasite, sans altérer le moindre tissu de sa victime, et par conséquent sans modifier en rien les conditions physiologiques qui conviennent à son existence, de le suivre pas à pas dans ses mouvements et ses excursions, de lire ses habitudes à travers les parois qui le protégent et le cachent à nos regards, de l'étudier comme sous verre, à tous les âges, à toutes les heures, sous toutes les influences du régime alimentaire; enfin, depuis la sortie de l'œuf jusqu'à son expulsion hors de nos viscères. Mais pour lire de la sorte, à travers tant de tissus divers, il faudrait avoir recours aux yeux de lynx de l'observation et de l'autopsie, et à l'auscultation de ses propres douleurs; il faudrait se décider à se poser bien longtemps, comme sujet du problème, et être homme à consacrer plus d'un jour et plus d'une année à la solution d'une question qui, pour être fort peu propre à flatter l'orgueil de l'homme ordinaire, n'en est pas moins digne de fixer toute l'attention du philosophe. Que voulez-vous? on n'est pas toujours Prométhée, pour que Jupiter daigne vous faire déchirer les entrailles par un aigle; les hommes d'aujourd'hui sont trop dégénérés pour avoir droit de prétendre à cet honneur-là.

Pour moi, je n'ai pas perdu de vue, sur ce point de la question, que j'étais homme d'aujourd'hui; et, voulant écrire l'histoire du vibrion qui en ronge d'autres plus haut placés que moi, sans qu'ils s'en doutent, je m'en suis d'abord douté, moi, puis je m'en suis convaincu, et j'ai fini par m'en constituer bien volontairement victime journalière et assidue, afin de mieux en faire connaître les ravages à autrui. Du reste, je me trouvais placé dans une position éminemment favorable à ces sortes d'observations, et dans laquelle bien des gens se trouvent placés tout aussi bien que moi, sans qu'ils prennent la peine d'en tenir compte. Des enfants en bas âge, et ses propres enfants, c'est-à-dire, des enfants que l'on soigne à toute heure de la journée; une vie calme et sédentaire, une nourriture sobre, mucilagineuse, peu épicée et très-peu alcoolique, application constante de la théorie antiphlogistique qui dominait alors, il n'en faut certainement pas tant pour être bientôt envahi par ces hordes de vampires qui nous rongent à l'intérieur. Mais, ainsi que tant d'autres, j'ai longtemps ignoré que j'avais en moi l'objet d'une observation aussi intéressante; j'en ai beaucoup souffert avant de le comprendre; et à l'époque de la plus grande vogue de la doctrine physiologique, j'ai bien souvent maudit la médecine, de ce qu'elle ne mettait à ma disposition que des remèdes qui empiraient mon mal, ma gastrite, mon entérite, mes douleurs atroces d'estomac ; j'aurais cru alors proférer la plus ridicule hérésie si je m'étais expliqué aussi franchement qu'aujourd'hui, et si j'avais osé dire qu'après avoir laissé là la gomme et les mucilagineux, j'avais enfin trouvé une guérison dans les remèdes, naguère encore réputés incendiaires, que je professe aujourd'hui.

Vous préciser ensuite comment la démonstration actuelle s'est fait jour dans mon esprit, vous dire le fait particulier qui a commencé à me mettre sur la voie de la vérification de la méthode, ce serait vouloir vous peindre un point sans dimensions, et vous faire passer par une série indéfinie de raisonnements qui indiquent la route à l'observation, d'observations qui amènent les contre-épreuves, que l'on perd de vue, une fois qu'on est parvenu à traduire le tout en formules exactes : il est plus court de formuler en débutant, sauf à ceux qui exigeraient de plus amples démonstrations, à se constituer à leur tour, comme nous l'avons fait, les sujets d'une pareille expérience. Du reste, ce que je vais exposer est si clair, qu'il en paraîtra trop simple, et que chacun croira l'avoir vu ailleurs ; et il est vrai que bien des choses que j'ai à dire se trouvent ailleurs, mais éparses, démembrées, jetées là comme par hasard, et ne se rattachant à aucune de ces généralités qui seules peuvent constituer une vérité nouvelle. Quand on est arrivé à un résultat qui traduit les détails en une incontestable généralité, et qu'on le confronte avec ces détails épars sans ordre dans les livres, tout ce qu'on lit s'explique si bien par ce que l'on vient d'apprendre, que l'on serait tenté de croire qu'on n'a rien découvert de nouveau ; on est ensuite bien désabusé par l'impression que cette nouveauté produit, dès le premier abord, sur l'esprit des plus érudits et des plus doctes. Voici donc comment en tout cela j'ai procédé et raisonné :

1° Je me suis dit : S'il m'était loisible de reconnaître, dans un organe donné, la présence de l'ascaride à un signe instantané et appréciable par l'un de mes sens, j'aurais acquis le moyen d'écrire l'histoire des habitudes de ces helminthes, d'une manière précise, et de reconnaître les effets de leur présence, dans quelque organe que ce fût.

2° Pour arriver à ce résultat définitif, rien ne serait plus utile que d'avoir à ma disposition un médicament quelconque, du genre des médicaments anthelminthiques, mais qui eût la propriété d'agir aussi instantanément que se montreraient les effets que l'observation directe m'aurait mis en droit de reconnaître pour les signes de la présence de l'ascaride dans l'un de mes organes.

3° J'étais venu à bout de constater, par une série d'inductions et de médications, que les atroces douleurs d'entrailles et surtout d'estomac que je ressentais depuis longtemps, n'étaient que les effets immédiats de l'ascaride vermiculaire. Il se trouva, un jour, que le hasard me porta à avaler, au moment de ma plus forte crise, un verre d'eau saupoudré de camphre; j'éprouvai tout à coup, dans l'intérieur de l'estomac, un bourroulement qui se peignait à ma pensée comme si des myriades de vampires lâchaient prise, et se portaient en masse vers le pylore, pour échapper au médicament ingéré; un mouvement péristaltique contractait et dilatait alternativement la panse stomacale; et ma douleur cessa instantanément. Mais ce soulagement ne fut pas de longue durée : les douleurs revinrent de proche en proche, en partant de la région du pylore, se rapprochant peu à peu de la région cardiaque, comme pour remonter dans l'œsophage. Un nouveau verre d'eau saupoudré de camphre les faisait cesser aussi instantanément et avec les mêmes symptômes concomitants que la première fois. Je continuai à me soulager de la sorte, jusqu'à ce que j'eusse reçu l'huile de ricin destinée à me délivrer, plus en grand et plus radicalement, de ces hordes d'helminthes; et l'effet de l'évacuation acheva de me convaincre que je ne m'étais pas abusé sur la cause immédiate du mal.

4° J'avais ainsi acquis la certitude que mes douleurs d'estomac étaient causées par les titillements des helminthes; secondement, qu'un peu de poudre de camphre les chassait de ce viscère, mais ne les atteignait pas dans les intestins où ils se réfugiaient, et où j'éprouvais des titillements, si ce n'est aussi violents, du moins tout aussi funestes par leur influence sur les diverses digestions duodénale, iliaque et fécale (161). Par une autre série d'expérimentations, je fus conduit à penser que je pourrais atteindre ces helminthes jusque dans les intestins, en m'appliquant sur l'abdomen une dissolution alcoolique de camphre; j'avais, en effet, constaté avec quelle facilité l'influence d'une pareille dissolution pénètre dans les tissus les plus profonds. L'expérience ne fit que confirmer mes prévisions. En effet, dès que le moindre titillement se faisait sentir dans l'une ou l'autre localité de la région abdominale, aussitôt je le faisais cesser par l'application d'une compresse d'alcool saturé de camphre ; et je pouvais chasser ainsi, à mon gré et de proche en proche, la douleur que je poursuivais.

Il devenait donc évident qu'avec la vapeur seule du camphre j'obtiendrais les mêmes résultats, à l'égard des organes sur lesquels je n'aurais pu l'administrer autrement, dans les poumons, par exemple; car la vapeur a toutes les propriétés des molécules solides.

993. Signes auxquels on peut reconnaître la présence de l'ascaride vermiculaire dans nos organes. 1° Le premier consiste en un titillement comparable, par son effet pathologique, à la douleur que ferait éprouver la piqûre d'une pointe qui s'enfoncerait dans le tissu et en ressortirait en même temps : c'est le résultat d'une solution de continuité infiniment petite, qu'on laisse béante et en contact avec l'air qui hématose. La plupart de ces titillements passent pour nous inaperçus, quand ils ont lieu isolément ou en petit nombre; ils deviennent atroces à endurer par leur somme ; les entrailles semblent se déchirer, quand ils se reproduisent à la fois sur une large surface. C'est principalement à jeun qu'on les éprouve, car c'est alors que l'helminthe affamé cherche, dans des produits artificiellement provoqués, une pâture que le travail de l'assimilation digestive lui refuse.

2° Le second signe consiste dans une impression tout à fait analogue à celle que produit, sur notre peau, la succion d'une ventouse ou d'un organe d'appréhension, à l'instant où l'appareil se retire avec un certain effort : on dirait que l'on sent une ampoule déterminée par le vide. et qui retombe sur elle-même, dès que le vide cesse et que l'air vient refouler le tissu ballonné. On sent, en un mot, la surface intestinale pour ainsi dire ramenée en dedans, comme par une petite ventouse qui ensuite lâcherait prise à regret. Quand l'helminthe change de place spontanément et sans contrainte, on n'éprouve rien de semblable ; seulement, si la surface envahie par ces petites sangsues est considérable, le déplacement occasionne des mouvements péristaltiques insolites et violents, qu'on éprouve avec plaisir.

3° Le troisième consiste dans des bruits intestins qui prennent des caractères acoustiques divers, selon les milieux que traversent les gaz dégagés par les titillements de l'extrémité caudale de l'ascaride. Je les distinguerai en : *bruits spumescents*, ou bruits analogues au bruissement de l'écume, dont les petites bulles viennent crever à l'air : ce bruit se manifeste, par la présence de l'ascaride vermiculaire, sur la surface de toutes les muqueuses et de toutes les séreuses, qui ne sont pas habituellement recouvertes d'une nappe de liquide ou d'une couche de matières solides, mais qui pourtant sont distendues par un certain volume d'air ; — *bruits de piston*, ou bruits analogues à celui que fait entendre le piston de la machine pneumatique, quand il s'applique violemment : son qu'on peut rendre d'une manière imitative par la syllabe *pif*; dans nos intestins, ce signe indique un gaz qui s'échappe à travers deux cylindres excrémentiels qui le compriment en se rapprochant ; — *bruits de sifflet*, ou bruits analogues à celui que fait entendre l'air qui s'échappe par une mince ouverture : dans nos intestins, ce signe indique un gaz qui s'échappe lentement, et à mesure que le titillement de la pointe caudale de l'ascaride l'élimine, à travers un cylindre excrémentiel qui le comprime sur la plus grande étendue de l'aire de sa base, et lui laisse un passage par un interstice étroit ; — *bruit de roulement lointain*, résultant de l'échappement, par saccades rapides, du gaz dégagé par les titillements du ver ; — *bruits de glouglou*, lorsque les gaz dégagés traversent, pour s'échapper, une matière plus ou moins liquide ; — *bruits de sabot*, ou bruit analogue à celui que la toupie d'Allemagne fait entendre en tournant ; il résulte des vibrations produites par la percussion des gaz qui, en s'échappant, rencontrent le pli d'une anse intestinale ; — *bruits d'aspiration* et que traduit très-bien le monosyllabe *oui*, quand on prolonge longtemps le son de l'*i* ; ils résultent de l'expansion d'une capacité jusque-là contractée, et qui attire à elle les gaz par une ouverture assez grande. Enfin ces divers signes acoustiques sont dans le cas de varier à l'infini, selon les circonstances infiniment variables de l'état de santé ou de l'état morbide ; mais dans tous les cas, ils n'en sont pas moins la preuve infaillible de la présence des helminthes dans les intestins, et probablement de leur présence dans tout autre organe, dans lequel il n'est pas permis de supposer que ces bruits proviennent de l'air atmosphérique aspiré et expiré.

4° Le quatrième signe de la présence de ces insectes dans le canal alimentaire est que, lorsque l'on ingère dans l'estomac un anthel minthique, on rend, un instant après, des vents par l'anus ; ce qui provient de ce que les ascarides, fuyant de proche en proche, vont se loger dans le côlon et dans le rectum, et y provoquent, par leurs tillements, un dégagement de gaz que cette portion d'intestins n'est point capable de tenir enfermés.

5° La *boule hystérique* est un signe infaillible de la présence des ascarides vermiculaires, ou de l'ascaride lombricoïde, qu'une cause quelconque, ou l'influence d'un suc ou d'un médicament anthelminthique, force à remonter de bas en haut, et de parcourir, avec la rapidité que lui donne l'instinct de sa conservation, toute la longueur du canal alimentaire. Un peloton de vers accouplés, un lombric roulé sur lui-même en peloton, suffisent pour faire croire à la femme qu'une boule lui remonte de l'utérus vers la bouche ; car ce sont les enfants et les femmes, à cause de leurs habitudes d'alimentation, qui sont les plus exposés à l'invasion des ascarides. Ce symptôme semble retomber dans les intestins, comme une masse de plomb, et se dissiper comme par enchantement, à la suite de l'ingestion du plus faible vermifuge, ou de la plus faible respiration d'une huile essentielle, telle que fleur d'orange, eau de menthe, eau des carmes ou de mélisse, eau de Cologne, vinaigre des quatre voleurs, camphre, etc.

6° Le sixième signe est un certain prurit que l'on éprouve dans l'intérieur du nez, signe qu'on a regardé comme sympathique de la présence des vers dans le canal intestinal, alors que l'on professait la doctrine que l'ascaride n'habite que le *rectum* de l'homme. Mais nous croyons peu à cette entité que l'on nomme sympathie des organes les uns avec les autres. Les organes agissent entre eux par communication et par échange, et non par des influences occultes et à distance. Tout picotement est un effet immédiat d'une cause adjacente, et non le résultat mystérieux d'un rapport lointain. Quand le nez démange aux enfants, c'est que l'ascaride vermiculaire arrive sur cette surface, en se glissant derrière le voile du palais ; une prise d'une poudre anthelminthique suffit, en effet, pour faire cesser ce prurit nasal, quoique l'ascaride vermiculaire continue son œuvre dans le canal intestinal. Ainsi l'absence du prurit dans le nez ne prouve pas l'absence de l'ascaride vermiculaire dans le corps de l'homme, et il peut arriver qu'un individu soit en proie à ces hordes d'helminthes, sans qu'il éprouve la moindre démangeaison dans le

nez, sans qu'il ait l'haleine fétide, surtout s'il a l'habitude de priser
le tabac; de même qu'on peut éprouver des démangeaisons dans le
nez, sans posséder, pour cela, le moindre ascaride vermiculaire dans
le canal alimentaire.

7° La présence des ascarides dans les selles signifie bien qu'on en
avait dans le canal alimentaire, mais non pas qu'on en ait encore;
leur absence ne signifie pas qu'on n'en ait pas, souvent bien au contraire. Les médecins, jusqu'à nous, n'ont presque jugé de la présence des ascarides, chez un individu, que lorsqu'il en rendait par
les selles, espèce de preuve qui ressemble assez à cette forme de
sophisme : *cet homme est sorti de sa maison, donc il y est encore.* Or,
comme dans certain pays, et surtout dans les grandes villes, les soins
de propreté font qu'on a rarement l'occasion d'observer les selles,
il s'en est suivi que le médecin a fini par reléguer les cas de maladies
vermineuses au nombre des cas les plus rares qu'une longue pratique
puisse fournir l'occasion d'observer; et nous venons d'entendre un
professeur de la Faculté (*), un professeur qui, pour sortir des habitudes routinières et rétrogrades de l'école, a préféré l'excentricité
des aperçus à la rigueur de l'expérience, soutenir, devant tous ses
élèves, que, « depuis seize ans, il n'a jamais rencontré un seul enfant
de Paris qui présentât quelques accidents vermineux. Jamais s'écriait-
il, ou presque jamais, un enfant *né et élevé à Paris* ne rend des vers;
tandis que c'est le contraire en province. » Que sert le monopole
universitaire des Facultés, quand on peut y professer, d'un ton aussi
tranché, des opinions dont il n'est pas une bonne femme qui ne fût
en état de démontrer la fausseté?

A quoi tiennent cependant les idées scientifiques? Sur cette question, c'est en partie à la disposition locale des privés : en province,
les enfants rendent leurs matières en plein air, où chacun peut en
examiner la nature; à Paris, où l'on porte très-loin les soins de
propreté, nous avons des lieux pour soustraire aux regards un *caput
mortuum*, dont l'odeur seule monte à la tête des habitants de la capitale, et que personne n'a fantaisie d'examiner. Comment savoir si
les enfants rendent des vers, quand habituellement on n'en voit pas
même les fèces? Le docte professeur n'a sans doute sa clientèle que
dans la haute société; la science gagne toujours à faire descendre

(*) Voyez *Gazette des hôpitaux*, 1ᵉʳ janvier 1842, page 62.

son expérimentation dans les classes inférieures. Mais nous reviendrons ailleurs sur ce sujet.

994. Effets morbides de l'ascaride vermiculaire, tant que son action se concentre dans le canal alimentaire. L'ascaride vermiculaire est, plus spécialement que toutes les autres espèces d'helminthes, le *ver rongeur* de l'homme, celui dont tous les raffinements de notre alimentation tendent continuellement à nous débarrasser. Dès que la nourriture pèche et est en défaut, cette vermine pullule, et l'on n'en a jamais tant alors que lorsqu'on n'en rend pas. Dès qu'on en rend, c'est que l'alimentation devient un vermifuge, et chasse de proche en proche cette vermine, de l'estomac vers les intestins grêles, puis vers le côlon, puis de là vers l'anus, d'où ils se répandent au dehors sur les autres organes.

1° Quand les ascarides ont établi leur siége dans l'estomac, on sent dans cet organe des picotements qui y produisent un trouble que nous traduisons par l'idée de *crudités d'estomac, maux de cœur*, et plus doctement *gastrite* ou *gastralgie*. Selon le genre de nourriture que l'on prend, on peut se sentir soulagé en mangeant ; on est de nouveau torturé en digérant. Si les ascarides envahissent les surfaces qui sont le mobile du vomissement, les surfaces voisines du pylore, le malade rend des eaux, de la pituite ; et ce premier mouvement antipéristaltique appelant la bile dans l'estomac, on ne tarde pas à voir de la bile mêlée aux matières du vomissement. Les titillements prolongés de la pointe caudale des ascarides sur la muqueuse de l'estomac ne peuvent manquer d'y produire des saburres ou développements de tissus parasites (909), qui paralysent la faculté d'aspiration de cet organe, c'est-à-dire, sa faculté de nutrition et de digestion. La surface digérante, en effet, recouverte alors d'une surface inerte et de superfétation, n'est plus capable d'agir immédiatement sur le bol alimentaire, de le modifier d'une manière favorable à la digestion. Ces tissus parasites et fibrillaires, se feutrant par un développement indéfini, forment ces saburres et ces embarras gastriques qui ont joué un si grand rôle dans les théories de la médecine du dernier siècle.

2° Quand, sous l'aiguillon créateur des titillements de l'ascaride, ces développements anormaux ont lieu dans l'étendue du duodénum, et au-dessous de l'embouchure du canal cholédoque, ce viscère étant obstrué en totalité ou en partie, la bile et le chyme sont refoulés dans l'estomac par cet obstacle mécanique, et le vomissement a lieu quelquefois après chaque ingestion d'aliments.

3° Si l'ascaride établit le siége de sa multiplication dans le canal cholédoque et dans ses diverses ramifications, ce qui est le cas le plus rare, il y aura dès lors suppression de la conversion du chyme en chyle, suppression de la digestion duodénale, avec tous les effets consécutifs, sur l'économie générale, de ce désordre local apporté dans l'une des plus essentielles régions ; quelquefois aussi formation de calculs biliaires, puis ascite.

4° Chaque titillement laissera une trace d'abord analogue aux piqûres de punaise, pl. 17, fig. 17, qui s'enfleront en tubercules ou petites phlyctènes, et ensuite en escarres gangréneuses, selon les modifications apportées à ces tissus par la médication et la nutrition : produits morbides dont le siége, dans toute l'étendue du canal alimentaire, sera déterminé par la prédilection de l'ascaride pour telle ou telle surface, et par la place où les modifications du traitement lui permettront de se fixer de préférence ou de désespoir ; en sorte que quelquefois, et sous l'influence de telle ou telle méthode, la rubéfaction et l'inflammation produites par l'action immédiate et mécanique de l'ascaride, ou par l'action corrosive de ses effets, seront dans le cas de s'étendre sur toute la longueur du canal alimentaire, et principalement sur les tissus si délicats et si impressionnables de toute la cavité buccale, et de la langue, surtout vers les côtés, et sur les tissus tout aussi impressionnables et hémorroïdaux du rectum et du pourtour de l'anus.

5° Mais si ces titillements, causes de tant de troubles et de désordres, s'exercent sur les papilles nerveuses, ces organes de la sensibilité, au lieu de s'amortir sur des tissus cellulaires et adipeux, les convulsions les plus variées en seront la conséquence immédiate, selon que les nerfs attaqués se rapporteront à tel ou tel autre organe du mouvement, et à tel appareil de la locomotion : convulsions dont nous sommes en état de reproduire toutes les modifications sur les animaux vivants, en les soumettant à la torture artificielle de titillements et de picotements analogues.

6° Les conséquences générales d'un pareil désordre seront la constipation et les selles difficiles ; le sang hématosé par les poumons, mais non alimenté par la chylification, épaissira dans les vaisseaux, et se congestionnera de place en place. De là, pouls saccadé et rapide, et puis lent et obscur ; de là, les céphalalgies, la stupeur, le vertige, et plus ou moins tard la fièvre transportant son siège au cerveau ; et puis enfin la progression maladive ayant lieu, les effets s'aggravant par la somme des effets, et devenant chacun à leur tour cause de milliers d'autres effets, le diagnostic et le pronostic se refuseront aux appréciations les plus sagaces d'une pratique exercée ; l'esprit de l'observateur aura de la peine à suivre les progrès du mal ; ses notes seront toujours dépassées de vitesse par l'événement, comme la plume trop paresseuse qui se mêle de noter une improvisation.

995. Effets morbides de l'ascaride vermiculaire sur les dépendances de l'orifice supérieur du canal alimentaire. Il pourra se faire que le nombre des ascarides venant à s'accroître d'une manière alarmante, les digestions stomacale et duodénale ne suffisent plus à l'alimentation de ces parasites : ou bien que l'alimentation du sujet ne convenant pas au parasite, celui-ci se voie forcé de l'éviter comme un poison ; l'helminthe aura alors, pour se soustraire au danger qui le menace, deux issues opposées, l'œsophage ou le rectum ; il se dirigera vers l'œsophage, quand le côlon sera déjà envahi par les résidus d'une alimentation qui lui est nuisible, ou bien quand l'action trop froide de l'air extérieur agissant, par suite du peu d'épaisseur ou de la conductibilité des vêtements, sur toute la région abdominale, maintiendra les intestins à une température qui ne convient pas aux habitudes de ces vers. Dès ce moment l'ascaride se portera vers la cavité buccale, d'où il pourra se diriger : 1° par derrière le voile du palais, soit dans les cavités du nez, d'où *démangeaison et prurit insupportable* (*), soit sous les sinus frontaux, d'où *migraine et coryza* ; 2° dans la trompe d'Eustache, d'où le tintouin, l'affaiblissement de l'ouïe, et peut-être à la suite la perte totale de ce sens ; 3° dans la trachée-artère, puis les bronches, puis les anfractuosités de l'organe pulmonaire, d'où le rhume, la toux, la catarrhe, les bronchites, l'asthme, les inflammations de poitrine, et même tous les mille

(*) Fernel a remarqué déjà que les ascarides ne remontent pas seulement des intestins dans la bouche, mais vont quelquefois, pendant le sommeil, jusque dans le nez, lorsque la bouche est close, et qu'ils sortent par les narines *de Morbis intestin. lumbr.*). Levinus Lemnius a vu plusieurs fois des vers remonter ainsi et sortir par le nez (lib. 1, cap. **21**, *de Occult. nat. mirab.*). On nous fera peut-être observer qu'il s'agit ici des lombrics et non des ascarides vermiculaires ; mais ce serait alors nier le moins, en admettant le plus.

désordres de la tuberculisation et de la phthisie pulmonaire, selon que l'helminthe titillera de sa pointe caudale les tissus plus ou moins profonds des capillaires artériels ou veineux, d'où enfin des extravasations sanguines sur ces surfaces plus ou moins en contact avec l'air extérieur (*).

996. Effets morbides de l'ascaride vermiculaire sur les dépendances inférieures du canal intestinal. Si l'action expulsante de la nutrition ou de l'ingestion d'un médicament chasse l'helminthe vers le rectum, c'est alors que le malade en signalera la présence au médecin, par le prurit et les picotements qu'il éprouvera, quelquefois d'une manière insupportable, vers l'orifice de l'anus. Sur certaines chairs, ces picotements seuls sont des causes créatrices de caroncules hémorroïdales et ensuite d'écoulements sanguins. Mais le désordre ne s'arrêtera pas dans l'orifice anal ; car l'arrivée des fèces, imprégnées de ce qui chasse l'ascaride, portera celui-ci à déserter le fondement, pour se mettre à la recherche de régions plus propices ; et voici dès lors ce que l'on pourra observer :

1° Il n'est pas un dictionnaire qui, sur le rapport de Becker, ne fasse mention, à l'article *Nymphomanie*, de cette bonne vieille jusque-là si chaste et si décente, laquelle se sentit tout à coup dévorer du feu des messalines, et prête à mendier à chaque instant avec frénésie, auprès du premier venu, des faveurs qu'on repousse avec horreur à son âge. Le génie infernal de ce désordre révoltant, de ce bizarre anachronisme de l'amour en délire, n'était autre que la pointe caudale de nos petits ascarides, égarés dans un sanctuaire si bien défendu ordinairement par l'âge contre toute autre espèce de séduction. Une simple injection d'une infusion de plantes amères guérit un mal contre lequel n'aurait pas manqué d'échouer toute la puissance de la morale ; elle suffit pour ramener le calme dans l'organe et la pudeur dans l'imagination, en débarrassant la pauvre victime de l'incube microscopique qui l'assiégeait nuit et jour. Si le médecin moins avisé avait perdu de vue la cause infiniment petite

---

(*) On ne s'assurera anatomiquement de ce fait, qu'en disséquant vivants des animaux à qui on aura fait contracter la phthisie pulmonaire. Redi, qui a procédé de la sorte, a trouvé des ascarides dans les poumons d'un hérisson femelle, puis dans les bronches et la trachée-artère de deux autres individus de cette espèce. Chez le renard, la belette, etc., il a observé le même fait, toutes les fois qu'il les a rendus malades. (*Osservaz. agli animali viventi negli animali viventi*, in-4°, 1684, page 20 et suiv.)

de cette lubricité des vieux jours, le mal aurait certainement reçu,
dans nos catalogues, un cortége de caractères symptomatiques et
essentiels, propres à en faire une entité médicinale de nouvel ordre ;
et si cette bonne vieille avait fini par succomber à l'ivresse de tant
d'intempestives voluptés, l'autopsie aurait cherché dans les lobes du
cerveau et du cervelet, l'explication d'une anomalie, dont l'expérience directe démontra heureusement le siége à l'autre extrémité
du corps (*).

Or ce cas, qui semble unique ou fort rare dans les fastes de la
science en théorie, est très-commun au contraire dans la nature et
dans la réalité : il échappe, parce qu'on ne pense pas à le deviner.

Toutes les fois qu'on éprouve à l'anus un fourmillement souvent
impatientant, mais toujours incommode, et dont l'effet peut être
comparé au déplacement des poils qu'une longue compression a
collés sur la peau, et qui, par suite de leur élasticité, reprennent leur
direction première, on peut assurer sans crainte qu'on a affaire à
des ascarides vermiculaires, qui sortent de l'anus et se dirigent vers
des organes plus propices à leur existence et à leur propagation. On
les sent ramper, tant qu'ils n'ont pas dépassé les limites du sphincter ; on en perd la trace, dès qu'ils rampent sur l'épiderme endurci
et à travers les poils qui recouvrent ces surfaces ; on s'en croit dès
lors débarrassé, il n'en est rien. Ces vers filiformes se glissent entre
les surfaces muqueuses ou pseudo-muqueuses des organes sexuels,
entre le gland et le prépuce chez l'homme, entre les grandes et
petites lèvres chez la femme, et ils produisent là des effets qui varient de caractère, selon la place à laquelle s'attache le ver rongeur :
l'érotisme plus haut ; un prurit douloureux et une simple démangeaison plus bas : lubricité au delà, souffrance en deçà ; et la ligne
de démarcation de ces deux maux de nature contraire n'a pas
l'épaisseur d'un poil.

J'ai eu bien souvent occasion de m'applaudir d'avoir recommandé

<hr>

(*) Schurl rapporte un fait semblable d'une femme de cinquante ans. Bremser a vu des
femmes à qui les ascarides, en s'introduisant dans le vagin, avaient causé une véritable
nymphomanie. (*Traité des vers intestinaux*, traduction française, page 447.) Benedetti a
trouvé des vers ascarides entre les parois de l'utérus et le placenta, chez une femme morte
enceinte de huit mois (*Journ. génér. de Méd.* de Sédillot, tome 45, page 551). Sauvages a intitulé cette maladie *pudendagra ab ascaridibus ; quasi*, dit-il, *ascarides vulvæ excitant.* (*Nosol.
system.*)

à les mères de famille de ne pas perdre de vue ce danger, et de se délivrer de l'ennemi qui les tourmente, en le saisissant avec un linge, et puis jetant le tout au feu, pour en détruire jusqu'aux œufs, et débarrasser d'autant leur domesticité de la pullulation de cette peste.

2° Chez les enfants en bas âge, on observe des circonstances plus variées dans ces sortes de cas. Les chairs étant plus tendres à cette époque de la vie, l'épiderme habituellement plus moite et moins desséché, tous les tissus enfin de l'enfant étant encore imprégnés de la substance saccharine qui abonde chez le fœtus ; en sortant de l'anus, les ascarides semblent ne pas avoir quitté les surfaces muqueuses, surtout s'ils s'égarent sur l'épiderme des parties qui ne sont pas en contact avec la lumière. Là les vers titillent l'épiderme, comme ils titilleraient le canal intestinal. Si le repos de l'enfant, si la chaleur humide du lit favorise les migrations de ces insectes, il arrive souvent qu'on lui trouve ensuite le pourtour de l'anus, ainsi que les fesses, couverts d'une petite éruption écarlate qui cesse de s'étendre au lever de l'enfant, et disparaît spontanément ensuite au moyen de quelques soins de propreté. Mais c'est surtout chez les jeunes filles, sur le pourtour de la vulve et sur le périnée, que cette éruption est plus fréquente ; on la voit encadrer très-souvent la fente des parties sexuelles d'un ruban rose, large de deux à trois centimètres. Si l'enfant est éveillée, lorsque les ascarides se glissent dans ces organes, elle ne manque pas d'y porter la main en se plaignant. J'ai vu une petite fille de deux ans qui ne nous trompait jamais à cet égard ; dès qu'elle commençait à faire la moue, à se plaindre et qu'elle bégayait le mot de *vers*, en portant la main entre ses petites jambes, sa mère l'étendait sur ses genoux, lui visitait le siége de sa petite douleur, et en détachait presque toujours un ou deux ascarides, qui s'étaient appliqués contre la surface des grandes ou petites lèvres ; dès ce moment, la jeune fille se mettait à reprendre ses jeux, comme de coutume, sans conserver le moindre souvenir de ses inquiétudes et de sa guérison.

3° Les hommes, même à l'âge mûr, sont tout autant exposés que les femmes et les enfants aux aberrations vagabondes des ascarides vermiculaires. Les personnes qui vivent habituellement de mucilagineux, qui boivent peu de vin ou en boivent du mauvais, qui prennent peu d'exercice, qui ne fument pas ou ne font pas usage d'odeurs fortes, d'odeurs anthelminthiques, ces personnes, dis-je, sont bientôt envahies d'ascarides qui deviennent la cause d'une foule de maux, lesquels peuvent présenter tout autant d'entités médicales. En thèse générale, toute personne d'un tempérament faible et facile à s'épuiser, qui ressent des désirs au-dessus de ses forces, qui veut ce qu'elle ne peut, et appelle de ses souhaits désordonnés une lutte qu'elle sait devoir lui être toujours funeste ; celle dont l'imagination médite longuement les fureurs de l'orgie, et dont la réalité se dissipe et s'éteint au seul souffle d'un baiser ; celle qui, les yeux ouverts, rêve des tentatives incroyables et impossibles, et qui s'éveille tout à coup en rougissant, comme au sortir d'un songe émané des enfers ; n'en doutez pas, celle-là, quelle qu'elle soit, vierge ou épouse, stérile ou mère, prêtre ou époux, dans quelque lieu qu'elle se trouve, sur les marches du sanctuaire des dieux publics ou des dieux protecteurs de la chasteté de la famille, celle-là est victime d'un accident qui vient de bien peu de chose. Toute cette tempête tient à un fil qu'un grain de sable peut rompre, à un animalcule qu'un atome d'amertume est dans le cas d'empoisonner ; et tout le délire de l'imagination qu'enflamme un aiguillon si imperceptible tombe, comme par une inspiration angélique et céleste, si on oublie un instant les impuissantes entités de la médecine, pour éclairer le traitement au flambeau de l'histoire naturelle et de l'observation des infiniment petits. Dès cet instant, le spasme de l'organe s'évanouit sous la pointe qui le débarrasse du parasite qui l'assiége, et la révélation d'un fait prosaïquement médical vaut à elle seule un long cours de morale.

4° Poussons plus loin les inductions, ou plutôt suivons les migrations des ascarides dans la continuité des organes qui leur sont perméables. S'ils s'aventurent dans le canal de l'urètre chez l'homme, ils y détermineront, par leurs titillements, une érection priapique ; s'ils s'arrêtent entre le gland et le prépuce, leurs piqûres pourront couvrir le gland d'aphtes, et épaissir les parois du prépuce en phimosis ; s'ils arrivent jusqu'aux organes spermatiques, ils détermineront, avec un violent satyriasis, des écoulements involontaires et épuisants. Chez la femme, s'ils s'introduisent dans le vagin et de là dans l'utérus, ils feront suinter, de toutes les surfaces, des liquides de nature morbide ou flueurs blanches ; ils détermineront des ulcérations utérines, causes occasionnelles de désordres d'une autre nature ; enfin, passant de là dans le péritoine par les trompes, leur présence pourra donner lieu à l'ascite et à l'hydropisie, ou à une violente inflammation (*).

5° Mais remarquez que ces ascarides, éclos d'un œuf d'un douzième de millimètre de long, ne sont pas, à tous les âges, visibles à l'œil nu, ni même à la loupe ; il est donc des cas de prurit, de démangeaison, de coryza, d'ulcérations des gencives, d'ophthalmie et de lubricité, qui seront les résultats des titillements des ascarides, sans que l'observation médicale puisse en reconnaître les auteurs : c'est alors que l'analogie logique doit nous servir de guide et suppléer, pour nous conduire vers l'évidence, à l'insuffisance de nos yeux ; la similitude des effets doit nous révéler la similitude de la cause.

997. Effets morbides de l'émigration des ascarides vermiculaires, a travers les parois du canal alimentaire. Que l'ascaride vermiculaire puisse passer à travers les membranes vivantes, sans y laisser la moindre trace de perforation, c'est ce qui résulte évidemment des notions que nous avons acquises, et sur la rigidité de son corps, et sur la structure siliceuse de sa pointe caudale, et sur la spiralité de ses mouvements, enfin sur la ténuité presque incommensurable de son calibre. L'acupuncture, ce procédé si inoffensif, n'aura jamais à sa disposition des aiguilles aussi fines. Or, ce fait une fois admis, il n'y a plus, dans tout notre corps, de tissus où l'ascaride ne puisse pénétrer, plus d'organes où il ne soit en état de s'introduire en parasite, pour y déterminer l'apparition des désordres et le développement des tissus de superfétation, que nous lui avons vu déterminer sur les surfaces du canal intestinal. Et qu'on ne dise pas que, dans le sein de ces divers tissus, le ver ne trouvera plus l'air qui alimentait sa respiration, dans l'organe qu'il affectionne ; l'air atmosphérique pénètre et imprègne tous nos organes : l'ascaride respirerait dans l'épaisseur des parois du cœur ou dans celles du foie, tout aussi bien que dans notre estomac et nos poumons mêmes ; qu'il ait la faculté d'y émigrer, et il y respirera partout fort à l'aise. Or, quand il arrive

---

(*) Les docteurs Kuhn père et fils ont donné des soins à un enfant de six ans pris de catalepsie : on calma d'abord ces accidents avec des frictions sur l'épine. Le malade tomba alors dans un profond sommeil et une sueur qui dura six heures. À son réveil, il poussa des cris aigus, et rendit une grande quantité d'urine chargée de plus de deux cents ascarides vivants : et l'enfant recouvra la santé. (*Biblioth. german., médico-chirurg.* de C. Brewer. 1799, ou *Recueil périod. de la Soc. de méd. de Paris* tome 7, page 211.)

que le canal intestinal, au lieu d'offrir à l'helminthe les conditions de nutrition qu'il recherche, ne lui apporte plus à la place qu'une alimentation qui est pour lui un poison ; cédant alors à l'instinct de sa conservation, l'ascaride doit fuir le danger avec la puissance de tous ses appareils de locomotion : mais si les deux bouts du canal intestinal sont envahis par le poison, et qu'il soit pris entre deux obstacles, l'ascaride, par un dernier effort, s'échappera donc à travers les parois, et émigrera dans les organes les plus proches, obtenant intacte sur les séreuses l'alimentation que ne lui offrent plus les muqueuses. Que dis-je ? il vivra tout aussi bien à l'aise, entre les gaines des nerfs dont il paralysera l'influence, et entre les compartiments des muscles dont il paralysera le mouvement ; devenant ainsi, par la seule migration, l'auteur des phénomènes caractéristiques du rhumatisme, des sciatiques, des coxalgies et des mille et mille accidents qui s'annoncent par la perte du mouvement. Mais supposons que ce poison qui le chasse soit celui de la décomposition, que j'appellerais volontiers anticadavérique ; cette décomposition qui n'est pas encore la mort, mais qui n'est plus la vie, cette désorganisation se communiquant de proche en proche, chassera aussi de proche en proche, et du centre à la circonférence, ces helminthes affamés ; une fois qu'ils seront arrivés sous le derme et l'épiderme, on verra nécessairement apparaître sur la peau les taches rubéfiées, que la piqûre de ces vers fait naître sur la surface intestinale ; et comme la piqûre aura lieu en dedans, la tache n'en offrira au dehors aucune trace ; la maculature versicolore, comme doit l'être l'extravasation d'un sang qui commence à se vicier, la maculature sera une pétéchie, pl. 17, fig. 19. Enfin un empoisonnement par ingestion occasionnera la même fuite et les mêmes résultats, et si les pétéchies surviennent, on les prendra pour un éruption cutanée, pour une efflorescence, pour ainsi dire, de l'intoxication : c'est précisément ce qu'on a remarqué dans certains cas d'empoisonnement par l'arsenic, dans lesquels la dose n'avait pas été assez forte pour occasionner la mort, mais seulement une indisposition grave du canal intestinal. Tout cela est tellement fondé en raison, que nous ne croyons pas avoir besoin de le développer davantage.

998. Émigration des ascarides vermiculaires hors du corps humain. Dans l'hypothèse des circonstances précédentes, les ascarides vermiculaires se portent en masse vers l'anus, pour s'échapper au dehors, s'il n'y a plus moyen de résister au débordement qui les entraîne ou

au danger menaçant qu'ils pressentent ; le malade les dépose avec ses
fèces, s'il n'est pas alité : mais s'il est alité à ce moment, les ascarides,
en sortant de ce milieu empoisonné pour eux, doivent se répandre
et s'aventurer dans les draps, le linge et les matelas. Quand les médecins des hôpitaux auront inspiré à leurs élèves l'idée de poursuivre
cette veine de recherches, je suis sûr qu'à la suite des maladies vermineuses qui n'offriront pas d'ascarides à l'autopsie, on découvrira
les ascarides ou leurs œufs dans les divers tissus du lit. Où se réfu-
gieraient donc ces milliers d'ascarides que certains malades se sentent
sortir de l'anus, s'ils ne se perdaient pas, en certain nombre, dans
les draps ou dans les habits qui les enveloppent? Mais, avons-nous
dit plus haut, chacun de ces vers est gros d'au moins trois mille œufs
qui survivent à la mère et peuvent éclore sans le secours de son incubation ; ces œufs sont pondus, dès que la mère sent que la vie lui
échappe ; fine poussière que peut soulever le moindre mouvement
de l'air, comme toute autre poussière, comme la poussière d'amidon
dont les grains dépassent souvent en grosseur les plus gros de ces
œufs d'helminthes. Voilà donc la contagion vermineuse qui va se
propager par le véhicule de l'air, je dirai même par le véhicule de
l'eau des rivières, lorsque l'inondation, venant à laver les immondices
des terres, entrainera dans le lit du fleuve les innombrables œufs d'helminthes que la surface du sol recélait ; voilà la contagion se propa-
geant de malade à malade, par les matelas et les draps de lit, et même
par les vêtements ; voilà une des causes variées de ces typhus vermineux qui fondent tout à coup, et à certaines saisons, dans les grandes
agglomérations d'hommes soumis au même régime, dans les hôpitaux, les prisons, les colléges, dans toutes les réunions où les soins
de propreté ne sont pas dirigés sous l'influence de ces idées. Que tous
ceux qui daigneront me lire veuillent bien ne pas laisser échapper l'occasion de vérifier ce que nous avançons ; s'ils habitent dans le sein
d'une famille qui ait encore des enfants en bas âge, si l'un d'entre eux
donne des signes de la présence des ascarides, et que l'on ne prenne
pas les précautions que nous venons d'indiquer en substance, l'observateur ne manquera pas, en quelques jours, de reconnaître que tous
les membres de la famille sont en proie à la contagion. Les œufs d'ascarides se seront introduits dans leurs organes par respiration et par
ingestion : ils leur auront été servis, par les mains de leurs domestiques,
jusque sur leurs plus beaux plats de porcelaine et d'argent. Dans tout

ce que j'expose, il n'y a de ridicule que notre naïveté à ne pas nous en douter ; aussi malins, à cet égard, que cet oiseau qui se plante le bec en terre, pensant n'être pas vu, quand il n'aperçoit plus personne. N'avons-nous pas contracté l'habitude de nous croire à l'abri de tout ce qu'il ne nous est pas donné de voir ? Quant à moi, j'ai été si souvent à même d'apprécier la marche de la contagion dont j'écris l'histoire, que je ne crains pas d'assurer qu'il n'est pas une seule famille de la capitale, même la famille du plus incrédule médecin, qui n'ait maintes occasions de répéter mes observations propres, sans sortir de son logement.

999. Nous venons de voir que les ascarides sont dans le cas d'être des causes de contagion par la communication de leurs œufs ; nous ajouterons qu'ils peuvent l'être encore de diverses manières, comme simples véhicules. Admettons en effet que l'ascaride ait plongé sa pointe caudale dans les parois d'un organe sexuel infecté, dans l'épaisseur, soit d'un bubon, soit d'un chancre, soit d'un aphte, et que de là il s'échappe pour recommencer ses titillements sur un tissu sain, n'inoculera-t-il pas de place en place, et à chaque piqûre, le virus dont sa pointe se sera infectée ailleurs, et ne pourra-t-il pas, dès lors, en passant d'un individu à un autre, même sans le secours d'aucun commerce charnel, communiquer la contagion syphilitique, au moins localement, et par de simples accidents de détail ? Pourquoi donc pas, puisque la pointe d'une aiguille, dans les mêmes circonstances, déterminerait les mêmes effets, et deviendrait un instrument de contagion ? Observateurs trop affairés d'une œuvre qui se continue en notre absence, nous ne notons presque jamais que des effets dont l'artisan nous échappe. Que de mystères s'expliqueront un jour par la simple révélation d'un atome !

1000. Après une revue aussi complète, quoique succincte dans ses termes, de tous les points de la topographie humaine que l'ascaride est à même d'envahir, je demanderai qu'on me cite un cas morbide, dans le nombre de ceux dont la cause est reléguée au rang des inconnues et des entités médicales, et dont l'ascaride ne puisse pas être l'auteur, si l'occasion s'en présente ; moi, je n'en vois aucun : et les observations subséquentes me donneront un jour amplement raison. Car même avant la tombe, et au milieu de nos plus grandes prospérités, sur la pourpre comme sur notre fumier, notre chair, pour parler le langage de Job, peut être toute grouillante de vers rongeurs et tout enfarinée des débris de leurs ravages (*).

1001. DANS QUELS TISSUS L'ASCARIDE VERMICULAIRE DÉPOSE-T-IL SES
ŒUFS? Nous avons déjà dit que, tout en habitant de préférence le
canal intestinal, l'ascaride n'y dépose pas ses œufs au hasard, et dans
le véhicule des fèces ; ainsi que les animaux supérieurs, ceux du bas
de l'échelle ont un instinct de prévoyance maternelle qui leur indique
toujours, pour leur ponte, la place qui convient à l'incubation des
œufs ; ils doivent pressentir qu'entraînée avec les fèces de l'homme,
leur progéniture serait exposée à être anéantie dans sa coquille et
avant d'avoir vu le jour. L'ascaride ne pond dans un tel milieu que
de désespoir, à tout hasard, et quand il a été expulsé des entrailles.
Il faut donc admettre que dans ses conditions normales, c'est à nos
tissus, à notre propre chair que cet helminthe doit confier sa ponte ;
de même que l'ichneumon ne dépose ses œufs que dans les chairs
où ils pourront éclore et prospérer (916). Il ne s'agit plus, pour compléter l'histoire de l'helminthe, que de découvrir le gîte où il nous
infiltre ce poison. Une semblable recherche ne saurait s'exécuter
qu'à l'aide du microscope ; la dissection la plus fine ne saurait
nous mettre en évidence que ce que notre vue est capable de perce-
voir ; et encore au microscope, comment parvenir à distinguer des
œufs d'un douzième de millimètre, enchâssés dans les diverses
mailles d'un tissu déchiré en lambeaux ! Ce que je désespérais d'obtenir par ce procédé direct me fut révélé par voie d'analogie, à l'occasion de l'étude que je poursuivais sur un tissu qui se détachait de
lui-même. Pendant l'épidémie de grippe de 1836, conduit par mes
soupçons alors encore vagues et en germe, qui se sont traduits depuis en évidence, je me mis à étudier, plus attentivement que je
n'avais fait jusqu'alors, les expectorations que je rendais. Déjà, avec
le simple secours de la loupe, je m'assurai que chacun de ces crachats
jouissait d'une organisation lobulée, que n'offrent jamais les magmas
et les *coagulum* albumineux, amorphes et produits par suite d'une
tumultueuse précipitation. En les disséquant avec plus d'attention,
j'arrivai à me démontrer que les grumeaux bleuâtres et lobulés,
que j'y distinguais par place, étaient formés d'emboîtements comme

(*) *Induit caro mea vermes et pulverem* ; ou *Scatuit caro mea vermibus et furfuribus scabiei*
(Job, cap. 7, v. 5); double version de la Bible de Watable, édit. de Robert Etienne, 1545.

glandulaires, analogues aux emboîtements du tissu adipeux, que j'ai décrit ailleurs (*). Or, en désemboîtant, jusqu'à ses divisions limites, chacun de ces lobules, j'arrivai chaque fois à étendre, sur le porte-objet du microscope, un tissu pavé de globules ovoïdes, dont l'aspect et les dimensions me représentaient exactement les œufs de nos *ascarides vermiculaires* que j'ai décrits plus haut (982). Que le lecteur en juge de ses propres yeux, par anticipation, à l'aide de nos figures. La figure 7, pl. 14, représente à la loupe un de ces grumeaux lobulés et bleuâtres pris dans un crachat. La figure 6 représente, au microscope, la membrane d'un lobule réduit à sa plus simple expression ; on la voit pavée de corps ovoïdes qui offrent la plus grande analogie de forme, d'aspect granulé et de dimensions, avec les œufs de l'ascaride vermiculaire que représente, au même grossissement, et d'une manière comparative, la figure 5. Si nous rapprochons cette dernière observation de tous les développements que nous avons donnés ci-dessus, sur les effets morbides et consécutifs de l'introduction de l'ascaride vermiculaire dans la trachée-artère et dans notre organe pulmonaire, nous ne pourrons nous refuser à croire que nous avons retrouvé là le gîte de la ponte de ce ver. En déposant ses œufs dans le tissu de la muqueuse, l'ascaride y a, pour ainsi dire, déposé le germe d'un développement parasite et organisé, qui, s'il continuait sans obstacles et sur une grande échelle, serait dans le cas d'obstruer le canal de la trachée, et d'y former, en une fausse membrane, un tube moulé sur ses parois, lequel finirait par produire une asphyxie par occlusion. Dans ce cas la *grippe*, passant par la *coqueluche*, aurait revêtu les caractères du *croup*, trois sortes de désordres morbides qui ne diffèrent que par leur intensité.

1002. Comme les mucosités qui découlent du nez, dans les cas de coryza ou rhume du cerveau, offrent à l'œil nu et au microscope les mêmes lobules, la même coloration et les mêmes granulations ovoïdes que les crachats de certaines affections des poumons, ce que nous venons de dire de ceux-ci doit s'appliquer immédiatement au premier genre de produits ; nous avons ainsi une preuve au moins suffisante de deux gîtes où l'ascaride vermiculaire dépose ses œufs ; et plus tard la nouvelle direction imprimée aux études microscopiques en révélera bien d'autres.

(*) *Nouv. Syst. de chir. op. etc.*, tom. 2, § 1486, édit. de 1853.

Deuxième espèce : Ascaride lombricoïde. Lombric (*Ascaris lumbricoïdes* Lin.).

1003. L'ascaride lombricoïde atteint, par rapport à l'ascaride vermiculaire, des dimensions colossales. À l'âge adulte, il affecte tellement les formes et les mouvements du lombric terrestre (965), que bien des premiers observateurs s'y sont mépris. Du reste, il ne diffère de l'ascaride vermiculaire que par l'absence de la pointe caudale, et par le plus grand développement de tous ses organes, qui met plus en évidence quelques-uns d'entre eux ; le derme offre la même indivisibilité dans le sens de la longueur du corps, la direction transversale de ses interstices cellulaires, qui ornent son corps de rides et d'anneaux très-rapprochés, s'opposant à l'action des instruments tranchants. Le canal intestinal est rectiligne, comme chez la petite espèce, enflé en estomac et en pylore, et s'ouvrant à une faible distance du bout de la queue : les organes de la génération, et par conséquent la capacité péritonéale, occupent les dix-neuf vingtièmes de la totalité de la longueur du corps. Quelques naturalistes prétendent avoir distingué des mâles et des femelles dans les individus qu'ils ont soumis à leurs dissections ; d'après eux, le mâle se ferait remarquer par deux cornes qui lui sortiraient de l'anus. Nous sommes porté à croire que ce gros ascaride est hermaphrodite, à la manière de la petite espèce (975) : que les individus, dans l'acte de la copulation, font réciproquement office de mâle et de femelle : en sorte que les prétendus mâles ne sont que des individus hermaphrodites et non encore fécondés, et dont les organes mâles ont été surpris dans l'impatience d'un érotisme qui devançait l'instant de la copulation.

1004. L'organe buccal du lombricoïde doit à ses dimensions d'être un peu mieux connu, dans ses détails, que celui de l'ascaride vermiculaire ; on y remarque trois gonflements, qui le divisent en trois parties égales et saillantes, triple ventouse qui sert à l'helminthe de moyen d'application, quand il s'attache à nos tissus : l'orifice buccal est au point de réunion de ces trois ventouses, et c'est dans cet enfoncement que doivent se cacher les trois lames perforantes, dont nous avons parlé au sujet de la sangsue (968).

1005. Cet helminthe à l'âge adulte a de tout temps fixé l'attention des médecins : son histoire ne descend pas au delà de cet âge, parce qu'en médecine, ainsi que nous l'avons fait remarquer, on n'observe que ce qui se présente à nous, et l'on n'en pousse pas plus loin l'analogie. Mais ce ver, qui peut parvenir jusqu'à deux pieds de long, n'est certainement pas né avec un volume aussi visible ; or, où l'a-t-on jamais trouvé dans son œuf ou dans son extrême jeunesse ? nulle part dans nos tissus, du moins avec son signalement d'ascaride lombricoïde. Il faut que cette lacune, dans nos connaissances à cet égard, ait été comblée, dans nos systèmes helminthologiques, par quelque méprise et quelque double emploi. Il m'était souvent venu dans l'esprit, en m'occupant de cette face de notre question, que l'ascaride vermiculaire pourrait bien être le jeune âge de l'ascaride lombricoïde, lequel aurait passé de cette première forme aux modifications de la seconde, par des espèces de mues et de métamorphoses analogues à celles des insectes supérieurs. Mais une observation récente d'Owen est venue me donner un autre mot de l'énigme, et me faire retrouver, pour compléter l'histoire de l'helminthe, le fil qui nous échappait, à partir de son œuf.

1006. Le cadavre d'un Italien, mort à l'âge de cinquante ans à l'hôpital de Saint-Barthélemy à Londres, fut apporté dans l'amphithéâtre de Richard Owen. Paget, un de ses élèves, s'aperçut que les muscles étaient couverts de petites taches blanchâtres, qui s'étaient déjà représentées de la même manière dans les précédentes saisons anatomiques, et que les prosecteurs n'avaient regardées jusqu'alors que comme de légers dépôts de substance crétacée. Mais l'impulsion imprimée aux études de fine anatomie amena Richard Owen à examiner au microscope ces petites granulations, et il reconnut que chacune d'elles était une espèce de sac ovale, dans lequel était niché un petit ver. Il n'en fallut pas davantage pour qu'Owen vît dans ce sac un kyste, et dans ce ver le type d'un genre nouveau, qu'il désigna sous le nom de *Trichina spiralis*, parce que ce ver, à peine gros comme un filament, se trouvait roulé en spirale dans cette poche kysteuse ; chaque poche ne renfermait qu'un seul ver et avait environ un demi-millimètre de long sur un quart en largeur ; le ver avait en général un millimètre de long sur un trentième de large. Ce cas s'est représenté plusieurs fois, avec tous ces caractères, dans l'hôpital de Saint-Barthélemy.

Ces circonstances ont déterminé Richard Owen à ériger en genre l'helminthe de cette rencontre, avec cette phrase fort élastique :

animal pellucidum, filiforme, teres, posticè attenuatum ; os lineare : anus nullus : tubus intestinalis, genitaliaque inconspicua (in vesicâ externâ, cellulosâ, elasticâ, plerumquè solitarium). Certainement dans le nombre de ces caractères, il n'en est pas un seul qui ne puisse convenir à un ver quelconque de cette dimension, et nous ne voyons pas en quoi il était si urgent d'ériger si vite en genre un ver qu'on pouvait sans difficulté ranger dans l'un ou l'autre des genres connus. Cependant, afin d'évaluer avec plus de raisons l'importance ou la probabilité de cette découverte, j'ai eu recours aux figures publiées à ce sujet, et par Richard Owen (*), et par Leblond (**), à qui Richard Owen avait fait passer des portions de muscles affectés de ce genre d'invasion ; et je n'ai pas eu beaucoup de peine à me convaincre que le *Trichina spiralis* de ces deux auteurs n'était autre que le jeune *Ascaris lombricoides*, encore enfermé dans les enveloppes de son œuf. En effet, il suffira d'examiner les figures ci-jointes, que

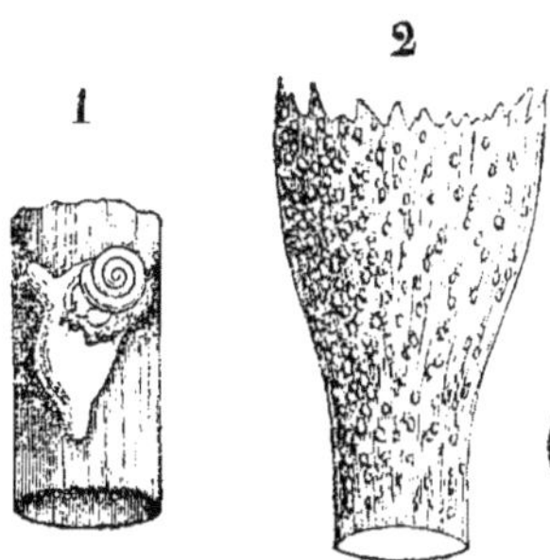

nous empruntons aux auteurs ci-dessus cités, pour se convaincre de la justesse de notre hypothèse. La figure notée 2, de grandeur naturelle, est celle d'un fragment du muscle cubital antérieur (*flexor carpi ulnaris*), qui est couvert, jusque sur son tendon, de ces corps ovoïdes. Si l'on veut prendre la peine de les mesurer comparativement avec les œufs d'un grand lombric, on ne manquera pas de les trouver identiques, par l'aspect, la forme et les dimensions. La fig. 3 offre un de ces corps, ou kystes d'après Owen, grossi de vingt diamètres. Chez les strongles, qui sont vivipares, on rencontre les mêmes œufs ; à l'instant de la parturition (***), on y aperçoit le ver roulé sur lui-même, à travers la transparence des parois. La fig. 1 représenterait, d'après Owen, un kyste grossi également de vingt dia-

(*) *Description of a microscopic entozoon*, etc. Description d'un entozoaire microscopique qui infeste les muscles du corps humain, par Richard Owen, insérée dans les *Trans. of the zoolog. Society of London*, vol. 1, 1835, obs. 35, pag. 315-325.

(**) *Atlas du Traité des vers intestinaux*, de Bremser, publié par Charles Leblond : Paris, 1837, pag. 31-37, planche 12.

(***) *Voyez* mon travail sur les Strongles, *Annal. des Sc. d'observ.*, tome 2, pag. 241, pl. 7, fig. 9, 1829.

mètres, et qui contiendrait un *Trichina spiralis*, lequel s'en échappe avec une matière granuleuse que ses parois auraient sécrétée. Évidemment encore, il faut bien que l'œuf grossisse avec son fœtus ; et quand l'éclosion est venue, il faut bien que le ver crève ses enveloppes. Enfin Owen a ajouté les figures grossies des vers qui s'échappent de leur kyste : et il a dû avoir l'esprit trop préoccupé de l'idée de créer un nouveau genre, pour ne pas voir que ces vers ne pouvaient être que des petits lombrics. Mais comme une bonne figure est toujours une bonne acquisition en histoire naturelle, le texte qui l'accompagne ne fût-il qu'une complète erreur, la rencontre d'Owen ne laissera pas que de profiter à la science, en nous donnant le moyen d'établir, par l'observation directe, un point que nous n'aurions pu que fonder sur l'analogie et le raisonnement.

Ces œufs de lombrics que nous avons vainement cherchés dans le canal alimentaire, le lombric les confie donc à l'incubation des muscles ; mais alors il devrait le faire par suite d'une perforation intestinale, à laquelle le malade succomberait *ipso facto*, pendant que le lombric, une fois égaré dans le péritoine, pourrait de là se répandre, à l'aide de perforations nouvelles, entre les aponévroses des muscles les plus éloignés ; mais l'analogie nous force d'admettre que ces œufs arrivent dans ces foyers de nutrition, par le véhicule du torrent de la circulation même, où ils auraient passé, par suite d'une inoculation opérée, à travers les parois du canal intestinal, par le lombric maternel. Les deux crochets sexuels que le lombric fait sortir à volonté de sa vulve lui serviraient de lancette à cette occasion, pour ouvrir dans la chair l'incision par laquelle le lombric déposerait sa progéniture. Nous citerons le cas suivant à l'appui de cette opinion.

Wepfer (*) ayant empoisonné une cigogne femelle avec des boulettes d'amandes amères, en présence des docteurs Christ. Hurder, Henri Seret, Henri Huller, de Stuttgard ; Théod. Zwinger, de Bâle, en fit l'ouverture une heure après la mort, qui eut lieu assez promptement. On trouva dans la trachée-artère, à la bifurcation des bronches, un paquet de vers semblables à l'ascaride vermiculaire, mais plus gros et plus longs ; il y en avait aussi dans les bronches ; sur la surface des intestins grêles on rencontrait des inégalités en forme de verrues dures et blanches, de la grosseur d'un demi-pois. On en

(*) *Ephem. car. nat.* dec. 2, ann. 6, 1688, append., hist. 1.

compte une vingtaine de semblables sur le duodénum, auprès de l'orifice des conduits biliaires et pancréatiques. L'extrémité de l'iléum, le cœcum, le côlon et le rectum en étaient exempts. Lorsqu'on pressait ces verrues, il en sortait des petits vers, sur lesquels on apercevait des vaisseaux sanguins. Wepfer a trouvé les mêmes glandes avec leurs orifices sur les surfaces intestinales des chiens.

Mais bien longtemps avant Owen, Redi avait observé les mêmes phénomènes anatomiques, et il a parfaitement bien décrit les prétendus kystes des *trichina* d'Owen. En effet, chez un lézard d'Afrique (*Lacertolini africani*). il a vu tous les muscles de l'abdomen couverts d'innombrables petites glandes ou tubercules, semblables, pour la couleur et la grosseur, à des grains de millet, puis à des gros pois chiches, et qui renfermaient tous un ver chaque. Dans les quatre lobes du poumon droit et les trois lobes du poumon gauche, chez un renard, il a rencontré les mêmes glandes renfermant un ver ; puis dans les poumons d'une belette ; dans le jabot d'une autre, etc. *Osservazioni agli animali viventi negli animali viventi*, in-4°, 1684. pag. 20 et suiv.) (*).

En un mot, le lombric se propage par œufs ; il ne les pond pas dans les excréments, ainsi que nous l'avons fait observer plus haut (1001) ; il doit les inoculer dans les chairs de l'animal dont il est parasite ; cela est évident. Il nous restait à trouver leur gîte : la découverte d'Owen vient de nous en indiquer un ; les observations ultérieures nous en indiqueront d'autres.

1007. Que les lombrics soient dans le cas d'émigrer dans toutes les parties du corps humain, nous n'aurons pour le démontrer qu'à recourir à l'observation directe :

1° INTESTINS. Le lombric parcourt et habite à son gré toute la longueur des intestins, depuis le rectum jusqu'au duodénum exclusivement, où l'écoulement alcalin et amer de la bile ne lui permet que

---

(*) Ne pourrait-on pas dire, avec une certaine raison, que Sauvages a observé quelque chose d'analogue au fait décrit par Owen et par Redi, dans les renseignements qu'il nous a transmis, au sujet de la maladie qu'il désigne sous le nom de *pleuritis pestilens* (*Nos method*, class. 5, *Pleuritis*, 16)? C'est une maladie qui régna en Provence en 1747 et 1751, et dans laquelle on trouvait les poumons gangréneux, parsemés de points noirs de la grosseur d'un grain de millet, pleins d'un liquide fétide ; on remarquait les mêmes petits kystes dans les premières voies, avec force lombrics. Assez souvent on voyait sortir ces lombrics des cadavres, immédiatement après la mort. Ces tubercules étaient, à ne pas en douter, les œufs du lombric même enkystés dans les tissus des poumons et du canal intestinal.

de passer, pour arriver dans l'estomac (*). Les signes de leur présence augmentent en raison du nombre de ces helminthes. Quand le lombric est arrivé à une certaine taille, il fait éprouver, par ses reptations et ses pelotonnements, un sentiment caractéristique que le malade serait en état de définir. Il pique quand il s'applique; on entend un bruit de *pif* (993, 5°) bien distinct, quand il lâche prise. Quand il se décompose dans le côlon, il donne lieu à un dégagement de gaz secs et froids, qui semblent faire gercer les parois du rectum, en s'échappant par l'anus. La présence de cet helminthe amenant la constipation, le ventre se ballonne et se distend : le sang est refoulé vers les parties supérieures ; le malade sent dans ses intestins une douleur qui se déplace, comme un corps mou, à travers ses excréments endurcis, arrive dans l'estomac et jusque dans l'œsophage, pour retourner encore dans les intestins. Chez les chevaux, bœufs, cochons, etc., que l'on dissèque immédiatement après les avoir abattus, on rencontre le lombric indistinctement dans le côlon et les intestins grêles. Ambroise Paré avait déjà indiqué les signes auxquels on pouvait reconnaître la présence des lombrics dans ces intestins (*loc. cit.*, p. 755).

2° Estomac. De là, ils peuvent passer dans l'estomac, remonter par l'œsophage, être rendus enfin par une espèce de vomissement. Hippocrate avait parfaitement bien vu que les femmes, surtout les jeunes filles, et plus rarement les hommes, sont exposés à des vomissements dont la cause est l'ascaride lombricoïde, qu'ils vomissent quelquefois (*Prædict.*, lib. 2, n° 55, éd. de Van der Linden). Laurent Heister, le célèbre anatomiste, dit qu'une femme célibataire âgée de trente ans est prise subitement, au mois de décembre 1715, de grandes douleurs de ventre, avec cardialgie et convulsions et puis un bruit étonnant dans l'estomac. Un chirurgien la saigne, les symptômes redoublent et se compliquent de tétanos et de trismus. La malade meurt au bout de trois jours. A l'autopsie on trouve un grand paquet de lombrics dans le duodénum, et à l'orifice cardiaque de l'estomac. La plupart de ces vers avaient de quinze à seize pouces de long. L'estomac, à la place où adhéraient les lombrics, était saignant et marqué d'érosions et comme de morsures. (*Ephem. cur. nat.*, cent. 5., ann.

1717, obs. 86.) Laurent Heister profite de cette occasion « pour conseiller aux praticiens, que, dans de semblables cas, ils aient à porter leur attention sur les helminthes, et qu'ils emploient alors les vermifuges, bien plus salutaires que les antispasmodiques... Car, ajoute-t-il, j'ai bien des fois guéri les convulsions et l'épilepsie même avec les anthelminthiques seuls. »

3° Arrivés au pharynx, ils peuvent se glisser, ainsi que j'en ai un exemple, derrière le voile du palais, être rendus par le nez, ou remonter jusqu'aux sinus frontaux, ou redescendre jusque dans la trachée-artère. Ces faits de migration ne souffrent pas la moindre discussion ; toute dépendance du canal alimentaire, jusqu'à la trompe d'Eustache, est dans le cas de leur servir d'asile, si quelque circonstance les chasse de leur demeure de prédilection ; la difficulté n'est que de savoir s'ils peuvent s'introduire dans d'autres organes, dont la capacité ne leur est perméable qu'à l'aide d'une perforation. Or, en voici la preuve :

4° PERFORATION DES INTESTINS PAR LES LOMBRICS. Dans nos écoles, nous avons perdu de vue bien des choses ; car il arrive souvent que le professorat du monopole marche à reculons. Il serait bien difficile de savoir si la Faculté a une idée quelconque sur la manière dont se nourrissent les helminthes dans le corps humain ; lorsqu'on veut se rendre compte des théories nosologiques qu'on y professe, on arrive à conclure que, d'après nos dispensateurs de la science, les helminthes vivraient dans nos intestins comme dans un milieu, et non comme sur une proie, qu'ils vogueraient dans l'océan des liquides et à travers la bourbe des matières fécales, sans jamais atteindre nos parois ; que tout au plus ils ne feraient que les frôler ; simples complications accessoires de maladies qui se développeraient sans eux ; complications enfin inoffensives par elles-mêmes : symptômes ou effets, mais nullement cause, même occasionnelle, de la torture des intestins. Eh bien, une telle doctrine est non-seulement aux antipodes de l'analogie et de l'observation, mais encore elle est arriérée de cent cinquante ans au moins (*). Leeuwenhoek, en effet, l'avait déjà réfu-

(*) C'est aux ouvrages helminthologiques de Rudolphi et de Bremser que nous sommes redevables de l'opinion scolastique à laquelle nous faisons allusion. Mais ces deux auteurs ont trop peu étudié l'anatomie et les mœurs des helminthes, pour avoir pu se faire une idée juste de leur mode de nutrition et des effets morbides de leur parasitisme. Rudolphi n'avait en vue que la classification, et Bremser n'a voulu que mettre Rudolphi à la portée des praticiens et des élèves en médecine.

tée expérimentalement (*); il avait toujours vu les vers intestinaux tellement attachés à la paroi intestinale des poissons qu'il disséquait presque vivants, que l'influence des médicaments les plus forts les en détachait à peine; et quiconque disséquera des animaux vivants s'assurera de la même circonstance. On n'a qu'à jeter les yeux sur la figure 9, pl. 46, de l'Encyclopédie (*Atlas des vers*), figure qui représente une foule de *Tænia infundibuliformis* adhérents à la paroi d'un fragment d'intestin de canard, et les figures 4, 5, pl. 57, du même ouvrage, qui représentent l'échinorinque géant sur une plaque d'intestin du cochon, pour se faire une idée juste du parasitisme de tous les autres helminthes. En un mot, tous les helminthes meurent hors du corps humain, ce qui n'aurait pas lieu s'ils ne vivaient que de chyme, de chyle ou de fèces ; car la nature ne manque pas de substances qui pourraient leur offrir le même genre d'alimentation, et dans lesquelles ils vivraient tout aussi bien que la larve des mouches intestinales (852, 7°). Ce qu'il faut au lombric, c'est de la chair fraîche et élaborante dont il puisse aspirer les sucs ; dès que la maladie altère les tissus du sujet, le parasite lâche prise ; si la mort les envahit, il fuit comme au-devant du poison. Le lombric est pour nous l'une de nos sangsues intestinales ; mais la succion de la sangsue laisse des traces sur les surfaces d'application ; la succion du lombric doit en laisser de tout autant durables. Comment concevoir en effet qu'une ventouse, appliquée constamment sur des tissus aussi mous et aussi impressionnables que le sont les muqueuses, ne vienne pas à en désorganiser progressivement la paroi ; la ventouse n'a pas deux manières de procéder en physiologie. La succion de l'helminthe donnera donc lieu à une tache phlegmoneuse, qui commencera et se terminera, comme tous les phlegmons, par l'inflammation, la tuméfaction, puis la décomposition purulente et l'escarre. Mais si le travail de la décomposition s'étend à une certaine profondeur de l'épaisseur des parois intestinales, et que l'organe en cette place n'ait pas assez de substance intacte pour réparer peu à peu la perte qu'il vient d'éprouver, il est évident que la mortification s'étendant de

---

(*) *Videns jam has vermes, dit-il, omnesque alios, quos tum in intestinis quàm in stomachis piscium detexeram, firmissimè intestinis esse infixos, alioqui enim facillimè cum chylo ejicerentur, existimavi hos vermes non ex chylo in stomacho et intestinis existente alimentum suum petere, sed ex ipsis stomachi et intestinorum vasis... Vermes capita firmissima habent infixa substantiæ ex quâ intestina constant.* (Arcan. natur., 1722, epist. 78. 25 janvier 1694.)

proche en proche dans le sens de l'épaisseur, l'intestin finira par se perforer en cette place. Or une telle perforation s'opérera d'une manière d'autant plus prompte, que l'helminthe restera plus long-temps attaché sur cet endroit de sa victime : en sorte qu'il pourra arriver qu'il finisse par s'ouvrir une voie de la sorte jusque dans le péritoine. La théorie à cet égard est incontestable ; elle est du reste amplement confirmée par les faits d'observation.

1008. Bonnet parle d'un enfant qui succomba après un accès convulsif effrayant, et chez lequel on trouva le duodénum percé par un ver lombric encore vivant. (*Hist. de l'Acad. des Sciences*, 1750, pag. 42.)

Panazzi a trouvé l'iléum criblé d'une infinité de petits trous, tacheté d'escarres gangréneuses, et contenant une vingtaine de vers lombrics. (*Malattia verminosa della vesica*, Venise, 1787.)

Carron, médecin à Annecy, a consigné une observation analogue, au sujet d'un soldat qui mourut dans des coliques qu'aucun remède ne put calmer. On trouva, sur l'iléum, des taches gangréneuses et des perforations, à travers lesquelles les lombrics s'étaient introduits dans la cavité de l'abdomen. (*Journ. génér. de méd. de Sédillot*, tom. 20, pag. 564.)

Roux a vu un ver lombric sortir par une fistule ombilicale, qui depuis donna issue aux matières stercorales, chez un jeune homme de vingt-deux ans. (*Gaz. des hôpit.*, 2 fév. 1841, pag. 58.)

Richard Chambers cite un cas de perforation des intestins par les vers, dans le *Provincial medical and surgical journal*, 19 févr. 1842. (Voyez *Gazette des hôpitaux*, supplément du 17 mai 1842.)

Magon, médecin à Carentan, rapporte quatre cas mortels de convulsions que l'autopsie démontra avoir été produits par des lombrics qui avaient perforé la membrane intestinale. Dans le premier cas, on trouva vingt-neuf lombrics morts et desséminés dans la masse intestinale, onze plus ou moins près de sortir de l'estomac, trente-cinq dans ce viscère, et dix dans l'intestin grêle. Dans le troisième cas, soixante lombrics morts dans l'estomac, dont quinze près d'en sortir par des perforations au nombre de cent, et ainsi des deux autres. (*Journ. génér. de méd. de Sédillot*, tom. 67, pag. 72 et suiv., 1818.)

Voyez un cas semblable dans l'observation que Boucher, médecin de Lille, a communiquée, dans le *Recueil périod. d'obs. de méd.*,

chir., pharm., du docteur Vandermonde, tom. 6, pag. 552, 1757 ;
et ensuite un cas de perforation du canal cystique par un lombric
(observation de Fontaneilles, dans la *Revue médicale* de 1825, tom. 5,
pag. 404) ; enfin un cas de tétanos vermineux, décrit par Barrère.
(*Obs. anat.*, pag. 167, 1755.)

Le docteur Massazza a décrit, dans la *Gazetta medicale di Milano*
1844, un cas de fièvre typhoïde, avec taches pétéchiales nombreuses
sur les bras, sur la poitrine et sur les extrémités inférieures ; qu'il ne
traita que par la décoction de tamarin, les sangsues sur l'abdomen,
émulsions gommeuses avec huile d'olive. Aussi douleurs atroces
dans le ventre, et, à dix heures du soir, évacuations sanguinolentes
et mort. À l'autopsie, on trouve le duodénum perforé à un pouce au-
dessous du pylore, et des lombrics dans l'iléon. (Extrait par l'*Expérience*, 19 septembre 1844, tom. 14, pag. 187.)

Nous pourrions grossir la liste de ces sortes de cas ; les bornes de
cet ouvrage nous imposent la nécessité d'être succinct. Les écrivains
de cabinet, depuis la fin du dernier siècle, ont cherché à expliquer,
d'après leur manière de concevoir la médecine, ces cas incontestables
de perforation des intestins. La médecine galénique a commencé, dès
cette époque, à s'alarmer de l'introduction des sciences accessoires
dans le domaine des théories médicales : elle pressentait le coup que
la simplicité de ces phénomènes devait porter à l'échafaudage des
humeurs : les pontifes n'abdiquent pas si vite le culte des idoles. Il
faut voir dans leurs prolixes dissertations, combien il leur en coûte-
rait d'admettre qu'un lombric pût percer une paroi organisée ; où en
serait l'entité maladive, que l'on s'était plu, dès le début, à diagnostiquer, si le ver lombric eût été le pelé, le galeux d'où venait tout le
mal ? Ne vaut-il pas mieux attribuer la perforation *à l'usure et à l'éclat
subit d'un point très-petit des parois de l'organe, à un principe humo-
ral septique, à une inflammation morte et escarotique*, comme le disait
le docteur Desgranges, en 1821 ; ou à une *phlegmasie marchant avec
une effrayante rapidité*, comme le disait Gaulthier de Claubry, dans
le même article (*Journal gén. de méd.*, 1821, tom. 76, pag. 145 et
164) ? à une coïncidence entre deux états pathologiques, comme le
disait le docteur Defau en 1825, à l'occasion du travail de Serres
d'Uzès sur les perforations intestinales (*Revue médicale*, tom. 10,
pag. 177) ? admettre que la perforation des intestins n'a lieu qu'après
la mort, comme le pense l'annotateur anonyme de l'observation de

Chabers, dans la *Gazette des hôpitaux* (suppl. du 17 mai 1842)? L'esprit humain préfère se jeter dans l'absurde plutôt que d'abandonner une croyance acquise avec de grands frais, et soutenue avec autorité en plus d'une circonstance. Il en coûte tant de démentir en théorie la pratique dont on ne s'est pas écarté jusque-là. Laissons donc là les croyants, nous en avons assez dit pour convaincre les neutres, et cela nous suffit. Du reste, si les lombrics ne perforaient les intestins qu'après la mort, comment auraient-ils fait pour arriver au dehors, dans le cas cité par Roux, et dans les cas suivants :

5° M. Suzanne de Bréauté, en sa qualité de maire de la Chapelle, près de Dieppe, a été témoin d'un cas de perforation intestinale, qui, sans les révélations de l'autopsie, aurait certainement donné lieu à une accusation d'empoisonnement. Le 8 mars 1826, une veuve de la Chapelle se remarie. Elle avait de son premier mariage une petite fille âgée de trois ans, belle enfant et d'une forte santé. Cette petite assiste à la noce, passe une excellente nuit, et s'éveille à six heures du matin pour demander à boire. Le nouveau marié, son beau-père de la veille, lui donne un verre de cidre (car dans ce pays, où l'on n'a que l'eau des mares, on ne boit jamais d'eau). Aussitôt l'enfant se plaint, en poussant des cris, que le cidre lui brûle l'estomac ; bientôt elle est prise de convulsions, et meurt au bout de deux heures, en dépit des secours qui lui sont prodigués. Une mort aussi prompte et aussi inattendue était bien propre à éveiller les soupçons, quand on pensait qu'elle était le résultat de l'ingestion d'un verre de cidre administré par le nouveau beau-père. Aussi M. de Bréauté se hâta-t-il de faire appeler le docteur de Broutel, médecin de la ville d'Arques, à l'effet de procéder à l'autopsie, en présence du beau-père, qui réclamait lui-même l'investigation immédiate de la justice. L'autopsie a lieu, et le médecin découvre dans l'estomac un gros paquet d'ascarides lombricoïdes, qui sans doute avaient étouffé l'enfant en lui montant à la gorge ; mais en outre, l'estomac en avait été perforé. Sans cette circonstance, qui donnait si bien le mot de l'énigme, ce pauvre père aurait eu bien de la peine à établir son innocence. J'ai presque transcrit ce fait sur les registres de la mairie, sous les yeux de M. Susanne de Bréauté.

6° Lebeau, médecin au Pont-Beauvoisin, a eu l'occasion d'observer le cas d'une paysanne, âgée de quarante-cinq ans, à qui il survint entre le pubis et l'os des îles, à l'aine droite, directement au-dessus du ligament de Fallope, une tumeur qui acquit insensiblement la grosseur d'une petite pomme, avec tous les caractères d'un petit phlegmon. Cette tumeur sembla se résoudre spontanément au bout d'une quinzaine, mais elle reparut comme ci-devant. On y appliqua du savon et de l'huile, ce qui augmenta considérablement les douleurs; l'épiderme de la tumeur s'enleva, le gonflement augmenta, et s'étendit vers la cuisse ; il suinta pendant plusieurs jours, par plusieurs petits trous fistuleux, une sérosité sanguinolente. La tumeur se dissipa insensiblement, en conservant une légère induration. Les douleurs avaient cessé, lorsque la malade ressentit tout à coup *comme si on lui avait percé le ventre*, avec un chatouillement extérieur qui l'engagea à examiner la tumeur. Aussitôt elle en vit sortir une pointe mouvante par un des petits trous; elle appela quelqu'un, qui reconnut un ver et le tira avec assez de peine; c'était un lombric de la grosseur du petit doigt et long de sept pouces ; la sortie du ver ne fut suivie de rien qui ressemblât aux matières stercorales. Les douleurs cessèrent, et la malade reprit son travail. Mais dans l'espace de six semaines, on en vit paraître encore trois qui se faisaient jour, en poussant au dehors la croûte qui bouchait le trou de la fistule ; et la plaie se cicatrisa alors définitivement. (*Obs. de méd., chir., pharm., rédigées* par Vandermonde, tome 6, page 96, 1757.)

Dans le même recueil, tome 5, page 100, 1756, le docteur Marteau, chirurgien de l'hôpital d'Aumale, cite un cas d'ascite de deux ans de date, guéri en trois mois, et qui laissa à la suite une tumeur dure et phlegmoneuse à l'ombilic, laquelle par les cataplasmes mûrit et creva. Il sortit avec le pus trois lombrics ; la plaie continua à suppurer pendant six mois ; et, de temps à autre, on en voyait sortir des lombrics. L'enfant qui fait le sujet de cette observation continua à s'amuser aux jeux de son âge, et il guérit totalement au bout de six mois.

7° Le docteur Mercier, de Rochefort, rapporte le cas d'un étranglement intestinal, avec gangrène à l'extérieur et dans la région de l'aine. On retira de la plaie inguinale un peloton de cinq vers, le lendemain deux semblables, le surlendemain un autre plus long que les deux premiers, le jour suivant quatre nouveaux ; et huit jours après guérison. (*Recueil périod. de la Soc. de méd. de Paris*, tome 15, page 194, an 10.)

Le docteur Vanderbergh a été témoin d'un cas analogue. (*Annal. de la Soc. de médec. d'Anvers,* 1844.)

Burdin, le 4 janvier 1818, a vu un ver lombric s'échapper d'une tumeur à l'aine chez un homme de cinquante-deux ans. (*Journ. gén. de méd.*, tome 66, page 531, 1819.) *Voyez*, pour des cas analogues de sorties de lombrics par des tumeurs inguinales, l'obs. 10ᵉ des *Éphém. des cur. de la nature*, déc. 2, ann. 5, 1686, pag. 19, rapportée per Gunther-Christophe Schelhammer : — *Ibid.*, pag. 87, obs. 14, cas de perforation des intestins par les lombrics, rapporté par Ernest Sigismont Gras.

Willisch cite le cas d'une perforation de l'ombilic par un lombric long d'un pied, chez une jeune personne noble, âgée de seize ans. On appliqua sur la fistule un cataplasme d'absinthe, de tanaisie et de sommités de millepertuis, et la jeune fille recouvra la santé. (*Ephem. cur. nat.*, cent. 5, obs. 48, 1717.)

Jos. Lanzoni a eu à traiter une tumeur abdominale à trois doigts vers la droite de l'ombilic, d'où il sortit plusieurs lombrics vivants. La fistule partait de la tunique interne de l'iléum. (*Ibid.*, cent. 1, 1722, obs. 39. *Voy.* encore Wepfer, *ibid.*, dec. 2, ann. 6, 1688, obs. 16.)

Engelbert de Westhoven cite le cas d'une femme qui a également survécu à la perforation de l'iléum et de la région hypogastrique par des lombrics. (*Ibid.*, cent. 7 et 8, 1719, obs. 7.)

Fréd.-Guill. Clauderus rapporte qu'une femme, âgée d'environ cinquante-six ans, fut tout à coup saisie d'une douleur à l'hypocondre droit, qui dura quelques jours : il lui survint au même endroit une tumeur, qui, de jour en jour, s'éleva en pointe, devint rouge dans le milieu, et s'ouvrit : aussitôt il en sortit trois gros vers ; les jours suivants, il coula par cette ouverture une liqueur jaune, épaisse et transparente, et cet écoulement dura pendant quatre ans. (*Ibid.*, dec. 2, ann. 6, 1688, obs. 191.)

Dans tous ces cas, il y a eu nécessairement perforation intestinale : perforation traumatique, plutôt que spontanée et maladive. Le malade continue toutes ses fonctions ; les matières fécales suivent leur cours ordinaire ; la perforation intestinale s'est donc cicatrisée : donc le tissu était sain avant la perforation intestinale : donc la perforation est l'œuvre traumatique de l'helminthe.

Je n'hésite pas à rapporter à un cas semblable la mort presque subite de Tit. Pomponius Atticus, l'ami d'Hortense, le beau-frère de

Cicéron, l'homme neutre au sein des guerres civiles, et le protecteur des opprimés de tous les partis dans ce siècle d'oppressions réciproques. Il mourut à l'âge de soixante-dix-sept ans, « d'une maladie, dit Cornelius Nepos, à laquelle les médecins eux-mêmes ne prêtèrent pas plus d'attention que lui, persuadés de n'avoir affaire qu'à un ténesme qui devait se dissiper à la suite de l'administration de remèdes prompts et faciles. Trois mois se passèrent ainsi, sans que le malade ressentît d'autres douleurs que celles du traitement, lorsque tout à coup la violence du mal se jeta sur le gros intestin (*) avec une telle intensité, qu'à la fin une fistule putride se fit jour à travers les lombes. » L'école d'Asclépiade, en vigueur à Rome, traitait ces sortes de maladies par les mêmes antiphlogistiques que de nos jours l'école de Broussais. Les helminthes se sont de tout temps fort bien accommodés de ces sortes de recettes.

1009. 8° INVAGINATION DES INTESTINS; PASSION ILIAQUE ET VOLVULUS; COLIQUE DE MISÉRÉRÉ. Si deux de nos doigts pouvaient s'introduire impunément dans la cavité péritonéale, ne nous serait-il pas facile d'enchevêtrer, de pelotonner ensemble diverses anses des intestins grêles, de produire un nœud artificiel, un *volvulus*, et par conséquent de déterminer et de dissiper à notre volonté tous les symptômes de la passion iliaque et de la colique de *miséréré*? Eh bien, le lombric et la sangsue, à l'aide de la double ventouse de leurs extrémités, sont dans le cas d'opérer comme le feraient ces deux doigts, de nouer et dénouer nos intestins, comme un peloton de cordes, et de produire des invaginations, dont la longueur sera déterminée par la puissance des deux points extrêmes de la surface intestinale sur lesquels s'appliqueront les deux extrémités du ver. En effet, supposez qu'un lombric de trente centimètres de long s'étende de toute sa longueur contre la paroi interne d'un des intestins grêles, qu'il applique sa tête par sa ventouse, et son anus par ses deux crochets de copulation contre la surface intestinale; que, cela fait, il se pelotonne lui-même, et se roule par des spirales qui rapprochent son anus de sa tête, en faisant, pour ainsi dire, toucher les deux bouts; il faudra nécessairement bien qu'à l'aide de ce mécanisme l'anneau intestinal sur lequel est appliquée la tête rentre dans celui sur lequel est appliquée

---

(*) L'édition de Barbou, 1784, porte *in unum intestinum*; je pense qu'il faut lire *in imum intestinum*.

la queue, ou réciproquement. Dès ce moment il y aura invagination intestinale, c'est-à-dire, une anse de quinze centimètres, qui se sera introduite, comme un gant dédoublé, dans une anse de même longueur. Mais si cette invagination dure, alors, par suite du travail inflammatoire des contacts prolongés, l'anse invaginée ne tardera pas à contracter des adhérences avec l'anse invaginante, à l'endroit où le contact sera le plus immédiat et le plus compacte. Il pourra arriver de ce travail inflammatoire, et immédiatement après la soudure organique, que l'anse invaginée se détache par sphacèle ; et le malade rendra alors par les selles une portion d'intestin, si la désorganisation n'en a pas encore altéré les caractères anatomiques, ou une fausse membrane, si l'intestin n'est plus reconnaissable par suite de la décomposition. Si l'on ne se doute pas de l'œuvre du lombric, ce sera là un cas d'invagination spontanée, sous l'influence d'une entité maladive. Ces cas d'invagination ne sont pas rares dans la science. Juste Lispe fut délivré d'une longue maladie, à la suite d'une médecine, par la sortie d'un corps membraneux fait comme un intestin, et qui lui donna tant de frayeur, que, sans Heurnius, qui rapporte ce fait et qui rassura son malade, il ne croyait pas devoir compter sur un moment de vie.

Paul Pereda assure avoir vu une membrane longue d'une aune, et d'une capacité à admettre la main, rendue par un lavement. (*Schol. ad method. verand. mich. paschal.*, lib. 7, c. 15.)

Andry cite un cas de ce genre, chez une personne qui en rendait souvent. (*Génér. des vers dans le corps de l'homme*, tome 2, 1741, page 437.)

Percival parle d'une fausse membrane semblable à celle du croup, et qui a été rendue par les intestins. (*Mém. de la Soc. de méd. de Londres*, vol. 2, 1789, art. 5.)

Legoupil, médecin de Valognes, a vu un cœcum, accompagné de six pouces de l'iléum et de quatre pouces du côlon ascendant, rendu par un enfant de quatre ans et demi, bien portant, et qui continua à se bien porter. Et à la suite de cette observation, il rapporte une foule de cas analogues, auxquels nous renvoyons le lecteur. (*Journal génér. de méd.*, tom. 75, pag. 1, 1820.) *Voyez* des observations analogues de Joh. Melchior Verdries et d'Heliodorus. (*Ephem. cur. nat.*, dec. 5, ann. 9 et 10, obs. 60 ; et cent. 1, 1712, pag. 177, *de Pelliculis intestinali tunicæ similibus excretis.*)

J'ai été témoin d'un fait semblable en 1829, époque à laquelle je commençai mes études physiologiques sur l'ascaride vermiculaire. Voulant un jour me débarrasser de cette vermine, je pris un lavement d'une forte infusion de tabac, qui ne tarda pas à me faire rendre des milliers de ces petits vers blancs, et à la suite un assez long tube membraneux, assez décomposé, mais qui me parut être au moins un dédoublement de la surface interne d'une portion de l'intestin grêle, plutôt que la portion en entier. J'ai vu souvent les enfants sujets aux vers en rendre de semblables, et rien ne se représente plus fréquemment à mes yeux, depuis que j'applique hardiment les vermifuges aux cas de maladies intestinales.

1010. Il serait fort possible que la présence des lombrics, au sein de ces fausses membranes, y produisît une tendance à la solidification, à l'ossification, disons le mot, à la fossilisation que les animaux mous déterminent dans tous les tissus ambiants, et que ces portions d'intestins changeant de fonctions en cessant d'appartenir au système de l'appareil digestif, manifestassent une affinité plus grande pour les bases terreuses des sels calcaires dont sont imprégnés les résidus des aliments; qu'enfin cette anse intestinale, frappée de mort, et restant plongée dans l'obscurité d'un milieu favorable à ces sortes de transformations, devînt le noyau d'un calcul, d'un bézoard (*) d'une incrustation qui le durcirait en lui conservant sa forme ; et ce

(*) Les véritables bézoards sont des feutres de poils ou brins de laine, que les chevaux, les vaches et les brebis, etc., s'arrachent et avalent, et que le mouvement de l'estomac arrondit en une boule, que l'on prendrait pour un fruit à coque noire et à tissu spongieux. Il est probable que ce mauvais goût des bestiaux est un instinct vermifuge, qui leur indique que ce feutrage ne peut manquer de tordre et de briser les vers qui les incommodent ; le bézoard est pour eux un vermifuge mécanique. Chez les chevaux, ces boules acquièrent la grosseur d'un œuf d'autruche, et chez la brebis celle d'une prune ordinaire. Leur surface n'offre pas la plus légère solution de continuité, ni le centre, le moindre noyau ; ce n'est qu'un feutre homogène sur tous les points, jaune verdâtre en dedans, noir de bouse de vache à la surface. On cite cependant quelques bézoards qui se sont formés autour d'un corps étranger. Ainsi, Salomon Reiselius parle d'un serpent qui s'était incrusté et pétrifié, pour ainsi dire, dans l'estomac d'un cerf, lequel ne parut jamais incommodé de cet accident : ce produit ressemblait à un bézoard oriental ; on y remarquait des brins d'herbes assez souples et assez bien conservés. Kircher fait également mention du même bézoard, que l'on conservait dans le cabinet du comte de Hanau. *Ephem. cur. nat.*, dec. 1. ann. 1. 1670-1686. obs. 14.) — Georges Sébastien Jung (*ibid.*, obs. 115) parle d'un singulier bézoard, au centre duquel se remarquait le fer d'une flèche, trouvé dans l'estomac d'un animal qui tient également du bouc et du cerf. Le paquet de lombrics dont parle Clauder est de la classe de ces bézoards à noyaux.

serait alors le cas que rapporte Christ.-Ern. Clauder, dans les *Éphé-mérides des curieux de la nature*, sur une grosse noix pierreuse que traversait de part en part un paquet de lombrics, et que rendit par l'anus la femme d'un braconnier. (*Lapis lumbricis prægnans per anum excretus*, obs. 197, pag. 594, fig. 41. dec. 2. ann. 5. 1686.)

1011. De ces cas à la *passion iliaque, volvulus* ou *miséréré*, il n'y a que le passage d'un mouvement à l'autre, pour l'helminthe qui en sera l'auteur. Supposez en effet un helminthe long d'un pied et se roulant sur lui-même, après avoir appliqué sa ventouse buccale sur une paroi d'intestin ; ne concevrez-vous pas qu'un pareil peloton vivant soit dans le cas de boucher le passage d'une portion de l'intestin grêle, et même du gros intestin, et de forcer ainsi les fèces à rebrousser chemin, de manière à amener le vomissement de matières fécales ? Ce sera alors une colique de miséréré sans *volvulus*. Mais si le lombric rapproche deux extrémités d'une anse intestinale, sans occasionner d'invagination, cette anse pourra devenir l'occasion d'un volvulus, si elle comprend en dehors, et dans la capacité du péritoine, une autre anse qui se laissera presser ainsi comme dans un nœud coulant ; image imparfaite et exagérée, il est vrai, de ce qui aura lieu dans ce cas, qui pourrait plutôt être comparée au nœud de la ganse qui reste toujours en état de se dénouer. Enfin si, après avoir attaché sa queue sur un point de la paroi intestinale, le lombric va perforer plus haut un autre point du même organe, sa tête, prenant alors les intestins par leur surface péritonéale, sera en état de ramener vers le point occupé les anses les plus éloignées, et de nouer ainsi, avec les replis de son corps, les intestins sur une longueur plus ou moins considérable, et de produire des inextricables replis qui ne pourront plus être démêlés que par l'autopsie. Cependant on trouve des cas de guérison pour des accidents de ce genre, entre autres celui que rapporte Fages, dans le *Recueil périodique de la Société de médecine de Paris*, tom. 2, pag. 175, 1797 : Un jeune homme de vingt-sept ans est atteint à l'aine droite d'une tumeur de caractère phlegmoneux, qui se complique, dit l'auteur, d'une fièvre gastrique bilieuse. Le chirurgien plonge avec précaution le bistouri dans la tumeur, et tire du fond de l'abcès, au milieu du liquide, quatre vers *strongles* (lombrics) morts et d'une longueur considérable. Il excise une partie de la peau, lave le foyer avec de l'eau et du vin tiède, reconnaît la gangrène d'une portion d'intestin de deux pouces de longueur, et terminée par un cul-de-sac, mais par lequel aucune matière fécale ne passa. L'homme guérit, après un pansement avec des bourdonnets d'huile de térébenthine chaude, et des digestifs animés (*).

1012. 9° Dans les poumons. Quand les lombrics de grande taille s'introduisent dans les poumons, on ne saurait longtemps se méprendre sur leur présence ; la menace de l'asphyxie, les mouvements tortueux du ver indiqueraient suffisamment que ces effets morbides ne sont pas dus à une mystérieuse entité. Pour qu'on s'y trompe, il faut que le lombric soit bien jeune encore ; cependant, même avec de telles dimensions, il arrive souvent qu'il se révèle aux yeux, du vivant du malade, ainsi que suffirait, pour le démontrer, le cas de vomique rapporté dans le *Recueil d'observations de médecine*, etc., t. 9, p. 446. 1758 ; le malade vomit un kyste qui renfermait une vingtaine de vers nageant dans le pus. Madame de Sainte-Preuve, jeune dame qui professe beaucoup de confiance dans notre nouveau système, m'écrit du château de Forsdorf près Newstadt en Autriche : « Je pense vous intéresser, en vous disant qu'à l'hôpital général de Vienne, le 12 décembre 1845, il y a juste un mois, on a fait l'autopsie d'un homme, qui avait succombé à ce qu'on appelle une violente inflammation de poitrine. Grande a été la surprise des médecins, quand, à l'ouverture du cadavre, on a vu les intestins remplis de lombrics entrelacés les uns dans les autres et cela par centaines. Le fait m'a été rapporté par un médecin témoin oculaire. » Quoique les lombrics n'aient pas été trouvés dans les poumons, où sans doute on ne les a pas cherchés, il est évident que cette maladie de poitrine n'avait pour cause que la présence des lombrics, qui infestaient de leurs œufs ou des produits de leur succion tous les organes essentiels à la vie. Telle est en effet l'influence réciproque des organes digestifs et de l'organe respiratoire, que l'un ne saurait être malade, sans que l'autre le devienne à son tour, à une époque plus ou moins reculée. D'un autre côté, si le lombric allait pondre ses œufs sur les surfaces pulmonaires, au lieu de les pondre sur les surfaces aponévrotiques, l'autopsie, faite d'après les règles ordinaires, ne verrait que la matière granuleuse et tuberculeuse dans chacune de ces peti-

---

(*) Morgagni n'a pas manqué d'assigner pour cause au *volvulus*, à l'*intus-susception*, à la *passion iliaque*, la présence des vers intestinaux (Epist. 54 et 55, *de Intestinorum dolore*). Mais cette doctrine n'a pas pris dans les facultés.

les incrustations d'œufs. Et pourquoi l'ascaride lombricoïde dédaignerait-il de déposer ses œufs dans ces tissus, puisque, ainsi que nous l'avons vu, l'ascaride vermiculaire y émigre si souvent, et pour y vivre, et pour y pondre (1001) (*).

1013. 10° DANS L'UTÉRUS. Le lombric peut passer de l'anus, d'où le chassent des aliments vermifuges, dans l'utérus, de même que le font les ascarides (996*), et l'on s'en doutera d'autant moins, que le lombric sera plus jeune. Or les parois utérines ne sauraient manquer d'offrir à l'helminthe les mêmes conditions d'existence que les muqueuses des intestins ; l'helminthe sera donc dans le cas d'y prendre tout autant de développement que dans le canal alimentaire ; mais les symptômes et les effets morbides de la succion d'un helminthe n'étant que l'expression du mode de souffrance de l'organe envahi, il s'ensuivra que la présence prolongée du lombric dans l'utérus se traduira par un écoulement qui suintera des surfaces de cet organe éminemment vasculaire, par la suppression ou l'altération des véritables menstrues, par l'intumescence et les caractères trompeurs de la grossesse, par des ulcérations et des développements insolites que la ventouse du lombric ne manquera pas de déterminer sur ces parois accessibles à l'air extérieur. Or, dans le sein de toute espèce de tumeur, il y a le germe et le type de toutes les superfétations organiques, squirres, cancers, etc. Admettez-vous la possibilité de l'introduction et du séjour des lombrics dans le sein de cet organe? De toute nécessité vous devez admettre la réalisation de ces effets ; et qui sait si la plupart des cas de parturitions de serpents, que rapportent les auteurs (486), ne sont pas dus à la sortie spontanée d'un lombric qui aurait grossi, et aurait acquis sa plus grande taille possible dans l'organe utérin?

1014. 11° DANS L'APPAREIL URINAIRE. Quand le lombric s'introduit dans le canal de l'urètre, il y détermine les accidents morbides les plus variés, selon qu'il s'arrête à telle ou telle hauteur de ce canal chez l'homme, qu'il s'introduit et se fixe contre les parois de la vessie et qu'il se glisse dans les uretères, et cela jusqu'aux reins. Dans le canal de l'urètre, écoulements, priapismes ; vers la prostate, satyriasis et éjaculations involontaires, puis rétrécissements par tumé-

---

(*) « Pectus ipsum et pulmones à lumbricis tutos non esse, multorum experientiâ satis constat... qui eos non excretione aut vomitu, sed tussi ejectos viderant. (Thom. Moufet, *Insect. sive minim. animal. theatrum*, Lond., 1634, pag. 285.

faction et par le mécanisme de la ventouse ; dans la vessie, ulcérations des parois : et puis chacun des œufs de l'helminthe pourra y devenir le noyau d'un calcul, par le seul fait de l'aspiration propre à l'incubation, de même que, dans un milieu fossilisateur, l'aspiration et le triage des tissus mous deviennent le centre d'action de la formation d'un caillou : la nature chimique du calcul ne dépendant plus que de la nature des sels, dont l'urine, par un simple effet, de l'élaboration et de la disposition pathologique de l'organe, se trouvera être le véhicule.

On pourrait objecter à ces propositions, 1° qu'un lombric ordinaire ne passerait pas par le canal de l'urètre, ni par les uretères ; 2° que l'alcalinité de l'urine finirait bientôt par le tuer dans la vessie. Nous répondrons à la première objection qu'on s'apercevrait trop vite de l'introduction du lombric dans ces canaux, si le lombric se trouvait de grande taille, pour que le malade ne s'en débarrassât pas aussitôt. Mais qui s'en apercevra pendant le sommeil, surtout si le lombric sort à peine de l'œuf, et qu'il ne dépasse pas en longueur quelques millimètres? Si ce fait se réalise, le petit lombric, par sa succion, saura bien élargir les capacités trop étroites, ou se retirer dans la vessie, dès que la capacité qu'il occupe ne suffira plus à ses dimensions. S'il prend élection de domicile dans les reins, la présence d'un pareil vampire, dans un milieu si peu en contact immédiat avec l'air extérieur, sera nécessairement la cause d'un ramollissement de la pulpe glandulaire, qui fera que l'organe rénal se prêtera au développement progressif de l'helminthe, lequel l'épuise et en amincit les parois ; et tôt ou tard cette glande ainsi émaciée finira par n'être plus qu'une fausse vessie. Nous répondrons à la seconde objection que l'urine ne répugne pas plus à l'helminthe que les excréments, et même elle doit leur répugner moins, à cause de l'innocuité des sels dont elle est le véhicule. Quant à l'action de son alcalinité, la peau organico-siliceuse de l'helminthe ne doit pas en souffrir, puisque les tissus délicats de la vessie et de l'urètre s'en accommodent. Qu'importe à une sangsue qui s'attache à des parois vivantes, qu'il lui passe sur l'épiderme un liquide qui n'a pas la propriété de blesser même les muqueuses?

1015. Du reste, si l'on consulte les fastes de la science, on s'assurera que l'expérience et l'observation directe confirment amplement ces inductions théoriques :

1° Redi a figuré un ver lombric, long de soixante-quinze centimètres et ayant un centimètre en diamètre, qu'il a trouvé dans le rein d'un chien ; un autre, de quatre-vingt-quatorze centimètres de long, qu'il a trouvé dans le rein d'une martre. (*Osservaz. agli anim. viventi negli animali viventi.* 1684, pl. 8, fig. 1, 2.)

2° Dans une lettre adressée à Bartholin, François de l'Étang rapporte avoir trouvé, dans le cadavre d'un magistrat de la Flèche, un rein formé de quatre reins réunis en forme de fer à cheval. Un boucher, dit-il, lui en avait apporté un pareil trouvé dans une vache. A ce sujet il rappelle avoir disséqué, à l'école de médecine de Paris, un chien dont un des reins renfermait deux vers longs l'un d'un pied, et l'autre d'un demi-pied ; ils avaient détruit la substance intérieure du rein. (*Actes de Copenhague*, ann. 1674, 1675, obs. 7.) — Le même Bartholin rapporte, d'après Georges Wolff Wedelius, qu'un gros chien de chasse, disséqué en 1675 à Iéna, avait le rein gauche dévoré par un ver long de plus d'un pied et gros comme le petit doigt. (*Act. med. et philos. hafniens.*, tom. 5, ch. 68.) — Kerckring en a trouvé un d'une aune et un quart de long, dans le rein d'un chien de chasse (obs. 67, 69). — Godine, professeur à Alfort, ouvrit un chien qu'on venait de lui apporter dans le paroxysme de la rage, et qui était mort spontanément peu d'heures après son arrivée à l'école. Le rein gauche était trois fois plus considérable que le droit, l'artère émulgente avait deux pouces (cinq centimètres) de diamètre sur quatre pouces (dix centimètres) de long. On y découvrit un ver strongle (ver lombric), qui était logé en partie dans le bassinet et en partie dans l'artère rénale ; il avait soixante-dix centimètres de long, sur trois centimètres de circonférence. Ce ver donna pendant une demi-heure des signes de vitalité. (*Journ. génér. de méd., chir., pharm. de Sédillot*, tom. 19, pag. 160.) Le même cas s'est représenté à Van Swieten. (*Comment. in § de rabie canina.*) — Collet a trouvé, dans le bassinet et l'urètre d'un chien, un ver rouge luisant, d'un pied de long, qu'il avait nommé *d'octophyme*, parce qu'il le croyait, à tort, différent de l'ascaride lombrical. Bosc et Alibert assistaient à la dissection. *Journ. de physiq.*, frimaire an 11, tom. 55, pag. 458).

—Duverney, en 1694, montra à l'Académie des sciences le rein d'un chien, dans lequel se trouvaient trois petits vers, et un quatrième long de deux pieds trois pouces, qui avaient rongé la plus grande partie de la substance du rein. (*Mém. de l'Acad. des sciences*, vol. 2.)

5° Pechlin rapporte le fait d'un enfant, dont le rein était distendu par un gros ver, lequel s'était ensuite frayé une issue par le côté droit. (*Obs. phys. medic.*, lib. 1, obs. 4.) — Houlier a vu, entre autres exemples qu'il cite, un avocat, nommé Beaucler, rendre par les urines un grand ver, et être guéri ensuite de ses douleurs de reins. (*Comment. in prax. cap. de ardore urinæ.*) — Vidus Vidius cite un cas semblable observé par Dalechamp. (*De curat. morb.*, lib. 10, cap. 14.)

4° Moublet, chirurgien-major de l'hôpital de Tarascon, a consigné, en 1758, dans le *Recueil périodique d'observat. de méd., chir., pharm.*, tom. 9, pag. 244, une observation dont les diverses circonstances résument presque toute la question. Un enfant est opéré, le 19 avril 1748, par le haut appareil ; on lui retire une pierre grosse comme un œuf de poule. Le 8 février 1752, il est pris de fièvre, de hoquet ; il n'avait pas uriné depuis vingt-quatre heures. Il accusait une douleur très-vive à la région lombaire du côté droit, une inflexibilité dans les reins, et un engourdissement dans la cuisse. Les saignées, les fomentations émollientes sur le ventre, la sonde, ne font rendre qu'une urine ardente, trouble, avec sédiment épais. Le troisième et quatrième jour, tous ces symptômes empirent ; rien ne soulage. On abandonne le malade pendant dix jours ; mais on avait remarqué à la région lombaire une rougeur qui amena bientôt une élévation de la peau, et fut suivie d'une tumeur résistante que l'on ouvrit le dixième jour ; le pus en jaillit à la profondeur de trois travers de doigt. Saignée, application de charpie trempée dans un digestif animé. Mais la plaie ne se cicatrisa pas, et l'abcès dégénéra en ulcère sanieux. L'ulcère se ferma au bout de quelques mois ; mais alors le mal prit des caractères tout aussi alarmants que la première fois. Nouvelle incision, nouveau jet de pus, et les douleurs cessent. Mais quelque temps après, l'ulcère s'étant refermé, les douleurs recommencent, et les alternatives de revers et de soulagement continuèrent quelque temps encore. Il se forme enfin une fistule à bords calleux, d'où découlait un liquide d'une odeur insupportable. Le 14 mars 1755, la mère (car ce sont toujours les gardes-malades qui font de pareilles révélations au médecin), la mère vint dire au médecin, que, dans la nuit, elle avait vu dans la fistule un ver vivant qu'elle avait tiré avec les doigts ; il avait cinq pouces de long, et la grosseur d'une plume à écrire. Dans l'après-midi, le chirurgien tire un second ver en vie avec ses pinces ; celui-ci n'avait que quatre pouces de long. On injecte dans la fistule une dissolution de plantes amères et de calomélas : ce qui est suivi de la suppression des urines, de convulsions effrayantes qui prennent le malade dans le bain ; et le malade rend un troisième ver par le canal de l'urètre, puis un autre dans la nuit ; dès lors le malade entra en convalescence, pour arriver à un état de santé qui se soutenait cinq ans après, époque de la rédaction de cette observation.

Si le médecin avait pu soupçonner, dès le début, ce que lui révéla ensuite la dernière crise, et qu'il eût basé sa médication sur ce diagnostic, il aurait épargné à son jeune malade ces longues et effrayantes souffrances.

5° Robe-Moreau, médecin à Rochefort, nous a décrit, en 1815, un cas analogue, chez une dame qui, depuis douze ans, éprouvait des douleurs et coliques néphrétiques à la région lombaire droite, accompagnées de strangurie. Au bout de douze ans, il lui survint, entre l'hypocondre droit, l'ombilic et le flanc droit, une tumeur plus grosse que le poing, surmontée d'une autre tumeur très-superficielle, en raison de l'extrème amaigrissement de la malade, mais qui présentait le volume, la forme et la flexibilité d'un doigt auriculaire. Des élancements se faisaient sentir vers le pubis et le périnée. Le besoin d'uriner était continuel, et toujours accompagné de ténesme vésical. La malade, pendant le cours de ses longues douleurs, eut une pleurésie, une fièvre quarte, dont chaque accès était accompagné d'hémoptysie ; ensuite une affection cholérique ; elle devint grosse, et accoucha heureusement. Enfin, au commencement de l'été 1812, un beau matin, la malade jette des cris affreux, comme si on lui avait arraché les parties, et se sent glisser dans l'urètre un corps qu'elle croit être un caillot, et qui tombe dans le vase. C'était un lombric de sept centimètres de long et de la grosseur d'une plume, et cet événement inattendu fut suivi d'un rétablissement complet. (*Jour. génér. de méd. de Sédillot*, t. 47, p. 45, 1815.)

6° Nous terminerons cette énumération par le cas suivant que décrit, en 1819, dans le même recueil (t. 66, p. 515), le docteur Delaporte, médecin à Vimoutier. Après un temps pluvieux, un horloger ressent des coliques violentes dans les diverses parties du ventre, accompagnées d'une grande difficulté d'uriner. Les émollients ne produisent aucun bon effet ; le ventre est distendu ; d'intervalle en intervalle, les douleurs augmentent ; menace de suffocation, pouls fébrile, sueurs froides, *sentiment d'un corps globuleux qui remonte vers l'estomac, et jusqu'à la gorge* (*). Un lavement, composé d'un demi-gros de camphre et de partie égale d'assa fœtida, fait disparaître tous ces symptômes, et procure au malade quinze jours de calme. Les mêmes symptômes se renouvellent, et cèdent à la même médication. Un mois après, dévoiement considérable, trente selles par jour ; déjections séreuses, bilieuses, et même sanguinolentes, dès les premiers jours ; urine goutte à goutte, toutes les fois que le malade va à la garde-robe. Les urines deviennent de plus en plus blanchâtres, glaireuses et épaisses ; les forces s'épuisent, et l'obligent à garder le lit. Après une nuit orageuse, et des douleurs fort vives que le malade rapporte au bout de la verge, *il rend, par le canal de l'urètre, un ver lombric mort, de la longueur de six pouces environ*, puis trois onces de sang dans la journée ; et le malade reprend un peu de calme. Mais ayant voulu descendre trop tôt dans sa boutique, et vaquer à ses occupations, une rechute finit par l'emporter.

Voyez de plus, sur les lombrics rendus par les urines, les *Ephémérides des curieux de la nature* : DÉC. 1, an. 1 ; an. 4 et 5, obs. 156, p. 198 ; an. 8, obs. 14, p. 22 ; an. 9 et 10, obs. 13 et 31 ; — DÉC. 2, an 1, obs. 77, p. 183 et 185, obs. 104 ; an. 6, obs. 51, p. 85 ; an. 7, obs. 253, p. 478 ; — DÉC. 3, an. 1, obs. 82, p. 126 ; an. 3, obs. 117, p. 207 ; an. 4, obs. 2, p. 4 ; — CENT. 1 et 2, obs. 170, p. 363 ; — CENT. 7 et 8, obs. 100, p. 478, etc. — *Actes de Copenhague*, ann. 1677-1679, obs. 70.

1016. 12° DANS LE PÉRICARDE ET DANS LE CŒUR. — On a trouvé, dans le péricarde et dans la substance du cœur, des larves de mouches, d'ichneumons, de scarabées, de papillons, qui y ont même subi leur métamorphose sans obstacle (**) ; pourquoi les ascarides, soit vermiculaires, soit lombricoïdes, ne pourraient-ils pas venir y faire les

---

(*) Qui ne reconnaît à ce signe la cause d'un symptôme qui, chez les femmes, prend le nom de *boule hystérique* ? Voyez, à cet égard, ce que nous en avons dit plus haut (995, 5°).

(**) Jean-Daniel Horst. (*Manaduct. ad med.*, part. 1, c. 1, sect. 2, p. m. 43) ; — Severinus (*Obs. anat. de abscess. nat.*, pag. 281) ; — David Kelner ; — Christ. Franç. Paullini (*Ephém. des cur. de la nat.*, déc. 2, ann. 6, 1687. obs. 13 ;) — Baglivi (*Lettre à Andry*, relatée dans le traité d'Andry, *de la Génération des vers dans le corps de l'homme*, tom. 1, pag. 100, 1741) ; — Schenkius (*Obs. med., lib. 11, de Corde*). rapportent tous beaucoup de cas semblables.

mêmes ravages que dans les reins? N'avons-nous pas démontré qu'ils viennent pondre leurs œufs dans des tissus tout autant musculaires? Tout tissu organisé est perméable à des helminthes qui ont à leur disposition tant de moyens de perforation ; et puis, pour transmettre leur progéniture au cœur, ces vers ont-ils donc tant de chemin à faire? n'ont-ils pas partout le torrent de la circulation, dans les canaux duquel ils peuvent déposer leurs œufs, l'un à l'aide de sa tarière caudale, et l'autre à l'aide de ses crochets sexuels? Charriés ainsi par le sang, ces œufs ne pourront-ils pas se fixer dans le grand réservoir même de la circulation, comme dans les artères et veines pulmonaires, et dans les diverses anfractuosités du poumon? L'analogie ne nous conduit-elle pas, comme par la main, pour les supposer dans toutes les anses de ce méandre circulatoire? Au reste, rien n'est fréquent comme de rencontrer des vers, soit strongles, soit lombrics, dans le cœur des animaux domestiques, que l'on peut abattre et disséquer presque tout vivants. Dès 1679, Pauthot, professeur de médecine à Lyon, a signalé l'existence de pelotons de vers longs comme le doigt, et de la grosseur d'une épingle, dans le cœur d'un chien qui ne paraissait pas en être incommodé. La figure qu'il en donne se rapporte très-bien à la filaire. (*Journal des Savants* du lundi 28 août 1679, p. 284.) Chabert, qui s'est tant occupé de la recherche des vers intestinaux, a rencontré fréquemment, et en abondance, dans le cœur des animaux, l'ascaride lombricoïde. Pourquoi n'en rencontrerait-on pas dans le cœur de l'homme, si on en cherchait sur les cadavres, encore tout palpitants, des hommes morts de mort violente? Car la décomposition cadavérique opposera toujours à ces études des obstacles dont il faut tenir compte dans les inductions. C'est là la réponse la plus péremptoire à ces interminables objections qui se représentent presque toujours, dans les rapports académiques, avec des modifications que résume l'exclamation suivante de Burdin (*) : « Quelle confiance peut-on ajouter aux diverses observations des auteurs qui rapportent avoir trouvé des vers dans le péricarde, le cœur ou les vaisseaux, lorsqu'on parcourt l'ouvrage de M. Corvisart sur les maladies du cœur, sans y trouver un seul fait analogue! » Cela ne signifie qu'une seule chose, c'est que, sur l'homme,

---

(*) Rapport de Burdin, à la Soc. de méd. de Paris, sur l'obs. de Dela... 1815, 6°). (*Journ. génér. de Méd.*, tom. 66, page 558, 1819.)

on ne peut chercher les helminthes dans un organe que lorsqu'ils n'y sont plus, ou que, par le progrès de la décomposition cadavérique, ils sont devenus méconnaissables, en se décomposant à leur tour.

Car dans les pays du tropique, aux colonies, à la Guadeloupe et à la Martinique, où l'élévation de la température permet les inhumations, et par conséquent les autopsies, plus rapprochées de l'instant de la mort, rien n'est plus commun que de rencontrer, dans les cas de convulsions, surtout chez les enfants, de gros lombrics nichés dans le péricarde, et même dans les parois du cœur.

Lochner (*) appelle cette maladie *phthiriase du cœur*; il a trouvé des vers dans le péricarde et dans le cœur. Sennert de même. Lower combattait cette terrible maladie, en appliquant, sur la région du cœur, des cataplasmes composés de feuilles d'artichauts, de tanaisie, d'absinthe, cuites dans l'acide acétique concentré, et mêlées à la thériaque. Borrichius faisait prendre un mélange de suc d'ail, de navet et de cresson. Les palpitations du cœur peuvent résulter, non-seulement de la présence des vers dans le cœur et dans le péricarde, mais encore de leur existence dans la panse stomacale. Car leur piqûre irrite la paroi supérieure de l'estomac, et il n'en faut pas davantage pour qu'il s'ensuive par continuité l'irritation du diaphragme, du péricarde et du cœur. Andral a vu des palpitations de cœur guéries par l'expulsion seule d'une grande quantité de vers lombrics (**). Tous les jours je suis témoin de guérisons semblables, grâce à ma médication.

1017. 15° Dans les vaisseaux sanguins. Si les lombrics se trouvent dans le péricarde et dans le cœur, qu'ils y soient parvenus, soit à l'aide des perforations des membranes, soit par le véhicule de la circulation, il est évident que de là ils auront la faculté de se répandre dans toutes les régions du corps, selon leurs caprices ou les troubles apportés, par les mouvements musculaires, dans leur nutrition habituelle. Au reste, les strongles, dont je parlerai plus bas, vivent dans les vaisseaux sanguins du marsouin, qui ne paraît pas en être gravement affecté, et ces strongles sont d'une longueur de plu-

(*) *Ephem. cur. nat.*, cent. 8, pag. 1, obs. 1.
(**) *Bulletin de thérapeutique* 1858, tom. 15, pag. 17.

sieurs pouces. Pourquoi les lombrics ne vivraient-il pas dans les veines et artères des animaux, s'ils peuvent parvenir à s'y établir? Les observations les plus authentiques ne manquent pas, pour démontrer la vérité de cette induction : et beaucoup d'auteurs d'une autorité incontestable en ont vu sortir par la saignée, et les ont retirés de la veine de leurs propres mains : on peut consulter à cet égard Rhodius (cent. 5, obs. 6) : Riolan (*Encheir. anat.*, p. 147) : Ettmuller (*Dilucid. phil.*, class. 2, *de aceto*) : Andry (*Génér. des vers*, 1741 : tom. 1, pag. 105, 107, 111, 113, 118) : Jos. Lanzoni (*Ephem. cur. nat.* cent. 5, obs. 72, ann. 1717). On ne sera donc pas embarrassé, ce point une fois établi, d'expliquer comment il se fait que quelques observateurs en aient trouvé dans les sinus de la boîte encéphalique. Spigelius en a trouvé quatre, ronds et longs d'une palme, dans le tronc de la veine porte, où s'était formé une obstruction qui avait été mortelle (Spigel., *de Lumb. lato.* not. 4) (*).

1018. Mais la présence de ces suceurs de gros calibre, dans les canaux de la circulation, ne saurait toujours être considérée comme inoffensive. Nous leur avons vu déterminer, sur la surface des intestins, par la seule application de leur ventouse, des ulcérations, des

(*) On peut bien dire de nos académies qu'elles n'ont rien appris, mais non qu'elles n'ont rien oublié. Elles oublient tant, au contraire, qu'on voit la même chose, déjà publiée plusieurs fois, se présenter à la barre de cet illustre corps, au moins une fois l'année, tantôt sous un nom, tantôt sous un autre, surtout quand la chose a été publiée une première fois par quelqu'un qui n'est pas leur ami. Il y a près de vingt ans que j'ai découvert que les tissus des moules et coquilles d'eau douce étaient doués d'une telle puissance d'aspiration, que, dès qu'on les déchire, le plus petit fragment se meut sur lui-même, et simule un animal dont la forme varie à l'infini, vu qu'elle dépend du mode de déchirure et de la grosseur du fragment. On avait déjà pris ces sortes de débris pour des animaux mêmes, et on les avait en outre figurés comme tels. Les tissus des grenouilles pourraient bien être doués de la même propriété : mais enfin, les grenouilles vivant de coquillages, il n'y a rien d'étonnant que la dissection puisse retrouver dans leur corps ces petits débris *pseudozoaires*; ensuite que ces débris, à demi digérés par l'estomac que l'on ouvre, s'échappant, avec le sang, des vaisseaux éventrés sur le porte-objet, soient pris, par un observateur peu soucieux d'exactitude et de précision, pour les représentants d'animalcules du sang. Cette possibilité s'est changée en une réalité, depuis la publication de la première édition du présent livre, qui a fait ouvrir de si grands yeux à nos académies. M. Gruby, qui avait déjà trouvé que les maladies de la peau sont le produit d'une moisissure, tandis qu'on croyait jusqu'à ce jour que la moisissure est le produit de la maladie, M. Gruby vient de décrire, sous le nom d'hémazoaires, ces petits débris mouvants des tissus des aquatiles. La longueur en varie, d'après lui, de quatre à huit centièmes de millimètre, la largeur varie dans d'aussi larges limites, d'un à deux centièmes. Le même auteur, mis sur la voie par le paragraphe de ce livre, a rencontré des filaires dans le sang d'un chien. (Voyez *Comptes rendus*, tom. 17, 1843, pag. 525 et 1154).

tumeurs et des développements insolites ; la même cause déterminera nécessairement, sur les parois des veines et artères, d'analogues
effets. Seulement ici ces développements parasites n'étant pas con-
trariés et paralysés par la nature des produits de la digestion intestinale, seront dans le cas de revêtir des caractères moins morbides,
et d'arriver à de plus grandes dimensions. Dans ce milieu inacces-
sible au contact immédiat de l'air extérieur, et sans cesse arrosé de
ce liquide où tous les organes s'alimentent, pourquoi les organes parasites ne s'alimenteraient-ils pas aussi ? Or il n'est pas rare d'en
retrouver de tels dans l'intérieur des veines ; et nous profiterons de
cette occasion pour les décrire plus spécialement.

1019. A la suite de certaines maladies, on rencontre çà et là, implantés organiquement sur la surface interne des vaisseaux de gros
calibre, des corps de différente forme et de différente grandeur ; j'en
ai vu qui avaient jusqu'à cinq centimètres de long sur trois de circonférence, dans leur plus grande épaisseur. Les anatomistes ont
expliqué ce phénomène, en supposant que ce n'étaient là que des
dépôts albumineux, qui seraient venus s'implanter après coup sur la
tunique interne de la veine ; cette opinion est inconciliable avec les
lois les plus vulgaires de la physiologie et de la chimie. En effet, les
précipités albumineux conservent toujours sur leur surface un aspect
pelucheux et flottant ; ils n'acquièrent jamais une superficie épider-
moïde, consistante et tendineuse. Enfin, il serait absurde de croire
que ces magma, ainsi précipités de leur véhicule, dénués d'organisation et de vaisseaux, vinssent se greffer et s'implanter d'eux-mêmes
sur des surfaces organisées. Les surfaces organisées repoussent et
n'attirent pas ; si elles commencent à se désorganiser, elles repoussent bien davantage au dehors, puisqu'elles rejettent, sous forme
d'escarres et de pus, jusqu'à leur propre substance. Or, 1° jamais
on ne trouve libres et flottants dans le torrent de la circulation les
corps dont nous parlons : 2° jamais leur surface n'est pelucheuse et
amorphe : 3° jamais leur intérieur n'est spongieux et hétérogène,
comme le sont les grumeaux d'albumine que l'on précipite du liquide qui la tenait en dissolution. Voici au contraire ce qu'on remarque en les disséquant : leur superficie est d'une homogénéité
constante, et qui n'offre pas la moindre trace de solution de continuité ; c'est un épiderme tendineux, difficile à entamer par l'instrument tranchant, et dont l'épaisseur, assez considérable (un milli-

mètre au moins), finit par se nuancer peu à peu, et par un progrès insensible, avec la substance blanche lardacée et cotonneuse qui compose leur intérieur, et qui abandonne à l'alcool un produit oléagineux abondant, que l'alcool, en s'évaporant, dépose sur le porte-objet, en myriades de globules microscopiques. Pour quiconque aura contracté l'habitude d'observer au microscope les tissus organisés, il ne restera pas le moindre doute que la substance interne jouisse, autant que la substance corticale, d'une organisation cellulaire d'une extrême ténuité. Quand on arrive au point par lequel la portion corticale adhère intimement à la surface interne de la veine, il est impossible à l'observation la plus minutieuse de ne pas admettre que la portion corticale de ce corps parasite se continue par une espèce de funicule, de cordon ombilical, avec la tunique elle-même de la veine ; nulle part on ne rencontre la plus légère ligne de démarcation entre les caractères de la tunique veineuse, et ceux de l'écorce de ces corps : on peut détacher celui-ci de celle-là, non par un décollement, mais par une solution traumatique de continuité. L'organisation de cette surface corticale rappelle à l'œil celle de la tunique de la veine ; elle est tout aussi peu vasculaire, tout autant tendineuse, avec cependant une teinte rosée de plus. En un mot, ces corps sont implantés sur la surface de la veine, comme l'embryon sur la surface interne du placenta, comme l'ovule végétal sur la surface du péricarpe, comme la cellule adipeuse sur la surface de la cellule qui l'a engendrée. Ces corps sont donc nés sur la paroi de la veine ; ils s'y sont développés ; ils ne sont pas venus s'y implanter tout formés ; ils y ont grandi à la manière des organes, dont les plus grands à une certaine époque ont commencé par n'être en naissant que d'imperceptibles granulations. Nous avons eu bien des fois déjà l'occasion de voir combien d'organes semblables la simple succion d'une larve ou d'un ver était en état d'engendrer sur la surface des organes normaux ; et nous pouvons admettre en principe qu'il n'est pas un seul organe parasite et anormal qui ne soit le produit d'une cause semblable. Donc ces prétendues fausses membranes qu'on rencontre dans la capacité des veines, et que nous nommerions plus volontiers des *galles animales des veines*, doivent être le produit de la succion de quelque parasite animé (*). Or ces

(*) Vers la fin de mars 1842, M. le professeur Blandin me fit remettre, par l'entremise

parasites, que l'on retrouve le plus communément dans le torrent de la circulation, sont les helminthes et surtout les lombrics et les strongles ; donc c'est à ces derniers plus spécialement qu'il faut attribuer l'origine de ces productions, quoique cependant il ne soit pas impossible que les vers des mouches et des ichneumons deviennent, en certains cas plus rares, les complices de ces anomales créations. Quoi qu'il en soit de l'auteur véritable du fait, il n'en est pas moins incontestable que des superfétations de cette nature, qui sont capables de se développer indéfiniment dans la capacité d'un vaisseau, ne deviennent la cause mécanique d'une foule de désordres les plus graves, alors même qu'ils ne feraient que l'office de bouchon et d'obstacle. Suppression de la communication circulatoire dans les gros vaisseaux ; anévrisme dans les ventricules du cœur ; varices dans les veines ; anévrismes dans les artères ; congestions cérébrales et toutes les conséquences de ces désordres effrayants apportés dans la circulation, tels doivent être les effets les plus immédiats de la formation de ces *galles d'helminthes.*

1020. RÉSUMÉ DES EFFETS MORBIDES DE L'ASCARIDE LOMBRICOÏDE. Il n'est pas, dans nos catalogues, une seule maladie interne que l'observation exacte n'ait vu se reproduire par l'action du lombric, maladies aiguës comme maladies chroniques ; car il parait certain que le lombric ne parvient pas en quelques jours, de la taille du fœtus à celle d'un pied, qui est la taille ordinaire sous laquelle on le remarque le plus fréquemment. Tout me porterait même à croire, en lisant certaines observations médicales, qu'il emploie plusieurs années pour se développer ainsi. Epilepsie, monomanie, convulsions, tétanos, fièvres quotidiennes et de divers autres rhythmes, vomissements de bile ou de matières stercorales, diarrhée, inappétence, somnolence, cardialgie et syncope, pleurésie, céphalalgie, fistules phlegmoneuses, abcès, gangrène, perforations d'intestins, épidémies et épizooties ; il n'est aucun trouble général ou local que ce second parasite, ce second ver rongeur de l'homme ne soit en état de produire. Que l'on

---

de M. le docteur Alex. Thierry, pour lui en dire mon avis, un fragment de la veine cave inférieure d'une femme, qui présentait un des lobules décrits dans cet article, long de cinq à six centimètres et large de quinze millimètres, aminci par les deux bouts. La dissection de ce produit pathologique ne fit qu'accroître la conviction que je viens d'exposer ci-dessus. Quant à la maladie à laquelle avait succombé le sujet, M. Blandin l'a décrite dans la *Gazette des hôpitaux* du 8 avril 1842.

fasse le dépouillement de toutes les épidémies de fièvres qui ont eu
pour descripteurs les médecins de la bonne école d'observation pour
ce genre d'étude, et on n'en trouvera pas une seule dont on ne soit
autorisé à attribuer l'origine à la multiplication extraordinaire des
lombrics; et ces épidémies se montrent partout où l'homme fait
usage de farineux, s'épargne le sel et les condiments, c'est-à-dire, les
antidotes du poison qui l'assiége. Que l'on consulte à cet égard les
relations des épidémies qui ont régné de 1745 à 1751, dans divers
villages de la Provence (Sauvages, *Nosol. method. Phlegmasiæ*,
class. 3, pleuritis. 16; et *Recueil périod. d'obs. de méd., chir.,
pharm.*, de Vandermonde, tom. 6, janvier 1759, pag. 64, et tom. 7,
pag. 55); à Fougères, en 1757 (*ibid.*, tom. 6, pag. 580); à Toulon,
en 1762 (*Journ. génér. de méd., chir. et pharm..* tom. 16, 1762,
pag. 175 et 251); à Fléchy, près d'Annecy, en 1820 (*Journ. génér.
de méd.*, de Gaulthier de Claubry, tom. 71, pag. 311-312, 1820);
dans le *Tarn*, en 1825 (*Journ. génér. de méd.*, tom. 83, pag. 214);
la relation que Forestus donne de la fièvre quotidienne et épidémique
de 1545, que l'on surnomma *trousse-galant* (obs. 7, lib. 6, pag. 156);
enfin, l'épidémie de 1689, dont Ramazzini disait, en la décrivant :
Verminatio nusquàm aliàs major fuit; etc. Dans toutes, on retrouvera
les auteurs intestins pullulant au milieu de leurs désordres, et sortant
même des cadavres, sous les yeux de l'observateur.

Paul Brand (*) décrit une dyssenterie vermineuse qui affligea toute
l'armée danoise dans la Scanie, et dont il fut lui-même attaqué. On
apercevait dans les selles un grand nombre de vers de différentes
formes et de différentes grosseurs, qui s'agitaient comme des anguilles
dans des matières putrides et sanguinolentes. Il n'hésita pas d'attribuer à ces helminthes la cause des douleurs atroces que les malades
ressentaient dans les intestins et de l'opiniàtreté de la maladie. C'est
alors qu'on eut recours aux vermifuges, à la décoction des sommités
d'absinthe (plante que l'on trouvait communément autour de soi),
mêlées au sel marin et au salpêtre ; remède qui avait déjà arrêté une

---

(*) *Actes de Copenhague* 1677-1679, obs. 31. Il est des pays, tels que Neuchâtel en
Suisse, où l'épidémie est permanente : *Licet lumbrici*, dit Wolfang Christian, médecin ordinaire du roi de Prusse, *ubique terrarum magnas edunt infantum strages, quin et ipsis adultio-
ribus sæpenumero sint infensi; vix tamen ullibi in Helvetià nostrà ferociores offendi quàm in
hoc Neocomensi principatu* (principauté de Neuchatel). (*Ephem. cur. nat.*, cent. 5 et 6,
append., pag. 118, ann. 1717.)

épidémie semblable à Copenhague vingt-quatre ans auparavant.

1021. Dans les épizooties internes, même réflexion ; car le lombric de l'homme vit tout aussi bien dans les intestins du bœuf, du cheval, de l'âne, du cochon et de tous les animaux domestiques ; et il paraît que, vu leur genre de nourriture, dans toute espèce d'épidémies de ce genre, les animaux domestiques en sont les premiers affectés ; l'homme n'est pris que lorsque les intestins des animaux ne suffisent plus à la multiplication de l'helminthe. Au siége de Troie, nous voyons la peste attaquer d'abord les chiens, puis les chevaux, puis les hommes. Denys d'Halicarnasse, en décrivant l'épidémie qui ravagea Rome, fait remarquer qu'elle attaqua d'abord les chevaux, les bœufs, puis les troupeaux et les autres quadrupèdes, ensuite les bergers et les fermiers, et se répandit ainsi sur toutes les campagnes voisines. « Il fut fort difficile, ajoute Tite-Live (livre 41), de procéder à l'élection des consuls, vu que la peste qui, l'année précédente, avait sévi contre les bœufs, venait de se tourner contre les hommes : » et ce fait d'observation antique ne s'est presque plus démenti depuis ; nous avons vu sous nos yeux et partout l'épizootie précéder l'épidémie. Quand il s'agit d'une invasion de ver, la poussière alors devient contagieuse, car ses atomes sont des germes de contagion ; ce sont des œufs d'helminthes que les animaux et l'homme avalent, soit en respirant, quand la saison est sèche et chaude, et que la terre est poudreuse, soit par le véhicule des eaux potables, quand l'inondation entraîne les ordures des terres dans le lit des cours d'eau.

1022. AUTRES ESPÈCES D'ASCARIDES LOMBRICOÏDES. La classification compte presque autant d'espèces d'ascarides que nous avons de quadrupèdes. Mais il est fort possible que les différences apparentes de ces espèces ne tiennent qu'à des différences d'habitation, et que l'ascaride de l'homme, en vivant dans les intestins du chien, du chat, etc., y dépouille sa teinte rosée, et prenne la couleur blanche qu'offrent si souvent les déjections crétacées de ces animaux, surtout celles du chien ; la dissection ne révèle pas d'autres caractères distinctifs entre ces diverses espèces.

4ᵉ GENRE : **STRONGLE** (*Strongylus*).

1023. Le genre strongle est assez mal caractérisé pour qu'il renferme les êtres les plus disparates. Nous avons décrit dans les *Annales des sciences d'observation*, en 1829 (tome 2, page 241), deux espèces de strongles qui vivent dans les vaisseaux sanguins du marsouin ; et, par l'anatomie que nous en avons publiée, on peut voir qu'ils n'ont que des rapports de classe, et non de genre, avec les autres espèces que les nomenclateurs ont réunies sous cette dénomination. En prenant pour type du genre le strongle qui vit dans les intestins des chevaux, et dont la bouche est armée comme d'une couronne de dents, à l'instar du péristome externe des mousses (*musci*), il faudrait renvoyer dans un autre genre, et les strongles sanguins du marsouin, et beaucoup d'autres encore. Quant au strongle géant (*Strongylus gigas* Encycl., pl. 50, fig. 4) que Rudolphi a distingué de l'*Ascaris lumbricoides* avec lequel, dit-il, on l'aurait trop longtemps confondu, nous pensons que cette distinction ne s'appuie que sur une simple modification apportée, par l'âge ou par les circonstances de la nutrition, à l'organe buccal du lombric de l'homme. En effet, l'organe buccal du lombric est divisé en trois coussinets d'appréhension, par trois sillons rayonnants de l'orifice à la circonférence ; mais avec un peu d'attention, il est facile de voir que chacun de ces coussinets est lui-même divisé par un petit sillon rayonnant. Il est évident que ce dernier sillon, d'abord moins profond que les trois principaux, se prononcera de plus en plus avec l'âge ; et quand le lombric sera arrivé à une certaine taille, le lombric semblera avoir et aura réellement six coussinets au lieu de trois. Or c'est là le seul caractère sur lequel Rudolphi ait véritablement basé sa distinction du *Strongylus gigas*, qui, à nos yeux, n'est autre qu'un lombric qui grandit outre mesure et sans obstacle, quand il peut se développer dans les reins de l'homme et de divers autres quadrupèdes (1015). La figure donnée par l'Encyclopédie ne diffère en rien de celle du lombric.

5ᵉ Genre : TRICHOCÉPHALE (*Trichocephalus*).

1024. Le trichocéphale (tête longue comme un fil) se fait remarquer par l'amincissement graduel de la partie antérieure de son corps, en sorte que nous n'avons pas de microscope assez puissant pour apercevoir les détails de la tête. Ce sont des vers qui ont les mêmes habitudes que les lombrics : le trichocéphale de l'homme atteint jusqu'à sept centimètres ; après la mort du malade il aime à se réfugier dans le cœcum ; quand il pullule dans les intestins, il produit une dyssenterie qui a pris le nom *morbus mucosus*. Ce ver se modifie en passant dans le corps des petits mammifères, et *vice versâ*. Nous serions tenté de croire que le ver publié par Spigelius et par Andry (*Gén. des vers*, préf., page XIV) n'est que la partie antérieure altérée d'un très-long trichocéphale, plutôt qu'un fragment de ténia.

6º Genre : **FILAIRE ET DRAGONNEAU** (*Filaria*).

1025. Les filaires sont des vers cylindriques, très-grêles, qui acquièrent une longueur démesurée, et dont la plupart sont susceptibles de vivre dans l'eau, et même dans la terre humide, en attendant une proie sur laquelle ils puissent se jeter. Ce n'est pas au sujet de la filaire que l'on pourrait professer l'opinion scolastique que nous avons dû si longuement réfuter, en parlant des ascarides ; car il n'est pas de tissus et d'organes si compactes, où l'on n'en ait surpris, occupés à accomplir leurs effrayants ravages.

Iʳᵉ espèce : Filaire (δρακόντιον des Grecs ; *dracunculus* des Latins, mal à propos confondu avec les crinons ; *dragonneau* des Français ; *colebrilla* des Américains ; *vena medena* ou *nervus medinensis* Avicenne ; *vena mitena* Amat. lusitan. ; ver de Guinée ; *Gordius medinensis* Lin. ; *Filaria medinensis* Rudolph. et Lamk.).

1026. Explications historiques sur cette synonymie. Plutarque nous a transmis un passage d'Agatharcides, historien et philosophe du temps de Ptolomée Philométor (an du monde 3770), dans lequel nous trouvons pour la première fois la description de la maladie produite par la filaire, maladie dont Hippocrate et les auteurs suivants ne font pas la moindre mention : « Les peuples qui habitent la mer Rouge, dit Agatharcides, sont sujets à une maladie particulière ; certains petits dragons, qui se trouvent dans leurs jambes et dans leur bras, leur mangent ces parties ; ils montrent quelquefois leurs têtes au dehors ; mais sitôt qu'on les touche, ils rentrent et s'enfoncent dans les chairs, en s'y tournant de tous côtés, et ils y causent des inflammations insupportables. » Plutarque ajoute que, ni avant ni depuis Agatharcides, personne n'a rien observé de semblable.

Cette observation fixa depuis l'attention de Galien, qui, n'en ayant jamais vu lui-même, et n'en parlant que d'après les personnes qui avaient voyagé en Arabie, et spécialement d'après Soranus, le premier qui en ait fait mention, ne voulut pas assurer que les dragonneaux fussent de nature vermineuse plutôt que nerveuse (*de Loc. affect.*).

Paul d'Égine (liv. 4, chap. dern.) en parle dans le même sens; il les appelle *crinons*, parce qu'ils ont l'air de pelotons de cheveux. Puis Avicenne (Fen. 3, lib. 4, cap. 21) lui donne le nom de *vena medinensis* et de *nervus medinensis*, du nom de la ville aux environs de laquelle il l'avait observé plus fréquemment, ne sachant si c'était une veine, un nerf ou un animal. Albucasis, autre auteur arabe, et qui, par conséquent, avait eu, comme Avicenne, occasion d'en observer sur place, en a mesuré qui avaient jusqu'à vingt palmes. Amatus Lusitanus (*Curat. medicin.*, centur. 7, cur. 64) nous a très-bien décrit la manière dont on l'extrait, en le roulant autour d'un bâtonnet. Aëce, Rhazès, Daleschamps en avaient parlé en témoins oculaires : mais nul d'entre eux ne s'était prononcé sur la nature helminthique de ce dragon, et nous arrivons au siècle d'Ambroise Paré (*), sans rencontrer une opinion plus explicitement formulée ; car, après avoir réfuté les diverses opinions des auteurs précédents, Ambroise Paré se résume en ces termes (liv. 8 des Tumeurs en particulier, page 520, édit. de 1628) : « Pour donc en bref arrester quelque chose de la nature, essence et génération des dragonneaux, j'ose bien dire, sauf meilleur jugement, n'estre autre chose qu'une tumeur et apostème faite par une ébullition de sang, etc. »

Les progrès des études micographiques ne laissèrent pas long-temps planer une pareille incertitude sur la place que le dragonneau devait occuper parmi les helminthes ; et Linné l'intitula *Gordius medinensis*. Mais, par une fatalité qui pèse assez souvent sur la micrographie, nous avons vu de nos temps un anatomiste remettre en question tout ce que la science avait acquis à ce sujet. Jacobson de Copenhague a occupé, en 1834, notre Académie, d'une singulière opinion qu'il annonçait s'être faite de la structure du *Filaria medi-*

(*) Jean Hugens, dans la relation de son voyage aux Indes orientales en 1579, parle de la maladie du dragonneau comme très-commune à Ormus. On voit, sur une planche de la trad. de Bry (1628), un Indien occupé à extraire le dragonneau de la jambe d'un malade, en le roulant autour d'un bâtonnet, et un autre à qui on l'extrait du globe de l'œil par le même procédé. (Théod. de Bry, *Voyage au Congo*, pag. 49.)

nensis (*). D'après lui, cette filaire ne serait qu'un tube ou fourreau rempli de vermicules : nous expliquâmes dès cette époque, dans le journal *le Réformateur*, d'où venait l'erreur de dissection de Jacobson.

1027. CARACTÈRES ANATOMIQUES DE LA FILAIRE DE MÉDINE. Ce ver parvient quelquefois à la longueur de trois pieds, quoiqu'il reste aussi grêle qu'un fil. On comprend qu'on pourra en faire autant d'espèces, qu'on le trouvera plus court, surtout en l'observant chez les divers animaux autres que l'homme. Qui aurait la hardiesse de voir la filaire de Médine ou de l'homme dans une filaire longue d'un centimètre, et qu'on rencontrerait dans l'œil d'une volaille ou d'un petit quadrupède? Ainsi que les lombrics, la filaire n'est presque qu'un longissime ovaire, dont la tête et la région thoracique ne semblent qu'une des extrémités. Le canal intestinal, qui le traverse d'un bout à l'autre, étant très-exigu et facile à se rompre, on s'explique facilement comment il sera arrivé à Jacobson de croire que ce long corps n'était qu'un sac rempli de vermicules ; car la filaire étant vivipare et ovipare, ainsi que les strongles, on aperçoit facilement à une certaine époque le petit ver à travers la transparence des enveloppes de l'œuf. D'un autre côté, il est fort rare qu'en extrayant la filaire du corps du malade, on l'obtienne en entier et dans toute sa longueur ; la tête et la queue se détachent assez facilement du reste du corps, sous l'effort de l'attraction ; or supposez que cet accident arrive sur la filaire de la poule que représente la figure 10 de notre planche 15, entre les deux points marqués *ov*, *ov'*, où commence et se termine l'ovaire, ne croira-t-on pas n'avoir devant les yeux qu'un tube rempli d'œufs? Telle est l'origine de l'opinion trop légèrement transmise à cet office de la publicité que nous nommons l'Institut.

1028. La manière avec laquelle la filaire s'introduit dans nos chairs, et y décrit des sinuosités de toute espèce, nous indique suffisamment que la structure de sa portion céphalique doit être celle de tout instrument perforateur, celle d'une vis qui entre en taraudant. L'analogie nous indique, d'un autre côté, que cette manière de vis ne saurait être que la disposition en spirale des piquants ou lamelles que l'on rencontre sur la tête ou à l'orifice buccal de bien d'autres helminthes. Les souffrances horribles qu'éprouve le patient achèvent

---

(*) *Nouvelles Annal. du Musée d'hist. nat.*, tome 3, 1re livr., pag. 80.

de corroborer cette hypothèse, que la petitesse de l'organe ne nous
permet pas de démontrer par l'observation directe.

1029. Effets morbides de la filaire de Médine. C'est dans les
tissus cutanés de l'homme que la filaire a presque toujours fixé l'attention des malades et des observateurs ; c'est là qu'elle rampe à
travers la couche des muscles, des tendons et des aponévroses qu'elle
laboure de ses nombreuses sinuosités. Les organes qu'elle affecte
de prédilection sont la jambe plutôt que la cuisse, l'une et l'autre
malléole, les bras, les mains, les hanches, les lombes, le scrotum,
et jamais la tête ; c'est-à-dire que la filaire recherche les tissus où
elle trouve en même temps et plus d'épaisseur et moins de frotte-
ments extérieurs : tout être animé est doué d'un instinct de prévoyance.

1030. Il survient quelquefois des circonstances qui l'obligent à
abandonner sa place et à se faire jour au dehors. La chair se tuméfie
en cet endroit, elle s'y enflamme, parce qu'elle se désorganise au
contact de l'air extérieur ; on voit s'y élever ensuite une pustule
de la grosseur d'un pois ; c'est une phlyctène ou un phlegmon, selon
la température et la nature de l'organe. Le malade éprouve sous
cette place un sentiment pénible de reptation. Le second jour, si
on l'ouvre avec une aiguille, on en voit sortir alors l'extrémité libre
du ver, que l'on commence à enrouler autour d'un bâtonnet, comme
autour d'une bobine, avec la précaution de n'exercer tout juste, de
ces efforts de traction, que ce qu'il en faut pour le décider à céder
d'autant, et pour ne pas s'exposer à le rompre. C'est par ce moyen
mécanique que les Arabes se débarrassent de cet hôte terrible,
quand leur corps n'est envahi que par un seul. L'usage des fomentations aromatiques le refoule à l'intérieur, si on ne les accompagne pas d'une médication interne. Cet helminthe n'épargne ni l'âge,
ni le sexe, et les étrangers pas plus que les indigènes. Dire que la
fièvre, les convulsions, le marasme, etc., sont les symptômes habi-
tuels du parasitisme de cet helminthe, ce serait répéter une phrase
qui s'applique à toute espèce de ver de ce genre-là.

1031. Mais parmi les effets morbides que la filaire de Médine engendre, il en est un qui la caractérise avec une certaine spécialité. Ce
ver, si grêle et si long, laboure la peau en spirales serrées, il la désorganise en se frayant des sinuosités souterraines dans l'épaisseur du
derme, et sans que rien indique à l'extérieur la présence de ce fil

mouvant que cache l'épiderme ; la filaire, en effet, ne se décèle que lorsqu'elle se trouve dans la nécessité de sortir de ces chairs. Mais un pareil travail doit finir par laisser des traces, car c'est un travail de désorganisation, et ces traces seront d'autant plus visibles, que la filaire en aura disparu, laissant à sa suite la mortification et la flétrissure des tissus labourés, effet morbide qui se traduira aux yeux, sur l'épiderme, par des saillies et des sillons concentriques, ou plutôt en spirales serrées, par un guillochage de tissus arides et desséchés. Dessinez ce que nous venons de décrire, sur une jambe ou sur une cuisse, et vous aurez devant les yeux la figure de la lèpre *alphos*, si commune en Arabie et en Égypte, ou de la lèpre tyrienne (*), dont la croûte d'une pustule sèche du *ruppia simplex*, fig. 6 de notre pl. 17, peut nous donner un diminutif isolé. Qui saura que ces effets de désorganisation cutanée ont pour auteurs les filaires, puisque ces filaires ne chercheront pas à sortir du corps? Ne sommes-nous pas habitués, par les doctrines de l'école, à ne juger de la présence des helminthes dans le corps que lorsque nous les en voyons sortir? En sorte que nous sommes censés ne point en avoir, tant que nous n'en rendons pas par les selles ou autrement; et cette naïveté n'a-t-elle pas force d'axiome dans tous les livres de médecine? Donc, quand un malade se trouvera envahi de filaires qui ne feront pas mine de sortir, il aura, aux yeux du classificateur, une *leuce*, une lèpre, mais non une maladie vermineuse.

1052. En raisonnant d'une manière toute contraire, qui est la seule logique, nous établirons en principe que la filaire a la faculté de s'introduire et de vivre dans tous nos tissus, et dans nos intestins même, dans le péricarde et dans le cœur, dans les poumons, le globe oculaire, et même le cerveau, tout aussi bien que dans les muscles : car elle se trouvera partout dans les mêmes conditions que dans les muscles superficiels, passant successivement des organes plus circonscrits aux organes plus développés, à mesure qu'elle augmentera en longueur par le progrès de l'âge, et prenant tout autant de noms spécifiques qu'elle se sera allongée d'un cran. Les naturalistes, qui, ne portant par leur attention au delà du résultat qui s'offrait à leurs yeux, avaient supposé que la filaire ne vivait que sous la peau de l'homme, se trouvaient fort embarrassés d'expliquer comment et par quel mode

(*) Voyez Alibert, *Monogr. des Dermatoses*, planches des pag. 484-493. In-4°.

de transmission elle s'y était introduite, car la peau du malade n'offre jamais la moindre trace de perforation externe, avant l'époque où la filaire la perfore du dedans au dehors pour en sortir. Cette difficulté disparaît, dès qu'on pose la question dans les termes de notre hypothèse; car il en résulte que la filaire s'introduit dans notre corps, comme s'y introduisent tous les autres helminthes : par ses œufs, et non pas seulement et exclusivement sous la forme adulte : par ingestion ou aspiration, et non par le moyen d'une perforation cutanée. Cependant il ne sera pas inutile d'évaluer le motif qui porte cet helminthe à venir ainsi labourer la peau du malade. Nous avons déjà vu les lombrics pénétrer dans ces régions musculaires, pour y déposer leurs œufs, pour les mettre, et à l'abri de l'action corrosive des aliments, et sous l'influence de l'air atmosphérique qui se tamise, sans se décomposer, en passant à travers ces parois. Ne serait-ce pas dans un pareil but que la filaire se glisserait dans les régions cutanées ? Le fait suivant semble le démontrer péremptoirement. La filaire de la poule (*Filaria gallinæ* Gmel.: *Hamularia nodulosa* Lamk.), que la fig. 12, pl. 15, représente de grandeur naturelle, et la fig. 10, grossie vingt fois environ ; cette filaire, dis-je, vit dans les intestins de la poule, où on la trouve plus habituellement, quand on observe à l'instant où on tue la volaille. A un grossissement un peu plus fort, ses œufs affectent l'aspect de la fig. 11, pl. 15. Son ovaire occupe, sur la fig. 10 tout l'espace compris entre *ov* et *ov'*. Or, en examinant, le 11 octobre 1859, avec plus d'attention que de coutume, un poulet que l'on venait de plumer, j'aperçus à travers la transparence de l'épiderme, sur les muscles pectoraux et sur ceux de la cuisse, des granulations qui me faisaient l'effet de lobules adipeux jaunes et écartés les uns des autres. L'épiderme ayant été enlevé avec précaution, ces petits corps m'apparurent avec l'aspect de la fig. 9, pl. 15, enchâssés chacun dans une maille du tissu cellulaire et aréoleux, comme dans un kyste, et ce tissu aréolaire ayant été déchiré, j'eus devant les yeux les œufs que représente la fig. 8, pl. 15 ; l'un d'entre eux semble porter l'empâtement par lequel il tenait organiquement, comme par une surface placentaire, au tissu qui fournissait les sucs et le calorique aux progrès de son incubation. Ces œufs sont vus à un assez fort grossissement, les plus gros atteignant, à la loupe d'un demi-pouce de foyer, à peine trois millimètres, tandis que les plus petits ne dépassent pas un millimètre et demi, ce qui leur donne un

cinquième de millimètre de diamètre. Leur test jaune et dur,
aplati, irrégulièrement ovale, renfermait un tissu compacte et lar-
dacé ; leur structure enfin me rappelait assez bien les œufs de l'al-
cyonelle et de la spongille que j'ai décrits en 1828 dans un travail
spécial. On les trouvait éparpillés çà et là dans le tissu aréolaire de
ce poulet, par grappes de sept à huit. Il serait fort possible que de
tels œufs appartinssent à l'échinorynque de la macreuse ou du canard
(*Encycl.*, pl. 58, fig. 1), si on les rencontrait sous l'épiderme des
volatiles aquatiques. J'ai vainement essayé de les faire éclore, en les
tenant plongés dans une masse de chair de poulet exposée à une
température favorable ; la putréfaction de la chair s'est sans doute
opposée à l'éclosion, et je n'avais pas sous la main d'autres poulets
vivants, pour leur inoculer ces œufs et en suivre le développement.
C'est une expérience à reprendre. Quoi qu'il en soit, ces corps sont
de véritables œufs ; par la ressemblance de leur forme et la structure
de leur test, ils appartiennent à la filaire de la poule ; donc, la filaire se réfugie dans les tissus cutanés, pour y disséminer ses innombrables œufs, et y remplir ce devoir irrésistible, qui force tous
les animaux, depuis l'éléphant jusqu'à la monade, à veiller à la propagation de leur espèce.

1053. Admettons maintenant que tous ces œufs dont l'incubation
était si avancée, à en juger par leurs dimensions, fussent éclos en
place, et que les petites filaires se fussent mises à exploiter pour leur
compte les tissus dans lesquels le hasard les avait déposées, n'est-il
pas évident que le poulet eût été attaqué de calvitie, que toutes ses
plumes en seraient tombées, et qu'ensuite la chair, dénudée, eût
offert de plus en plus le guillochage qui caractérise la maladie *alphos*
ou la lèpre tyrienne? Mais si l'observateur venait à disséquer ces
tissus, à cette époque de l'extrême jeunesse de la filaire, ne pren-
drait-il pas tous ces petits êtres pour des helminthes d'un genre
nouveau, pour une nouvelle espèce de *trichina* (1006)? On ne saurait
le répéter trop souvent, les observations isolées multiplient les espèces ; les observations d'ensemble les réduisent et les circonscrivent
d'une manière durable.

1054. Filaires dans le globe de l'œil. Le plus ancien exemple de
l'existence de la filaire dans le globe de l'œil humain nous a été
fourni par *Amatus Lusitanus*, qui écrivait vers le milieu du seizième

siècle (*). Il est vrai qu'ici la filaire pourrait bien être un jeune lombric, et que, d'un autre côté, elle sortit par le grand angle de l'œil et a pu provenir des cavités nasales par le canal nasal : cependant sa longueur (d'un demi-palme) et son épaisseur (une ligne, *linea*) nous permettent d'y voir une jeune filaire plutôt qu'un lombric ; le fait a été observé sur une fille de trois mois, et le ver fut retiré par les assistants.

Depuis l'observation publiée par Mongin (**), médecin de l'île Saint-Domingue, les médecins des îles et même de toute la zone torride des trois continents ont eu de fréquentes occasions d'observer la filaire se frayant une route dans l'épaisseur de la conjonctive des nègres, et surtout des négresses, à qui sa présence occasionne les plus cuisantes ophthalmies. *Voyez*, du reste, sur ce sujet et sous le rapport philologique, le catalogue qu'a publié Gescheidt de Dresde, dans le *Journal ophthalmologique* d'Ammon, et qu'a reproduit la *Revue scient. et industrielle*, dans ses numéros de décembre 1840, pag. 410, et janvier 1841, pag. 50, et les figures de Nordmann (*Recherches microsc. pour servir à l'hist. natur. des anim. invert.*, deuxième cah., 1832). La partie anatomique ayant été négligée par ces auteurs, il n'est pas étonnant qu'ils aient multiplié, comme leurs devanciers, les espèces de filaires, en raison de l'âge auquel ils les ont surprises dans l'œil ; une filaire de deux lignes ne saurait être la même espèce, dans nos méthodes de classification helminthique, que la filaire de huit à dix lignes.

Quoi qu'il en soit, la présence de ces filaires, dans un organe d'une aussi grande sensibilité que l'œil, ne saurait manquer d'y occasionner des souffrances et des désordres aussi variés que le parasite se complaira à ravager de régions et de chambres ; s'il se glisse dans ou sur le cristallin, ou dans la cornée transparente, le malade finira par être affecté de la plus complète cécité, la filaire deviendra l'auteur d'un leucome, d'un albugo, d'une cataracte, car ses ravages détruiront l'homogénéité des sucs et des tissus, sans lesquels il n'y a pas de vision possible. Mais qui devinera la cause de ces désordres chez l'homme, si elle ne vient d'elle-même se révéler au médecin, en perforant la conjonctive et se faisant jour au dehors?

(*) Cent. 7, cur. 63. *Voyez* de plus la note de la pag. 399.
(**) *Journal de Méd.*, 1770, tom. 52, pag. 558.

1055. PRÉSENCE DE LA FILAIRE DANS LES POUMONS (1012). Treuttler a décrit, sous le nom d'*Hamularia lymphatica*, un ver qu'il a trouvé en abondance dans un phthisique, dont les glandes bronchiales étaient trois fois plus grandes que dans l'état naturel; le ver était filiforme, long de vingt-six millimètres. Nous n'y voyons qu'une jeune filaire, qui était là la cause morbipare de ce cas de *phthisie pulmonaire*

1056. FILAIRE DANS LE TISSU OSSEUX. Les douleurs ostéocopes que ressentent les malades attaqués par la filaire démontrent suffisamment que cet helminthe ne dédaigne pas les tissus cartilagineux et osseux. *Gordius medinensis in Indiis corpus intrat, dolores osteocopos inducit.* (Nysander. *Exanth. viva*, tom. 5, pag. 103, *Amœn. acad.*)

Il paraît, d'après les journaux anglais de juin 1843, que le missionnaire Wolff a rapporté de son voyage de Bokhara un œuf de filaire implanté sous la cheville du pied, qui, un an après, l'a tenu alité et en proie aux plus cruelles souffrances.

1057. FILAIRES DANS DIVERS ORGANES. Une pauvre femme d'Elseneur, d'après Olaus Borrichius (*), après avoir longtemps souffert de douleurs dans la région hypogastrique, eut un abcès dans l'aine droite, qui s'ouvrit de lui-même; il en sortit deux vers, l'un fort gros, mais court, et l'autre grêle comme une ficelle, mais qui avait douze pieds de long, cette femme recouvra la santé.

Joseph Lanzoni (**) a vu rendre des filaires par les urines d'un malade, et son domestique en vit rendre au cadavre par les oreilles et par le nez; car, ainsi que nous l'avons dit plus haut, les parasites des animaux vivants s'échappent du cadavre aussitôt après la mort de l'individu. Le même auteur a vu la filaire sortir de l'angle de l'œil droit chez un malade atteint d'une ophthalmie opiniâtre qui se termina par la suppuration et la perte de l'œil. La filaire, auteur de ces ravages, s'échappait, si je puis m'exprimer ainsi, du cadavre de l'œil.

1058. AUTRES ESPÈCES DE FILAIRES. On trouve des filaires dans la cavité abdominale du singe, dans l'abdomen et les poumons des corneilles, dans le foie du cyprin, dans les viscères du hareng, dans l'abdomen et les poumons du cheval, dans les larves des coléoptères,

---

(*) *Actes de Copenhague*, ann. 1676, obs. 46.
(**) *Ephem. cur. nat.*, cent. 5, obs. 72, ann. 1717.

des papillons, dans les faucheurs même, etc., et la classification en a fait autant d'espèces qu'elle les a trouvées dans des animaux différents.

Laurent Heister (*) raconte une épizootie mortelle de colombes et autres volailles, qui n'était due qu'à la présence, dans leur estomac, d'une multitude de vers longs comme le petit doigt et grêles comme un fil. Les colombes mouraient émaciées ; on les guérissait en agitant du mercure coulant dans l'eau (on ne doit jamais se servir d'un pareil remède pour soigner les volailles destinées à la table). Heister ne laisse pas passer encore cette occasion sans ajouter : Il est fort probable que les épizooties de troupeaux, de chevaux et autres bestiaux de grande taille doivent, plus souvent qu'on ne pense, leur origine aux vers intestinaux.

2ᵉ espèce : DRAGONNEAU (Gordius L.).

1039. Les poissons, disons-nous, ont aussi leurs filaires dont ils se débarrassent, comme nous, avec les vermifuges qui se trouvent dans les eaux. Or, si l'on rencontre une filaire voguant dans les eaux, à l'état libre, et cherchant une proie moins rebelle que celle qu'elle vient de quitter, et qu'elle soit recueillie en cet état par un observateur naturaliste, dès ce moment celui-ci l'appellera un dragonneau (gordius). Mais anatomiquement le gordius et la filaria sont absolument identiques ; et si nous les avons séparés par un titre, c'est pour mieux les réunir enfin par le raisonnement ; je ne sache pas entre ces deux espèces la moindre différence. La filaire des quadrupèdes fouisseurs a la propriété de vivre dans les terrains humides et devient alors le dragonneau de terre ; la filaire des poissons peut vivre dans les eaux, et devient alors systématiquement le dragonneau aquatique ; la multiplication de ces vampires, dans ces deux milieux, est en raison de l'élévation de température et de la différence des climats.

1040. Les ravages du dragonneau sur l'espèce humaine n'ont jamais trouvé de meilleurs observateurs que les malades qui en souffrent : ils ont presque toujours été niés par les médecins de profession. Les naturalistes ont amplement confirmé les prétendus préjugés des hommes du peuple.

<hr>

(*) Ephem. cur. nat., cent. 3 et 4, obs. 196, 17?5.

Lorsque la saison avancée les force de descendre de leurs montagnes dans les forêts de la plaine, où ils n'ont pour se désaltérer que des eaux croupies et échauffées par le soleil, les pauvres Lapons se sentent très-souvent pris de coliques atroces qu'ils nomment *ullem* ou *hotme*; les douleurs qu'ils éprouvent à la région de l'ombilic sont si atroces, qu'ils se roulent et se traînent par terre comme des lombrics : ils savent que le dragonneau qu'ils ont avalé, en s'abreuvant à ces mares, est la cause de tous leurs maux, car ils n'éprouvent jamais rien de tel sur la crête des montagnes où les eaux, trop froides, conservent toute leur limpidité; et de ce dragonneau Linné a fait le *Gordius aquaticus* (*). Scheuchzer a décrit la même maladie dans les Alpes; mais il en a méconnu l'auteur, et en a attribué la cause mal à propos aux vases de cuivre dont font usage les malheureux mineurs de ces régions, comme si ces ouvriers ne savaient pas. au prix de quelques soins de propreté, se mettre à l'abri d'un empoisonnement semblable. Kempfer a suivi à peu près l'exemple de Scheuchzer, en décrivant la colique des Japonais (*colica japonica*); il en a fait une entité maladive, et y a méconnu l'action du dragonneau. Cependant Leeuwenhoeck avait, depuis 1694, fixé l'attention des observateurs sur cette cause morbipare, en leur rappelant que les poissons sont sujets à être dévorés par des vers intestinaux, qu'ils rendent dans l'eau. et qu'ils communiquent ainsi aux hommes qui s'abreuvent à ces étangs (**). Cependant encore, et de temps immémorial, dans les Indes orientales, les jardiniers, au rapport d'Helenus Scott, trouvent dans les terres humides. surtout dans la saison des pluies, des pelotons de dragonneaux, qui s'attachent aux jambes des Indiens. lesquels s'aventurent à marcher pieds nus, et leur donnent la maladie que nous avons décrite sous la rubrique de la filaire. Ce sont principalement les porteurs d'eau de ce pays qui y sont les plus exposés, parce qu'ils transportent l'eau dans des sacs de cuir, que le dragonneau n'a qu'à perforer, pour pénétrer dans la peau du pauvre diable (***).

(*) *Flor. lappon.*, pag. 69, *de Angelicâ*. Les Lapons combattent ce mal avec la racine d'angélique (219). les cendres et l'huile de tabac, le castoréum liquide.

(**) Tom. 1, *Arcan. nat.*, 1722, epist. 78., 25 janv. 1694.

(***) Voyez *Revue méd.*, tom. 2. 1825, pag. 525. Le dragonneau se rencontre, avec une égale fréquence, dans les sables maritimes du Groënland, de la Gothie occidentale, etc. *Vermes minuti gordii*, dit Linné. ou plutôt Nysander. *facie in Norvegiâ elephantiases excitare. et ulcera cacoethica nuper observavit Martinus* (*Exanth. viva*, tom. 5.. *Amœn. acad.*, p. 105):

1041. Le dragonneau est très-fréquent dans nos eaux et dans nos terres humides ; pourquoi en serait-il autrement, puisque les poissons de nos étangs et les volailles de nos basses-cours sont infestés de filaires, que tous nos insectes fouisseurs, nos larves souterraines et aquatiques, sont exposés à en être envahis. Or, comme, sous la calotte de notre ciel, les mêmes causes engendrent invariablement les mêmes effets, il faut que bien des maux, dont nous ignorons la cause, soient le produit des ravages du dragonneau. S'il en est ainsi, que de cas de tétanos, de douleurs ostéocopes, de rhumatismes, de tumeurs blanches aux articulations, de coliques et convulsions, de délire et fièvres cérébrales, d'ophthalmie, otite, phthisie pulmonaire, n'ont d'autre auteur que la filaire-dragonneau, qui pénètre dans le système nerveux, dans les os, dans les muscles, dans les articulations, dans l'abdomen, les intestins, le crâne, les yeux, les oreilles, les poumons du malheureux qui s'abreuve aux eaux des mares, ou de l'imprudent qui s'endort la face contre la terre humide, et en pétrit l'argile avec des doigts trop délicats pour ce genre de travail-là. Dès que le dragonneau sent de la chair chaude et vivante appliquée sur le sol humide où il attend, il perfore la terre, comme un lombric, pour perforer ensuite la peau, comme si c'était de la terre ; et quand il s'y est introduit, on chercherait en vain par où il y est entré.

1042. Nous avons dit ailleurs (786) que l'on voit des petits vibrions nager dans les sucs pourris de la carie qui désorganise les ovaires des céréales ; ces vibrions (*Vibrio tritici*) sont évidemment des petites filaires parasites de la carie, et elles auraient retenu leur vrai nom, si on les avait trouvées dans les intestins d'un animal. Comment y sont-elles parvenues? Cette question a embarrassé de tout temps les physiologistes, qui n'ont trouvé d'autre solution que d'admettre que leurs œufs y étaient parvenus de la racine, à la faveur de la circulation végétale ; cette explication était bien difficile pour la nature qui a, dans le mouvement de l'air, un véhicule plus simple et plus rapide. Un coup de vent ne peut-il pas, en soulevant la poussière, venir déposer, dans les sucs de l'ovaire carié d'un épi, les œufs que la filaire

---

et c'est peut-être au dragonneau qu'il faut rapporter encore les helminthes qui ont été trouvés dans le panaris et dans le fourchet des bestiaux. *Nascuntur etiam, sub ungulis ovium, teste Columellâ (lumbrici), quales etiam nos vidimus sub unguibus panaritio laborantium.* Thom. Mouffet, *Insect. siv. min. anim. theat.*, pag. 285.)

aura pondus dans la terre, à l'époque où celle-ci était encore humide ; ces œufs trouvent, dans la fermentation de la carie, toutes les conditions qui favorisent leur incubation, et ils y éclosent. Cette explication rend également raison de l'apparition des vibrions dans la pâte de farine qui fermente acétiquement, au contact de l'air et dans une faible quantité d'eau, enfin dans le vinaigre qu'on abandonne dans des vases ouverts. La durée de ces petites filaires ne doit pas être fort longue dans ces liquides, parce que la fermentation putride ne tarde pas à y remplacer la fermentation acide, et empoisonne cette vermine à peine éclose de ses œufs.

1043. S'il en est ainsi, et que ces vibrions soient réellement des filaires-dragonneaux, tous ces phénomènes morbides que l'on a attribués à l'action de la carie s'expliquent avec une immense facilité, par l'action bien autrement désorganisatrice de ces vibrions. En effet, ces vers résistent à une température élevée, se dessèchent même complétement, sans perdre leur faculté de reprendre la vie, dès qu'on les humecte d'un peu d'eau. On les voyait plats comme des pellicules par la dessiccation ; on les voit gonfler, en s'imbibant, reprendre le mouvement et la vie en reprenant leurs premières formes, et s'agiter dans la goutte d'eau, comme si leur dessiccation n'avait été qu'un sommeil. Fontana a le premier constaté ce phénomène de résurrection sur le vibrion et sur le rotifère ; Bauer l'a confirmé pour le vibrion en 1824 ; et vers la même époque je m'occupais de le vérifier, en étudiant les maladies des céréales. Or, si l'animal éclos résiste, avec tant de puissance, à l'action d'une température élevée, à plus forte raison il doit en être de même de son œuf. Si donc on vient à pétrir le pain avec de la farine infestée par ces vibrions (jeunes filaires) ou par leurs œufs, ceux qui en mangeront devront se sentir atteints de tous les maux qui caractérisent le parasitisme des filaires, à moins que leur mode d'alimentation ne serve aussitôt d'antidote à ce poison animé ; et si l'infection de la farine est assez répandue pour qu'elle atteigne une population tout entière, nous verrons apparaître ces terribles épidémies d'*ergotisme*, qui s'annoncent par les vertiges, les nausées, les dyssenteries, la fièvre cérébrale, et finissent quelquefois par l'oblitération la plus hideuse des organes, et même par la chute des membres ; car la filaire est coupable de tous ces fléaux-là : elle désorganise tout ce qui la nourrit ; et quand elle s'attaque aux ligaments des articulations, force est bien que le membre se détache et tombe comme de pourriture.

7ᵉ Genre : **ÉCHINORHYNQUE** (*Echinorhynchus* et *Liorynchus* Rudolphi).

1044. Les échinorynques, vers mous, cylindriques, plus ou moins allongés, portent à la partie antérieure de leur corps une tête rétractile, également cylindrique, mais effrayante à voir, quand elle se déploie, à cause des crochets recourbés en arrière dont sa surface est hérissée sur un ou plusieurs rangs. On se demande, en l'observant, comment cet helminthe ne se déchire pas lui-même, quand il rentre sa tête dans le fourreau, et comment il peut la retirer des surfaces intestinales, dans lesquelles elle pénètre, sans les mettre en lambeaux. Le mode d'alimentation de l'homme ne paraît pas beaucoup lui convenir, car l'autopsie ne l'a pas encore surpris une seule fois, d'une manière authentique, dans les intestins humains. Mais on en trouve une espèce géante (*Echinorhynchus gigas*) dans les intestins du cochon qu'on engraisse, et diverses autres espèces dans les intestins des poissons et des volatiles qui vivent, sur les bords des eaux, de poissons ou de vermine ; d'où il faut conclure que l'homme serait exposé à en être envahi à son tour, s'il se condamnait à un régime aqueux, herbacé, non alcoolique, à un régime antiphlogistique enfin.

1045. Nous terminons là la série des helminthes libres et de forme cylindrique, laissant de côté la *tétragule* de Bosc, qui n'est sans doute qu'une erreur d'observation, et la *sagittule* de Bastiani, qui ne nous paraît être qu'une larve de mouche sarcophage ou scatophage (815), que Bastiani aura trouvée dans le canal intestinal de l'homme. Bosc a trouvé la tétragule dans le poumon du cochon d'Inde.

1046. Nous ne saurions passer sous silence un autre genre de parasite, dont la détermination peut paraître douteuse, mais dont l'existence est incontestable ; nous voulons parler de la furie infernale .(*Furia infernalis* Lin.), dont le nom indique suffisamment la puissance morbipare, Gilibert, Mickewietz, Solander, disciple de Linné, et Linné lui-même (*), ont été témoins de ses ravages ; Linné

(*) *Flor. lappon.* et *Amœnit. academ.*

en a été atteint. D'après lui, la furie infernale serait un petit ver long d'un centimètre, linéaire, jaunâtre, glabre, mais hérissé sur ses deux côtés d'un rang d'aiguillons très-fins recourbés en arrière. Elle tombe du haut des airs, dit-il, et fond sur les habitants de la Bothnie, pénètre comme un trait dans leurs chairs, et peut leur causer la mort en peu d'heures, dans les plus horribles tourments. Il est si commun dans ce pays, que les enfants même l'y connaissent. L'endroit par où la furie pénètre présente un point noir entouré d'une auréole inflammatoire, qui noircit bientôt. et s'étend en faisant irradier la gangrène de proche en proche. Le malade est en proie à la fièvre la plus intense, qui le jette dans une déplorable consomption, si l'on ne se hâte ou d'extraire le ver, ou de cautériser la place scarifiée avec de l'huile essentielle de bouleau ou de houx, ou bien en appliquant sur la place un cataplasme de fromage frais. Ce ver est-il vraiment un helminthe ou une larve? c'est un point qu'il reste à éclaircir.

DEUXIÈME GROUPE : HELMINTHES A CORPS APLATI ET NON ARTICULÉS.

PREMIER GENRE : FASCIOLE ou DOUVE (Fasciola Lin.).

1047. Les fascioles sont des helminthes plats, rubanés ou foliacés, dont la bouche et l'anus sont situés sur la partie antérieure de la surface inférieure, ce qui a fait donner, à la plupart d'entre leurs espèces, le nom de *distoma* (ver à deux bouches). Les fascioles prennent, par leurs contractions musculaires, mille contours divers, qui seraient dans le cas de donner le change aux observateurs, et de les porter à créer autant d'espèces différentes. Quand on les conserve dans l'esprit-de-vin, elles acquièrent la forme et les contours que représente la figure 4 de la planche 16; ce qui leur prête une certaine analogie avec certaines feuilles de plantes pédonculées. Il n'en est pas de même lorsqu'on les observe vivantes. Les figures ci-après représentent la douve du foie (*Fasciola hepatica* Lin.), que nous avons eu l'occasion d'étudier et de dessiner, à l'instant où nous venions de l'extraire d'un foie de mouton qu'on nous apportait de la boucherie.

A ce moment ces helminthes étaient encore en vie: ils étaient attachés à la paroi du canal cholédoque, au milieu du produit verdâtre et alcalin de la bile. La fig. 1 est de grandeur naturelle; les fig. 2 et 3 représentent, au grossissement de la loupe, deux individus de grandeur différente, et dans deux différents états de contorsion. L'anus *b*, fig. 2, se trouve à la distance d'un millimètre de la bouche terminale *a*. Dans la fig. 3, cette bouche se rapprochait de la sorte de l'anus, par des mouvements convulsifs, et comme cherchant une proie plus chaude que celle qu'elle abandonnait. De l'anus à l'extrémité du corps, on distingue par transparence un canal que l'on prendrait pour le canal alimentaire, mais que l'analogie nous indique comme un gros vaisseau dorsal, où viennent s'alimenter toutes les anastomoses sanguines qui s'en détachent à droite et à gauche, comme tout autant de nervures secondaires de la feuille d'une plante. Ces petits canaux ramifiés étaient pleins d'un sang noirâtre en apparence coagulé. Le vrai canal intestinal ne s'étend que de *a* en *b* de la fig. 2. Le reste du corps est comme gélatineux, mou, contractile, et susceptible de déformer ses contours à chaque mouvement musculaire. On conçoit qu'un helminthe aussi plat peut, en se roulant sur lui-même, pénétrer dans les canaux biliaires les plus ténus.

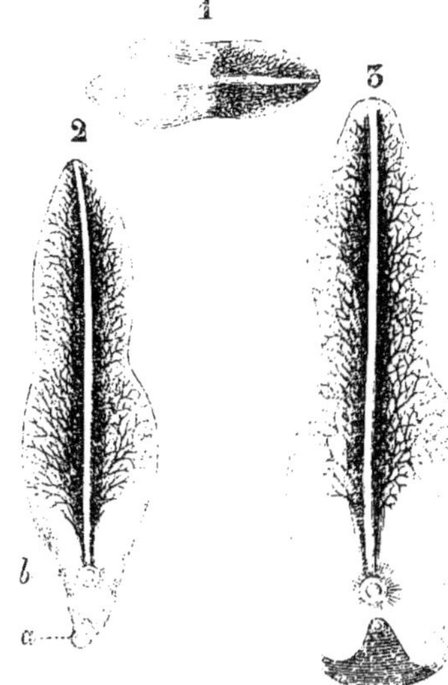

1048. Outre les deux ouvertures dont nous venons de parler, les auteurs ont figuré un corps filiforme et comme un pénis, qui pourrait bien être l'organe générateur du mâle ; comme je n'ai rien aperçu de tel, il faut croire que l'animal ne le sort qu'à l'instant où se fait sentir le besoin de la copulation.

1049. Ces fascioles sont très-communes dans le foie du mouton, et les bergers ne manquent jamais d'en diagnostiquer la présence, dès l'instant qu'ils voient un mouton attaqué d'*ascite*. On les trouve également dans le foie du bœuf, du cerf, des chèvres et chamois, des cochons, chevaux, lièvres, kanguroos, etc. L'homme y est sujet tout aussi bien que les quadrupèdes ; seulement on surprend plus rarement l'helminthe en place, parce que les autopsies humaines n'ont presque jamais lieu qu'à l'époque où commence la décomposition cadavérique, laquelle chasse ou tue ces helminthes, tandis que le boucher fait ses autopsies sur le vivant. Les conséquences immédiates de la pullulation de ces helminthes chez l'homme sont l'ictère et la coloration en jaune de tous les tissus autrement colorés, l'ascite et l'hydropisie ; et enfin, tous les troubles locaux qui résultent de la désorganisation de la substance du foie, et tous les troubles généraux qui résultent de l'obstruction du canal cholédoque, et de la suppression de cet indispensable liquide alcalin, qui seul peut transformer le chyme en chyle, et fournir ainsi une alimentation incessante à la sanguification. D'un autre côté, les canaux infestés deviennent osseux ; on les sent craquer et crépiter sous la pression de la main. Les liquides coagulés participent de cette tendance à l'ossification, à la calculisation ; peut-être même que les fascioles qui viennent à mourir et que leurs œufs non éclos subissent à leur tour les conditions que leur présence a fait naître, et deviennent les noyaux et la charpente de ces calculs biliaires que l'on rencontre si fréquemment dans les canaux du foie.

Fortassin (loc. cit., 975, 8°) a eu occasion de lire une observation, dans laquelle on rapportait un exemple de deux cents fascioles dans le foie d'une femme. Bildoo, J. Bauhin, Bonnet, Pallas, Rosen, Chabert, Brera, Bremser, en citent d'autres exemples. D'après Moulin, cet helminthe se montre assez communément dans le foie de l'homme, en Hollande, Suède, Norwége et Danemark.

1050. Quant à moi, toutes les fois que j'ai à soigner un malade affecté d'ictère, je le traite comme si les fascioles ou au moins les hydatides lui rongeaient le foie ; et cette médication dissipe tout à coup tous les symptômes de la maladie, lorsqu'elle n'offre pas d'autre complication.

1051. Les premiers observateurs de la douve, cherchant à s'expliquer par quelle voie cet helminthe avait pu s'introduire dans le foie du mouton, ne rencontrèrent pas de solution plus ingénieuse de ce problème, qu'en supposant que les moutons gagnaient la douve toutes les fois qu'ils mangeaient les tiges de la crapaudine (*Sideritis glabra arvensis*) dont les feuilles ont la forme de ce ver, disaient-ils ; et cette explication se rencontre dans le *Journal des Savants* de

1668, c'est-à-dire, dans le journal qui a été de tout temps le plus rétribué pour être savant. On aurait pu trouver, dans les plantes aquatiques, des feuilles plus ressemblantes que celles du *sideritis* terrestre. Mais l'on abandonna bien vite cette explication, trop savante pour être vraie : l'observation, à cette époque, commençait à détrôner l'imagination. On découvrit, en effet, dans les eaux, des vers planulaires, et que l'on prendrait facilement pour des douves, si on les surprenait dans les organes d'un animal ; ce sont les planaires qui voguent dans les eaux des mares, se reposent sur les feuilles submergées des nénuphars, des callitriques, des potamogetons, etc., comme si elles en étaient les helminthes. Supposer donc que les douves du foie provenaient des œufs des planaires, ou de l'introduction des planaires elles-mêmes que les moutons avalent en s'abreuvant, ce n'était certes pas trop s'écarter des règles de l'analogie ; car, sous le rapport anatomique, les planaires ne se distinguent en rien de la douve que nous venons de décrire ; et, quant à la différence de l'habitation, elle s'explique de la même manière que nous avons expliqué les rapports du dragonneau et de la filaire. Les douves que rendent les poissons continuent à vivre dans l'eau, sans qu'elles paraissent avoir changé de milieu ; dans cet état de liberté, ne seront-elles pas de vraies planaires, et ne redeviendront-elles pas des douves, dès que les bestiaux les auront avalées en s'abreuvant à ces eaux ? A défaut d'expériences directes, l'analogie nous parait le démontrer ; car il résulte des relevés statistiques que j'ai pu faire, que les animaux et l'homme sont d'autant plus exposés à s'infester de fascioles, qu'ils habitent des pays plus marécageux, et où abondent davantage les planaires. Les moutons qui s'abreuvent aux sources limpides ou aux grands cours d'eau y sont moins sujets que ceux qui n'ont d'autre abreuvoir que des mares d'eau croupie. Cependant l'introduction des douves dans les intestins des mammifères peut encore s'opérer par la dissémination des œufs à l'aide du vent et de la poussière, ainsi que nous l'avons démontré à l'égard de l'ascaride (998).

1652. Quant à l'incubation des œufs de la douve, on est forcé d'admettre qu'elle a lieu à la manière de celle des vers que nous avons décrits plus haut, et que la douve confie aux tissus nerveux, cellulaire et musculaire, le développement d'une progéniture qui disparaitrait bientôt du cadre de l'histoire naturelle, si la douve pondait habituellement, et sans autre souci de l'avenir, dans les canaux où coule la bile, qui les entraînerait bientôt dans le duodénum, d'où ils seraient expulsés au dehors par le travail incessant de la défécation. Mais nulle part, ni dans la bile, ni dans les fèces, on n'a jamais rien observé d'analogue aux œufs, ni de la douve, ni de tout autre helminthe ; il faut donc que la douve aille pondre ailleurs ; or il est démontré que la douve a, comme l'ascaride, la faculté de perforer les tissus les plus consistants, et d'émigrer, par conséquent, dans les organes les moins en communication directe avec le canal cholédoque et les intestins. Nous aurons sujet de rappeler plus bas cette induction théorique.

2ᵉ Genre : **DISTOME** (*Distoma* Rudolphi; *Fasciola* Lin.); vers cucurbitains des auteurs.

1055. Les distomes se distinguent spécialement des douves ou vraies fascioles, d'abord par la forme cylindroïde légèrement aplatie de leur corps, par le voisinage de l'anus et de la bouche, et enfin par la ventouse d'appréhension qui termine brusquement la partie postérieure de leur corps, et leur permet de la sorte de s'appliquer sur une surface, à l'aide de leurs deux extrémités à la fois et à la manière des sangsues. Cette ventouse d'application et d'adhérence pourrait être prise au besoin pour l'orifice buccal, quand on l'observe sur un helminthe privé du mouvement et de la vie ; c'est ce qui est arrivé à quelques observateurs. Ces sortes d'animaux sont d'une simplicité telle, ils offrent si peu d'analogie avec l'organisation des autres helminthes, que leur place au catalogue serait la plus grande des anomalies, si l'on était forcé de les admettre comme des êtres indépendants ; point de canal alimentaire distinct, et à sa place une simple communication entre les deux orifices ; point d'organes de copulation et de fécondation ; toute leur substance ne paraissant qu'un ovaire, et l'animal complet n'étant pas plus compliqué que la gemme détachée d'une espèce quelconque de ténia. Aussi, cette dernière analogie a-t-elle été pour moi un trait de lumière ; et à force de confronter les figures entre elles, et d'observer sur le vivant l'histoire de ces vers, suis-je arrivé à cette conséquence, que les vrais monostomes, distomes, polystomes de Rudolphi ne sont que des articulations isolées de ténia, des gemmes ovariennes qui se détachent et jouissent, jusqu'à la parturition, d'une vie indépendante, que des vers cucurbitains enfin (*vermes cucumerini* ou *cucurbitacei* des anciens). En effet, ces vers cucurbitains, en sortant du corps, se meuvent, s'étendent, se contractent, éjaculent leurs œufs sous les yeux de l'observateur, comme le feraient d'autres helminthes, ainsi que l'ont constaté, bien longtemps avant nous, une foule d'observateurs (*). On les prendrait pour des vers d'une nouvelle espèce, avant d'en être avertis. quoiqu'on ait présentes à l'esprit les figures et l'histoire des ténia des divers animaux; l'exemple suivant me fera encore mieux comprendre sur la possibilité de la méprise, car je ne me suis bien aperçu de la mienne, qu'après avoir fini à ce sujet tout mon travail. Je ne serais pourtant pas éloigné de croire que ces organes de propagation ne soient en état d'exercer sur nos tissus un certain parasitisme, et de s'y appliquer par leur oscule éjaculateur, pour y déposer les œufs dont ils sont gros ; comme l'œuf s'implante sur une surface placentaire, leur parasitisme ne serait alors qu'un parasitisme d'incubation. Si nous voulions pousser ensuite plus loin les conséquences, nous n'hésiterions pas à faire à la douve les applications de tous ces aperçus, et, pour nous, la douve ne serait qu'une gemme, comme les distomes ; mais cela nous mènerait trop loin. Il nous suffira, je pense, de renvoyer nos lecteurs à la planche 41 de l'*Encyclopédie :* qu'ils prennent la peine de dessiner à part l'une des gemmes des fig. 2, 13, 17, 25, et qu'ils les présentent à un helminthologue, sous les noms de monostomes ou de distomes, celui-ci ne manquera pas d'en désigner le nom spécifique. ou de lui imposer un nouveau nom.

1054. Distome du chien, ou ver cucurbitain du chien (*Distoma canis* Nob.*, pl. 13, fig. 1-7). Toutes les fois que les chiens commencent à rendre, non plus des excréments crétacés et durcis, mais des déjections molles, charnues et glaireuses, il est assez constant que celles-ci fourmillent de vers d'un blanc de lait, cylindroïdes, cartilagineux, qui se contractent convulsivement pour s'échapper de la matière ; quelques-uns d'entre eux restent adhérents au poil du pourtour de l'anus, d'où ils pendent d'une manière dégoûtante à voir. Leur longueur, avant la contraction de leur agonie, dépasse peu deux centi-

(*) Voy. Andry, *de la Génération des vers*, éd. de 1741, tom. 1, pag. 224.

mètres sur trois millimètres de large. La fig. 5 *b*, pl. 15, en représente, sur un fond noir, un grossi de deux fois environ, et qui exécute des mouvements de contraction. La fig. *a*, *ibid.*, le représente, alors qu'il s'est contracté sur lui-même pour mourir ; il s'est élargi en se raccourcissant, et il a pris ainsi une forme quadrilatère. Une fois parvenu sur un plan solide, on le voit y cheminer à la manière des chenilles arpenteuses. A une loupe qui grossisse environ vingt fois, on observe un orifice *b*, fig. 1, qui doit être considéré par analogie comme la bouche, et sur le milieu d'un des côtés du corps, l'orifice anal *a* : ces deux ouvertures communiquent entre elles par un canal simple : car on fait sortir sans difficulté en *a* le crin qu'on pousse par *b*. Dans les monostomes, l'ouverture latérale doit être formée par la force de la contraction musculaire du ver. Quant à d'autres organes, on ne distingue que deux tissus ovariens *ov*, fig. 1, qui partent de chaque côté de l'orifice buccal *b*, et vont se perdre à la hauteur environ de l'anus *a*. On extrait, de ces ovaires, des œufs non fécondés, fig. 6, qui sont ovoïdes et infiniment petits, et des œufs fécondés sphériques, d'un magnifique nacre et d'une grande dureté, qui, sur un fond noir, se présentent à la loupe avec l'aspect de la fig. 2, et à un grossissement supérieur avec les reflets de la fig. 3. Si on les observe, au contraire, par transmission des rayons lumineux, ils ne laissent parvenir à l'œil de l'observateur que des rayons jaunes, et s'offrent avec l'aspect de la fig. 7. Ils ont en diamètre environ un trentième de millimètre. L'helminthe, ainsi que nous l'avons déjà remarqué au sujet de l'ascaride, les pond sans gêne sur le porte-objet du microscope, quand on l'y observe immédiatement après qu'il est sorti de l'anus du chien. La fig. 4, quoique d'une grande exactitude, donne une faible idée de la rigidité de contraction de la ventouse caudale *c* de ce ver.

1055. Que ces œufs puissent se communiquer à l'homme, l'évidence en résulte de leur dissémination à la surface et de la terre et du pavé d'un appartement où l'on renferme des chiens. Ces vers, en effet, doivent pondre là, tout aussi bien que sur le porte-objet du microscope ; et dès ce moment, on ne saurait plus calculer par combien d'accidents ces atomes sont dans le cas de s'introduire dans les divers tissus favorables à leur incubation. Or, les tissus vivants sont certainement de ce genre, quelle que soit l'espèce animale qui en soit la proie. L'homme peut donc être à son tour infesté de ce distome du chien, comme il l'est de la douve du foie des bestiaux : son orgueil de race, il a beau faire, ne le préservera pas plus de la première humiliation que de la dernière; et d'après les détails anatomiques que nous venons de donner, on peut se faire une idée des conséquences de cette communication contagieuse. Les enfants, soit à cause de leur mode de nutrition, soit à cause de leur inexpérience et de leur manque de propreté, sont plus exposés que les adultes à l'invasion de ces œufs d'helminthes ou de ténia.

1056. On les voit languir alors, en proie à une constipation qui fait refluer le sang à la tête, et qui les oppresse, en refoulant les intestins et l'estomac contre le diaphragme : la région du foie est ballonnée, le pouls est fort et dur : quand ils vont à la selle, c'est avec épreinte, et ce qu'ils rendent a assez l'aspect des déjections charnues des chiens; on dirait des morceaux de viande à demi digérés, striés de sang, et à circonvolutions cérébriformes. Si l'infection se communique à l'adulte, comme son alimentation plus épicée s'oppose à un aussi grand développement, les symptômes du parasitisme de ce distome s'arrêtent à une constipation assez opiniâtre, à une impatience qui, sur des riens et à la moindre circonstance, s'élève jusqu'à la fureur. Il compte, avec un peu d'attention, comme par tout autant de coups de fouet intimes, les instants où l'helminthe s'applique et ceux où il se détache et lâche prise; le sang lui monte au cerveau et y engendre les idées les plus noires, car c'est un sang incomplet, épaissi et prompt à se coaguler : la chylification, qui l'alimente et le répare à l'état normal, n'ayant plus lieu qu'à de faibles intervalles, et pendant les intermittences de la voracité de ces parasites du foie.

1057. On jugera, par ces indications, de tous les genres de ravages dont ces helminthes seraient capables, en s'introduisant dans les autres organes du corps humain. Or dans quels organes des œufs d'aussi petit calibre ne peuvent-ils pas pénétrer?

5e GENRE : **LIGULE** (*Ligula* Rudolphi : *Fasciola* Lin.) : pl. 16, fig. 2 de cet ouvrage.

1058. Les ligules sont des douves d'une grande longueur, que nous en séparons, moins parce qu'elles s'en distinguent en réalité que pour ne pas heurter de front les habitudes de la classification. Ce sont des helminthes spéciaux aux poissons, surtout à ceux qui se rapprochent de la tanche, ainsi qu'aux oiseaux qui pêchent le poisson ; ils s'attachent aux intestins : on les prend souvent pour la vessie natatoire, quand on les trouve appliqués contre le péritoine : car ils perforent les intestins, comme le feraient les ascarides. D'après Leeuwenhoek (*), les poissons qui en sont atteints prennent de tels caractères d'émaciation, qu'à leur seule vue les pêcheurs sont en état de deviner la cause de leur maladie ; ils donnent à ce vers le nom de sangle (*cingulus*). Rudolphi rapporte que les ligules que l'on trouve dans l'abdomen d'une petite espèce de poisson voisine du barbeau, sont recherchées en Italie, où elles font les délices des gourmets, sous le nom de *macaroni plat* ; et l'on conçoit la justesse de la comparaison, quand on se rappelle que la ligule des poissons atteint jusqu'à trente-six centimètres de longueur, et quinze millimètres en largeur, et qu'on estime la qualité de sa chair par le peu de résistance que la tendreté de ses tissus oppose aux instruments tranchants et aux réactifs chimiques.

1059. Si la ligule des poissons se communique aux oiseaux piscivores, pourquoi ne se communiquerait-elle pas aux bestiaux qui s'abreuvent de l'eau des étangs, et qui peuvent en avaler soit les œufs, soit les individus jeunes ? L'homme lui-même, le marin, ne se trouvent-ils pas dans une foule de circonstances favorables à cette intrusion ? Sans doute nos procédés culinaires, en faisant passer tous nos mets par le feu, nous débarrassent d'avance d'une pareille peste ; mais les peuples ichthyophages et qui mangent les poissons crus doivent être fréquemment exposés à ses ravages. Quant à nos marins d'eau douce, surtout ceux qui, par goût ou par besoin, pratiquent les règles de la sobriété, et mettent dans leur vin de l'eau des canaux sur lesquels ils voyagent, ceux-là ne peuvent pas toujours échapper au danger.

S'il en est ainsi, on conçoit, par la différence des milieux, que les symptômes du mal seront bien plus graves chez les animaux terrestres que chez les poissons : car nous ne sommes pas placés,

---

(*) *Arcan. nat.*, 1694, tom. I. *Epist.* 78, 25 janvier, pag. 368. — Andry est le premier auteur en France qui en ait publié la figure, et qui ait observé par lui-même les ligules de la tanche (*Gén. des vers*, tom. 1, pag. 52, édit. de 1741)

comme eux, dans un bain qui nous rafraîchisse à mesure que la fièvre nous brûle, et qui répare à fur et mesure les désordres de la désorganisation. Nous ne supporterions pas, aussi impunément que les poissons, l'action d'un helminthe d'une certaine taille, qui nous perforerait les intestins, pour venir se loger dans la capacité de l'abdomen ; et si l'ouverture de la perforation se refermait après le passage de la ligule, celle-ci, s'attachant en grand nombre aux parois du péritoine, n'y déterminerait-elle pas, par une succion aussi active, tous les symptômes et les effets morbides qui caractérisent l'hydropisie et la tympanisation ?

Mais si la ligule a la propriété de perforer les intestins, pour passer dans la cavité péritonéale, on ne saurait lui refuser celle de passer dans une cavité quelconque, en perforant les parois qui la séparent de l'abdomen. De proche en proche, elle peut pénétrer dans les plèvres et dans les vaisseaux sanguins. Pourquoi en serait-il autrement, puisque les lombrics et les strongles y passent (1025). Or nous avons, dans un fait publié par Treutler (*), la confirmation la plus évidente de cette hypothèse. L'auteur a extrait, de la veine tibiale d'un jeune ouvrier, un ver qui, à nos yeux, est une véritable ligule, une véritable fasciole allongée ; il en a trouvé une analogue entre les ligaments larges de l'utérus. La figure et la description de Treutler se rapportent évidemment à une douve (1047) ; seulement Treutler avait cru distinguer six pores vers la partie antérieure du corps, et en avait fait, sur ce caractère, un nouveau genre, sous le nom d'*hexathyridium*. Mais il est évident à mes yeux que l'auteur a pris les plis de la peau qui se contracte, pour tout autant de pores. Aussi Rudolphi, se rapprochant plus près de la vérité, n'a vu, dans ce ver, qu'une planaire, et pourtant, cédant un peu trop à l'autorité de l'inventeur, il a cru devoir les placer dans ses polystomes, sous le nom de *Polystoma pinguicola* et *renarum* (*Linguatula* Lamk.).

1060. L'épouse de notre poète prolétaire Voitelain nous a raconté qu'étant encore jeune fille, elle se sentit prise de crampes d'estomac, qui, pendant quatre mois, la firent passer par toutes les tortures infructueuses de la médecine antiphlogistique de cette époque ; sai-

---

(*) *Observ. pathologico-anat. auctarium ad helminth. corp. hum. continentes* ; auct. Fr. Aug. Treutler, Leips., 1793.

gnées qui la débilitaient et la jetaient en défaillance, diète qui lui dé-
chirait les entrailles, boissons douces et rafraîchissantes qui ne faisaient qu'augmenter le feu qui la brûlait intérieurement. Prise
d'une violente nausée au bout de cette époque, elle rendit, entre autres matières, un ver long et gris, qui la fit reculer d'horreur ; et dès
ce moment, comme par enchantement, elle fut entièrement guérie.
Elle se souvint alors de s'être désaltérée, il y avait quatre mois, dans
une mare. A la description sans doute fort incomplète qu'elle m'a
donnée de ce ver, il me paraît probable que ce devait être ou une
ligule ou bien un fragment de ténia armé de sa tête. Quand on observe la ligule dans l'eau, elle a l'air d'être velue, à cause du chatoie-
ment de ses surfaces plissées sur les bords. Car la ligule s'attache aux
poissons de nos étangs et de nos rivières. M. Perrin, quai Napo-
léon, 29, m'a apporté, le 4 juillet 1845, une ablette qui lui paraissait
avoir le ventre plus gros qu'à l'ordinaire, et qui avait été pêchée dans
la Seine. Ce petit poisson portait dans le péritoine deux ligules qui
ont servi à prendre le dessin de la pl. 16, fig. 2.

<hr>

4ᵉ Genre : **POLYSTOME** (*Polystoma* Rud.).

1061. Le genre polystome se distingue des fascioles et des ligules,
par les six ventouses sur deux rangs que l'helminthe porte sous la
partie inférieure de son extrémité céphalique, et au moyen desquelles
il se fixe sur les parois des organes, soit internes, soit externes, des
animaux. On en trouve sur les branchies du thon, dans les poumons
du lièvre, à la surface du foie de la chèvre, dans la vessie urinaire
de la grenouille, dans les sinus frontaux du cheval et du chien ; et
quand les études anatomiques seront dirigées vers ces sortes de recherches, on en trouvera dans tous les organes de l'homme et de la
femme, surtout chez les habitants des pays marécageux, et chez les
personnes qui se livrent à l'élève des animaux domestiques.

<hr>

TROISIÈME GROUPE : HELMINTHES APLATIS ET ARTICULÉS.

1062. Ce groupe d'helminthes offre, avec les polypes, une analogie incontestable d'organisation et de développement, en ce sens que leur reproduction a lieu, et par gemmes qui restent adhérentes à l'individu maternel, et par œufs, qui vont porter au loin la propagation de l'espèce. Les gemmes s'ajoutent bout à bout, et l'helminthe est alors articulé ; ou elles naissent d'une manière divergente, et l'animal est alors comme ramifié ou tuberculé.

PREMIER GENRE : **VER SOLITAIRE** (*) (*Taenia* Lin. ; mâle *Toenia* Lamk. ; Ἕλμινς πλατεῖα Hipp. Gal., ou VER PLAT : *Lumbricus latus* des Latins ; *Taenia* Columelle, Pline, et, dans certaines éditions fautives de Pline, *Tinea*.

1065. Après les deux ascarides (975), le ténia est l'helminthe de l'homme le plus anciennement connu, parce que c'est celui dont l'homme est le plus communément affecté. Un corps grêle comme un fil, et d'un décimètre au plus de longueur, terminé postérieurement par un enchaînement d'articulations ovariennes plates, qui peut acquérir une longueur de deux à trois cents aunes **, car son développement est indéfini, telle est l'idée générale que l'on peut se faire de la structure du ténia. La tête *a* se distingue par quatre orifices

(*) Le nom de *ver solitaire* a été donné, pour la première fois, au ténia de l'homme, en 1699, par Andry (Préf., pag. 9 et 28 *de la Gén. des vers*, éd. de 1741), parce que, dit-il, il est ordinairement seul de son espèce dans un individu. Arnault de Villeneuve l'avait appelé *solium*, ce qui, en supposant une faute de copiste, aurait la même signification. Le mot de *ver solitaire* est passé dans la nomenclature, et il a été adopté généralement. *Taenia* et non *Toenia*, de ταινία, signifie ruban ; cette désignation du *ver solitaire* date de Columelle. Quant à la solitude et l'isolement du ver solitaire, c'est une opinion préconçue. Le ver solitaire coexiste toujours soit avec les ascarides vermiculaires, soit avec les lombrics, et souvent avec ses congénères. L'ancienne bonne de mon ami M. Hartel a depuis longtemps le ver solitaire, qui la tourmente et puis la laisse tranquille ou la quitte pour la reprendre un peu plus tard. Je l'ai traitée par la racine de grenadier plusieurs fois : la seconde fois, au lieu de rendre, comme auparavant, des longueurs de ver solitaire, elle a rendu des milliers de petits ascarides vermiculaires. Chez plusieurs autres femmes que j'ai traitées pour le ver solitaire, qu'elles avaient réellement, les premiers verres de racine de grenadier ont fait rendre un ou deux gros lombrics. Enfin il s'est présenté à notre consultation un brave réfugié polonais, qui écrit aujourd'hui l'histoire de la révolution polonaise, et qui était certainement envahi par les deux espèces à la fois de vers solitaires de l'homme, le *Taenia solium* et le *Taenia lata*, dont il rendait les fragments enlacés les uns autour des autres.

(**) *Taenia tricenum pedum et plurium in longitudine*. (Plin., lib. 2, cap. 55.) *Consultez*, pour de plus grandes dimensions, Linné, Goeze, Andry, Boerrhaave, Muller, etc. J'en ai vu rendre plusieurs qui, entassés, occupaient toute la capacité d'un flacon d'un quart de litre ; et ils n'étaient pas complets.

buccaux diamétralement opposés et équidistants, et situés sur l'é-
quateur de cette sphère ; ils communiquent avec le canal intestinal
central ; un peu plus haut se trouve, chez certaines espèces, une
couronne de crochets, et quelquefois au centre un suçoir rétractile.
En arrière, cette tête se rétrécit en un long cou b, qui est le véritable
corps dont la série des articulations semblerait le ventre. Nous avons
fait observer plus haut que, chez les helminthes, la portion thoracique du corps n'en forme que la minime partie (1027) ; tandis que
la partie abdominale, consacrée au développement de l'appareil ovarien, semble former la totalité du corps même. Chez le ténia, les
mêmes rapports de développement subsistent ; mais l'ovaire n'est
plus qu'une annexe, et non une portion intégrante de l'abdomen ; le
canal intestinal s'arrête et débouche là où les articulations ovariennes
commencent ; c'est la queue du serpent à sonnettes, dont chaque
crotale serait une articulation ovarienne. Quand le ténia est animé
de la tendance de reproduction, car les ténia sont hermaphrodites et
se suffisent à eux-mêmes, il leur pousse, à l'extrémité du corps, un
de ces organes que la fig. 5 représente dans leurs dimensions les
plus grandes. Cet organe est une gemme ou articulation, ayant une
circulation à part ; mais c'est une gemme pleine d'œufs, comme
la gemme des plantes, que nous nommons le fruit. On distingue, sur
un de ses côtés, l'ouverture vaginale par où les œufs s'échappent au
dehors 1054). Cette articulation peut se détacher du corps, sans que
l'animal ait perdu la propriété d'en reproduire d'autres ; mais, si elle
reste adhérente, c'est elle qui se reproduit et se régénère, en enfan-
tant une autre gemme qui se soude avec elle bout à bout, ou plutôt
qui reste empâtée sur la gemme maternelle, dont elle continue la série, pour produire une gemme de troisième création à son tour, laquelle produira de même, et ainsi de suite à l'infini, si la capacité du
corps de la proie permet à son parasite un développement illimité.
La fig. 5 représente une série de six gemmes semblables, avec leurs
oscules, ou ouvertures vaginales. tournés tous du même côté. Cette
dernière circonstance est une exception ; car, en général. et lorsque
le développement n'est pas entravé dans sa marche par des causes
d'avortement, ces articulations ovariennes se forment d'après la loi
d'alternance que nous avons fait connaître chez les tiges articulées
des végétaux et chez les membres articulés des animaux. De même
que les feuilles des graminées alternent entre elles, de même que l'a-

rête, ou ligne angulaire du tibia, alterne avec la ligne âpre et anguleuse du fémur, ou celle du cubitus avec celle de l'humérus, de même l'oscule, ou ouverture vaginale, de chaque articulation ovarienne du ténia est placé sur le côté opposé à l'oscule de celle qui la suit et de celle qui la précède. Ainsi qu'on le voit sur la fig. 6, on trouve des articulations chez qui l'organe ovarien multiple a produit deux et quatre oscules, un pour chaque ovaire particulier.

1064. En conséquence, chaque articulation du ténia est un fruit rempli de graines plutôt qu'une gemme ; c'est une grappe d'œufs enfermée dans son utérus spécial ; c'est un tissu destiné à propager l'animal, et non à le nourrir ; un tissu destiné à se détacher du corps de l'animal même. Le ténia se rajeunit en s'en dépouillant ; et quand le malade rendrait des milliers de ces ovaires, il n'éprouverait pas le moindre soulagement, bien au contraire ; il n'en conserverait pas moins, dans ses flancs, l'helminthe possédant son intégrité individuelle, et également animé de sa première voracité. La sortie de ces articulations ovariennes ne prouve qu'une seule chose, qui est que le malade en est infesté, et qu'il en porte l'auteur dans ses entrailles. C'est en ce cas que l'on peut établir ce raisonnement, qui est absurde dans tous les autres (993, 7°) : *Il en rend, donc il en a encore.* Ces articulations détachées du corps du ténia, quand elles sortent isolées les unes des autres, ont été, de temps immémorial, désignées sous le nom de *vers cucurbitains*, à cause de leur ressemblance avec certaines graines de cucurbitacées (*). C'est au moyen de ces ovaires détachés que le ténia avise à la propagation de l'espèce ; car, rendus par les selles, ces œufs vont se confondre avec la poussière, et se disséminent ensuite dans le corps des divers habitants du pays ; on est témoin alors d'une épidémie vermineuse, d'une contagion du ténia. Ces épidémies sont fréquentes en Suède, en Russie, à Turin et dans la Hollande.

1065. Nous venons de dire que certaines articulations sont doubles et quadruples des autres, sous le rapport de l'organisation, et qu'elles ont alors, à l'extérieur, deux, trois et quatre oscules. Or, si chacun de ces compartiments devenait fécond sur place, et engendrait comme il a été engendré, dès ce moment, il se ferait là une espèce de bifurcation, et le ténia semblerait bifide et à deux queues.

(*) Οἷον σικύου σπέρμα, Hipp., *de Morbis.* — *Vermes cucumerini* auctorum.

ainsi que cela arrive chez les lézards, dont la queue repousse, après qu'on l'a coupée. Si, d'un autre côté, le bout opposé présentait quelque chose d'analogue sur son dernier segment, on croirait voir un ver d'une espèce nouvelle, munie d'une tête à deux mâchoires, et d'une queue bifide (*). Dans le temps de la croyance aux prestiges du diable, il n'en fallait pas davantage pour crier au maléfice, quand on voyait un malade rendre un produit aussi monstrueux ; et nous pensons que le monstre que Jean Wier, médecin du duc de Clèves, a figuré dans son livre, *de Præstigiis dæmonum*, avec un bec de canne, et qu'Ambroise Paré copie (page 755, éd. ci-dessus), n'était autre chose qu'une de ces déviations des concaténations du ténia. Quoi qu'il en soit, nous avons là, dans ce phénomène de déviation organique, une analogie de plus de la structure du ténia avec les dichotomies des végétaux et des polypiers flabelliformes.

1066. Le célèbre anatomiste Winslow a cru voir les injections colorées se frayer une route, par un canal intestinal qui traverserait, comme une ligne médiane, toute la longueur de la concaténation des articulations. C'est une erreur d'optique très-certainement ; car si le canal intestinal de l'animal traversait toutes ces articulations, en sorte qu'elles fussent toutes entre elles en communication directe par le tube alimentaire, il ne pourrait pas s'en détacher une seule, sans que l'intégrité du ver fût détruite. Du reste, une anatomie plus fine et faite avec plus de précautions démontre le contraire.

1067. Quand le ver veut se nourrir, il s'attache, il se cramponne aux parois intestinales, en y implantant sa couronne de crochets, s'il en possède. Aussitôt après, il applique une de ses quatre bouches contre la surface qui lui correspond, et l'attire à sa hauteur par un pli, qui permet à la bouche suivante de l'attirer à son tour et de s'y appliquer de la même manière, ce qui met le pli d'adhérence à la proximité de la troisième bouche, et celle-ci en fait autant pour la quatrième. Dès ce moment, la tête du ténia est entièrement plongée, pour ainsi dire, dans les tissus vivants, sur une place qu'il déchire par ses crochets, et qu'il épuise par une succion incessante. On conçoit par là combien les tortures du malade doivent être terribles, et combien les symptômes du mal doivent être variables, selon que le ver s'applique à telle ou telle hauteur du tube alimentaire, qu'il

(*) Voy. *Encyclop.*, pl. 41, fig. 7. — Bremser, Atlas de Leblond, pl. 4, fig. 10.

rencontre tel ou tel centre nerveux, qu'il a affaire à telle ou telle
constitution individuelle, à tel ou tel tempérament. Les tortures qui
sont du fait de l'échinorhynque (1044) ne sont qu'un faible diminutif
des tortures produites par le ténia. 1° J'ai vu des cas de violente
hystérie, de convulsions démoniaques, d'épilepsie, de marasme, de
tétanos, de miséréré, qui étaient l'œuvre de ce monstre (*). 2° Aubert,
médecin à Genève, a décrit une tumeur dans un testicule, qui avait
tous les caractères syphilitiques, et qui était produite par la présence
du ténia, chez un homme qui n'avait jamais gagné la maladie véné-
rienne (**). 3° Je soigne une jeune personne qui, il y a trois ans, fut
atteinte de convulsions si violentes, qu'elle se mettait à courir les
champs la tête perdue. Les convulsions la reprenaient à des époques
indéterminées. Le médecin du lieu avait l'imprudence de rire de ces
accès, en les caractérisant plaisamment du nom d'accès hystériques. Lorsqu'on la confia à mes soins, je fus au premier abord porté
à croire qu'elle était atteinte d'une maladie de cœur ; une étude plus
suivie me démontra que la cause de ces désordres, qui n'avaient pas
le moindre rapport avec des accès hystériques, n'était autre qu'un
ténia volumineux. Quand le ténia s'attachait à la paroi de l'estomac
qui avoisine la région du cœur, le malade éprouvait des palpitations
violentes accompagnées de détonations semblables aux détonations
lointaines de la foudre ou du canon. L'usage de l'eau-de-vie camphrée délogea le ver de cette place, il redescendit dans le côlon et y
occasionna de violentes coliques. L'ingestion du laitage ou des sucreries le faisait remonter dans l'estomac d'où il lançait sa tête jusqu'à la gorge de la malade, qui éprouvait alors une constriction et des
picotements insupportables : un petit verre d'eau-de-vie camphrée
le faisait redescendre tout aussitôt, et c'est ainsi que cette jeune
personne, de la conduite la plus régulière et de la plus grande sobriété, est condamnée à se soulager, jusqu'à ce que guérison complète advienne. Avant ce traitement, elle était prise de faims-calles,
qui ne lui laissaient ni repos ni trêve ; elle se levait même la nuit
pour apaiser les douleurs de la faim qui la torturait.

4° M. Eugène Delion, demeurant 38 bis, rue des Marais, nous a

---

(*) Voy. *Journ. de Méd.*, 1763, tom. 18, pag. 441 ; — 1781, tom. 56, pag. 115 ; — 1787,
tom. 60, pag. 22 ; — 1790, tom. 84, pag. 40.

(**) *Ibid.*, 1815, tom. 47, pag. 275. *Voy.* de plus Andry, *de la Génér. des vers.*

transmis un cas de guérison d'épilepsie qui n'était due qu'à la présence d'un ver solitaire. Ce cas est attesté par le malade et sa femme, par un conseiller de la mairie de Chervey (Aube) où le fait s'est passé, par six habitants de cette commune avec légalisation de leur signature. Le nommé Plançon, de la commune de Chervey, était atteint depuis un an d'une maladie qui avait résisté à toutes les prescriptions des médecins du pays. Alarmé par les effets progressifs du mal, et sur l'invitation même des médecins, il se décida à venir à Paris réclamer les soins des maîtres de la science. Il s'adressa à M. Gerdy, qui le fit entrer à la Charité, et déclara au bout de quelques jours que le malade étant atteint d'épilepsie, sa femme ferait bien de le conduire à Bicêtre, le mal étant incurable ; à cette époque les attaques se reproduisaient tous les huit jours. La proposition n'ayant pas été acceptée par la femme du malade, elle se décida, sur l'avis de M. Eug. Delion, à soumettre son mari au traitement prescrit dans nos ouvrages, et le succès en a été si marqué, que, le 5 mars 1845, en deux mois de traitement, Plançon s'est trouvé débarrassé de sa cruelle maladie après avoir rendu un ver solitaire complet. Si ce malade retombait et éprouvait une récidive, il serait évident que cette recrudescence serait due au développement d'un nouveau ténia.

5° Nous guérissons tous les jours des hydropisies, des ictères, des gastrites, des maladies de cœur, des vomissements même analogues à ceux qu'occasionne le squirre du pylore, etc., en traitant ces maladies par les vermifuges des lombrics et ensuite par ceux du ver solitaire ; et dans le plus grand nombre de cas nous faisons rendre le ténia. Dans presque tous nous obtenons un soulagement instantané.

Admettez, en effet, que le ver solitaire implante sa tête dans la paroi des intestins, ne favorisera-t-il pas ainsi une sécrétion séreuse qui viendra s'accumuler dans le péritoine, surtout si le point d'application intéresse les aboutissants du foie? Admettez que la tête du ténia s'engageant dans le voisinage et au-dessous du canal cholédoque, ses concaténations se pelotonnent dans le duodénum, et y forment un piston, la bile ne remontera-t-elle pas dans l'estomac, et de l'estomac à la gorge, avec toutes les colorations que le bol alimentaire non digéré est en état de revêtir, lorsque le peloton prendra son mouvement de va-et-vient? C'est alors que l'on pourra entendre, en auscultant, des espèces de détonations qui se traduiront au dehors par des éructations étouffantes. Si le ver se fixe dans l'estomac, de quelle affreuse gastrite ne sera-t-on pas atteint, avec crampes, étranglements, éructations, convulsions? etc. Si sa tête s'engage vers l'orifice cardiaque : hoquets violents ; si elle s'engage dans le point d'adhérence des intestins au mésentère, dans un ganglion nerveux qui émane immédiatement des racines de nerfs de la moelle épinière : convulsions, tétanos, épilepsie, manie, et tout le cortége enfin des maladies nerveuses, qu'à la même place une simple piqûre d'épingle produirait tout aussi violemment que la piqûre du ténia. Ces conséquences sont si immédiates, qu'on ne saurait en révoquer en doute l'évidence, une fois qu'on a admis l'hypothèse de ces déplacements du ver.

1068. Le mécanisme par lequel le ténia est en état de produire le miséréré, en interceptant le passage des matières fécales, s'explique facilement par la manière dont les segments ovariens se disposent à la suite les uns des autres. En effet, ces segments n'étant pas traversés par le canal intestinal, doivent s'appliquer les uns sur les autres par des tours de spire indéfinis, les anses intestinales tendant sans cesse à imprimer aux nouveaux segments la direction qu'ont prise tous les autres ; et, d'un autre côté, aucune fonction des organes essentiels à la vie de l'helminthe ne les intéressant de façon à les dédoubler. Or, qu'on s'imagine une centaine de mètres de ruban d'un centimètre de large, et d'aussi peu d'épaisseur qu'on puisse leur supposer, enroulés en un peloton compacte (*) ; en faudrait-il davantage pour obstruer un intestin, même le côlon, et à plus forte raison, l'intestin grêle, et par conséquent pour forcer la matière fécale à rebrousser chemin, et à se rejeter au dehors par le vomissement? Si le malade et le médecin ne soupçonnent pas l'auteur de ce désordre, la maladie prendra le nom de *colique de miséréré.*

Nous le répétons, le ténia n'a pas besoin autrement de dévider ce peloton d'ovaires ajoutés bout à bout, et qui, une fois développés, ne font plus que mûrir leurs œufs, sans rendre en rien, au vrai corps de l'animal, la nutrition qu'ils en reçoivent ; leur destination étant la dissémination, ils se détachent à la file les uns des autres, en *vers cucurbitains*, dès qu'ils ont été mûris par l'incubation.

____

(*) Andry en a donné une figure qui représente le ver ainsi pelotonné. *Loc. cit.*, tom. 1, pag. 55, éd. de 1741.

1069. On a divisé les divers ténia en deux groupes principaux, les ténia à trompe rétractile, et les ténia qui n'auraient pas de trompe de ce genre-là. Nous pensons que cette différence ne dépend que d'un mouvement musculaire de l'helminthe, que les uns auront surpris au moment où il allongeait sa trompe, et les autres au moment où il la rengainait. Quant à la couronne de crochets dont les uns seraient armés et les autres privés, c'est encore là, dans le plus grand nombre de cas, une différence d'habitude du corps; car un organe d'une telle importance peut momentanément se réduire à de moindres dimensions, mais il ne disparaît jamais tout à fait. Le ténia le mieux armé paraît dépourvu de sa couronne de crochets, dès qu'il se retire et qu'il rentre, pour ainsi dire, en lui-même, comme le font les polypes tentaculés.

DIVERSES ESPÈCES DE TÉNIA.

A. *Ténia de l'homme*

1070. Ténia cucurbitain, ver solitaire (*Tænia solium* Lin.), pl. 16, fig. 5 de cet ouvrage. Ce ténia, le plus anciennement décrit, cause à l'homme les plus cruelles tortures, et souvent même la mort, par la perforation des parois intestinales. Il est très-commun dans les pays marécageux, en Hollande, en Livonie. C'est celui dont les articulations ovariennes, rendues par les excréments, ont été prises, par bien des observateurs, pour des vers complets, qu'ils ont nommés *vers cucurbitains*, à cause de leur ressemblance avec des graines de certaines cucurbitacées. La tête de ce ver a quatre oscules opposés, croisés, et sur le devant une couronne de crochets; ses concaténations atteignent quelquefois plusieurs centaines d'aunes de longueur. Le malade qui en est envahi maigrit et tombe dans le marasme, tout en mangeant avec une incessante voracité: il éprouve à jeun des douleurs atroces d'estomac, qui s'apaisent par l'ingestion des aliments. Mais si la tête du ver s'engage dans quelque centre nerveux, alors le mal se complique de tous les symptômes des convulsions de divers noms et du caractère le plus effrayant.

1071. Ténia large (*Tænia vulgaris* Lin.; *Tænia lata* Rud.; **Botryocephalus hominis** Lamk.). Il paraît que la tête de ce ténia n'a que deux oscules ou orifices buccaux opposés, au lieu de quatre. On le dit endémique en Russie, à Dorpadt surtout, en Suisse, etc. Ne serait-ce pas une déviation de l'espèce précédente, un accident d'organisation? Quand on voit le *Tænia solium* acquérir une bifurcation ovarienne, on peut bien supposer qu'il puisse naître avec deux oscules au lieu de quatre; deux et même un seul lui suffiraient amplement pour alimenter son estomac. Quoi qu'il en soit, cette forme produit sur le corps humain les mêmes effets morbides que le ver solitaire.

N. B. Si l'on n'avait que des fragments d'un ténia, pour le décrire, on s'exposerait à faire autant d'espèces de ces helminthes, que le fragment qu'on aurait sous les yeux serait pris à une plus grande proximité de la tête: car les articulations ovariennes sont d'autant plus longues et plus larges, qu'elles sont plus près de leur maturité. Or l'étude analogique des organes ovariens nous indique suffisamment que ces anneaux doivent mûrir à fur et mesure que ceux qui les devancent se détachent: en conséquence, que ces anneaux doivent être d'autant plus courts, qu'ils sont plus près de la tête; en sorte qu'à une certaine distance, ces segments ont l'air de simples rides.

B. Ténia des animaux.

1072. Les brebis, les bœufs, les chevaux, les chiens, les animaux domestiques enfin, sont sujets à être envahis par des ténia, dont on a fait tout autant d'espèces qui ne nous paraissent distinctes que par des différences d'âge et d'habitation, c'est-à-dire, de nutrition. Le ténia de l'outarde offre un caractère assez saillant, dans les prolongements filiformes dont chaque segment ovarien est armé sur un même côté de l'helminthe; Bloch l'a nommé pour cette raison, *Tænia villosa*. Le *Tænia nodulosa* (*tricuspidaria* Lamk.), que l'on trouve dans les intestins de la perche, etc., se distingue par deux aiguillons tricuspides qui sont placés au-dessous des deux lobes de la tête. Il serait inutile, au but que nous poursuivons, d'entrer plus intimement dans les détails de ce sujet; nous nous contenterons d'indiquer que le *Tænia ovina* habite les intestins des agneaux; le *T. denticulata*, ceux des vaches et des bœufs; le *T. pectinata*, ceux des lièvres et lapins; le *T. perfoliata*, le cæcum et le côlon des chevaux; le *T. canina*, les intestins grêles du chien, le *T. infundibuliformis*, les intestins du faisan, de l'outarde et du canard, etc.; et nous passerons à un point de la question qui intéresse beaucoup plus la physiologie nosologique.

2ᵉ Genre : **HYDATIDE** (*Hydatis* Lamk. ; *Taenia* Lin. ; *Cysticercus*
Rudolphi).

1075. Nous venons de démontrer que les *vers cucurbitains* ne sont
que des articulations du ténia développées au bout les unes des
autres ; chacune de ces articulations peut être considérée comme un
ovaire ou un utérus complet indépendant de tous les autres. Quand
ces articulations se détachent, comme un organe mûr, de l'animal
qui les supporte, elles sont bientôt expulsées avec les matières fécales , pour aller confier aux chances de la décomposition ou de la
dissémination les œufs qu'elles recèlent et mûrissent. Mais ce mode
de propagation de l'espèce n'est certainement pas le mode normal ;
il ne doit être considéré que comme un accident indépendant de la
prévoyance de l'helminthe. En effet, les animaux du bas de l'échelle
ont l'instinct de déposer leurs œufs dans les tissus qui conviennent
à leur incubation et à la nutrition du petit qui doit en éclore. Donc
le ténia, ainsi du reste que tous les autres helminthes, doit chercher
à confier ses œufs aux tissus vivants qu'il dévore lui même ; il ne
s'agit que de le surprendre sur le fait. Or, demandons-nous *à priori*
sous quels traits s'offrira à nous le petit ténia, au sortir de son œuf
(et cette question, jamais jusqu'ici les observateurs n'ont eu l'idée de
se la poser). Les fœtus n'ont pas encore d'organes générateurs appréciables ; le petit ténia ne devra donc pas encore présenter une concaténation d'ovaires appréciable à notre vue : il en sera réduit à ce
que nous avons considéré comme le corps proprement dit du ténia,
à ce que les naturalistes appellent son cou effilé surmonté de la tête.
Mais ce corps lui-même sera d'autant plus petit, par rapport à la
tête, que le ténia sera plus jeune ; car chez tous les fœtus le développement commence par l'organe céphalique. Eh bien, représentons-
nous maintenant d'une manière graphique le ténia dépouillé de sa
longue concaténation ovarienne, réduit à son cou pointillé de spirales d'hexagones noirs, cou peu développé encore et se terminant
en une grosse tête munie de ses quatre oscules et de sa couronne
de crochets ; et quand notre figure d'imagination aura été terminée,
confrontons-la avec la fig 6, pl. 40, de l'*Encyclopédie*, que nous
avons reproduite sur la pl. 16, fig. 7, de cet ouvrage, et nous reste-
terons convaincus que l'helminthe que nous venons de dessiner, à

l'état de sa plus grande jeunesse, est exactement le même que l'helminthe libre de l'hydatide du cerveau du mouton, ou de toute autre hydatide ; c'est-à-dire que l'hydatide n'est autre que l'œuf éclos du ténia. Car deux formes identiques dans leur organisation ne sauraient appartenir à des êtres de différente origine.

1074. De même donc que les autres helminthes (1001), le ténia doit confier à d'autres tissus que ceux du canal intestinal, où il s'alimente, ses œufs, au moyen desquels la nature propage son abominable race. Ce résultat inattendu du raisonnement par induction et par analogie éprouvera sans doute une certaine défaveur, et ne sera pas admis, sans avoir passé par les phases de la répugnance, parce qu'on se demandera, sans trop pouvoir s'en rendre compte, comment et par quelle voie de communication les œufs du ténia auront pu se faire jour, du canal alimentaire, dans les organes les plus éloignés et les plus profonds. Cependant la possibilité du fait résulte de sa réalisation dans d'autres circonstances ; et puisque les lombrics sont en état de résoudre ce problème, pourquoi les ténia ne le feraient-ils pas ? N'ont-ils pas également, par devers eux, tout ce qu'il faut pour inoculer leurs œufs dans un tissu contigu, ou pour les confier au torrent de la circulation générale ?

1075. En effet, ce n'est pas pour aller disséminer les œufs qu'elle recèle, hors du corps des animaux, que l'articulation ovarienne du ténia est douée d'un oscule vaginal. La dissémination n'en aurait pas moins lieu, au moyen de la décomposition putride de ses parois, si cet ovaire était resté imperforé. La nature ne crée pas ainsi des organes inutiles et sans destination. D'un autre côté, l'observation directe nous a appris que, de cet oscule, on voit sortir quelquefois une espèce de pénis, qui pourrait bien être un organe perforateur analogue à celui des strongles et de l'ascaride ; les filaments qui partent de chaque segment du ténia de l'outarde auraient dans ce cas la même destination. Quand donc le ténia veut confier ses œufs à la substance intime d'un tissu contigu au canal alimentaire, ou au torrent de la circulation, il a par devers lui deux moyens de perforer la paroi de l'organe ou la tunique de la veine : d'abord l'action de ses crochets céphaliques, et ensuite celle de chaque pénis exsertile de ses anneaux ovariens ; l'oscule de l'anneau, s'appliquant, comme une ventouse, sur l'orifice de la perforation tenue béante, y déversera les œufs dont il est plein, et qu'il a mûris dans son sein ; l'incubation fera ensuite le reste. Ph.-J. Hartmann (*), ayant voulu disséquer un chien qui jusque-là avait été lourd et paresseux, n'eut pas plutôt plongé son bistouri dans les parois de l'abdomen, que le chien rendit deux vers larges entrelacés l'un dans l'autre. Il découvrit, dans le *jejunum*, deux empreintes assez larges, sèches et dures comme deux escarres, dans les enfoncements desquelles la tête du ténia s'était engagée. Ce chien, quoique charnu, n'offrait aucune trace de graisse. Dans le voisinage du pylore il trouva une tumeur contenant différentes cavités ou cellules glissées d'où le stylet amena une vingtaine de petits vers plats entortillés, déliés comme des fils et longs d'un demi-pouce. Ce chien, de petite stature, avait le cœur plus gros que celui d'un veau. Un mois plus tôt, Hartmann avait trouvé ces petits vers sous la forme d'hydatides. Quant à l'hypertrophie de cœur de ce chien, il est impossible de ne pas lui assigner pour cause le parasitisme de ces vers solitaires.

1076. Supposons donc que, se glissant dans le canal cholédoque, le ténia vienne à déposer de place en place, et de perforation en perforation, dans la substance du foie, les produits de ses diverses articulations ovariennes, il est évident que chaque perforation renfermera un assez grand nombre d'œufs dans le sein de sa cavité. Les bords de la plaie se rapprochant et se soudant de nouveau, cette cavité prendra les caractères d'un kyste rempli d'œufs. Mais ces œufs grandiront par les progrès de l'incubation ; les petits éclos, s'attachant aux parois qui les couvent et les emprisonnent, leur imprimeront, par leur succion, une impulsion de ce développement, dont nous avons eu tant de fois déjà l'occasion de décrire le mécanisme, sous l'influence des insectes suceurs (909). Le kyste, c'est-à-dire, la cavité artificielle, grandira donc avec les vers qu'elle recèle, et ses parois ne seront pas distinctes de celles du tissu envahi ; seulement elles prendront des caractères d'organisation et de solidité différents de ce qui les entoure ; nous aurons alors les hydatides du foie ou une hydropisie ascite.

1077. La ladrerie du cochon provient de la présence de milliers d'hydatides incrustées dans le lard et les chairs, sous forme de petites vésicules blanches, qui ont l'air de grêlons implantés dans les muscles ; ce qui faisait que les Latins désignaient cet état morbide

sous le nom de *caro grandinosa*, *corpus grandinosum* : comme l'on
dit, en province, d'un individu atteint de la petite vérole : *il lui est
tombé de la grêle, il lui a grêlé, il est grêlé*. Ces hydatides, d'après
notre hypothèse, seraient arrivées là, de la même manière que les
trichina ou œufs du lombric (1003).

1078. Que si le ténia confie, par de semblables perforations, ses
œufs au torrent circulatoire, l'incubation ayant lieu dans les vaisseaux
qui charrient ces germes, les petits ténia s'attacheront aux parois
de la tunique ; dès l'instant qu'ils seront éclos, ils y détermineront
une varice ou un anévrisme, varice ou anévrisme qui, à la suite, ou
par le développement indéfini des parois attaquées, pourra prendre
les caractères d'un kyste à son tour, si les bords se rapprochent et se
soudent. Mais enfin, si le torrent de la circulation transporte ces
œufs jusque dans le voisinage de la pulpe cérébrale, cette colonie de
vampires, établie dans un milieu aussi délicat et dans des vaisseaux
d'aussi petit calibre, y déterminera bien plus vite une cavité, qui
prendra tous les caractères d'une poche et d'un kyste *sui generis*.
N'avons-nous pas vu les larves d'insectes transformer en pareilles
poches, par leur seule incubation, les tissus qu'elles métamorphosent
alors en organes de la nature la plus anormale (759)? Toutes ces inductions se tiennent par un fil si simple à dévider, qu'on les prendrait
pour les résultats d'une observation directe. Ceux qui auront recours,
comme nous, aux figures des deux ordres de phénomènes, figures
dont les bornes de cet ouvrage ne nous permettent pas d'enrichir ce
travail, ceux-là n'auront pas besoin d'une démonstration plus détaillée, afin de se convaincre de la justesse de ces rapprochements. Au
reste, Linné, qui classait d'inspiration, n'ayant pas le temps de le
faire à l'aide d'une patiente observation, Linné n'avait pas hésité à
mettre les hydatides au rang des ténia, comme espèces microscopiques. Ses imitateurs voulurent aller plus loin, et ils n'ont jamais
fait qu'agrandir le cercle des inattentions de ce grand homme ; les
imitateurs ne suivent en général le modèle que dans ses écarts ; car
c'est là seulement qu'on trouve quelque chose de nouveau à dire,
quelque lacune à combler. Linné avait séparé, comme espèce distincte, l'œuf, de l'individu ; ses imitateurs les ont séparés, comme
genres et comme familles : c'est ainsi, en tout, qu'ils ont fait du
nouveau.

A. Évaluations des caractères spécifiques assignés aux diverses Hydatides.

1079. HYDATIDE GLOBULEUSE (*Hydatis globosa* Lamk.; *Cysticercus tenuicollis* Rudolp.; *Tænia hydatigena* Pall.; *Encycl.*, pl. 39, fig. 1-5). C'est un ténia encore à l'état fœtal et portant encore à l'extrémité de son corps, comme un renflement sphérique, le vitellus qui a servi à son incubation ; ce vitellus, qui fait corps avec la partie postérieure de son corps, s'en détache ensuite comme une première articulation ovarienne, et alors l'hydatide est un vrai ténia. Le kyste qui renferme ces petits fœtus n'est que leur nid pris, pour ainsi dire, aux dépens des organes de l'animal envahi. Toute larve qui vit dans le sein d'un organe y produit un développement kystique. On a trouvé cet état du développement du ténia dans le péritoine et dans la plèvre des ruminants, du porc, etc., d'où sans doute, à un certain âge, il revient, en perforant les parois contiguës, dans les intestins d'où il était parti. A l'époque de l'observation qui a donné lieu à la création de cette espèce, la vésicule caudale (vitellus, d'après nous) avait la grosseur d'une noix.

1080. HYDATIDE PISIFORME (*Hydatis pisiformis* Lamk.; *Cysticercus pisiformis* Rud.; *Encycl.*, pl. 39, fig. 6-8). Ce n'est que la même espèce que la précédente, observée à un état beaucoup plus jeune encore, et dont le vitellus, moins vésiculaire, en était réduit à la simple grosseur d'un pois. L'observation qui a donné lieu à la création de cette espèce a été prise sur des individus trouvés dans le foie du lièvre, du lapin, et quelquefois de la souris.

1081. HYDATIGÈRE TÉNIACÉE (*Hydatigera fasciolaris* Lamk.; *Cysticercus fasciolaris* Rud.; *Tænia vesicularis fasciolata* Gœz.; *Encycl.*, pl. 39, fig. 11-17). C'est l'espèce précédente arrivée à un développement de six à sept pouces, et présentant alors tous les caractères du ténia adulte, mais conservant encore à l'extrémité du corps sa vésicule vitelline. On l'a trouvé sous cette forme dans le foie des rongeurs, du rat, de la souris ; par ses anneaux tétragones, il rappelle les caractères du *Tænia expansa* des moutons.

1082. Quand on a trouvé cet âge du ténia dans le péritoine du cheval, on en a fait l'hydatigère chalumeau (*Hydatigera fistularis*) ; et, dans les aponévroses des muscles de l'homme, du singe, etc., l'hydatigère lancéolée (*Hydatigera cellulosa*).

1083. Cénure cérébral *(Cœnurus cerebralis* Lamk. et Rudolp.; *Tænia vesicularis* Lin.). C'est l'état fœtal le moins avancé, alors que les anneaux sont encore à l'état rudimentaire, et que, par conséquent, la vésicule vitelline se distingue moins du reste du corps; l'helminthe entier ne dépasse pas alors quatre millimètres: et comme il n'est pas encore tout à fait détaché des membranes de l'œuf, et que le chorion de l'œuf adhère lui-même aux tissus qui ont servi à son incubation, il s'ensuit que tous ces petits ténia ont l'air de faire corps avec la cavité kystique qui les renferme, cavité dont les parois sont prises aux dépens des tissus de l'animal envahi. On le trouve en cet état dans le cerveau du mouton.

1084 Echinocoque de l'homme (*Echinococcus hominis* Lamk. et Rudolp.; *Nouvel atlas* de Bremser, par Leblond, pl. 10, fig. 1-8). C'est l'espèce précédente trouvée dans le cerveau de l'homme et observée sous un jour différent. Les helminthologues qui l'ont observé de leurs propres yeux ont cru voir, dans le corps de cet helminthe, des petits renfermant d'autres petits, etc. Ces prétendus fœtus sont les cellules du corps du ver, cellules dans le sein desquelles apparaissent d'autres cellules, et ainsi de suite, jusqu'aux limites de l'ampliation de nos instruments grossissants.

1085. Echinocoque des vétérinaires (*Echinococcus veterinorum* Lamk. et Rud. ; *Tænia socialis granulosa* Goez. : *Encycl.*, pl. 40, fig. 9-14). Un des plus jeunes états du ténia trouvé dans le péritoine et autres viscères des moutons, veaux, porcs, singes, dromadaires, etc.

1086. Acéphalocystes. Laennec a donné ce nom à des corps vésiculaires d'un développement anormal, mais qui ne portent aucun caractère d'animalité et de vitalité propre, et n'offrent aucun organe qui en interrompe l'uniformité : vésicules de grandeur variable, groupées en grappes ou isolées en forme de tubercules, distendues à l'intérieur, soit par un tissu cellulaire lâche et aqueux, ou compacte et coloré en jaune, ou charnu, soit par un liquide albumineux, louche ou limpide : c'est assez dire que ce sont des produits du parasitisme de quelque larve ou helminthe, et non des helminthes proprement dits. Chez les végétaux, les galles, bédegars, etc., seraient des acéphalocystes, si l'on n'avait pas pu découvrir l'insecte qui en est l'auteur ; chez l'homme, le goitre serait considéré par l'école comme une réunion d'acéphalocystes, si cette masse de produits hétérogènes avait été trouvée dans l'intérieur d'un organe. Les reins monstrueux et vésiculeux dont nous avons déjà parlé (1015) auraient été pris pour des acéphalocystes, si l'on n'y avait pas trouvé le lombric, dont la présence les avait ainsi déformés. Lorsque vous rencontrerez quelque chose de semblable dans les viscères d'un animal, rappelez-vous nos principes et supposez-en l'auteur caché quelque part, si toutefois la décomposition cadavérique ne l'a pas mis en fuite ; ne voyez que le produit d'un animal, dans tout ce qui n'offre rien d'un animal. Un animal qui serait privé de tout ce qui caractérise les animaux, c'est une idée impossible et dont l'expression répugne dans les termes ; l'étude de la physiologie végétale doit éclairer dans ce cas les inductions de la physiologie animale ; et dès lors on admettra en principe général que tout kyste, bien loin d'être un animal *sui generis*, n'est que le produit de la succion, de la piqûre, de la présence, du parasitisme enfin d'un animal quelconque. En outre, on peut supposer encore que la plupart des cas d'acéphalocystes observés par les anatomistes n'étaient que des hydatides ou échinocoques encore trop peu avancés, dans l'incubation des œufs qui les produit, pour que les petits ténia aient pu révéler aux yeux de l'observateur les preuves de leur analogie : car les œufs sont aussi des parasites, avons-nous déjà dit bien des fois, comme le sont les helminthes qui en éclosent ; leur incubation seule est donc dans le cas de produire, sur les tissus envahis, des développements anormaux. Or, quand ces œufs sont incrustés dans ces tissus, qui pourrait les y deviner ? ils se confondent avec les cellules du tissu même.

1087. OVULIGÈRE DE L'ARTICULATION DU POIGNET (*Ovuligera carpi* Nob., *Nouv. Syst. de chim. organ.*, deuxième édition, tom. 2. pag. 628, pl. 12, fig. 7-11). — J'ai décrit sous ce nom un produit kystiforme et bilobé, qui se développe principalement à l'articulation du poignet, et renferme, nageant dans un liquide synovial, un très-grand nombre de petits corps blancs, de forme variable, mais qui ne s'écarte pas trop de celle des œufs d'helminthes, et qui se changent en animaux mous que je n'ai pu étudier qu'après leur mort, mais qui m'ont tous paru munis d'un assez long cou, exsertile et susceptible de s'étendre et d'acquérir une longueur aussi grande que celle du corps lui-même. Les anatomistes avaient pensé que chacun de ces corps était une concrétion albumineuse ; leur structure organisée et leur analyse chimique réfutent victorieusement cette hypothèse, qui, du reste, n'était fondée sur aucun autre genre de démonstration, mais sur un aperçu à vol d'oiseau, comme on en faisait tant à cette époque.

B. Effets morbides du développement des Hydatides proprement dites, c'est-à-dire, de l'incubation des œufs des ténia.

1088. Un tel développement, dans les méninges et surtout dans la pulpe cérébrale, ne saurait poursuivre son cours longtemps, sans donner la mort à l'animal qu'il dévore. En sorte que jamais il n'arrivera peut-être de trouver le petit ténia assez bien caractérisé, dans ce milieu, pour qu'on ne puisse révoquer en doute son identité ; l'observation anatomique ne l'y surprendra habituellement qu'à l'état de cénure et d'échinocoque. Mais les symptômes de l'invasion suivront de près l'invasion même ; ils varieront au début selon le lieu d'élection : perte de la mémoire, si l'hydatide se développe sur la partie antérieure des deux lobes cérébraux ; perte de la sexualité, si c'est dans le cervelet ; perte des sens dont la paire de nerfs sera intéressée par la formation du kyste ; tournis, si l'un des deux lobes est envahi seul, et que l'antagonisme de la sensation soit supprimé de la sorte ; céphalalgie d'abord, puis consécutivement délire furieux ou maniaque, convulsions épileptiformes, idiotisme, léthargie, puis désordre consécutif dans la circulation privée de l'influence nerveuse, dans la digestion et la respiration, privées bientôt du complément de l'hématisation ; décomposition progressive, et sur le vivant, des sucs nourriciers, par suite de la désorganisation de l'organe principe de la vie : et enfin mort, pour ainsi dire, par lambeaux.

1089. Si l'incubation a lieu dans les premières voies de l'organe respiratoire : mal de gorge d'abord, toux sèche, dyspnée et puis asphyxie par occlusion. (*Journ. génér. de méd.*, tom. 52, 1807, pag. 148.)

1090. Si les poumons sont le lieu d'élection (*) : asthme, toux

(*) Fréteau de Nantes a décrit une opération d'empyème qui fut suivie, pendant quarante-cinq jours, de la sortie de près de cinq cents hydatides de la grosseur d'une cerise ou d'un œuf de pigeon (*Journ. gén. de Méd.*, de Sédillot, tome 45, page 121, 1812). Le *Journal de médecine pratique* de Londres, 1785, et les *Transactions médicales de Londres*, de 1775, rapportent un cas analogue sur l'opération d'une tumeur dorsale.

Malouet (*Mém. de l'Acad. des sciences*, 1752), Baumès (*Ann. de la Soc. de méd. de Montpellier*, thermid. an 9), Corvisart (dans son Journal même année), Burserius (*Inst. med.*

par quintes, crachats sanguinolents d'abord, puis phthisie pulmonaire, sans crachats purulents. (*Actes de Copenhague*, ann. 1674 et 1675 ; obs. 76 de J. Valent. Willius, à l'occasion d'une épidémie de bestiaux, et d'un enfant mort à l'hôpital de Strasbourg en 1670. — *Thèses pathologiques* d'Haller, tom. 4, pag. 284, obs. de Salzmann. — Séances de déc. 1822, de l'Académie de médecine de Paris.)

1091. Si l'incubation a lieu dans l'estomac : d'abord inappétence, digestions lentes et pénibles ; déjections sans caractère fécal, et, pour ainsi dire, chymateuses et glaireuses ; tension abdominale, douleurs plus ou moins vives aux deux hypocondres, sentiment effrayant comme d'un déchirement, par suite de l'amincissement des parois propres de l'estomac ; et puis, quand l'éclosion aura lieu, expulsion au dehors, par le vomissement, des kystes frappés de mort, si les parois de l'estomac n'ont pas été tout à fait intéressées et sacrifiées dans le développement de la superfétation parasite. (*Journ. de méd.*, tom. 55, 1781, pag. 526, et tom. 84, 1790, pag. 559. — *Journ. de méd.* de Blegny, ann. 2, pag. 75 ; —*Biblioth.* de Planque, tom. 9, pag. 202.)

1092. Si l'incubation a lieu dans le foie, et que la communication avec les divers rameaux du canal cholédoque n'en soit pas interceptée, les hydatides une fois détachées seront rendues par les déjections, et le malade offrira tous les symptômes caractéristiques de l'ictère. James Lind en a vu rendre ainsi près de mille, de la grosseur d'un pois à un pouce de diamètre, avec tous les caractères des *Lumbrici hydropici* de Tyson. (*Journ. de méd. de Londres*, vol. 30, 1789, pag. 76.—*Journ. de méd. de Paris*, tom. 44, pag. 513, 1775 ; tom. 79, pag. 545, 1789 ; tom. 84, pag. 48, 1790.)

1093. Si le duodénum se trouvait obstrué au-dessous du canal cholédoque, les hydatides de l'ictère seraient rendues alors par le vomissement. (*Gazette des hôpitaux*, 17 décembre 1856.)

1094. On en a vu assez fréquemment rendre par les urines, à la suite de douleurs néphrétiques, ou d'un traitement antisyphilitique. (*Journ. génér. de méd.*, tom. 56, pag. 168, 1816 ; J.-C. Lettsom, *Mém. de la Soc. médic. de Londres*, vol. 2, 1789, art. 5.)

1095. Enfin, supposons que, perforant de leur pénis les parois

----

prat., vol. 4, p. 421), ont décrit des cas remarquables d'expectoration d'hydatides. Bonnet (*Sepulcret. anatom.*, lib. 2, sect. 1, obs. 56 ; sect. 2, obs. 58) a signalé des hydatides dans les poumons d'un asthmatique.

intestinales, les ovaires ovariens du ténia lancent leurs œufs dans la cavité péritonéale, l'incubation ayant lieu sur le péritoine ou l'épiploon, sur la membrane externe de l'estomac, du diaphragme, du foie et des ovaires de la femme, etc., l'abdomen ne tardera pas à prendre tous les caractères de l'hydropisie, quoique la cavité péritonéale ne fournisse pas à la ponction la moindre goutte de liquide. (Obs. d'Édouard Tyson, dans les *Transact. philosoph.* de Londres, ann. 1691, art. 6, n° 193.)

1096. Quand les hydatides sont logées assez profondément dans l'épaisseur des parois abdominales, il arrive fréquemment qu'à l'aide de la désorganisation des tissus, par le cautère ou les vésicatoires sur la place correspondante, il se développe une fistule, par laquelle ces hydatides se font jour au dehors. (*Journal des Savants*, ann. 1698, obs. du docteur de Mailly.)

1097. Les hydatides en grappes de l'utérus, telles que les ont figurées, entre autres auteurs, Mme Boivin (*sur la Grossesse hydatique*, 1827), ne nous semblent pas appartenir à cet ordre de faits, mais aux acéphalocystes (1086), ou plutôt à quelque chose d'analogue au cas de cancer utérin, dont nous avons déjà donné la figure (822).

J.-Valent. Willins (*) parle de plusieurs cas d'hydatides en grappes trouvées sous l'aisselle d'un enfant et dans le foie d'un lièvre. (*Voyez* sur l'accouchement d'hydatides en grappes. *Journal des Savants*, 8 janvier 1685 :—*Ephem. cur. nat.*, dec. 2, ann. 6, 1688, obs. 165 ; cent. 3 et 4, 1715, obs. 52 et 111.) Nous sommes porté à croire que ces grappes utérines ne sont autres que le développement insolite et morbide des fibrilles du chorion ; car dans le principe, chacun des rameaux de ces fibrilles est surmonté d'une ampoule (**) ; et ce qui vient à l'appui de notre hypothèse, c'est la description que donne Vallisnieri, dans les *Ephémérides*, cent. 4, obs. 52, des circonstances d'un accouchement. Il sortit d'abord un fœtus monstrueux renfermé dans sa membrane amnios et de la grosseur d'un œuf d'oie : sa sortie fut suivie de la grappe de prétendus hydatides, comme elle aurait été suivie de l'expulsion du chorion. Puis, au bout de cinq jours, la femme rendit en diverses fois des fragments pourris de placenta. La femme dont il s'agit avait quarante-trois ans ; elle était

(*) *Actes de Copenhague*, 1674-1675, obs. 76.
(**) *Voyez* notre *Nouveau Système de chimie organique*. Atlas, pl. 12, fig. 2.

enceinte du fait d'un vieux mari de soixante et dix ans ; fécondation cacochyme : produit dégénéré.

1098. *N. B.* Nous ne nous sommes pas étendu sur d'autres genres d'helminthes qui s'attachent habituellement à la gent aquatique, et qui s'attacheraient avec une égale facilité aux animaux terrestres et à l'homme, si l'occasion s'en présentait ; nous avons passé sous silence : 1° les lernées et les entomodes qui s'appliquent aux branchies, aux nageoires, aux lèvres des poissons, et en couvrent le corps des traces rouges de leurs morsures ; 2° les naïdes, les *lycoris* à mâchoires en scie et cornées et à trompe d'un centimètre de long. Quel ravage ne ferait-pas dans l'estomac un pareil parasite ? aussi les soles, qui en sont très-friandes, ont-elles soin de ne les avaler qu'en commençant par la queue. C'est ce que j'ai plusieurs fois observé sur des soles, dans l'estomac desquelles j'ai rencontré jusqu'à deux *Lycoris margaritacea* Lamk. digérées aux quatre cinquièmes, en commençant par la queue. On s'étonne de trouver, dans un estomac si grêle, un ver si long ; car ceux que j'en ai extraits avaient vingt centimètres de long, et sept millimètres de large : on comptait deux cents anneaux. Chacune de leurs mâchoires, longue de six millimètres, est armée de cinq dents. Ces deux mâchoires, noires et cornées, sont implantées à la base de la trompe, qui les sépare quand elle s'allonge au dehors. Le corps est bordé de poils, un sur chaque bord de l'anneau. La tête est ornée de deux colliers composés de deux rangées de points noirs qu'on a pris mal à propos pour les yeux du ver. Dans nos eaux douces, nous avons comme analogues les naïdes, non moins féroces que les *lycoris*.

D'un autre côté, nous n'avons pas cru devoir nous occuper de certaines espèces d'helminthes qui ne nous paraissent dues qu'à des méprises et à une observation superficielle ; par exemple, le nettorynque (bec de canard), établi par Blainville sur le dessin évidemment apocryphe que le docteur S. Paisley en a publié dans les *Essais et observations de médecine de la Société d'Édimbourg*, 1742, tom. 2, p. 416. Car ce ver, s'il a jamais existé, ne me paraît être qu'un individu à demi décomposé et mal observé du *Botryocephalus clariceps* ou du *B. rugosus* de Lamk ; helminthes de l'anguille ou du saumon, que le malade aura rendus après avoir mangé de ces poissons. Comparez les figures des botryocéphales de l'*Encyclopédie*, pl. 49, fig. 1-5 et fig. 10-11, avec celles des *Essais d'Édimbourg* reproduites dans l'atlas de Bremser. De même la *Spiroptera gallinulæ* de Rudolphi (*Entoz. hist. nat.*, tab. 3, fig. 8. 1810) ne me paraît être que la *Nais littoralis* mal digérée, qui habite les bords de la mer; la bécassine observée par Rudolphi l'aura pêchée ou avalée en dévorant un poisson.

Nous ne comprendrons pas non plus dans les helminthes, et encore moins dans ce genre, le bicorne. *Ditrachyceros rudis* de Sultzer (*), espèce de vésicule surmontée de deux cornes aussi longues que le corps, et hérissées de filaments. Sultzer dit en avoir vu rendre, à la suite d'une douleur fixe à l'hypocondre gauche, et à l'aide de purgatifs, un nombre prodigieux. Il y a eu quelque méprise dans la détermination; ce ver n'a plus été retrouvé depuis. Ne seraient-ce pas des ovaires jeunes de céréales ou autres plantes qui, ayant été ingérés par cette femme, dans une préparation quelconque, se seraient fixés ensuite sur la grande courbure de la panse stomacale, ou dans l'anse inférieure du côlon descendant? Rien ne ressemble plus à ce bicorne qu'un ovaire non fécondé de certaines graminées *Tragus racemosus, Melica cærulescens, Triticum Zea mays* Lin.). On sait que l'on fait dans l'Alsace des fritures avec les épis non fécondés du maïs; la maladie de cette femme n'était peut-être pas autre chose qu'une indigestion de ces sortes de mets.

RÉSUMÉ HELMINTHOLOGIQUE.

1099. 1° Il n'existe pas une seule espèce d'animal, à quelque classe qu'il appartienne, qui n'ait, dans ses flancs, un ou plusieurs helminthes, dans le cas où son mode d'alimentation se trouve favorable à l'incubation des œufs et au développement de ces vers.

2° Les vers intestinaux ont la faculté d'aller pondre leurs œufs dans tous les viscères et dans tous les genres de tissus organisés et vivants.

3° L'éclosion de ces œufs peut faire croire à l'existence d'une nouvelle espèce : car en helminthologie on n'a presque, pour établir des différences spécifiques, que la différence des dimensions et de l'habitation.

(*) Dissertation sur un ver intestinal, etc., par Charles Sultzer, 1801. — *Voyez* la figure extraite de Sultzer, dans le nouvel Atlas de Bremser. 1837. pl. 10, fig. 13.

4° Quand l'helminthe est expulsé hors du corps de sa proie, il ne laisse pas que de pondre partout où il se trouve, dans les excréments ou sur la terre ; et ses œufs, soulevés par les vents comme une fine poussière, peuvent devenir le germe de contagions et d'épidémies ; car un seul petit helminthe pond au moins trois mille œufs, et un malade rend quelquefois les ascarides vermiculaires en nombre incalculable. Multipliez le nombre des vers par celui de leurs œufs, et le hasard n'aura-t-il pas, dès ce moment, à vos yeux, de quoi infester toute une contrée, toute une réunion d'hommes, une caserne, un collège, un couvent ?

5° Le parasitisme de l'helminthe s'opérant par succion et souvent par perforation, on comprend qu'il n'est pas un seul cas maladif qui ne puisse en être l'œuvre. La différence des symptômes ne dépendra que de la localité envahie et du nombre croissant ou décroissant des générations de ces vers. Il y aura trève et intermittence, quand l'helminthe digérera, qu'il cuvera les sucs et le sang soustraits à son malade ; accès, quand il se remettra à l'œuvre ou qu'il changera de place, quittant une surface épuisée pour une surface fraîche et non encore entamée, ou bien enfin, à chaque éclosion d'une nouvelle génération. Les accès quotidiens seront dus au réveil des helminthes ; et les helminthes, insectes nocturnes, dorment et digèrent le jour, et se remettent à l'œuvre le soir. Les autres accès à plus grande distance, trois et quatre jours, seront le résultat de la durée de l'incubation des œufs, ou celui du temps qu'il faudra à ces hordes pour épuiser de ses sucs une surface envahie.

6° Les helminthes ne sont les vers rongeurs que des animaux vivants ; ils meurent et se décomposent en même temps que leur proie ; ou bien, à l'approche de la décomposition de la proie, le vampire s'échappe par les issues qui lui sont ouvertes. Voilà pourquoi l'anatomie ne les retrouve plus dans leur œuvre, et finit par attribuer leurs ravages à des entités que forge l'imagination.

7° Si l'on veut dépouiller, par des calculs statistiques, tous les cas d'observations complètes, surtout au temps où l'on ne négligeait ni l'étude des urines, ni celle des fèces, on s'assurera que les neuf dixièmes des maladies ont été l'ouvrage des helminthes, et n'ont dû leur guérison qu'à l'usage bien conduit des anthelminthiques, et leur gravité qu'à une contraire médication. Je ne sache pas une épidémie de fièvres bilieuses et intestinales, où l'on n'ait constamment observé, par milliers, les vers qui,à nos yeux, en étaient les seuls et uniques auteurs. Quand les observateurs ne relatent pas cette circonstance dans leurs descriptions, c'est que, trop imbus des doctrines galéniques de l'école, ils ont négligé d'observer les fèces, ou qu'ils ont exercé dans les pays où un louable raffinement de propreté a adopté des dispositions qui dérobent les excréments à l'odorat et à la vue.

8° Les effets généraux et locaux de l'invasion des helminthes étant connus, dès qu'ils se manifesteront à l'extérieur, nous devrons en reconnaître la cause, dût la médication ou le hasard des circonstances ne pas nous permettre de la surprendre sur le fait, par nos propres yeux.

9° Si nous joignons au nombre de ces parasites qui nous prennent au berceau et nous accompagnent jusqu'à la mort, le nombre de ceux qui ne s'introduisent dans nos tissus qu'accidentellement, nous aurons suffisamment de quoi nous rendre compte des causes de l'autre dixième des maladies qui ne sauraient être attribuées aux ravages des helminthes. A l'exception donc des maladies dont nous avons expliqué la cause et le mécanisme dans le chapitre premier de cet ouvrage, et dans la première catégorie du second chapitre, il ne nous restera plus, en fait de maladies qui ne viennent pas du parasitisme des insectes, que celles qui appartiennent aux causes que nous allons décrire dans la division suivante.

2ᵉ DIVISION DE LA 1ʳᵉ SECTION DE LA 2ᵉ PARTIE.

Causes morales des maladies (50, 51).

1100. Nous diviserons cette catégorie de causes morbipares en deux groupes généraux : *causes traumatiques*, *causes morales* ; les premières engendrant les *maladies mentales*, et les secondes les *maladies morales*.

1ᵉʳ GROUPE : CAUSES TRAUMATIQUES DES MALADIES MENTALES.

1101. Les causes traumatiques des maladies mentales sont les causes morbipares que nous avons décrites dans cet ouvrage, toutes les fois que leurs effets se reportent plus spécialement sur l'organe cérébral, et plus exactement encore, quand ces causes ont leur siége immédiat dans les tissus de ce principe de la vie. La moindre solution de continuité, la moindre désorganisation, la moindre perte de substance, la moindre compression enfin opérée sur la pulpe cérébrale est dans le cas de jeter la perturbation dans les idées, et partant dans la volonté qui est la conséquence rigoureuse de la perception des idées, d'associer les images et les vœux les plus disparates, de faire naître les besoins les plus ridicules ou les plus affreux, de pousser aux actes les plus excentriques ou les plus criminels, de transformer le génie en idiotisme, la bonté en méchanceté, l'amour en haine, la mansuétude en fureur, et de rendre tout à coup digne de pitié ou d'horreur, l'être dont jusque-là on avait envié, et les belles inspirations, et les idées généreuses ; un peu de glace sur la tête, l'introduction dans le cerveau d'une écharde ou d'un parasite, le simple afflux du sang dans les vaisseaux souscraniens, la plus noble blessure reçue au service de la plus sainte cause, un grain de sable qui s'incruste dans la substance du cerveau, si petites que soient les dimensions de ces causes, tout cela suffit pour nous rendre passibles tour à tour de toutes les peines tracées en lettres de sang dans le code pénal, ou bien des corrections que l'esprit rétrograde de nos études psychologiques se plaît à infliger, la balance de la justice à la main, dans certaines de nos maisons d'aliénés. Les différences dépendront de la place que le hasard aura assignée à la cause morbipare, de la profondeur de ses ravages, de la durée de son action. Un seul exemple, bien connu en physiologie, suffira pour faire apprécier le mécanisme de ces désordres : par le trou qu'aura opéré le trépan à travers les parois du crâne d'un animal, si l'on introduit une tige à extrémité mousse ; à la première compression, si légère qu'elle soit exercée sur la pulpe cérébrale, on verra l'animal tomber dans la somnolence ; en comprimant successivement davantage, il passera de l'idiotisme, aux convulsions, à l'épilepsie, et à la fureur ; tout rentrera dans l'ordre, dès qu'on retirera le bâtonnet compresseur, unique cause de ces aberrations. Il est évident que les effets seront les mêmes, que la cause réside dans l'action du bâtonnet, ou dans celle d'une congestion sanguine, qui se serait accumulée dans les sinus cérébraux. Il est plus évident encore que les effets seront plus effrayants et moins réparables, si la cause réside dans l'introduction d'un parasite désorganisateur. La variété des effets dépendra des diverses places qui deviendront le siége de la cause : ici, perte de la mémoire générale ou partielle; là, perte de la parole : plus loin, perte d'une portion des phrases, en sorte qu'après avoir prononcé la première moitié de la phrase, le malade est dans l'impossibilité d'achever la seconde ; plus loin, perte de telle ou telle sensation, de telle ou telle faculté intellectuelle, de telle ou telle passion morale, de tel ou tel goût, de telle ou telle prédilection.

Car le cerveau n'est pas un ensemble d'organes qui élaborent, tous également, la même pensée et la même propension : en sorte qu'avec une seule fraction, la nature puisse engendrer tout autant d'idées qu'avec la totalité ensemble, et que l'ensemble ne soit qu'une superfétation, un multiple emploi d'une seule de ses fractions. La pensée, si immatérielle et si peu accessible qu'elle soit à l'appréciation de nos sens, la pensée est le produit de la combinaison des élaborations des divers organes qui entrent dans le cadre harmonieux de l'organe cérébral. On dirait que l'âme, ce souffle divin, cette émanation de Dieu, se tient au centre où convergent tous les rayonnements de la masse intellectuelle, comme à un clavier télégraphique, où elle coordonne et combine les divers courants électriques, afin de les refléter par un seul.

La pensée, avons-nous dit ailleurs, est la combinaison des impressions que reçoivent nos sens, et des propensions innées dans la masse cérébrale. La vue du même objet produit, sur tous les esprits, l'impression la même; mais elle n'y devient pas l'occasion de la même volonté, de la même passion; l'impression est la même, la propension est individuelle et diffère selon les sujets. La même impression ne détermine pas toujours, de la part du même homme, les mêmes déterminations; donc ses propensions varient, et sont susceptibles d'empirer ou de s'améliorer. Chez tel homme la même impression détermine toujours les mêmes impulsions, les mêmes volontés, bien différentes des volontés qu'elle détermine chez un autre; l'impression ne rencontre donc pas chez celui-ci la même propension que chez celui-là, et partant ne saurait se combiner en une volonté identique. Nous connaissons la structure et la localisation des sens, organes de nos perceptions, parce qu'ils sont les véhicules de nos impressions ; l'analogie indique suffisamment que nos propensions sont élaborées par des organes distincts, quoique leur structure et leurs délimitations échappent à nos recherches anatomiques.

Le fait admis comme démontré, la diversité de nos passions s'explique par le plus ou moins grand développement de ces organes des propensions, dont les produits se combinent, en diverses proportions, avec les produits des sensations ou impressions, pour produire le désir et la volition.

De la diversité des sens et des organes cérébraux affectés aux propensions, dérive la diversité des intelligences et partant des caractères moraux.

Mais à quel signe extérieur peut-on reconnaître les délimitations des organes des propensions dans la masse cérébrale? Jusqu'à ce jour le scalpel a été inhabile à se révéler ; et, il faut le dire, la question n'a jamais été posée en ces termes et sur ces bases préliminaires.

Gall fut un homme de génie pour avoir seulement tenté de localiser les passions; car l'homme de génie est celui qui signale un but, fût-il réservé à un autre de l'atteindre. Mais Gall s'égara, en s'arrêtant à la superficie de la masse encéphalique, en basant son système sur une analogie équivoque, entre ce qui se passerait à l'extérieur du cerveau et ce qui se passe dans une boule creuse qu'on électrise, et dont la surface seule donne des signes d'électricité. Ces sortes de raisonnements sont toujours des pétitions de principe. Pour Gall les organes des passions se dessineraient en relief sur le cerveau d'abord, et consécutivement sur le crâne ; sur le cerveau, par des circonvolutions ; sur le crâne, par des bosses. Chaque bosse du crâne devrait révéler à la palpation, par son relief, la présence ou l'absence, l'intensité enfin d'une passion différente ; et par malheur encore il inscrivit, sur chaque bosse, le nom d'une passion, tel qu'il se trouve dans les romans et dans le dictionnaire, avant d'avoir rétabli la théorie philosophique des passions et d'avoir donné une meilleure définition des termes. Ses disciples, ainsi que le font les imitateurs, renchérirent sur l'écart du grand homme, et on peut voir, par exemple, sur certains crânes phrénologiques, se confondre, dans les limites de la *destructivité*, la manie du démolisseur de la *bande noire*, avec celle du barbare conquérant et du tueur d'hommes.

Ce sont là les deux achoppements contre lesquels la phrénologie est venue briser toutes les espérances qu'elle avait fait naître. L'œuvre de Lavater reste ; l'œuvre de Gall se démolit. L'expression de la figure parle aux yeux un langage que la palpation d'une bosse ne saurait jamais traduire ; la contraction des muscles indique des passions qui bouillonnent dans le cœur ; c'est un signe dont le regard a aussitôt l'intelligence. Le crayon de Lavater s'est trouvé d'accord avec le jugement de tous ; chacun a été en état de mettre le nom de la passion au-dessous de ses figures. La cranologie de Gall est un labyrinthe, où les adeptes mêmes s'égarent, et font à chaque instant un faux pas.

Quoi qu'il en soit, le cerveau peut être ainsi modifié, soit originairement, soit accidentellement. Un défaut d'organisation ou une cause de désorganisation est dans le cas d'en faire le cerveau d'un idiot ou celui d'un génie. La présence d'un insecte peut engendrer une folie incurable. Que produiront donc nos systèmes d'intimidation sur une pauvre victime involontaire d'un parasitisme insaisissable ? On ne doit chercher à guérir les aliénés qu'avec des soins et de la patience, et jamais avec des verges : ils sont assez frappés, pour qu'on ne les frappe pas deux fois.

2ᵉ Groupe : causes morales des maladies mentales.

1102. L'air est pur autour de nous, la nourriture est saine et abondante, nous sommes nés forts et bien constitués ; nos mouvements cessent là où commence la fatigue : un sommeil calme et abrité nous prépare à de nouveaux exercices, à de nouveaux mouvements ; nos jeux et nos plaisirs sont imprégnés de chaleur et de lumière ; nous sommes libres de faire ce qui nous plaît, et ce qui nous plaît, nous l'obtenons sans nous nuire : nous sommes sains enfin et féconds, et rien ne manque à nos fonctions, ni l'organe, ni l'aliment. Mais un mot, trois syllabes nous arrivent à l'oreille, un geste à nos regards ; et tout à coup toute notre force se résout en faiblesse, nos fonctions s'arrêtent, nos organes s'épuisent, la circulation se trouble ou suspend son cours, le froid ou le feu circulent dans nos veines ; et la sueur ruisselle sur tous nos traits que revêt la pâleur, ce résumé de tous les autres symptômes et qui les précède tous.

Cette jeune fille, si belle de jeunesse et de santé, si insouciante dans le présent, parce qu'elle est confiante dans l'avenir, si bonne envers tous, parce qu'elle se sent supérieure à tous, si enjouée et rieuse, s'arrête subitement au milieu de ses danses les plus folles ; rien ne l'a touchée, quelque chose l'a frappée, et ce quelque chose est pire que le poison ; car aussitôt après elle n'est plus belle, elle n'est plus jeune, elle pleure et se cache le front.

Plus loin, sur cette scène de la vie, deux jeunes gens viennent de se serrer la main, et de se ranger autour de la même table ; ils trinquent à la gloire et aux amours, ils s'aiment comme deux frères ; mais un mot leur échappe, et nos deux amis sont deux tigres altérés du sang l'un de l'autre ; ils brisent leurs verres et vont s'entr'égorger.

La veille du combat, et assis encore sur les lauriers de la veille, ce général pâlit en lisant une dépêche, ses cheveux blanchissent tout à coup : et dès ce moment ce soldat intrépide est homme à reculer.

Quel est donc ce démon qui agite si vite, et porte le ravage dans nos organes, avec la vélocité de l'éclair et la puissance de la foudre ? C'est une idée, une simple idée, une idée sans forme, sans point de contact avec la matière, et qui est capable de pulvériser la matière. La cause de cette maladie foudroyante n'est plus le vice de l'atmosphère, le poison des aliments, l'excès du froid et de la chaleur, la pointe du poignard, l'épine qui s'insinue dans nos tissus et les tarande, le parasite qui nous ronge et les os et les chairs, comme un vampire qui s'attache à notre existence ; ce n'est point enfin une cause physique : c'est une cause morale, une cause impalpable et invisible dans le mécanisme de son action.

Essayons de la définir, c'est-à-dire, d'en reconnaître les rapports de ressemblance et de dissemblance, avec les causes morbipares que nous avons énumérées dans la première division.

1105. Cette unité organisée, que nous nommons notre corps, présente deux fractions bien distinctes, l'une centrale et qui donne l'impulsion à toutes les autres, les anime, tout en s'alimentant de leurs produits, coordonne leurs efforts, rétablit et maintient leurs communications, et favorise leurs échanges ; principe et fin, départ et but, centre de gravitation et d'irradiation, siége de la pensée qui prévoit, de la sensibilité qui anime, ensemble harmonieux de conducteurs innombrables, sa forme essentielle est une dichotomie rayonnante émanant d'une simple tubérosité qui lui sert de germe ; son nom est le système nerveux. Tous les autres organes qui se forment à chacun de ses rameaux, comme les fleurs à la sommité des ramescences, élaborent les fluides extérieurs et en déversent les produits, comme tout autant de tributs divers, dans la circulation générale. Le système nerveux imprime à ces sucs l'impulsion et la vie; aux organes la puissance de se les assimiler, de s'en nourrir et de s'en féconder. Le système nerveux est le siége de la vie ; les organes en sont les moyens.

Son essence, c'est la dualité, c'est-à-dire, la symétrie par le nombre deux. Chaque ordre d'organes est double ; dès que l'un des deux corrélatifs est supprimé, il y a souffrance et défaut d'équilibre dans l'autre. Tous nos rhythmes, rhythme de la marche, des mouvements, de l'exercice, de la danse, du chant et de la parole, se résument dans la mesure à deux temps ; les trois temps de la valse même ne sont que la moitié de la mesure suivante ; et la valse n'a véritablement que huit mesures : qui ne sait qu'on transforme, quand on le veut, la mesure à trois temps en mesure six pour trois? L'organe gauche alterne avec l'organe droit : l'un agit quand l'autre se prépare ; si l'un est obligé d'agir deux fois de suite, par le silence ou l'absence de l'autre, il se fatigue sans repos, il s'épuise sans réparation. Voilà la loi de tous nos mouvements physiques et moraux.

1104. La pensée est élaborée par le système nerveux, comme le chyme par l'estomac. Mais la pensée n'est qu'une combinaison d'idées, qu'un raisonnement où, des données du passé et du présent, se déduisent les chances de l'avenir. Notre pensée n'est qu'une prévoyance qui veille à la sûreté de nos organes, et sur les moyens d'alimenter leurs fonctions. Si son instinct de prévision lui fait connaître qu'il y a péril en la demeure, que tel besoin menace de ne pas être satisfait, que le monde extérieur se refuse au monde intérieur, que telle passion va rester impuissante, telle fonction dépourvue d'aliments, la pensée, âme de la vie, suspend son impulsion ; elle détend ses ressorts, elle éteint tous ses foyers d'action, elle les plonge dans l'inaction et dans la léthargie de la tristesse, pour qu'ils aient moins à souffrir de la privation ; elle les soustrait aux angoisses de la souffrance, en les plongeant dans la quiétude de la douleur. Le désespoir est une providence qui amortit les coups de l'infortune et des tourments ; on dirait que tous nos organes vésiculaires se désenflent par les larmes et la sueur, pour ne point s'exposer à crever sous l'effort qui va nous atteindre, et dont la pensé a déjà perçu le vent.

Tous nos besoins se réduisent à trois, qui sont à leur tour fort complexes : respirer, digérer et procréer ; c'est-à-dire, s'organiser

avec les matériaux de l'air, de l'eau et de la terre, et se reproduire
à sa propre image. La pensée s'attriste et se jette dans les ressources
du désespoir, dès que l'une de ces trois fonctions est menacée de
privation et de famine.

1105. On comprend facilement que l'idée de se voir exposé à
mourir d'asphyxie ou de famine nous épouvante et dérange toutes
nos fonctions. Mais que l'idée d'un amour trahi. d'un mot qui nous
insulte. du pouvoir qui nous échappe, nous jette dans l'abattement et
dans la consternation qui mène au marasme, on éprouve un peu plus
de peine à se faire une image saisissable de ces effets; cependant le
mécanisme de l'un de ces effets ne diffère pas de celui de l'autre.

L'amour qu'un sexe porte à un autre n'est que la prescience in-
stinctive que ce besoin de la procréation qui nous dévore peut
être satisfait par tel plutôt que par tel autre individu. Si l'une des
deux moitiés éprouve plus de besoin que l'autre ne peut en satisfaire, il y aura souffrance par privation ; la prévision de cette inéga-
lité de conditions est une répugnance ; la prévision de l'égalité et de
la réciprocité des actes, c'est l'amour. Le besoin de procréer est le
meilleur physionomiste du monde : il reconnaît ce qui lui manque
et ce qu'il lui faut, à un acte, à une parole, à un signe, à la combinaison de quelques traits et de quelques lignes, à la seule sympathie
du regard. Une fois que le fait est révélé, que les organes inspirés
par la révélation se sont préparés à la satisfaction dont l'espoir les
imprègne ; malheur , si la fortune dérange ces intimes calculs et sépare ce que la nature avait mis en rapport ! le rhythme est rompu,
le désespoir prépare les organes au sacrifice : la tristesse amortit la
douleur. Quel accès démoniaque de fureur et de rage, si l'on conservait l'intégrité de ses besoins, la soif de la jouissance, le spasme
des désirs, avec la certitude que rien de tout cela ne saurait plus
être satisfait, par cet être que le ciel semblait avoir créé sans rivaux, dans le but de nous satisfaire ! La nature, déjà si dure envers
nous, se serait par trop montrée marâtre ; elle a eu pitié de nous
avoir fait si pauvres ; en compensation, elle nous a donné la tristesse et la résignation, comme l'Église fonda les couvents en faveur
des organisations non satisfaites. Notre conscience, pour que nous
souffrions moins de la privation qui nous menace, nous jette dans
la tristesse, et nos organes dans l'affaiblissement : elle nous rend malades, afin que nous soyons moins malheureux. Notre maladie ne res-

semble en rien à toutes les autres : c'est une maladie, pour ainsi
dire, de précaution. Mais des organes affaiblis, par cette cause émanée de la prévision, et constitués dans un état de privation et d'épuisement, n'élaborant plus d'une manière normale, ne rendent plus en
échange des produits normaux à l'économie : l'organisation est en
souffrance, et est disposée dès lors à recevoir le germe de tous les
autres maux.

1106. La prévoyance de l'animal ne s'arrête pas à la recherche
des moyens qui doivent satisfaire le besoin qu'il éprouve de procréer et de se reproduire ; elle s'étend au delà de l'accomplisse-
ment de cet acte ; elle veille, pour ainsi dire, d'avance sur la conservation de ses produits : le bonheur de l'amour n'est pas celui de
l'égoïsme, mais bien celui de la providence. Au fond de tous ces
spasmes de délicieuse volupté, il y a plus encore que cela un sentiment
intime du bonheur qu'on prépare à d'autres êtres que l'on crée à
son image ; sans cette loi, serait-ce donc un si grand bonheur que
d'être mère, et la perspective de tant de souffrances n'en dégoûte-
rait-elle pas à jamais les tempéraments les plus enclins à la volupté ?
L'instinct de la progéniture est donc gravé en lettres de feu dans tous
les êtres ; ils ne jouissent et ils ne se résignent à souffrir que sous
l'influence de cet espoir ; ils ne jouissent et ne se résignent ensuite
que dans le but de ménager à leur race les conditions favorables à
son développement et à sa conservation. Il n'est pas d'animal si féroce, pas d'insecte et de polype si solitaire et si peu sociable, qui ne
soit animé, dans tous ses actes, du besoin de veiller sur ce qui doit
lui succéder dans la place qu'il occupe au rang des êtres. La crainte
qu'il éprouve pour le sort de sa race est une cause aussi puissante
de perturbations morbides que la crainte qu'il ressentirait de ses
propres dangers. Dès qu'il la croit menacée dans son existence ou
dans son bonheur, il s'enveloppe dans son désespoir ; sa prévoyance
paralyse le jeu de ses organes, pour éteindre, dans l'inanition, le
sentiment d'une douleur qui les briserait du coup, comme du verre,
si la réalisation de ses craintes rencontrait ses organes dans la plénitude de leurs fonctions. Cependant ici-bas, et au milieu du choc de
tant de circonstances contraires, nul être ne saurait être sûr d'avance
que sa race échappera à tous les dangers. De là les soins que nous
prenons pour prévoir le plus grand nombre de chances possibles, et
pour parer le plus grand nombre de coups ; nous amassons pour

soustraire nos enfants à la famine ; nous bâtissons pour les abriter et les défendre ; et quand la multiplication de l'espèce devient trop grande, et que les familles commencent à se toucher de trop près par les coudes, c'est à qui s'arrachera et les produits et l'espace ; chacun, en effet, a la prescience qu'il finira par en manquer à quelques-uns, et nul ne veut que ce soit aux siens propres. Rivalités, jalousies, disputes, combats, ruses, fraudes, soustractions, homicides, et tous ces maux enfin inconnus dans la solitude, et si fréquents dans les sociétés, émanent, comme de la boîte de Pandore, de cet état de lutte qui existe constamment entre l'amour que nous portons aux nôtres et la gène que nous éprouvons à réaliser nos vœux. L'état de société multiplie donc les causes morales de maladie, en raison directe de la population et inverse de la superficie. Pour l'homme de la nature, pour l'homme du désert, le cadre nosologique des causes morales est bien pauvre ; nous avons des milliers de livres moraux, pour compléter celui de l'état de société, et l'œuvre n'est pas encore achevée ; qui pourrait dire d'avance ce que tel mot, tel signe, tel geste inoffensif est en état de produire, chez nous, sur la santé la plus florissante jusque-là, sur la constitution la plus robuste ?

1107. Mais ce n'est pas seulement sur sa propre race que la providence de l'animal s'étend, c'est sur la conservation de toute son espèce. Allez voir la fourmi, allez voir l'abeille, afin de juger de la puissance de cet instinct qui nous rend nos enfants plus chers que nous-même, et les intérêts de la patrie plus chers que ceux de nos propres enfants. Arrêtez-vous devant ce scarabée sacré qui roule la boule fécale dépositaire de l'incubation de son œuf, pour aller la mettre à l'abri des causes de dissolution et de destruction qui la menacent à la surface du sol ; ses forces s'épuisent à pousser ce fardeau si précieux pour la propagation de sa race ; mais, chemin faisant, un scarabée inoccupé le rencontre, et il lui prête secours sans le connaître ; l'œuf de son congénère devient son œuf adoptif ; c'est un des chainons de sa race ; il veille sur lui avec un patriotique amour. Chez toutes les espèces d'animaux, l'amour de la mère semble se concentrer sur ses enfants, sa prévoyance dépasse peu les limites de la famille ; le mâle, au contraire, éprouve un amour moins exclusif ; l'amour des siens n'exclut jamais l'amour de sa race ; celui-ci est même une extension de celui-là. La mère veille sur un berceau, le mâle veille sur la patrie ; il veille avec amour,

avec tendresse, avec volupté, avec enthousiasme, avec dévouement ;
il aime à se faire tuer pour elle. La mère meurt souvent avec joie,
pourvu qu'on sauve son enfant ; le mâle meurt avec orgueil, pourvu
qu'on sauve sa patrie : « Malheur à qui l'insulte, malheur à qui la
trahit ! Arrière celui qui la sert mal, ou pas assez ! A moi de prendre
cette place que tu ne remplis pas, de monter le premier sur cette
brèche, où tu tardes d'arriver, de faire bien ce que tu fais si mal,
d'être plus utile que toi, à toi et à tous les autres ! C'est un besoin
irrésistible qui m'y pousse, c'est une passion qui me dévore : c'est
une rivalité qui ne me laisse pas dormir ! » Envie d'aller plus vite,
de faire mieux, qui nous porte à atteindre ceux qui nous précèdent
et à les dépasser ; à être enfin le premier de tous, si nous nous sen-
tons meilleur et plus utile que tous. Ambition, sublime fureur, quand
elle n'est pas une manie ridicule ! passion plus terrible que la prévoyance qui nous porte à assurer notre sort, que la prévoyance qui
nous porte à nous reproduire ; ou plutôt passion d'une intensité
multipliée par le nombre des êtres qui en sont l'objet. L'ambition
d'être chef d'escouade, par rapport à celle d'être chef d'une nation
de 35 millions d'habitants, semble être, en violence, comme 4 est à
35 millions ; ce qui la contrarie est une cause d'indisposition dans le
premier cas ; c'est la cause des plus terribles émotions et des plus
grands désordres intellectuels et physiques dans l'autre ; l'ambitieux
en meurt ou en devient fou.

1108. Toutes nos passions ont leur jeu régulier ; mais toutes ont
aussi leurs aberrations ; car elles ne s'exercent pas toutes d'une manière complète. Nos vices et nos ridicules ne sont que d'incomplètes
vertus ; ce sont des défauts d'harmonie et d'à-propos. Un grand courage dans des organes émaciés porte à des actes ridicules ; il en est
de même soit d'une grande capacité de mère dans une trop grande
incapacité d'amour, soit de l'association d'un grand dévouement à la
patrie avec une petite portée d'esprit. Nos prétentions ridicules sont
comparables à des têtes de géant sur un corps de pygmée ; ce sont
des excès de prévoyance qui dépassent le but. L'avarice est l'aberration de l'économie ; la jalousie, une aberration de la rivalité ; la vanité, une aberration de l'ambition ; l'ambition, une aberration du
dévouement à la patrie.

1109. Le vol et l'homicide, l'adultère et le viol, ne sont pas des
aberrations, mais des explosions de passions violentes et compri-

mées ; ce ne sont pas des ridicules, mais des actes affreux, car ils accusent des besoins en souffrance ; ils accusent non pas les vices d'un homme, mais bien ceux de la société, qui cherche ensuite à se faire illusion sur sa propre culpabilité, en se vengeant de celle d'un autre, à qui elle aurait pu donner une meilleure direction.

1110. *Mens sana in corpore sano*, voilà l'homme normal, l'homme modèle, l'homme fort, l'homme juste (*) ; *mens sana in corpore non sano*, voilà l'homme malade et souffrant ; *mens non sana in corpore sano*, voilà l'homme triste, mélancolique et affligé, il en devient ou maniaque ou fou ; *mens insana in corpore non sano*, c'est l'agonie, c'est le prélude de la mort.

Pensée, lien commun, combinaison intime des impressions venues du dehors et des propensions élaborées au dedans ; élaboration invisible de produits visibles et matériels ; centre de toutes les élaborations et qui les harmonise et les féconde toutes ; cause incessante de maux physiques, par tes écarts autant que par ton activité même, sentinelle avancée de nos joies et de nos revers, ne prends pas des chimères pour des réalités ! N'avons-nous pas d'assez tristes réalités dans nos sociétés oublieuses et marâtres ? Règle notre avenir, sans trop affliger notre présent ! Comment pourrions-nous conjurer l'orage qui nous menace, si tu engourdis nos membres de frayeur, et nos organes de désespoir ? Apprends-nous à considérer le malheur comme une mauvaise chance, le bonheur comme un mot, le devoir comme un besoin, les torts comme une souffrance, la vie comme une tâche à remplir, le travail comme l'acquit de notre dette, la mort comme une loi, et à ne voir en nous que de simples atomes, en face de l'humanité et de l'univers. Tu nous soustrairas ainsi à la moitié des maux qui nous affligent.

(*) La force et la faiblesse de l'esprit sont mal nommées ; elles ne sont en effet que la bonne ou mauvaise disposition des organes du corps. (La Rochefoucauld, réflex. mor. 44.)

FIN DU SECOND VOLUME.

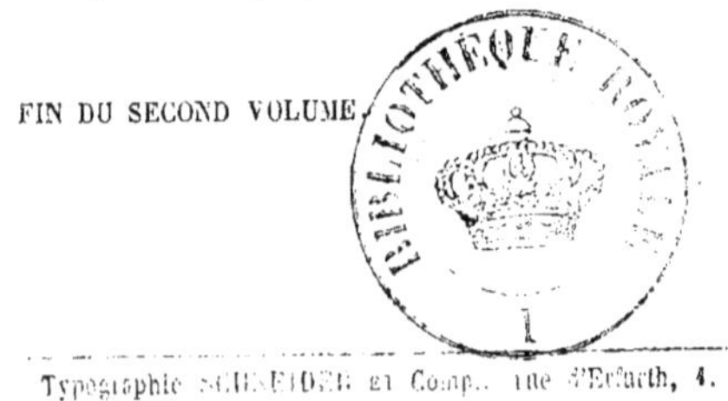

Paris. — Typographie Schneider et Comp., rue d'Erfurth, 4.

9 782329 607894